山本巖の漢方医学と構造主義
病名漢方治療の実際

坂東正造 著

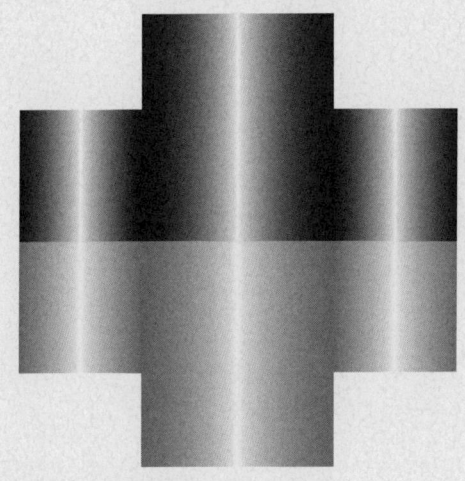

メディカルユーコン

発刊によせて

　ここに西洋医学病名を漢方の「証」の一部に取り入れた、新しい漢方治療の書が畏友坂東正造先生のご執筆により刊行されることになった。
　坂東正造先生との出会いは故恩師、山本巌先生の診察室である。17年前、坂東先生が四国徳島から毎週水曜日に大阪京橋にある山本内科へ漢方研修に通っておられたときである。まもなく先生は山本内科の常勤医となってしまわれた。
　山本巌先生はその書『東医雑録』で言われた。「個々の薬物の働きと、薬物を組み合わせるとどうなるか、倶に服んで結果を出そう。"我こそは現代の神農たらん"と人生意気に感ずる志のある者は来たれ。漢方の先生は薬物と患者である」と。
　坂東先生はこの言葉を山本先生とともに実践されてこられたのである。毎日患者に単味の生薬やエキス剤を飲んでもらい、5分、15分とその効果を試された。その膨大な実験の結果が本書の「薬能による分類」、「薬物解説」の章に結実しているのである。
　薬物療法とは、その病人の病態に最も適合した方剤を作り与えることであろう。そのためには、個々の薬物の作用（薬能）を知ること、薬物を組み合わせるとその作用がどうなるのかという方意を知ることが最も基礎的なことであろう。
　著者は「漢方はそれ程理解し難いものではない…漢方を理解するには病態と薬物の作用（薬能）との対応を知ることから入る方が理解しやすい…漢方の処方に用いられる基本的薬物の組み合わせ（構造）とその作用（薬能）を理解することから始めるのがよい」と喝破されている。本書の総論「薬能による分類」の章がその部分であり、著者が最も心血を注がれた所であろう。各論は疾病の多彩な病態に対するその応用編である。
　古人は適切な方剤を選択するそのノウハウを「証」として理解してきた。しかし、「証」（病態）の把握が、望聞問切の四診という原始的な診断法でしかなければ、同じ「証」だと診断しても、同じ病態でないことが多いのである。病人の「証」は古来の四診によるだけでなく、現代西洋医学的技

発刊によせて

　術などあらゆる手法を利用して得るべきであろう。いわゆる「証」の背景にある病態の把握こそが重要なのである。

　著者は本書で「証」の把握に漢方的病態診断のみならず、西洋医学的病名と病態生理を取り入れ「証」の把握を容易にし、また「証」の把握の正確さを期されている。各論においては西洋医学的疾病分類に基づき、個々の疾病に漢方的病態診断を加え、病期・病態・病人の体質（正気の状態）を診断して、「証」に適合した方剤の組み立て方を述べられている。なぜその「証」（病態）にその方剤であるのか、個々の薬物の薬能と薬物の組み合わせによる作用（著者の言う基本構造）をもとに解説が加えられている。取り上げられた疾病も非常に多岐にわたっていて、著者の豊富な臨床経験を物語るものである。

　また本書の特質のもう一面は、各論における駆瘀血剤の使用法にある。著者は、瘀血というのはいろいろな病態に附属するものであり、特に難治性疾患、慢性疾患、女性の疾患は瘀血への配慮が必要であると提言している。本書により、瘀血の絡んだ疾病が如何に多いか、駆瘀血剤の併用が如何に重要であるかを理解することができるであろう。

　今のところ瘀血は臨床的仮説であり、本態は不明である。瘀血の本態の解明は漢方医学に求められる大きな課題である。駆瘀血剤の有効な西洋医学的疾患の病態から瘀血の本態に迫るのも、その一つの方法ではなかろうか。

　本書で著者が目指した西洋病名別の漢方治療の方法は、漢方を学として作り上げる一つの方法であろう。漢方は術だと言われる人もいるが、学と術は両輪のように大切である。術はその人一代限りであるが、学は積重ねも改革もできる。そして著者は故山本巖先生とともに現代に合った漢方医学を作り上げることを目指してこられたのである。

　四診という原始的な診断方法で整理されてきた、いわゆる「証」にだけ基づいた漢方治療はそろそろ卒業すべきであろう。いわゆる「証」を顕現させる病態の把握に基づいた漢方治療こそが今求められているのである。

　その意味で、私は本書をこれから漢方医学の入門を目指す若い方々に推薦したい。また、いわゆる「証」が理解できなくて悩んでおられる方々にも一読をお薦めしたい。

2001年11月
福冨　稔明

自　序

　本書は私が十数年お世話になった山本内科での診療経験や山本巌先生が漢方を科学化しようとして書かれた『東医雑録』をはじめとする各種著作を私なりにまとめて出来上がったものである。
　山本先生はかねてから漢方をもっと科学化して再現性と客観性の高い漢方医学のような学問を作らなければならない、そのためには疾病診断理論や薬物の作用（薬能）とその薬物を組み合わせて治療するための方剤学を勉強しなければならないと言われていた。
　しかし、科学化ということになれば漢方をどう科学化するのかという点が問題となる。近代西洋医学の用いる科学では漢方薬の薬物の有効成分の構造式を決定し、動物実験等によりその薬理作用を調べ生体に用い、その用法、用量、副作用等を決定して薬として使用するというのが普通である。だが、漢方を科学化するのにこの方法では漢方薬の中に含まれる薬物の成分が多く複雑過ぎて理解できないものになってしまう。
　そこで山本先生はこの西洋医学が用いる方法論とは違う方法で漢方を科学化しようとされたのである。山本内科ではアレルギー性鼻炎の患者が来ると片っ端から麻黄附子細辛湯エキス3〜5gを服用させて5分、15分でその症状がどれ位緩和されるかを観察する。そして何パーセント位症状が改善されたかを患者に判定させるのである。これを来る患者来る患者にやるものだからアレルギー性鼻炎の患者の観察結果が何万人分と残っている。しかもその70〜80パーセントが有効である。また、肩こり、腰痛、めまい、頭痛、腹痛等を訴える患者にも片っ端からそれに適合すると思われるエキス剤5g位を服用させて5分、15分で判定させるのである。その観察結果がまた何万人分と残っている。単味の生薬でもこういう実験を行ってその結果を判定させる。
　こうやってこういう患者や病気にはこういう薬物や処方が有効であるという結論を出してゆくのである。こういう方法はどうしても判定に人間の主観が入ってしまうから西洋医学を学んだ医者からはこの方法はおかしいと言われる。しかし信号機の赤、青、黄色の判別について人間に判定させ

自　序

れば色盲等の例外を除いてほぼ 100 パーセントがその判定を間違わないのも事実である。これと同じで山本漢方医学もその再現性と有効性という点から見て科学化されていると考えられる。

　しかし、これは一体何という科学であろうかと私は考え込んでしまった。そしてやがてこれは 20 世紀の始めにソシュールという言語学者が始めた言語学に通じる構造主義的科学と言えるようなものではないかと考えた訳である。

　では漢方における構造とは何を意味するであろうか。それは各漢方処方がどのような生薬で組み立てられており、それがどういう理由でその病態なり症候群に対して組み立てられているのか、各生薬の組み合わせや関係、即ち方剤中の生薬の構造（処方）や方意から理解していくことを意味する。そしてその視点から山本漢方医学というものを見てみたら、それが構造主義的漢方医学であることに気がついたのである。

　本書の表題を『病名漢方治療の実際－山本巌の漢方医学と構造主義』としたのもそのことによるものである。

　山本巌先生御存命の頃には、専ら師匠の奥義修得に勤めることを自らの道とし本書の出版も憚られたが、先生も今春（2001 年 4 月）77 歳で山桜のように吹く風に潔く逝ってしまわれた。

　東洋医学の現状と将来を考えるとき、山本漢方医学を披瀝し広めることが今の私に与えられた使命であると考え、本書の出版に踏み切ることとした。山本先生のご冥福を祈る。

2001 年 10 月　　　
著　者　　　

§目次

総論基礎編

総説……48
構造主義漢方医学……49
薬能による分類……61

各論応用編

概説……132
漢方エキス製剤の効かせ方……134

内科疾患

<1> 呼吸器疾患

1. 呼吸器感染症
カゼ症候群……136

 1) **普通感冒(Common cold)**……137
  【合方・加減方】
  ❶クシャミ、鼻水、咽痛、寒けを呈する者（急性上気道炎：寒証型）
   …138
  ❷鼻、咽頭の粘膜の発赤、腫脹により鼻閉、咽痛を訴える者
   （急性上気道炎：熱証型）……139
  ❸急性気管支炎……下部気道に炎症が及んだもの……139
   ⓐ咳痰が出るが、分泌物の量も多く、色も粘度も薄く、痰が多いため喘鳴のある者（下部気道炎：寒証型）……139
   ⓑ咳、痰がひどくなり、痰が黄色〜緑色になる場合
    （下部気道炎：熱証型）……140

ⓒ頭痛……140
　　ⓓ発熱……140
2) **重症の感冒（Influenza）＝傷寒**……141
　【合方・加減方】
　❶寒けを訴える者（風寒表証）……142
　　ⓐ悪風、自汗、脈浮虚……表虚寒証。体の外邪に対する反応が弱いもの……142
　　ⓑ悪寒、無汗、脈浮緊……表実寒証。体の外邪に対する反応が強いもの……143
　　　ⓐ節々の痛みを訴えるとき……143
　　　ⓑ肩こりを伴う者……143
　❷熱感を訴える者（風熱表証）……144
　❸高熱が持続して発汗し口渇の強い者……145
　❹高熱が持続して便秘する者……145
　❺水様物の嘔吐、下痢がみられ、尿量減少する者
　　体内は脱水して口渇する者……146
　❻その他
　　ⓐ少陽病の症候を伴うとき……147
　　ⓑ小児の発熱性疾患……147
　　ⓒその他の応用……147

"カゼ"の発汗療法（一発療法）について……147
　❶汗法（発汗療法）……147
　❷どのように汗を出すか……148
　❸発汗療法の時期と意味……148
　❹なぜ発汗療法なのか……149
　❺発汗剤の主薬……149
　❻なぜ葛根湯が効かないか……150
　❼一発療法（発汗療法）のできない病人……150

3) **胃腸型のカゼ**……151
　【合方・加減方】
　❶水様性の下痢、嘔吐、尿量減少する者……153
　❷悪心、嘔吐の強いとき……154

❸発熱を伴うとき……154

❹冷え、腹痛、軟便（泥状便）のとき……154

❺発熱に伴う一般症状（悪寒、頭痛、項強、筋肉痛、腰痛、関節痛など）、つまり表証を伴うとき……155

補足）ロタウイルスによる急性胃腸炎……155

【合方・加減方】

下痢が止まらない者……156

4）虚弱者のカゼ……157

①発汗療法のできない者のカゼ……157

❶少陰病の者……157

❷胃腸が弱い者（脾胃の虚）

麻黄の使えない者……157

【合方・加減方】

クシャミ、鼻水……157

❸胃腸が弱く、下痢しやすく、または吐瀉のある者……157

❹自汗の出やすい者のカゼ……158

②カゼを引きやすい者の体質改善……158

【合方・加減方】

❶カゼを引きやすい者、軽いカゼを繰り返す者……158

❷一貫堂の解毒体質で扁桃腺炎、咽頭炎を繰り返す者……159

2．呼吸器の炎症性疾患

1）急性炎症

ⓐ急性気管支炎……160

❶咳、痰がひどくなり、痰は黄色〜緑色になる（熱証型）……160

【合方・加減方】

❶胸痛の強いとき……160

❷血痰（少量粘稠）混在…炎症性呼吸器疾患の熱痰……161

ⓑ咳、痰が出るが分泌物の量が多く、色も粘度も薄く、痰が多いため喘鳴（ゴロゴロ、ゼイゼイ）を伴う者（寒証型）……161

麻黄の不適の者……162

ⓒ神経性咳嗽……163

ⓑ肺炎……164

　　　　❶炎症が肺葉全体に広がったもの
　　　　　高熱（稽留熱）、激しい口渇を呈する者（陽明病型）……165
　　　　❷胸痛を主症状とするもの、熱痰のある呼吸器の炎症（少陽病型）
　　　　　……165
　　　　❸炎症が肺小葉に限極しているとき。子供の肺炎……166
　　　　❹老人、虚弱者の肺炎
　　　　　発熱が少ない老人、虚弱者の肺炎（少陰病型）……166
　　　　【合方・加減方】
　　　　　免疫力の低下した者……167
　　2）**肺結核**……168
　　　　ⓐ小児の結核……168
　　　　ⓑ昔、結核に用いた処方……168
　　3）**胸膜炎**……170
　　　　ⓐ湿性胸膜炎…胸水の溜まる type……170
　　　　ⓑ乾性胸膜炎…胸水の滲出はあまりなく胸痛を主とする type……170
　　4）**肺化膿症、気管支拡張症**……170
　　　　【加減方】
　　　　　❶出血、血痰の多いとき……171
　　　　　❷炎症の強いとき、化膿傾向の強いとき……171
3．閉塞性肺疾患
　　1）**気管支喘息**……171
　　　　ⓐ呼吸困難に対して……171
　　　　【合方・加減方】
　　　　　❶発作性の呼吸困難とともに、呼吸時ヒューヒューいう音がするとき
　　　　　　（熱喘）……172
　　　　　❷泡沫状痰の量が多く呼吸時喘鳴のある者（寒喘）……172
　　　　ⓑ体質改善……173
　　　　　❶幼児期……173
　　　　　❷少年期……174
　　　　　❸成人……175
　　　　　【合方・加減方】
　　　　　　難治性のもの……175

2）**慢性気管支炎**……176
　　　【合方・加減方】
　　　❶呼吸器の炎症を伴うとき……176
　　　❷気管支粘膜の浮腫（寒湿痰）……176
　　　❸痰が粘って出にくい者（燥熱痰）……177
　　　❹難治性……177
　　3）**肺気腫**……177
　4．**拘束性肺疾患**
　　1）**肺線維症**……179
　　　【合方・加減方】
　　　体力低下、息切れ……179

＜2＞ 循環器疾患

1．**心疾患**……180
　　1）**うっ血性心疾患**……先天性心疾患、心弁膜症、虚血性心疾患、高血圧症等から来る、うっ血性心不全に対して……180
　　　【合方・加減方】
　　　❶一般に、うっ血肝、出血の予防に……180
　　　❷呼吸困難……180
　　　　ⓐ一般に……180
　　　　ⓑ呼吸困難重症に……182
　　　　ⓒ呼吸困難軽症に……182
　　　❸うっ血肝……呼吸困難、チアノーゼ、浮腫等あるとき（右心不全）
　　　　……183
　　　❹浮腫に対して（右心不全）……184
　　　❺不整脈、動悸……185
　　2）**不整脈**……186
　　3）**虚血性心疾患**……186
　　　【合方・加減方】
　　　❶胸痛に対して……187
　　　❷うっ血性心不全に対して……187

❸動悸、息切れに対して……188
　　　❹肥満、高脂血症、高血圧症などの体質改善に……188
　4）**心膜炎**……188
　5）**心臓神経症**……188
　　【合方・加減方】
　　　❶不安、強迫症型……188
　　　❷抑うつ型……189
　6）**心臓弁膜症、先天性心疾患**……189
　　【合方・加減方】
　　　一般に……189
2. **血圧異常**
　1）**高血圧症**……190
　　ⓐ若年型……190
　　ⓑ高年齢型……190
　　　❶頭痛、めまい、指のしびれ感、不眠等ある者……190
　　　ⓑ眼底出血など、出血傾向のある者……191
　　【合方・加減方】
　　　❶瘀血症候群のある者 or 最低血圧の高い者……191
　　　❷高脂血症、動脈硬化を伴う者……191
　　　❸心悸亢進（動悸）、息切れ、精神不安のある者……191
　　　❹狭心症、心筋梗塞を伴うとき……192
　2）**低血圧症（起立性調節障害）**……192
　　【合方・加減方】
　　　❶全身倦怠感、食欲不振等あるとき……192
　　　❷瘀血症候群を伴う者……192
3. **動脈硬化症**……193
　　【合方・加減方】
　　　❶瘀血症候群のある者 or 最低血圧の高い者……194
　　　❷高血圧症……195
　　　　ⓐ若年型……195
　　　　ⓑ老年型……195
　　　❸虚血性心疾患（狭心症、心筋梗塞）……195

4．脈管系の疾患……195
1) 閉塞性動脈硬化症(ASO)、閉塞性血栓血管炎(Buerger 病)……195
【合方・加減方】
- ❶末梢循環障害に……196
- ❷熱証（炎症を伴う者）……197

2) レイノー病……197
【合方・加減方】
動脈の血流改善に……197

3) 血栓性静脈炎、静脈瘤症候群……197
- ⓐ急性期…炎症症状強く腫れと痛みの強いとき……197
- ⓑ安定期……198

【合方・加減方】
- ❶腫れと痛みの強いとき……198
- ❷静脈のうっ血と炎症に対して(患部に熱のある者)……198
- ❸下腿浮腫……198

4) 冷え症……198
【合方、加減方】
- ❶下半身に浮腫があり、血行の悪い冷え症に……198
- ❷腰から下肢が冷えて重だるいものに……198
- ❸瘀血による冷えのぼせのあるものに……198
- ❹瘀血による冷えのぼせがあり、便秘症のものに……198

<3> 消化管疾患
1．口内炎……199
1) アフタ性口内炎……199
【合方・加減方】
- ❶炎症の強いとき……199
- ❷ベーチェット病で再発を繰り返すとき……199
- ❸免疫低下を伴うとき……199
- ❹分娩前後のびらん or 精神的 stress によるもの……200

2) 潰瘍性口内炎…口舌に潰瘍を生じるとき……200

3) 萎縮性口内炎……200
2. 食道、胃運動機能異常……201
1) 咽喉頭異常感症……201
2) 食道アカラシア、反芻症（逆流性食道炎）……202
【合方・加減方】
逆流性食道炎、食道潰瘍合併症時……203
3. 胃炎、食道炎……203
1) 急性胃炎、逆流性食道炎、表層性胃炎……203
【合方・加減方】
❶炎症の強いとき……204
❷逆流性食道炎（逆流現象）に対して……205
❸二日酔……205
2) 慢性胃炎……205
ⓐ過酸症を呈するもの…普段よく食べられる者……205
❶軽症型…胃の冷えによる痛み、空腹時痛……205
❷一般に…胃酸過多に対して……206
【合方・加減方】
❶症状あるとき……胃酸過多の症状に対して……206
❷心窩部疼痛強いとき……206
ⓑ低酸症（胃酸減少）を呈するもの……207
【合方・加減方】
❶胃液の多いとき（胃内停水）……207
❷胃部膨満感、悪心、嘔吐を伴うとき……208
❸胃下垂、胃アトニー or ダンピング症候群……208
❹軟便、泥状便の者……208
4. 胃、十二指腸潰瘍……208
【合方・加減方】
❶症状あるとき……209
❷心窩部疼痛（激痛）……209
❸吐血、下血……209
❹難治性で再発しやすい者……209
❺stress性…腹痛に……210

5. 吃逆（しゃっくり）……210
　　1）一般に……210
　　2）冷えによるもの……210
　　3）術後……211
6. 急性腸炎……211
　　1）小腸炎（泄瀉）……211
　　【合方・加減方】
　　　❶細菌性の下痢……212
　　　❷腹痛が強いとき……212
　　　❸軟便、泥状便、悪心、嘔吐……212
　　　❹四肢の冷え、尿量減少、腹痛……212
　　　❺炎症性下痢、腹鳴、軟便……212
　　2）急性大腸炎（痢疾）……213
　　【合方・加減方】
　　　❶初期悪寒発熱等あるとき……213
　　　❷炎症症状の強いとき……213
　　3）冷えによる下痢（虚寒の下痢、中寒の下痢）……214
　　【合方、加減方】
　　　❶腹痛強いとき、ガスが多くて腹部膨満する者……216
　　　❷水様性の下痢、腹痛、尿量減少する者……216
　　4）正気の虚の下痢……216
7. 過敏性腸症候群……217
　　1）便秘型 or 便秘下痢交替型……217
　　【合方・加減方】
　　　❶イライラ、緊張の強い者……218
　　　❷冷えて腹痛、腹部膨満感の強い者……219
　　　❸便の量が少なく硬いとき……219
　　　❹冷えて軟便、泥状便の者……220
　　2）下痢型……220
　　　ⓐ神経性下痢型……220
　　　ⓑ腹痛して下痢する者……221
　　3）粘液排出型……221

8．腹部痛……疝痛（腹痛に波がある者）……222
　1）冷えによるもの（寒疝）……222
　【合方・加減方】
　　❶下肢の冷え、冷たい飲食物摂取等により嘔吐などを伴うとき……222
　　❷軟便、泥状便を伴うとき……223
　　❸尿量減少、四肢の冷えを伴うとき……223
　2）熱によるもの（熱疝）……223
　3）精神的stressによるもの……224
9．脾彎曲症候群……224
10．便秘症……225
　【合方・加減方】
　　❶痙攣性便秘……225
　　　ⓐイライラ、緊張の強いtype……225
　　　ⓑ腹部膨満感、残便感ある者……225
　　❷弛緩性、アトニー体質……225
　　❸腸内乾燥型……226
　　❺気滞の便秘……226
11．潰瘍性大腸炎、クローン病……227
　【合方・加減方】
　　❶下痢するもの……228
　　❷腹痛あるもの……228
　　❸出血するもの……228
12．虫垂炎……228
　1）急性初期……228
　2）慢性炎症……228
　【合方・加減方】
　　❶腹痛あるとき……229
　　❷難治性、再発しやすいもの……229

⟨4⟩ 肝、胆、膵疾患

1．肝炎……230

1)急性肝炎……230
　　　【合方・加減方】
　　　　黄疸症状あるとき……230
　　2)慢性肝炎……231
　　　【合方・加減方】
　　　　❶難治性(fibrosis)に対して……232
　　　　❷急性憎悪 or 活動期 ……232
　　　　❸黄疸……232
　　　　❹イライラ、緊張の強いもの……232
2．肝硬変……233
　　1)代償期…門脈圧亢進型……233
　　2)非代償期…腹水の出現を認める時期……233
　　　ⓐ一般に…腹水、黄疸、肝性脳症など……233
　　　ⓑ腹水があって体力の低下した者……233
3．脂肪肝……234
　　　【合方・加減方】
　　　　過食、肥満傾向の者（便秘型）……234
4．肝膿瘍……234
5．胆石症……235
　　1)発作間欠期…症状がないとき or 慢性で軽度右季肋部痛あるとき…235
　　2)発作時…発熱、悪心、嘔吐、腹痛、黄疸等あるとき……236
　　　【合方・加減方】
　　　　❶炎症症状の強いとき……237
　　　　❷黄疸があるとき……237
　　　　❸疼痛に対して……237
6．胆のう炎、胆管炎……237
　　1)急性期…発熱、悪寒、悪心、右季肋部痛、右肩への放散痛、黄疸など…237
　　2)慢性期…軽度右季肋部痛、上腹部圧迫感、不快感など……238
　　　【合方・加減方】
　　　　❶難治性、再発性……238
　　　　❷疼痛に対して……238

7. 胆道ジスキネジー……238
　　【合方・加減方】
　　　❶緊張、イライラの強いとき……239
　　　❷抑鬱的傾向のもの……239
　　　❸怒りの強いとき……239
　　　❹不眠があれば……239
　　　❺悪心、嘔吐、曖気、心窩部疼痛あるとき……239
8. 膵炎……239
　　1)急性膵炎…悪心、嘔吐、持続性の上腹部痛などあるとき……239
　　2)慢性膵炎……240
　　【合方、加減方】
　　難治性……241

<5> 腎臓疾患
1. 腎炎、ネフローゼ疾患……242
　　1)急性糸球体腎炎……242
　　2)ネフローゼ症候群……242
　　3)慢性糸球体腎炎 or ステロイド剤不適応のネフローゼ症候群…242
　　【合方・加減方】
　　　❶難治性、腎不全型……243
　　　　ⓐ熱証型……高血圧型（最低血圧高いとき）……243
　　　　ⓑ寒証型……243
　　　❷浮腫、蛋白尿……243
　　　　ⓐ熱証型……243
　　　　ⓑ寒証型……243
　　　　ⓒ口渇、尿不利……244
　　　❸血尿に対して……244
　　　❹疲れやすい者、貧血（気虚）に対して……244
2. 腎不全……244
　　1)急性腎不全……244
　　2)慢性腎不全……245

【合方・加減方】
❶蛋白尿、血尿、貧血に対して……245
❷疲れやすい者、貧血(気虚)に対して……245

<6> 代謝、内分泌疾患

1. 肥満症……246

1) 脂肪太り……246

2) 水太り…体が重く汗かき……247

【合方・加減方】
❶便秘傾向……247
❷冷え症、腰痛などある者……248

2. 高脂血症……248

3. 糖尿病……248

1) 軽症…血糖値正常保持のため……248

2) 中等症〜重症……249

【合方・加減方】
❶軽症、中等症……口渇あるとき……250
❷肥満、高脂血症、動脈硬化の予防……250
❸網膜症……250
❹腎症……250
❺神経障害……しびれ、痛み等に対して……250

4. 痛風……251

1) 発作時…関節に疼痛、腫脹あるとき……251

2) 体質改善…高尿酸血症の改善……252

5. 甲状腺機能亢進症……252

1) バセドウ病……252

【合方・加減方】
心悸亢進、息切れ、多汗、振戦、易疲労感、体重減少、頻脈などあるとき……253

6. 甲状腺機能低下症(橋本病)……254

7. 特発性浮腫……254

1) 一般に浮腫強いとき……254

2）下肢の浮腫……255
【合方・加減方】
❶便秘症、下肢のだるいとき……255
❷腰から下肢が冷えて重だるい者……255
❸老人、夜間頻尿、下肢浮腫……256
❹四肢の冷え、こわばり、こむら返り、動悸、立ちくらみ、尿量減少等あるもの……256
3）上半身の浮腫……256
【合方・加減方】
浮腫の強いとき……256
4）疲労倦怠感著しいとき……257

<7> 血液疾患

1．貧血症……258
【合方・加減方】
❶立ちくらみ、動悸、耳鳴り等の症状寛解に……258
❷鉄欠乏性貧血、胃切除、制癌剤使用、コバルト照射による再生不良性貧血……259
❸放射線、抗癌剤、胃切除等による貧血予防に……259
❹自己免疫性疾患による溶血性貧血に……259

2．紫斑病（血小板減少症）……259
【合方・加減方】
❶出血傾向……260
❷慢性出血で色素沈着を伴う者……260
❸易疲労、倦怠感を伴う者……260
❹出血性腫脹、疼痛に対して……260

<8> 神経・筋疾患

1．脳血管障害（脳梗塞、頭蓋内出血）……261
【合方・加減方】

- ❶一般に……261
  - ⓐ動脈硬化……261
  - ⓑ出血傾向……261
- ❷高血圧症……262
- ❸後遺症初期…運動麻痺、感覚障害、言語障害……262
- ❹元気のよい飲酒家の片麻痺、片手症候群、半身感覚障害に……262
- ❺冷え症の片麻痺、半身感覚障害……263
- ❻弛緩性麻痺……気力、体力のない者……263
- ❼しびれ、四肢痛、痙攣性麻痺……263

2. 退行性神経疾患を含む疾患……264
　1) パーキンソン症候群 or パーキンソン病……264
　　【合方・加減方】
- ❶比較的元気のよい者(振戦麻痺に対して)……264
- ❷やや元気の衰えた者(振戦麻痺に対して)……264
- ❸振戦に対して……264
- ❹便秘症……265
- ❺ふらつき、起立性低血圧症……265

　2) 老年痴呆……265
　　【合方・加減方】
- ❶脳血管性……265
  - ⓐ一般に……265
  - ⓑ高血圧、脳動脈硬化……265
  - ⓒ脳出血後のボケ（脳浮腫を伴うとき）……265
  - ⓓ健忘症状、あくび、体力低下、肩こり、手足のしびれ……266
- ❷アルツハイマー型……266
  - ⓐ一般に……266
  - ⓑ健忘症状、あくび、体力低下、肩こり、手足のしびれ……266

3. 末梢神経疾患……266
　1) 神経痛……266
　　ⓐ三叉神経痛……266
　　　【合方・加減方】
　　　肩こりを伴うとき（上腕神経痛）……267

ⓑ肋間神経痛……267
　　　　❶左肋間痛……267
　　　　❷右肋間痛……268
　　　ⓒ坐骨神経痛……268
　　【合方・加減方】
　　　❶疼痛に対して……269
　　　❷腰～下肢の冷えて重い者……269
　　　❸椎間板ヘルニア、ギックリ腰……270
　　　❹変形性脊椎症、老化(腎虚)による腰痛、坐骨神経痛……270
4．**自律神経疾患 or 機能異常疾患**……271
　1)**頭痛**……271
　　【合方・加減方】
　　　❶カゼまたは炎症性疾患で発熱を伴うとき……272
　　　❷高血圧症を伴うとき……272
　　　　ⓐ脳動脈硬化……272
　　　　ⓑ脳充血……272
　　　　ⓒ脳うっ血……272
　　　❸精神的 stress or 月経前緊張症……272
　2)**片頭痛**……272
　　【合方・加減方】
　　　❶冷え症の体質改善……273
　　　❷瘀血体質の者……273
　　　　ⓐ便秘症……273
　　　　ⓑ寒証……273
　　　❸口渇、尿不利(水毒)の者……273
　3)**めまい**……274
　　　ⓐ発作時……274
　　　ⓑメニエール病……274
　4)**不眠症**……275
　　【合方・加減方】
　　　❶不眠、驚きやすい、心悸亢進等ある者……275
　　　❷顔面紅潮、結膜充血、いらいら、怒りっぽい興奮しやすい者……276

❸心窩部の痞え、膨満感、腸鳴下痢傾向の者……276

5) **疲労**……276

【合方・加減方】

❶食欲不振……胃弱で普段から食べられない者……277

❷多汗症、関節水腫、体が重い者(水太り type)……277

❸下肢の浮腫があり、下肢のだるい者……277

❹老化現象、気力、性欲減退、頻尿等ある者……278

❺分娩後、更年期等瘀血症候群、低血圧症等を伴うとき……278

❻虚弱児……278

❼浮腫、口渇、尿不利の者……279

<9> 膠原病(or 類似疾患)

1. 関節リウマチ(RA) ……280

【合方・加減方】

❶手指の朝のこわばり、関節の熱感、腫脹、疼痛あるとき(熱証型)……280

　ⓐ肥満型……280

　ⓑ痩型……280

　ⓒ虚弱型……281

❷関節局所に熱がなく、冷えているとき(寒証型) ……282

　ⓐ疼痛に対して、冷えて痛むとき……282

　ⓑ関節変形、筋萎縮、疼痛に対して……282

　ⓒ関節水腫に対して……282

❸関節の疼痛が激しいとき……282

❹炎症が寛解した時期の体質改善に……283

　ⓐ炎症型(熱証型)……283

　ⓑ水滞型(寒証型)……284

2. 進行性全身性硬化症(強皮症:PSS)、限局性強皮症……284

【合方・加減方】

❶皮膚症状……皮膚硬化に対して……284

❷レイノー症状……284

❸関節炎症状……285

3．全身性エリテマトーデス（SLE）……285
　【合方・加減方】
　　❶慢性炎症症状……285
　　　ⓐ一般に……285
　　　ⓑ炎症性浮腫(滲出性炎症）……285
　　❷レイノー症状……286
　　❸体力低下、易疲労……286
4．シェーグレン症候群……286
5．ベーチェット病……286
　【合方・加減方】
　　❶アフタ性口内炎の再発……287
　　❷眼症状……287
　　　ⓐ虹彩毛様体炎……287
　　　ⓑ網膜脈絡膜炎（眼底型）……287
　　❸皮膚症状……結節性紅斑……287

<10> 悪性腫瘍関連疾患……289
　【合方・加減方】
　　制癌剤の副作用、放射線障害予防……289

小 児 科 疾 患

<1> 疾患別

1．**呼吸器炎症性疾患**……290
　1）急性炎症…カゼ、気管支炎、肺炎……290
　　【合方・加減方】
　　　❶鼻水、くしゃみ…上気道炎……290
　　　❷咳嗽、痰(黄～緑色)…下気道炎……290
　　　❸発熱、高熱持続……291
　　　❹肺炎……291

2. **気管支喘息**……291　（内科疾患／気管支喘息……171）
3. **麻疹**……290
    1) カタル期…発熱、咳嗽、くしゃみ、鼻汁、結膜充血、眼脂、コップリク斑などのみられるとき…291
    2) 発疹期……292
        【合方・加減方】
        ❶高熱、発疹、咳嗽、食欲不振のあるとき…表熱証……292
        ❷発疹が1週間以上続くとき……292
        ❸発疹、発熱持続、口渇、尿量減少、回盲部圧痛、下痢などあるとき……293
4. **風疹、水痘**…中等度の発熱、発疹あるとき……293
5. **流行性耳下腺炎**……293
    1) 初期…発熱、耳下腺腫脹……293
    2) 亜急性期…耳下腺腫脹が硬く自発痛、圧痛が消退しないとき……294
6. **ヘルプアンギナ**…高熱持続する者…294
7. **百日咳**…カタル期、痙咳期ともに……294
    【合方・加減方】
    ❶痙攣性咳嗽……295
    ❷難治性……295
8. **リウマチ熱**……295
    1) 急性期……295
    2) 再発予防……295
    【合方・加減方】
    体力のない者……296
9. **腎炎（慢性腎炎）**……296
    【合方・加減方】
    ❶体力のない者、感冒を引きやすい者 or 貧血症の者……296
    ❷ネフローゼ症候群……296
        ⓐ熱証型……296
        ⓑ寒証型……296
    ❸血尿……296
10. **ネフローゼ症候群**……297　（内科疾患／腎炎、ネフローゼ……242）

11．夜尿症……297
　【合方・加減方】
　　❶冷え症……寒がりでよだれが多く早朝多量の尿を漏らす者……297
　　❷膀胱括約筋の弱い者……尿意を催すと直ちに漏らす者……297
　　❸ねぼけて尿失禁する者……中枢の反応が鈍い者……298
12．起立性調節障害……298
13．日射病、熱中症、脱水症……298
　【合方・加減方】
　　胃内停水、口渇、尿不利……299

<2> 症候別

1．発熱……300
　【合方・加減方】
　　❶高熱が持続するとき……300
　　❷嘔吐、下痢……水様物の嘔吐、下痢があり尿量減少する者……300
2．咳嗽、喘鳴……301
　【合方・加減方】
　　❶寒証……薄い痰、喘鳴あるとき……301
　　❷熱証、黄～緑色の痰……301
　　❸痙攣性咳嗽……301
3．嘔吐……302
　1)アセトン血性嘔吐症……302
　　【合方・加減方】
　　　アセトン血症嘔吐症(周期性嘔吐症)の予防…自家中毒の予防…302
　2)感染症(ex.風邪等)で発熱あって嘔吐する者……302
　3)食あたりによるとき……303
　4)血色が悪く、四肢倦怠感、易疲労感があるとき……303
　5)水逆の嘔吐、口渇、尿不利……303
4．下痢……304
　1)一般に……304
　　【合方・加減方】

❶発熱、嘔吐、水様便 or 腹中が冷えて下痢が続くとき……304
❷白色便下痢症（水逆の嘔吐を伴う）で下痢が続くとき……304
❸風邪等、発熱、嘔吐を伴う感染性腸炎……304
2）末梢循環障害を伴うとき……304
3）平素から胃腸機能が弱く、下痢しやすい者……305

5．便秘症…痙攣性便秘（コロコロ便）……305
【合方・加減方】
便が硬いとき……305

6．腹痛…反覆性臍疝痛を起こしやすい者……305
【合方・加減方】
❶自家中毒を起こしやすい者……306
❷腹性てんかんを起こしやすい者……306

7．流涎……306

8．体質改善……306
1）虚弱体質……306
2）解毒体質……306
3）痙攣性疾患、神経過敏性疾患を起こしやすい体質……307
【合方・加減方】
❶熱性痙攣を起こしやすい者……307
❷てんかん……307

外科疾患

1．打撲、捻挫、外傷……308
1）急性期…打撲、捻挫、外傷、骨折等による腫脹、瘀血の疼痛に……308
2）亜急性期以後……309
【合方・加減方】
❶頭部外傷、開頭術後の後遺症（片麻痺）等に……309
❷外傷性頚部症候群（むち打ち損傷）……309
❸ぎっくり腰、腰椎椎間板ヘルニア……309

2．肛門疾患……310
1）痔核……310

ⓐ一般に……310
　　　【合方・加減方】
　　　　❶顔色悪く、四肢、腰部の冷える者……311
　　　　❷出血…排便時、痔核から少量出血して、自覚症状のない者……311
　　　　❸内痔核の腫脹、疼痛に……312
　　　ⓑ大量の鮮紅色の痔出血……312
　　　ⓒ長期出血により貧血するもの……313
　　2)脱肛…内痔核の脱出、または脱肛……313
　　　【合方・加減方】
　　　　❶弛緩性の内痔核の脱出、または脱肛……313
　　　　❷痙攣性の内痔核脱出、または脱肛……314
　　　　　ⓐ冷え症の者……314
　　　　　ⓑ熱証型……314
　　　　　ⓒ心因性の者……314
　　　　❸内痔核嵌頓の激痛……314
　　　　❹外痔核の血栓性静脈炎による腫脹と激痛に……315
3. **裂肛**……315
　　1)一般に……315
　　2)肛門潰瘍一般に……315
4. **肛門周囲炎、肛門周囲膿瘍**……316
　　1)初期…発熱、悪寒、肛門周囲の疼痛、発赤、腫脹のあるとき、炎症が限局して硬結となるまで……316
　　2)化膿期…上記の時期が過ぎ、高熱、発汗、口渇あるとき、限局した硬結が軟化しはじめて膿瘍をつくるまで……317
　　3)化膿期〜排膿期…肛門周囲に膿瘍を形成したとき……318
　　　【合方・加減方】
　　　排膿が始まったら……318
　　4)体質改善…再発を繰り返す者に対して……318
　　　【合方・加減方】
　　　一般に……318
　　5)痔瘻……319
　　6)肛門瘙痒症……319

整形外科疾患

1. **肩こり、五十肩**……320
    1) 一般に……320
        【合方・加減方】
        ❶慢性的肩こり（瘀血による）……320
        ❷瘀血によるしびれ、痛み……321
        ❸高血圧に伴う肩こり……321
        ❹）血の道症に伴う肩こり……321
    2) 肩にしびれ感や運動麻痺のあるとき（冷えによる）……322
    3) 気鬱による、胃炎や胃潰瘍に伴う肩こり、背筋痛……322
2. **頚肩腕症候群**……323
3. **腰痛症**……324
    1) 冷えによるもの……324
        【合方・加減方】
        ❶冷え、水滞のある者…水太りで腰が重いと訴える者……324
        ❷冷え症の者……324
        ❸坐骨神経痛、筋肉痛……325
        ❹ギックリ腰、腰椎椎間板ヘルニア……325
        ❺慢性化、難治性で瘀血によるもの……325
    2) 老化現象によるもの…体力低下、水滞、水太り傾向で、冷感あり、慢性に経過するもの……326
    3) 産後の障害 or 更年期障害によるもの……326
    4) 気うつ傾向で、こむら返りなどするとき……327
4. **変形性膝関節症**……327
    【合方・加減方】
    ❶関節の腫脹、疼痛……328
        ⓐ関節に発赤、熱感がないもの……328
        ⓑ関節に発赤、熱感、疼痛あるとき……328
    ❷慢性化、難治性のもの（瘀血による）……329
        ⓐ寒証型……329
        ⓑ熱証型……329

5．骨粗鬆症、脊椎管狭窄症……329
6．腱鞘炎、弾撥指……330
　【合方・加減方】
　治り難い慢性の者……330

産 婦 人 科 疾 患

<1> 婦人科疾患
1．**月経異常**…月経不順、無月経等……331
　【合方・加減方】
　❶月経が遅れる場合(寒証)…基礎体温が低く、月経周期の延長する者
　　……331
　❷月経が早く来る場合(熱証)……332
　❸過少月経の場合……332
　❹過多月経の場合……332
　❺肥満者の月経不順(水太り type)……332
　❻肥満者(水太り)の月経痛……332
　❼精神的 stress を伴う場合……333
　❽月経期の発熱、頭痛……333
2．**月経困難症**……333
　【合方・加減方】
　月経痛の激しいとき……334
3．**月経前期症候群**…月経前緊張症……334
　【合方・加減方】
　月経前期浮腫…浮腫の強いとき……334
4．**更年期障害(血の道症)**……336
　【合方・加減方】
　❶体が熱くなったり、寒くなったりして、午後になるとほてり、汗が出るもの……336
　❷難治性……337
　❸顔面蒼白、水太り、冷え症で下痢しやすいとき……337

❹心因傾向強いとき……338
❺焦燥感、緊張感あるとき……339
❻不安感、恐怖感強く不眠傾向のもの……339
❼ヒステリー傾向の者……339
❽気うつ傾向の者……339

5．子宮内膜症……340

【合方・加減方】
❶疼痛、生理痛に対して……340
❷骨盤内の臓器癒着に対して……341
❸月経過多に対して……341
❹寒証に対して……341
❺熱証に対して……341

6．子宮筋腫……341

7．子宮付属器炎（卵巣炎、卵管炎、卵管周囲炎、子宮内膜炎）……342
  1）初期…発熱、悪心、嘔吐、下腹部痛、帯下増加等あるとき……342
  2）慢性化または再発を繰り返す者……342
  3）卵管炎で膿汁が卵管腔に貯留するとき……343

8．骨盤腹膜炎、骨盤結合織炎……343
  1）初期…発熱、悪寒、悪心、嘔吐、下腹部痛、腰痛等あるとき……343
  2）慢性化したとき……344

9．子宮頚管炎、腟炎……344
  1）初期…発赤、腫脹、疼痛、瘙痒感、帯下増加等あるとき……344
  2）慢性化or再発を繰り返す者……344

10．腟カンジダ症、腟トリコモナス症…悪臭を伴う帯下、外陰部瘙痒感or灼熱感あるとき……345

11．帯下……345
  1）白色帯下……345
  2）黄色帯下……346

  【合方・加減方】
    ❶子宮頚管炎、腟炎……346
    ❷腟カンジダ症、腟トリコモナス症……346

12．陰部瘙痒症……346

13. 出血性メトロパシー……346
14. 子宮脱（子宮ヘルニア）……346
15. 不妊症……347

<2> 産科疾患
1. **妊娠悪阻**……348
2. **安胎**……348
   【合方・加減方】
   ❶栄養障害、体力低下のみられるとき（気虚）……349
   ❷妊娠浮腫 or（妊娠時の下痢）……349
   ❸妊娠時の腹痛……350
   ❹妊娠時のめまい、立ちくらみ、心悸亢進に……350
3. **切迫流産**……350
   【合方・加減方】
   腹痛に対して……351
4. **妊娠中の風邪**……351
   【合方・加減方】
   ❶発熱時…熱が高いとき……351
   ❷浮腫の強いとき……352
   ❸咳嗽に対して……352
5. **分娩異常疾患**……353
   【合方・加減方】
   ❶微弱陣痛……353
   ❷微弱陣痛、難産、弛緩出血の予防……353
   ❸過強陣痛の予防……354
6. **産後異常疾患**……354
   1) 産褥熱…発熱、悪寒、下腹部痛、腰痛、膿性帯下などあるとき……354
   2) 産後疾患…気管支喘息、関節リウマチ、浮腫など……355
   【合方・加減方】
   ❶子宮脱、脱肛（体力低下）……356
   ❷子宮復古不全、産後の腰痛……356

❸便秘症、遺残物排出障害……357
3)分娩後1年以上経過して発症した疾患……357

7．乳汁分泌不全……358
【合方・加減方】
乳房が脹らず、乳汁が不足するとき……358

8．乳腺炎……358
1)初期…発熱、悪寒、乳房の発赤、腫脹、疼痛あるとき……358
2)膿瘍形成期……358

9．乳腺症…乳腺内に硬結、腫瘤があるとき……358
【合方・加減方】
月経前に乳房が脹り痛みの強くなるとき……359

皮膚科疾患

1．湿疹、皮膚炎群
1)尋常性湿疹、接触性皮膚炎……360
ⓐ湿潤型……360
【合方・加減方】
❶炎症が激しく、局所の発赤、熱感が強いとき……360
❷化膿性炎症に……360
❸漿液性丘疹で始まり、組織学的には海綿状態を呈し、水疱、びらん、結痂をつくる湿潤傾向の強いもの……361
❹乾燥、落屑に……361
ⓑ乾燥型……361
【合方・加減方】
❶発赤、充血、紅斑……362
❷水泡、ビラン、浮腫……362
❸鱗屑、亀裂、乾燥……362
❹暗赤色で乾燥、鱗屑……363
❺肥厚、苔癬化、ケロイド……363
❻角化、小水疱……364

❼膿疱形成……364
　　　　　ⓐ炎症症状強いとき……364
　　　　　ⓑ硬結形成時……364
　　　❽主婦湿疹(手湿疹)、進行性手掌角皮症……365
　　　❾炎症性角化症……365

2) **アトピー性皮膚炎**……366
　　ⓐ外因……湿疹、皮膚炎の皮疹に対して……366
　　【合方、加減方】
　　　❶暗赤色で乾燥、鱗屑……367
　　　❷手湿疹、stressによる者……367
　　　❸水泡、びらん、浮腫……367
　　　❹発赤、充血、紅斑……367
　　ⓑ内因…体質改善を行う……368
　　　ⓐ小児型……368
　　　ⓑ成人型…真皮にうっ血があるもの……368

3) **脂漏性皮膚炎**……369
　　【合方・加減方】
　　　❶発赤強いとき……369
　　　❷暗赤色、乾燥、鱗屑……369

4) **皮脂欠乏性湿疹(老人性乾皮症)、老人性皮膚瘙痒症**……370
　　【合方・加減方】
　　　❶発赤、充血……370
　　　❷暗赤色で鱗屑……371
　　　❸湿疹(湿潤)、丘疹、瘙痒……371

5) **手湿疹(主婦湿疹、進行性指掌角皮症)**……371
　　【合方・加減方】
　　　❶乾燥、亀裂……371
　　　❷熱感、発赤あるとき……371
　　　❸湿潤、丘疹、瘙痒……372

2．**蕁麻疹**
　1)一般型(風熱型)……372

【合方・加減方】
　　　❶浮腫、膨疹（風湿熱型）、クインケの浮腫……372
　　　❷発熱、熱感の強いとき……373
　　　❸寝床に入り温まると発症し、発赤、瘙痒が激しいとき……373
　　2）寒冷蕁麻疹（風寒型）……373
　　3）食餌性蕁麻疹……374
　　【合方・加減方】
　　　魚介類によるとき……374
　　4）心因性蕁麻疹……374
　　5）薬剤性蕁麻疹……375
　　6）コリン型蕁麻疹……375
3．**痒疹群**……376
　　1）急性型……昆虫刺咬症、小児ストロフルス……376
　　2）慢性型……尋常性痒疹、固定蕁麻疹（結節性痒疹）……377
　　【合方・加減方】
　　　❶肥厚、苔癬化……377
　　　❷膿疱形成時……377
4．**皮膚瘙痒症**……377
　　1）老人性皮膚瘙痒症……377
　　2）肛門瘙痒症、外陰瘙痒症……378
　　【合方・加減方】
　　　❶一般に……378
　　　❷腟真菌症による外陰瘙痒症……378
5．**炎症性角化症**……378
　【合方・加減方】
　　❶扁平苔癬……378
　　❷乾癬、毛孔性紅色粃糠疹……378
　　❸乾癬の食毒改善……379
6．**遺伝性角化症**……379
　【合方・加減方】
　　❶魚鱗癬……379
　　❷毛孔性苔癬……379

7．膠原病……380　（内科疾患／膠原病……280）
【合方・加減方】
❶限局性 or 汎発性強皮症……380
❷全身性エリテマトーデス(SLE)……380

8．疣贅……380
【合方・加減方】
伝染性軟属腫、老人性疣贅(体力、免疫力低下)……380

9．痤瘡(にきび)……381
【合方・加減方】
❶毛嚢炎(膿疱性痤瘡)に対して……381
❷膿疱形成(発赤、充血、熱感の強いとき)……382
❸内分泌のアンバランスによる(非化膿性)…面疱、尋常性痤瘡……382
❹月経前増悪型……382
❺毛包の角化、ケロイド(瘢痕)……383
❻発育不全型(寒証型)……383

10．酒皶……384
1)第一期…紅斑と脂漏を生じ毛細血管の拡張を伴うもの……384
2)第二期〜第三期…第一期に更に丘疹、膿疱などを伴うもの、結合組織の増殖を起こして結節状に隆起し、互いに融合して凹凸不整の腫瘤をつくったもの……384

11．膿皮症(皮膚化膿症)
1)初期…癤、癰で発熱、悪寒、局所熱感、発赤、腫脹、自発痛、圧痛あるとき……385
【合方・加減方】
❶初期…悪寒がなくなり、局所に炎症が限局して、滲潤、硬結をつくるとき……386
❷炎症症状(発赤、充血、熱感等)強いとき……386
❸硬結形成時…排膿前、排膿不充分のとき……386
❹外用……386
2)化膿〜排膿期……386
【合方・加減方】

❶排膿不充分で硬結形成するとき……387
　　❷排膿が始まれば……387
　3）癤腫症（フルンクロージス）……388
　4）尋常性毛瘡……388
　　【合方・加減方】
　　❶炎症の強いとき……388
　　❷難治性、再発を繰り返すとき……389
　5）汗腺膿瘍（あせものより）、伝染性膿痂疹……389

12．帯状ヘルペス
　1）初期…紅暈を伴う小水疱が帯状に配列、群生するとき……389
　　【合方・加減方】
　　紅斑、発赤を伴うとき……390
　2）亜急性期以後……390
　　【合方・加減方】
　　❶神経痛様疼痛に対して……390
　　❷体力低下、免疫力低下に対して……390
　　❸外用……391

13．その他の皮膚病変
　1）褥瘡（床ずれ）……391
　2）凍瘡……392
　3）静脈瘤症候群……393
　　【合方・加減方】
　　浮腫、疼痛……393
　4）多汗症（腋臭症）……393
　5）尋常性白斑、円形脱毛症（たいわん坊主）……393
　6）結節性紅斑様発疹……394

泌尿器科疾患

<1> 尿路感染症

1. 腎盂腎炎……395

1) 急性期…悪寒、発熱、悪心、嘔吐、腰痛等あるとき……395

【合方・加減方】

❶高熱のとき……395

❷頻尿、排尿痛あるとき……395

2) 慢性症…再発を繰り返す者……395

【合方・加減方】

体力低下の者……396

2. 膀胱炎、尿道炎……396

1) 急性期…頻尿、排尿痛、残尿感、尿混濁などがあるとき……396

【合方・加減方】

❶血尿……397

❷炎症症状強いとき(排尿痛、膿尿など)……398

❸膿性分泌物、尿混濁……398

2) 慢性症…再発を繰り返す者……398

【合方・加減方】

❶体力低下、緑膿菌感染症……399

❷真菌症およびトリコモナス尿道炎……399

❸間質性膀胱炎……400

❹膀胱周囲炎……400

<2> 排泄障害

1. 外傷…尿閉……401

2. 尿道狭窄……401

3. 前立腺肥大症、慢性前立腺炎症候群……402

【合方・加減方】

❶頻尿、残尿感……402

❷夜間頻尿……402
❸尿線無力、排尿力減退……402
❹難治性……402

4．**尿路結石**……403
1) 疼痛時…側腹部痛、胃部痛……403
【合方・加減方】
❶疼痛に対して……403
❷血尿に対して……403
2) 体質改善……404

<3> 下部尿路の機能障害

1．**膀胱尿管逆流現象**……405
【合方・加減方】
発育不良のため膀胱三角部の筋層が薄弱な者……405

2．**神経因性膀胱**……405
1) 先天性……405
2) 後天性……406
ⓐ外傷性……406
ⓑ慢性化……406

3．**無緊張膀胱**……406
1) 脊髄振盪直後……406
2) 術後、脊髄麻痺……406
【合方・加減方】
❶利尿障害……406
❷慢性難治性……407
3) 脳血栓、脳出血等脳卒中後の無抑制神経因性膀胱……407

4．**膀胱機能障害**……408
1) 緊張亢進型（過敏膀胱、膀胱神経症）…頻尿、排尿痛、残尿感などの膀胱炎の症状があって、尿は清澄で異常が認められない過敏膀胱のようなもの……408
【合方・加減方】

❶冷えによるとき……408
　　❷熱によるとき……408
　　❸イライラ、緊張感等神経症状強いとき……409
　2)緊張低下型(膀胱アトニー)……409
　　【合方・加減方】
　　❶老人で夜間頻尿、神経反射低下……410
　　❷冷えによるとき……410

<4> 生殖器疾患
1. 精巣炎、精巣上体炎、精管精嚢炎、前立腺炎、前立腺周囲炎……411
　【合方・加減方】
　❶急性期……発熱、腫脹、局所痛、圧痛または会陰部痛、腰痛、頻尿、排尿障害等あるとき……411
　❷尿道より膿汁排出するとき……411
　❸慢性化して再発する者……412
2. 前立腺肥大症……412　(排泄障害／前立腺肥大症……402)
3. 陰嚢水腫(特発性)……412

耳 鼻 咽 喉 科 疾 患

<1> 感染および炎症性疾患
1. 扁桃炎、扁桃周囲炎、咽頭炎……413
　1)急性期…発熱、頭痛、咽頭痛(扁桃、咽頭発赤あるとき)……413
　　【合方・加減方】
　　❶胃腸障害があるとき……414
　　❷炎症症状強いとき……414
　2)慢性咽頭炎……414
　3)慢性反復性扁桃炎……415
　　【合方・加減方】
　　❶炎症症状強いとき……415
　　❷体力のない者……415

2. 耳下腺炎……415
【合方・加減方】
❶腫脹硬く治らないとき……415
❷胃腸障害……415

3. 外耳炎……416
【合方・加減方】
炎症症状あるとき or 耳痛に……416

4. 中耳炎……416
1) 急性期……416

【合方・加減方】
❶膿性耳漏……416
❷希薄な膿性耳漏……416
❸胃腸障害……416

2) 慢性期……417

ⓐ鼓膜穿孔、難聴、耳漏等のあるとき……417

【合方・加減方】
❶膿性耳漏……417
❷膿汁排出不充分のとき……417

ⓑ膿性、粘液性耳漏が止まらない者……417

【合方・加減方】
❶排膿不充分のとき……418
❷体力、治癒力の低下しているとき……418

ⓒ再発を繰り返す者……418

【合方・加減方】
❶膿性耳漏……419
❷胃腸障害……419
❸瘀血、難治性……419
❹老人、体力のない者……419

3) 滲出性中耳炎……419

ⓐカゼ、上気道炎に伴う耳管閉塞（耳管狭窄症）……419

【合方・加減方】
❶上気道炎の後起きる者……419

❷滲出液貯留……419
ⓑ扁桃腺、アデノイド肥大があって滲出性症状再発を繰り返す者……420
【合方・加減方】
難治性の者……420
ⓒアレルギー性……420
【合方・加減方】
❶寒証型……420
❷熱証型……420

5. 鼻炎……421
　1)急性鼻炎……421
　　【合方・加減方】
　　❶粘液性鼻漏……421
　　❷水様性鼻漏……421
　2)慢性鼻炎……422
　　【合方・加減方】
　　❶粘膜の腫脹、肥厚（肥厚性鼻炎）……422
　　❷うっ血性鼻炎……422
　3)アレルギー性鼻炎……422
　　【合方・加減方】
　　❶くしゃみ、鼻水、鼻粘膜蒼白(寒証型)……422
　　❷鼻閉、鼻粘膜発赤、腫脹(熱証型)……423
　　❸体質改善……424

6. 慢性副鼻腔炎……424
　1)蓄膿型(膿漏型)……424
　2)ポリープ型(鼻閉型)……424
　　【合方・加減方】
　　難治の者……425
　3)体質改善……425
　　【合方・加減方】
　　❶再発を繰り返す者……425
　　❷体力低下、正気の虚した者……426

⟨2⟩ その他の耳鼻咽喉科疾患

1. 鼻出血……427

　1) 急性期(特発性)……427

　　【合方・加減方】

　　❶急性で止まらぬとき……428

　　❷反復性の出血……428

　2) 再発するもの…小児の反復性出血の予防と治療……429

　3) 月経時の代償出血……429

　　【合方・加減方】

　　体質改善 or 予防……429

2. 乳児の鼻閉塞……430

3. 嗄声、失声……430

　　【合方・加減方】

　　❶声帯の浮腫による者……430

　　❷声帯の炎症……431

　　❸咳嗽による……431

4. 咽喉頭異常感症(咽中炙臠)……432

5. 眩暈……432

　　【合方・加減方】

　　❶メニエール病……432

　　❷高血圧症、脳動脈硬化症……432

　1) 平衡障害……432

　　ⓐ中枢性……432

　　ⓑ内耳性……432

　　　①メニエール病……内リンパ水腫……432

　　　②良性発作性頭位眩暈症……433

　2) 循環障害

　　ⓐ頚性眩暈……433

　　ⓑ起立性調節障害……433

　　ⓒ脳循環障害…高血圧、脳動脈硬化によるもの……433

6. 鼾(いびき)、無呼吸発作(気道閉塞型)……433

眼 科 疾 患

1．麦粒腫……434

【合方・加減方】

❶初期、眼瞼に発赤、腫脹、疼痛、異物感等あるとき……435

❷膿瘍を形成したとき……435

❸再発を繰り返すとき……435

2．霰粒腫……435

3．眼瞼縁炎……436

4．結膜炎……436

1) 急性炎症初期…結膜充血、眼瞼腫脹、眼脂の分泌あるとき……436

2) 急性炎症中期…結膜充血……437

　　ⓐまぶしさ、流涙あるとき(結膜充血)……437

　　ⓑ眼瞼腫脹が著しいとき(結膜充血)……437

3) 慢性期…眼脂の分泌がある……437

4) 咽頭結膜熱…高熱、咽頭粘膜発赤、咽頭痛、結膜充血等がみられる…438

5) 流行性角結膜炎…結膜充血、眼瞼腫脹、流涙等……439

【合方・加減方】

❶結膜浮腫、濾胞形成、耳前リンパ節腫脹……439

❷点状表層角膜炎を起こしたとき……439

　　ⓐ流涙多いとき……439

　　ⓑ軽度流涙、眼痛……440

　　ⓒ強度眼痛……440

5．アレルギー性結膜炎(春季カタル)……440

6．フリクテン性結膜炎…細菌のアレルギーによる……441

【合方・加減方】

病変部の充血著しく眼痛あるとき……441

7．結膜浮腫……442

8．翼状片……442

【合方・加減方】

難治性……442
9. 涙嚢炎……442
　1) 初期…涙嚢部に発赤、腫脹、疼痛あるとき……442
　【合方・加減方】
　涙嚢部に膿瘍形成……443
　2) 亜急性〜慢性期…慢性的に流涙し、涙嚢部圧迫により粘液様膿汁が逆流するとき……443
　【合方・加減方】
　　❶鼻涙管狭窄に対して……444
　　❷流涙症に対して…鼻涙管狭窄による涙道の通過障害に……444
10. 流涙症……445
　1) 結膜炎、角膜炎、虹彩毛様体炎等によるもの……445
　2) アレルギー性結膜炎によるもの……445
　3) 涙道の通過障害によるもの……445
11. 角膜炎……446
　1) 表層性角膜炎……446
　　ⓐ軽度毛様充血、羞明、視力障害……446
　　ⓑ毛様充血、羞明、流涙が著しいとき……446
　　ⓒ眼痛、眼瞼痙攣あるとき……446
　2) 深層角膜炎…ぶどう膜炎を併発しているとき……446
　3) 角膜ヘルペス…羞明、異物感、流涙、角膜知覚低下……447
12. 強膜炎、上強膜炎…上強膜血管の充血、疼痛あるもの……447
　【合方・加減方】
　再発を繰り返すとき……447
13. ぶどう膜炎（虹彩炎、虹彩毛様体炎、脈絡膜炎）……447
14. 緑内障……448
15. 白内障（老人性白内障）……449
　【合方・加減方】
　　❶代謝改善作用として……449
　　❷糖尿病性……449
16. 中心性漿液性脈絡網膜症……450

【合方・加減方】

❶黄斑部浮腫高度のとき……450

❷stress に対して……450

❸難治性……450

17．網膜剥離……451

18．眼底出血……451

1）急性期……451

2）亜急性期以後……451

【合方・加減方】

❶止血作用一般……452

❷慢性化、難治性のもの……452

19．糖尿病性網膜症……453

【合方・加減方】

難治性……453

20．ベーチェット病（眼症状）……453

【合方・加減方】

❶網脈絡膜炎型（眼底型）で炎症症状の激しいとき……454

❷炎症の吸収後（難治性）……454

21．シェーグレン症候群……454

22．眼精疲労、弱視……455

精 神 神 経 科 疾 患

1．神経症、心身症……456

【合方・加減方】

❶不安神経症、心臓神経症……457

❷強迫神経症、恐怖症……458

❸イライラ、怒りっぽい者、易怒性、興奮性、顔面紅潮、高血圧症、不眠等に……458

❹ヒステリー反応……458

❺憂うつ感……459
❻心身症……459
❼神経性食思不振……459
❽胃腸神経症……460
❾難治性……460
❿不眠症……460

2. 躁うつ病、分裂病……461
【合方・加減方】
❶イライラ、怒りっぽく興奮しやすい者……461
❷食欲不振、体重減少、易疲労感等がある者……461

3. 痴呆症……461
【合方・加減方】
❶脳血管性痴呆……461
　ⓐ一般に……461
　ⓑ高血圧症、脳動脈硬化……461
　ⓒ脳出血後のボケ（脳浮腫を伴うとき）……461
　ⓓ健忘症状、あくび、体力低下、肩こり、手足のしびれ……461
❷アルツハイマー型……462
　ⓐ一般に……462
　ⓑ健忘症状、あくび、体力低下、肩こり、手足のしびれ……462

4. てんかん……462

歯 科 疾 患

1. 歯の硬組織疾患（炎症性疾患）…歯髄炎、歯周炎……463
　1）発病初期……463
　【合方・加減方】
　❶炎症症状に対して……463
　❷化膿性炎症に対して……463
　2）炎症の峻烈な時期……464
　　ⓐ歯髄炎……464

　　　　ⓐ急性漿液性歯髄炎…自発痛なく寒飲、熱飲により痛むもの……464
　　　　ⓑ急性化膿性歯髄炎…自発痛、拍動痛、放散痛、咬合痛等あるもの
　　　　　……464
　　　ⓑ歯周炎……465
　　　　ⓐ急性歯周炎……465
　　　　ⓑ慢性歯周炎(歯槽膿漏)……465
　　　【合方・加減方】
　　　　正気の虚……465
2. 顎関節症……466
　【合方・加減方】
　❶肩こりに対して……466
　❷難治性……466

附　編

◇薬物(漢薬)解説……468
◇処方集＆処方索引……522
◇病名・症候索引……546

総論基礎編

総説（48）
構造主義漢方医学（49）
薬能による分類（61）

§ 総　説

　漢方はそれ程理解し難いものではないのに、昭和漢方の「証」の概念とか中医学の「弁証論治」といった理論から入っていこうとする入門書ばかりで、医師、薬剤師の初学者が、これから漢方を学ぼうとするときに非常に解りにくいものになっているとの印象を受ける。また、それらの理論の理解が必ずしも臨床に役立つようにも思えない。私は、漢方を理解するには、病態と漢方薬の作用（薬能）との対応を知ることから入るほうが理解しやすいのではないかと考える。漢方の処方に用いられる基本的薬物の組み合わせ（構造）と、その作用（薬能）を理解することから始めるのがよいと考える。

　漢方はゲームのようなもので、囲碁や将棋に似ている。それらのゲームに定石があるように、漢方にも定石ともいうべき法則がある。ゲームに勝つためには、漢方薬という個々の生薬をどのように組み合わせて、各病態をどのように攻略するかを知らなければならない。漢方の処方の単純なものは、2～10個位の生薬が組み合わされてできている。その組み合わせに、ある一定の規則がある。我々が英語の文章を書くとき、単語を並べて意味が通じるよう文法に従って文を作るように、漢方の薬物も病態に合わせて組み立てる。そこに規則があり、構造と呼べるような組み合わせがある。

　個々の薬物の持つ作用（薬能）や組み合わせたときの薬の作用（方意）を知り、各病気の病態に適合した処方を自分で作って病気を攻略できるようにならなければならない。それには比較的簡単な二つ位の薬物の組み合わせ（基本構造）の薬能を理解することで、病態とそれに対応する薬物の関係を知ることから始めるのが良い。2～4個位の薬物の組み合わせは、熟語に相当するものであり、その基本構造を20位のグループに分けて解説する。主に二つの生薬の組み合わせである基本構造の薬能を理解することが、漢方を学ぶうえで、最も基礎的なことであり、重要なことだと考えるからである。

　本編の「薬能による分類（p.61～130）」に述べる生薬の基本構造と各処方は最も基本的なものであり、これを理解せずして漢方という学問は成り立たない。何事を始めるにも、最低限必要な知識というものがあり、最も初歩的な知識であり、定石ともいうべきものである。ゲームを始めるときに知っていなければならない法則であり規則であると考える。

§ 構造主義漢方医学

　現在、漢方とはどのような理論をもって医学とするのか、科学とするのか、といった根本問題が抜け落ちているために、未だ医学と呼べるようなものになっていない。

　このような状況の中で、漢方にとって今最も必要なことは、有効性と再現性と客観性の保証された科学としての、漢方医学という学問を創ることであると信じる。

　しかし、漢方を科学化するということは、各薬物の主成分の構造式を決定してその薬理作用を追い求めるということではない。そういう方法論で漢方を解明していこうという、これまでの物質科学的手法で漢方を科学化することは不可能であると考える。

　では、どのように漢方を科学化すればよいかというと、私はこれを構造主義的手法を用いて科学化すればよい、と考えるに至った訳である。

　構造主義とは、19世紀の終わりから20世紀の初めにかけて、ソシュールという言語学者が、言語を科学化できないかと考えて言語学を始めたことから興った学問である。この学問は、現在コンピュータを用いて外国語を日本語に、日本語を外国語に翻訳することを可能にするところまで到達している。これはまさに言語学のある面において、有効性と再現性と客観性が保証された科学という学問が成立しているということを証明している。

　私は『傷寒論』をその病態と薬物の対応に注意しながら読み進むうちに、薬物の組み合わせと病態の間に言語学に通じるような規則性があることに気づいたのである。漢方も言語学のような構造主義的方法論で科学化することが可能ではないかと考えついたわけである。各病態の集合が「証」であり、個々の病態に対応する薬物の集合が「処方」である。つまり、病態と薬物との対応を求めていくことで、漢方は有効性と再現性と客観性が保証された「漢方医学」とも言えるような学問を創ることができると確信したのである。そしてこれを指して「構造主義漢方医学」という学問を提案し、これを今後発展させることで、漢方を有効性と再現性と客観性のある科学としての学問にしなければならないと考えたのである。

1. 構造主義漢方医学と『傷寒論』

「ソシュールは言語は一気にできたと考えた。一気にできる性質を共時性といい、構造主義の一つの特徴をなしている。歴史は確かに徐々に動くが、歴史の中で例えば言語構造のようなものは一気にできたと考えた方が実はわかりが早い。一気にできないと、同一性と差異性の規則は定立しないというのが構造主義のテーゼである」と池田清彦は言っている。

このことから推し量って、私は『傷寒論』、『金匱要略』は後漢の長沙の太守張仲景が、それまで様々な地方から伝えられ民間薬的に使用されていた薬物や処方をもとに薬物を組み合わせ、一気に作り上げたと考えたのである。

これらに使用されている処方から考えるに、最初はある病気や病状に対して、民間薬のように、一つの薬物で対応させようとしたと考えられる。ところが、その薬物を病人に与えたところ、いろいろな副作用が生じたと考えられる。その副作用を抑える意味で、もうひとつ別の薬物を合わせて二種類の薬物でこれに対処しようとしたと考えられるのである。

何故そう考えるかというと、それは『傷寒論』の基本処方が2個の生薬の組み合わせからできており、他の処方もこの基本処方を基に発展したものであるからである。

一つの薬物が一つの単語に、二つの薬物の組み合わせが熟語に相当する。これらを組み合わせてより複雑な病気（病態）を治すための漢方言語とでもいう、『傷寒論』、『金匱要略』の世界が一気にできあがったと考えられる。『傷寒論』の薬物の基本処方は主作用を持った薬物と、その副作用を抑えるための薬物とを組み合わせた2種類の薬物の組み合わせからできている。

例えば、麻黄、桂枝、乾姜、大黄などは主作用の薬物として働き、甘草、生姜、大棗などは副作用を抑えるための薬物として作用するため、これら二つの生薬を組み合わせて用いられている場合が多い。

そして、他の処方もこの二つの薬物の基本処方から発展したものである。

1）二つの生薬からできた処方
甘草麻黄湯、桂枝甘草湯、大黄甘草湯、芍薬甘草湯、甘草乾姜湯、桔梗湯（＝桔梗、甘草）、小半夏湯（＝半夏、生姜）

2）三つの生薬からできた処方

小半夏加茯苓湯（＝半夏、生姜、茯苓）、麻黄附子細辛湯（＝麻黄、附子、細辛）、四逆湯（＝乾姜、甘草、附子）、調胃承気湯（＝大黄、甘草、芒硝）、排膿散（＝枳実、芍薬、桔梗）、三黄瀉心湯（＝大黄、黄連、黄芩）、甘麦大棗湯（＝甘草、大棗、小麦）

3）四つの生薬からできた処方

麻黄湯（＝麻黄、桂枝、杏仁、甘草）、麻杏甘石湯（＝麻黄、杏仁、甘草、石膏）、苓桂朮甘湯（＝茯苓、桂枝、白朮、甘草）、苓姜朮甘湯（＝茯苓、乾姜、白朮、甘草）、人参湯（＝人参、乾姜、甘草、白朮）、大建中湯（＝蜀椒、乾姜、人参、膠飴）、呉茱萸湯（＝呉茱萸、人参、生姜、大棗）、大承気湯（＝大黄、芒硝、枳実、厚朴）、四逆散（＝芍薬、甘草、柴胡、枳実）、白虎湯（＝知母、石膏、甘草、粳米）、排膿湯（＝桔梗、甘草、生姜、大棗）

4）五つの生薬からできた処方

桂枝湯（＝桂枝、芍薬、生姜、大棗、甘草）、桂枝加芍薬湯（＝桂枝、芍薬、生姜、大棗、甘草）、白虎加人参湯（知母、石膏、甘草、粳米、人参）、五苓散（＝白朮、茯苓、猪苓、沢瀉、桂枝）、猪苓湯（＝猪苓、茯苓、沢瀉、滑石、阿膠）、真武湯（＝白朮、茯苓、芍薬、生姜、附子）、桂枝茯苓丸（＝桂枝、茯苓、牡丹皮、桃仁、芍薬）、桃核承気湯（＝桃仁、桂枝、甘草、芒硝、大黄）、大黄牡丹皮湯（＝桃仁、牡丹皮、冬瓜子、大黄、芒硝）、半夏厚朴湯（＝半夏、厚朴、紫蘇葉、茯苓、生姜）

5）六つの生薬からできた処方

越婢加朮湯（＝麻黄、石膏、白朮、生姜、大棗、甘草）、防已黄耆湯（＝防已、黄耆、白朮、生姜、大棗、甘草）、当帰芍薬散（＝当帰、川芎、芍薬、白朮、茯苓、沢瀉）、麦門冬湯（＝麦門冬、半夏、粳米、人参、甘草、大棗）、六味丸（＝地黄、山茱萸、牡丹皮、山薬、沢瀉、茯苓）

6）七つの生薬からできた処方

葛根湯（＝葛根、麻黄、桂枝、芍薬、甘草、生姜、大棗）、小柴胡湯（＝柴胡、黄芩、人参、半夏、甘草、生姜、大棗）、半夏瀉心湯（＝黄連、黄芩、人参、半夏、甘草、乾姜、大棗）、柴胡桂枝乾姜湯（＝柴胡、黄芩、桂枝、乾姜、天花粉、牡蛎、炙甘草）、芎帰膠艾湯（＝当帰、川芎、芍薬、地黄、阿膠、艾葉、甘草）

7）八つの生薬からできた処方

小青竜湯（＝麻黄、桂枝、芍薬、細辛、乾姜、五味子、半夏、甘草）、大柴胡湯（＝柴胡、黄芩、半夏、枳実、芍薬、生姜、大棗、大黄）、八味丸（＝地黄、山茱萸、牡丹皮、山薬、沢瀉、茯苓、桂枝、附子）

8）九つの生薬からできた処方

柴胡桂枝湯（＝柴胡、黄芩、半夏、人参、生姜、大棗、甘草、桂枝、芍薬）、当帰四逆加呉茱萸生姜湯（＝当帰、桂枝、細辛、芍薬、木通、大棗、甘草、呉茱萸、生姜）

『傷寒論』、『金匱要略』の処方に限らず、後世方の処方でも、生姜、大棗、甘草は主に健胃薬、あるいは各主作用をなす生薬の副作用を抑える意味で加えられていることが多い。もちろん甘麦大棗湯のように生姜、大棗、甘草が主作用をなす場合もあるが、ある処方を見た場合その処方の主な作用は、生姜、大棗、甘草を除いた生薬の作用によるものであると考えてよいと思う。

こういう見方をすれば、その処方が主にどのような作用を持った生薬の組み合わせからできているのかということを単純化して考えやすい。

2．漢方の構造主義的手法

『構造主義』講談社現代新書の中で、北沢方邦氏は「構造の概念－要求される三つの基本的性格－」として、

1）全体性
2）変換のシステム
3）自動調整機構（フィードバック機構）

を挙げている。

漢方の構造とは何を意味するであろうか。それは各処方がどのような生薬で組み立てられており、それがどういう理由でその病態なり症候群に対しその方剤として組まれているのか、それを各生薬の組み合わせや関係、即ち薬物の構造や方意から理解していこうという立場である。

病気というものの病態や症候群にもある一定の構造があり、それを治療する処方にも構造がある。即ち病態の構造を「証」として捉えるならば、その「証」に対して漢方薬物を組み合わせて治療する、そのときの薬物の

組み合わせの構造が処方である。
　次に具体的に漢方医学の構造主義的手法とはどのようなものかを考えてみよう。

1) 全体性

　例えば葛根湯という処方について考えてみると、
◆葛根湯　『傷寒論』
【組成】桂枝　麻黄　葛根　芍薬　生姜　大棗　甘草
【主治】「太陽病、項背強几几、無汗、悪風、葛根湯主之」。
【構造】
①麻黄、桂枝、(芍薬)……強力な発汗解表作用、鎮痛作用。桂枝で表（体表）を温め麻黄で発汗させる。芍薬は発汗過多を防ぐ止汗作用がある。
②葛根、芍薬、甘草……筋肉の強ばりを緩める。芍薬、甘草に筋肉の痙攣を緩める作用（鎮痙作用）があり、葛根は特に肩こりを治す作用がある。
③生姜　大棗　甘草……健胃作用。胃を傷めず飲みやすくする（緩和作用）。
【解説】
　葛根湯は感染症の悪寒発熱の時期で、頭痛、肩こりなど表証がある悪寒型、風寒型の外感病に用いる辛温解表剤である。感染症で悪寒、発熱等なくても肩こりの薬としても使える。

　構造主義的立場から言えば、還元的手法を用いて葛根湯の構造を見ると、それは、桂枝、麻黄、葛根、芍薬、生姜、大棗、甘草の七つの生薬（要素）から成り、それらが「群」をなしている。つまり、その構造は①麻黄、桂枝（芍薬）、②葛根、芍薬、甘草、③生姜、大棗、甘草であり、これが葛根湯の病態の構造①太陽病、無汗悪風、②項背強几几、③葛根、麻黄が胃にこたえるために胃薬として入っている、に対応しているのである。

2) 変換のシステム

　これを漢方的立場から言えば、これは処方を構成している薬物の幾つかを同じような作用を持つ他の薬物と交換しても、その処方の持つ作用や薬

能は変わらないということである。方意が同じであれば、その中に使用されている薬物が異なっていても、薬能が類似のもので組み合わされていれば同じように効くのである。また処方を固定して考えないで色々な加減をして臨床に使っていくということも、この変換のシステムに関係した作業であると考えられる。

3）自動調整機構

これは構造化というものが単純なものからより複雑なものへと進化して行くということであり、その過程において、病気を治せるような処方だけが残っていく自動調整機構が働くということである。

漢方の処方も、二千年も前の『傷寒論』の時代に使われた処方は比較的単純な構造をしているが、後世方の処方はこのような自動調整機構が働いてできた処方であり、構造がより複雑化したものと見てよいと考えられる。

漢方を勉強する初学の者は、『傷寒論』や『金匱要略』の処方を、病態と薬物の対応した構造として読んで行くという勉強から始めるのがよいと考える。

それは『傷寒論』、『金匱要略』といった二千年も前の病気の病態とそれに使われた処方の構造が単純で、理解しやすいからである。しかし、現在は病気の病態の構造が複雑化しているため、『傷寒論』、『金匱要略』の処方をそのまま使えるような機会は少ない。『傷寒論』、『金匱要略』の時代に用いられた処方と病態の構造が理解できれば、次にはこれらを基礎にして後世方の処方と病態の構造の理解に進み、更には現在の病気を治せるように、西洋医学的手法も用いてより複雑な病態の構造を理解し、より複雑化した処方の構造の理解へと進まなければならないと考える。

今後、漢方を医学とするには、この科学としての構造主義による還元と変換という手法を用い、臨床を通じて病態の構造を理解し、再現性と客観性のある生命の科学ともいうべき、漢方医学という学問を創り上げねばならないと考える。

3. 病態の捉え方

1）漢方の表、裏－その解剖学的意味

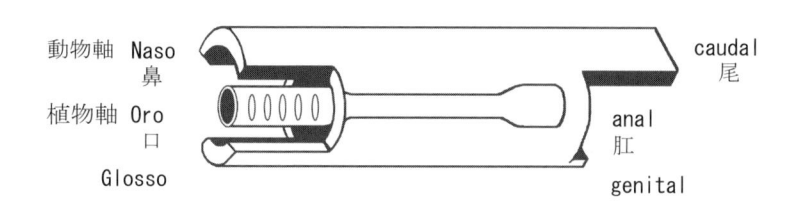

```
動物軸  Naso                                caudal
        鼻                                    尾
植物軸  Oro                                 anal
        口                                    肛
        Glosso                              genital
```

　上の図は三木成夫という解剖学者が提示した脊椎動物の原型図である。内側の円筒は腸管をはじめとする植物性器官の管状の構造を、外側の円筒は、外皮膚の筒をはじめとする動物性器官の円筒の構造を表わしている。そして、植物性器官と動物性器官の働きがそれぞれ三つずつ示されている。
  1）植物性器官は、
　　　腸管からの栄養物の吸収
　　　血管を介した循環
　　　性細胞と老廃物の排出
　　　という三つの働きを行う。
  2）動物性器官は、
　　　外皮を通した外界の情報の受容
　　　神経を介した外界の情報の伝達
　　　筋層を使った運動の実施
　　　という三つの働きをつかさどる、としている。
　以上のことを踏まえて、漢方でよく使われる概念である表（外）と裏（内）の解剖学的意味を考えてみることとする。
　即ち、漢方でいうところの表（外＝殻 shell）とは上で言うところの動物性器官を示し、裏（内＝核 nucleus）とは上で言うところの植物性器官を示している、と考えられる。つまり、表に属する器官としては、皮膚、筋肉、

関節、骨、神経等が挙げらる。そして、裏に属する器官としては、食道、胃、腸、内臓（肺、心、肝、腎、膵、脾）、胆嚢、子宮、泌尿生殖器等が挙げられる。

2）寒熱

寒熱は、疾病の症候の性質を示すものである。

1）寒証

寒証には表寒証と裏寒証とがある。つまり経絡の寒証（表寒証）と内臓の寒証（裏寒証）である。慢性的に寒証を呈する者は陽虚証に見られ、気虚＋寒の症状を呈する。陽虚証タイプの者が寒冷の刺激を受けて発生する場合が多い。

寒証は日常の診療で非常によく見られる。腹痛、下痢、嘔吐などで急性胃腸炎と診断されるもの、冬季に喘鳴、水鼻、くしゃみなどを生じ、小児喘息、喘息様気管支炎などと言われるもの、よだれが多く、顎から頚まで濡れビランしている幼児や、一日中口を拭いている老人、吃逆が止まらない老人、冷えて尿量の多い夜尿症の小児、大量の帯下のある婦人、基礎体温が低く月経周期が遅れて妊娠しない婦人などには寒証のものが多い。このほか、冷房病、冷蔵庫病などもある。また、腰痛、筋肉痛、神経痛、頚腕症候群などで、検査上異常がないかあるいは異常があってもそれとは関係がなく、寒冷によって発生したものがあり、マッサージ、鍼灸、物療、温湿布、温泉、サウナなどで治療するものも多い。以上のように、様々なそして数多くの寒証による疾患があり、更に凍傷、凍瘡も含まれる。

このような状況がありながら、西洋医学には寒証という認識や温める療法という考え方が乏しいために、多くの患者が適切な治療を受けられないまま放置されている。したがって、寒証を改善する祛寒剤はこの欠陥を補充するものと言える。

寒証の診断：
1）全身的、局所的に寒けや寒冷を自覚する。
2）寒冷の環境によって症状が憎悪し、温めると好転する。したがって厚着をしたり温かい飲食物を好む。痛みやしびれは局所を温めると楽になり、冷やすと強くなる。冷たい飲食物を摂ると腹痛、下痢が激しくなり、温か

い飲食物を摂ったり風呂に入って温めたりカイロを入れると楽になる。
3）顔色が青く血色がない。皮膚も赤味がなく触れると冷たい。疼痛部分は他の部分よりも触れると冷たい。
4）脈が遅い。
5）口中や舌が湿潤し、口渇はない。
6）尿量が多く、色が薄い。

　下痢をすると体液が失われるので、口渇して水分を欲し尿量も減少するのが一般的である。ところが寒証では下痢しても口渇がなく尿量も多い。これは寒冷による発汗の減少のためと考えられる。寒い日には頻尿となり尿量も多く色は薄く、それでも口渇はないのと同じ理由であろう。
7）寒いと、透明で水様の鼻水、くしゃみ、薄い多量の痰が出る（肺の寒証）。
8）口中に呑み込めないような薄い唾液が溜まり、後から後から出てくる（脾胃の寒証）。唾液腺の分泌が低下したはずの老人でも見られ、よだれの多い子供も同様である。理由はよく分からない。
9）泥状便、水様便が多い。

　寒冷の刺激で消化管の蠕動が亢進し、消化が充分でないまま泥状便となる。これを「溏」といい、鴨溏、鶩溏と言われるように水鳥の糞状を呈する。腸管内の水分が多いために水様の下痢となるのである。炎症、腐敗、発酵などはないので、便の色は薄く臭気も少ない。重症では、消化されないので食物が原型に近い形で排出される（完穀不化）。

　寒証に対しては、祛寒薬、祛寒剤で治療する。⇒ 薬能による分類／温裏作用 p.90、温経散寒 p.88、発汗解表作用 p.68、補陽作用 p.130：参照。

2）熱証

　西洋医学で言うところの広い意味での炎症である。熱証は全身のエネルギー代謝（熱産生）の亢進した状態である。熱産生亢進（広義の炎症）により体内の水分が蒸発して、口渇し、口中が乾燥する。舌は乾燥して紅い。尿は濃く少ない。大便も乾燥して便秘になる。脈も数である。皮膚の色も赤黒いというような症状を呈する。

　慢性疾患で見られる熱証は陰虚証に見られるもので、血虚＋熱の症状を呈する。一貫堂ではこの陰虚証タイプの者を解毒体質と呼び、四物湯合黄連解毒湯（温清飲）を配した、柴胡清肝湯、荊芥連翹湯、竜胆瀉肝湯などを用いて化膿性炎症を起こしやすい体質を改善する。

熱証に対しては清熱薬を用いて治療する。⇒ 薬能による分類／消炎解熱作用 p.71、消炎利水作用 p.79、駆瘀血作用 p.92、瀉下作用 p.95、補陰作用 p.127：参照。

3）虚と実

虚、実は人体の抵抗力と病邪の力関係を示す尺度である。正気（闘病力、体力）にも虚実があれば、病邪にも虚実がある。そして病気について考える場合、これを外感病（病邪が外から正気を侵して発生する病）と内傷（栄養失調、栄養過多、精神的悩みなど）とに分けて考える。

1）外感病の虚実
　傷寒のような外感病は、病を正邪の抗争として捉える。
a．正気が実しているときは、病邪が弱く虚であれば発病しない。
b．正気が実していても、病邪が実の場合は、発病すると正と邪の抗争反応が強く、症状は陽証を呈し、陽病に分類される。『傷寒論』ではこれを病位により更に、太陽病、陽明病、少陽病の三陽病に分類している。
c．もし正気が虚の場合、病邪が実であれば、病邪に蹂躙されて闘病反応が弱く、症状は陰証を呈し、陰病に分類される。『傷寒論』ではこれを病位により更に、太陰病、少陰病、厥陰病の三陰病に分類している。
　少し抵抗力があって初めは陽病であっても、陰病に転入して死亡する。陰病ではまず正気を補い陽病としてから病邪を瀉して治療する。
d．正気が虚しているとき、つまり癌や糖尿病の患者、免疫不全や免疫力の低下した者では、緑膿菌やMRSAなど病邪が弱くても日和見感染のようになる。

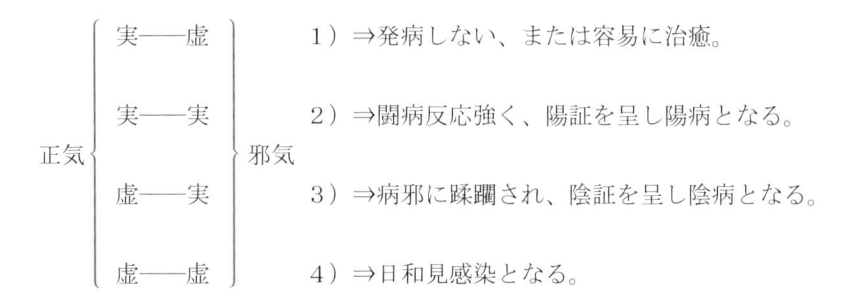

正気 ┌ 実──虚 ┐ 邪気　1）⇒発病しない、または容易に治癒。
　　 │ 実──実 │　　　2）⇒闘病反応強く、陽証を呈し陽病となる。
　　 │ 虚──実 │　　　3）⇒病邪に蹂躙され、陰証を呈し陰病となる。
　　 └ 虚──虚 ┘　　　4）⇒日和見感染となる。

2）内傷の虚実

内傷は正邪の抗争はない。自分の体が弱って病気になる。したがって病は正気の虚によって起きる。正気の充実には問題がなく、正気の虚が問題で、正気の虚は補わなければならない。この正気の虚を分類して気虚、血虚、陽虚、陰虚とする。

気とは働き（機能）があって眼に見えない者、血は物質であって形があるが働きはない。気は陽に属し、血は陰に属する。正気を助けることを扶正と言い、病に対する抵抗力、治癒力を増強する。⇒薬能による分類／補気作用 p.116、補血作用 p.119、補陽作用 p.130、補陰作用 p.127：参照。

3）雑病の虚実

雑病は身体内部の病邪によっても発生する。瘀血、水毒、気滞などとして先人が捉えていたものも含まれる。この場合の治療には、邪を除く祛邪と正気を助ける扶正祛邪を行う。

祛邪は瀉法が主で、汗、吐、下、和、清、消、温などの各法がある。⇒薬能による分類／発汗解表作用 p.68、消炎解熱作用 p.71、逐水作用 p.86、瀉下作用 p.95、駆瘀血作用 p.92、理気作用 p.99 など：参照。

4）陰陽

陰陽は病気の状態を表現する。漢方では健康とは陰陽の調和であるという考え方をしている。陰に偏っても陽に偏っても病気であると考える。

1）陽証…興奮性、運動性、熱性を表わす症候をいう。

外感病で正気の実した人が、病邪の実に遭って発病すると正と邪の抗争が強く、戦闘状態が激烈な状態を呈する。この状態が陽証である。『傷寒論』ではこれを病位により太陽病、少陽病、陽明病の三陽病に分類している。

陰虚証…陰は血を含む。陰は寒であり水である。陰が虚すと火が興り、熱が生ずる。したがって陰虚は、血虚＋熱である。陰虚はエネルギー代謝の亢進した状態である。したがって陽証を呈する。治療 ⇒ 薬能による分類／補陰作用 p.127：参照。

2）陰証…鎮静性、静止性、寒性を表わす症候をいう。

外感病で正気の虚した人が、病邪の実に遭って発病すると、病邪に蹂躙されて、相手方が攻めてきても戦闘できないという状態で非常に静かであ

る。見たところ大したことがないがポコッと死んでしまう。そういう状態が陰証である。『傷寒論』ではこれを病位により太陰病、少陰病、厥陰病の三陰病に分類している。

　陽虚証…気も陽であるから気虚は陽虚に含まれる。しかし、陽は熱であり火である。それで陽が虚すと、陰陽バランスが崩れて、寒の症状が現れる。したがって陽虚は、気虚（機能低下）＋寒である。陽虚はエネルギー代謝の衰えている状態である。老人に多く見られる。したがって陰証を呈する。治療 ⇒ 薬能による分類／補陽作用 p.130：参照。

§ 薬能による分類

1. 発汗解表作用（鎮痛作用） ……68

麻黄－桂枝 … 68	葛根湯 麻黄湯 小青竜湯 （桂枝湯）

2. 消炎解熱作用 ……71

1) 強い消炎解熱剤（全身性の炎症症状） **知母－石膏** … 71	白虎加人参湯 （消風散）
2) 弱い消炎解熱作用 **柴胡－黄芩** … 73	小柴胡湯 大柴胡湯 柴胡桂枝湯 柴胡桂枝乾姜湯 乙字湯
3) 中程度の消炎解熱作用 消炎剤として幅広く用いられる。 **黄連－黄芩** … 77	三黄瀉心湯 黄連解毒湯 半夏瀉心湯 温清飲

3. 消炎利水作用 ……79

1) 炎症の強いとき（滲出性炎症を治す） **麻黄－石膏** … 79	麻杏甘石湯 越婢加朮湯
2) 炎症の弱いとき（消炎鎮痛、利尿作用） **防已－白朮（黄耆）** … 80	防已黄耆湯 防已茯苓湯

総論基礎編／薬能による分類

4. 利尿作用 ……81

1) 過剰な水分を血中に吸収して利尿する **白朮－茯苓** … 81	苓桂朮甘湯 苓姜朮甘湯 当帰芍薬散 真武湯 五苓散
2) 血中の水を尿として排出する **猪苓－沢瀉** … 85	五苓散 猪苓湯
3) 逐水作用（利尿、瀉下作用で浮腫や水腫を除く） **檳榔子－大黄** … 86	九味檳榔湯

5. 抗アレルギー作用、鎮痛作用 ……87

麻黄－細辛－附子 … 87	麻黄附子細辛湯 小青竜湯加附子

6. 温経散寒…外部を温める（活血作用）、冷え症を治す ……88

当帰－川芎 … 88	当帰芍薬散 当帰四逆加呉茱萸生姜湯 五積散 （苓姜朮甘湯）

7. 温裏作用…内部を温める ……90

乾姜－甘草 … 90	上焦：小青竜湯 　　　　苓甘姜味辛夏仁湯 中焦：人参湯、（大建中湯、 　　　　呉茱萸湯）

| | | 下焦：苓姜朮甘湯
四逆湯 |

8. 駆瘀血作用（瘀血を除く作用）……92

1) 幅広く用いられる 　　**桃仁－牡丹皮** … 92	桂枝茯苓丸 （桃核承気湯） 大黄牡丹皮湯
2) 駆瘀血作用が強力である 　　**蘇木－紅花** … 93	通導散

9. 瀉下作用（消炎解熱、駆瘀血作用）……95

大黄－甘草（芒硝） … 95	調胃承気湯 大承気湯 桃核承気湯 大黄牡丹皮湯 （大柴胡湯）（通導散）

10. 鎮痙鎮痛作用 ……96

芍薬－甘草 … 96	芍薬甘草湯 芍薬甘草附子湯 桂枝加芍薬湯 四逆散

11. 止嘔、制吐作用 ……97

半夏－生姜 … 97	小半夏湯 小半夏加茯苓湯 半夏厚朴湯 半夏瀉心湯

総論基礎編／薬能による分類

	小柴胡湯 大柴胡湯 二陳湯 六君子湯

12. 消化管の機能異常を治す作用（理気作用）……99

1) 中腔臓器(胃腸管,胆道,尿管,子宮など) の機能をスムーズにする **枳実－芍薬** … 99	四逆散 大柴胡湯 （排膿散及湯）
2) 食道,腸管,気管支筋の痙攣を止める **半夏－厚朴（生姜）** … 100	半夏厚朴湯 （蘇子降気湯）
3) 幽門痙攣を除き、蠕動を調整して逆流 を防ぐ **橘皮－枳実－生姜** … 101	茯苓飲

13. 向精神作用 ……102

1) イライラ、緊張を治す作用 （精神安定化作用） **柴胡－芍薬（甘草）** … 102	四逆散 大柴胡湯 柴胡桂枝湯 加味逍遙散、（小柴胡湯）
2) 易怒、興奮を抑える（鎮静）作用 **黄連－黄芩** … 103	黄連解毒湯 三黄瀉心湯
3) 抗不安作用（強心利尿作用） **桂枝－甘草（茯苓、牡蛎）** … 103	苓桂朮甘湯加牡蛎 苓桂甘棗湯 柴胡加竜骨牡蛎湯 柴胡桂枝乾姜湯 桂枝甘草竜骨牡蛎湯

4）抗うつ作用 　　**香附子－紫蘇葉（厚朴）** … 104	半夏厚朴湯 香蘇散
5）ヒステリーを治す作用、 　　てんかんを治す作用（抗痙攣作用） 　　**甘草－大棗（小麦）** … 105	甘麦大棗湯 甘草瀉心湯 苓桂甘棗湯
6）不眠を治す作用（鎮静作用）、 　　抗痙攣作用 　　**釣藤鈎－柴胡** … 106	抑肝散加陳皮半夏 （釣藤散）

14. 鎮咳祛痰作用 …… 107

1）鎮咳作用 　　**半夏－（陳皮、茯苓、生姜）** … 107	半夏厚朴湯 麦門冬湯 小柴胡湯 二陳湯
2）祛痰（排膿）作用 　　**桔梗－甘草** … 108	参蘇飲 桔梗湯 排膿散及湯 桔梗石膏 十味敗毒湯
3）治喘作用、気管支拡張作用 　　……呼吸困難、喘鳴を治す 　　**麻黄－甘草** … 110	麻杏甘石湯 麻黄湯 小青竜湯

15. 止血作用 …… 112

1）血虚の者（静脈性の出血に用いる） 　　**地黄－芍薬（阿膠、艾葉）** … 112	芎帰膠艾湯 四物湯

総論基礎編／薬能による分類

2) 消炎止血作用 （動脈性の出血に用いる） **黄連－黄芩** … 113	黄連解毒湯 三黄瀉心湯
3) 瘀血の者（静脈性のうっ血による出血に用いる） **桃仁－牡丹皮** … 114	桂枝茯苓丸 桃核承気湯 大黄牡丹皮湯

16. 整腸作用（下痢、腹痛を止める）……114

厚朴－蒼朮－陳皮 … 114	平胃散 五積散

17. 血圧を下げる作用（降圧作用）……115

若年型高血圧症 **黄連－黄芩** … 115	黄連解毒湯 三黄瀉心湯
高齢型高血圧症（脳動脈硬化による） **釣藤鈎** … 115	釣藤散
瘀血による者（最低血圧の高い者） **蘇木－紅花** … 116	通導散

18. 補気作用（気虚を治す）

消化吸収機能亢進作用（エネルギー代謝改善作用）……116

人参、甘草、白朮、茯苓＝四君子湯 …116	六君子湯 補中益気湯

19. 補血作用（血虚を治す）
物質不足を補う作用（老化防止）、消炎止血作用……119

当帰、川芎、芍薬、地黄＝四物湯 …119	十全大補湯 疎経活血湯 温清飲
1) 老化を防ぐ作用…皮膚・骨・筋肉の萎縮や老化（運動麻痺）を防ぐ作用 …120	当帰飲子 十全大補湯 独活寄生湯 大防風湯 疎経活血湯
2) 月経異常を治す作用…124	四物湯 芎帰調血飲第一加減
3) 消炎止血作用…126 （血虚で慢性炎症を起こしやすい解毒体質の改善に用いる）	芎帰膠艾湯（止血剤） 温清飲 （柴胡清肝湯） （荊芥連翹湯） （竜胆瀉肝湯）

20. 補陰、補陽作用 ……127

1) 補陰作用 　…陰虚（＝血虚＋熱）を治す作用 　**地黄、山茱萸、牡丹皮** …127	六味丸 八味丸 （温清飲）
2) 補陽作用 　…陽虚（＝気虚＋寒）を治す作用 　**四君子湯＋乾姜・附子・肉桂** …130	桂附理中湯 真武湯 苓姜朮甘湯加附子

1. 発汗解表作用（鎮痛作用）

麻黄―桂枝
◆発汗解表、鎮痛作用。
◆桂枝は血管を拡張して血流をよくして体を温める。
◆麻黄は発汗作用が強く、桂枝を配して表の寒邪を発汗により治す。

Group：麻黄湯、葛根湯、小青竜湯、（桂枝湯）

麻黄湯	麻黄、桂枝	杏仁、甘草
葛根湯	麻黄、桂枝	葛根、芍薬、甘草、生姜、大棗
小青竜湯	麻黄、桂枝	芍薬、半夏、五味子、細辛、乾姜、甘草
桂枝湯	桂枝	芍薬、生姜、大棗、甘草

　カゼ（Common cold）やインフルエンザの初期、さむけ（悪風、悪寒）のする時期に、漢方では発汗療法といって、体の表面を温める作用のある薬物（主に麻黄、桂枝など）を用いて体温を上げて発汗を促し、病気を治す。
　この麻黄、桂枝という発汗解表作用のある薬物が組み合わさって出来た処方に葛根湯、麻黄湯、小青竜湯などがある。これらの処方を使ったり、温かい食べ物を食べたり、飲んだり、厚着をして布団にくるまったりして体を温めてやると、発熱してやがて汗が出て熱が下がり、カゼが治るのである。

注）発汗解表作用

　カゼ症候群、気管支炎、扁桃腺炎等の熱病の初期は太陽病（傷寒論）といって、脈が浮で発熱があっても、さむけ（悪風、悪寒）があって、頭痛、肩こり、筋肉痛、関節痛などの身体外表部の症状（表証）がある。この時期には、西洋医学でよくやるように熱があっても解熱剤を用いるのはよくない。温めて、発汗療法を行うべきである。これによりウイルスや細菌の増殖が抑えられて治ると考えられる。発汗により表証がとれて治るから、これを発汗解表作用というのである。

◆麻黄湯『傷寒論』
【組成】麻黄、桂枝、杏仁、甘草

【主治】「太陽病、頭痛発熱、身疼腰痛、骨節疼痛、悪風、汗なくして喘する者、麻黄湯之を主る」。
【構造】
1) 麻黄－桂枝……発汗（解表）作用。鎮痛作用。
2) 麻黄－甘草（杏仁）……利尿作用、気管支拡張作用（浮腫、喘鳴を治す）。
【応用】
1) カゼ、インフルエンザ……節々の痛むカゼに用いる。本方は、水太りの者で発熱悪寒が強く、関節痛や腰痛があり、発汗しにくい者に用いる。強く発汗しなければならないため、止汗作用のある芍薬の配合がない。
2) 乳児の鼻づまり。

◆葛根湯 『傷寒論』
【組成】葛根、麻黄、桂枝、芍薬、甘草、生姜、大棗
【主治】「太陽病、項背強几几、汗無く悪風、葛根湯之を主る」。
【構造】
1) 麻黄－桂枝（芍薬）……発汗（解表）作用。鎮痛作用。芍薬は止汗作用があり、発汗過多を抑える。
2) 葛根－芍薬－甘草……鎮痙鎮痛作用。
3) 生姜－大棗－甘草……健胃作用。
【応用】
1) カゼ、インフルエンザ……肩こりを伴うカゼに用いる。発汗療法の薬。
2) 一般に肩こり薬として用いる。
3) 中耳炎、副鼻腔炎に用いる。炎症症状強いときには桔梗石膏を加える。

◆桂枝湯 『傷寒論』
【組成】桂枝、芍薬、生姜、大棗、甘草
【主治】「太陽病、頭痛、発熱、汗出で、悪風する者、桂枝湯之を主る」。
【構造】
1) 桂枝－生姜（芍薬）……発汗（解表）作用、鎮痛作用、桂枝で体表を温めて発汗を促す。芍薬は止汗作用があり、発汗過多を抑える。
2) 生姜－大棗－甘草……健胃作用。

【応用】

1) 自然発汗している軽症のカゼに用いる。自然発汗を促し、病邪を除けば止汗する。一般にカゼといっても、いわゆる軽症の感冒（Common cold）と重症の感冒（Influenza）に分けられる。『傷寒論』の傷寒は重症の感冒（Influenza）であり、悪風、悪寒の強いカゼである。これに麻黄－桂枝の配合された麻黄湯や葛根湯を用いて発汗療法を行うのである。桂枝湯は病邪の軽いカゼであり、すでに自然発汗しているため、桂枝・生姜を用いて軽く発汗してやるだけで病邪を除けば止汗して治る。発汗過多を防ぐために芍薬が配合されているのである。

　カゼ、軽症の感冒（Common cold）は鼻・咽喉の上気道炎に始まり、下気道の炎症に及ぶことが多い。そこで、これによく使われるのが小青竜湯の加減である。小青竜湯は発汗解表、鎮咳祛痰、抗アレルギーなどの作用があり、総合感冒薬のbaseの処方として用いられる。

◆小青竜湯 『傷寒論』

【組成】 麻黄、桂枝、芍薬、細辛、乾姜、五味子、半夏、甘草

【主治】

「傷寒、表解せず、心下水気あり、乾嘔、発熱して咳し、或いは渇し、或いは利し、或いは噎し、或いは小便利せず、小腹満し、或いは喘する者は、小青竜湯之を主る」。

【構造】

1) 麻黄－桂枝－細辛……発汗作用、抗アレルギー作用。麻黄、桂枝、細辛が発汗に働き、芍薬は発汗過多を抑えるために入っている。
2) 麻黄－甘草……利尿作用、気管支拡張作用（浮腫、喘鳴を治す）。
3) 乾姜－甘草……温裏作用、体の内部（肺）を温める作用。
4) 半夏－五味子……鎮咳祛痰作用。
5) 麻黄－芍薬……鎮咳作用（気管支拡張作用）。

【応用】

1) 感冒（Common cold）

　①上気道炎（寒証）……悪寒があり、くしゃみ、鼻水、咽痛を伴う初期のカゼに小青竜湯加附子として用いる。

②下気道炎（熱証）……咽頭、扁桃の発赤、咳、黄色の痰などの炎症症状を伴うとき小青竜湯合麻杏甘石湯を用いる。
2）アレルギー性鼻炎
　①寒証……クシャミ、鼻水が主症状の者（鼻粘膜蒼白の者）。
　　小青竜湯加附子を用いる（抗アレルギー作用がある）。
　②熱証……鼻閉が主症状の者（鼻粘膜発赤の者）。
　　小青竜湯合麻杏甘石湯を用いる。
3）気管支喘息の発作時、気管支炎
　一般に小青竜湯加杏仁石膏蘇子桑白皮を用いる。
　エキス剤では小青竜湯合麻杏甘石湯を用いる。
4）浮腫（ex. 急性腎炎、ネフローゼ型腎炎）
　①寒証……小青竜湯加附子を用いる。
　②熱証……小青竜湯合麻杏甘石湯を用いる。

2. 消炎解熱作用

1）強い消炎解熱作用（全身性の炎症症状）
　　知母－石膏
◆消炎解熱作用が強い。石膏は消炎解熱作用が強い。
◆知母は消炎解熱作用があるが脱水を防ぐ作用もある。

Group：白虎加人参湯、消風散

白虎加人参湯	知母、石膏	人参、粳米、甘草
消風散	知母、石膏	荊芥、防風、当帰、地黄、苦参、蒼朮、蝉退、胡麻仁、木通、甘草

　太陽病『傷寒論』の時期に発汗療法がうまくいかないと、熱が昇りつめて高温が持続(稽留)するようになり、高熱による発汗過多で脱水を伴う炎症の強い陽明病(傷寒論)といわれる時期になる。この時期に知母－石膏といった組み合わせの薬物の配合された、白虎加人参湯のような消炎解熱作用の強い処方を用いて解熱を図る。

◆白虎加人参湯 『傷寒論』

【組成】知母、石膏、粳米、甘草、人参

【主治】「桂枝湯を服し、大いに汗出でて後、大煩渇解せず、脈洪大の者は、白虎加人参湯之を主る」。

【構造】
1) 知母－石膏（生甘草）……消炎解熱作用(強力)。
2) 粳米－人参－甘草………脱水を防ぐ作用、健胃作用。

【応用】
1) 感染症、熱射病
　高熱を出して体は熱く発汗が盛んで脱水のため、口渇して水を飲まんと欲する者(西洋医学の解熱剤に相当する)。
2) 関節リウマチ
　関節に炎症（熱）はあるが、浮腫のない者。慢性化したものには桂芍知母湯を、関節水腫のある者には越婢加朮湯を用いる。

◆消風散 『外科正宗』

【組成】当帰、地黄、防風、蟬退、知母、苦参、胡麻、荊芥、蒼朮、牛蒡子、石膏、甘草、木通

【主治】「風湿が血脈に侵淫し瘡疥を生ずることを致し、瘙痒絶えざるを治す。及び大人、小児の風熱の癮疹で遍身に雲片斑点、乍ち有り、乍ち無きに並びに効あり」。

【構造】
1) 苦参、知母、石膏、地黄……抗炎症作用。発赤、充血、熱感を治す。
2) 蒼朮、木通……利湿作用。湿潤、水泡を消退させる。
3) 当帰、地黄、胡麻……滋潤作用。落屑、乾燥等の症状を治す。
4) 防風、荊芥、牛蒡子、蟬退……止痒作用。瘙痒性の皮疹を緩解させる。

【応用】
1) 湿疹、皮膚炎群
　湿疹類は病態が複雑で、polymorphie を呈するので、病態の変化に応じて、構造 1)～4) の薬物の比率を加減して用いる。また、病態に応じて次のような加方を行って用いる。
　①炎症が激しく、局所の発赤、熱感が強いときには石膏を増量する。知

母、石膏で消退しない炎症に黄連解毒湯を加える。
　②化膿性炎症には、十味敗毒湯、桔梗石膏、排膿散及湯、ヨクイニンなどを加える。
　③漿液性丘疹(seropapel)、小水泡、水泡、湿潤の強いびらんなど浸出性炎症傾向のものには越婢加朮湯を加える。
　④乾燥、落屑等湿潤傾向のない、慢性炎症のものには温清飲を加える。
2) 蕁麻疹……蕁麻疹に対する first choice の処方。
　発赤が強く、局所の熱感を伴う風熱型に用いる。もし、膨疹の強いときは風熱に湿が加わった風湿熱型の蕁麻疹として、消風散に越婢加朮湯を合方して用いる。皮疹の色が白く、熱感がない、寒冷の作用で起きる風寒型には桂麻各半湯がよい。
3) 小児ストロフルス、蕁麻疹様苔癬
　水泡形成のみられる湿の多いものには、越婢加朮湯、胃苓湯などを合方して利湿を強めて治療する。
4) 痒疹、固定蕁麻疹……本方が first choice である。
　ケロイド様になったもの、慢性化したものには、桂枝茯苓丸や大黄牡丹皮湯合桃核承気湯などの駆瘀血剤（活血化瘀剤）を合方して用いる。

2) 弱い消炎解熱作用
柴胡－黄芩
◆胃にやさしい mild な消炎解熱剤。
◆柴胡は主に表の、黄芩は主に裏の消炎解熱作用がある。
◆主に、咽、耳、気道、食道、胸部、心窩部等少陽の部位(半表半裏)の炎症に用いる。

Group：小柴胡湯、大柴胡湯、柴胡桂枝湯、柴胡桂枝乾姜湯、乙字湯

小柴胡湯	柴胡、黄芩	人参、半夏、生姜、大棗、甘草
大柴胡湯	柴胡、黄芩	半夏、枳実、芍薬、大黄、生姜、大棗
柴胡桂枝湯	柴胡、黄芩	半夏、人参、桂枝、芍薬、生姜、大棗、甘草
柴胡桂枝乾姜湯	柴胡、黄芩	桂枝、乾姜、天花粉、牡蛎、甘草
乙字湯	柴胡、黄芩	当帰、升麻、甘草、大黄

太陽病の時期を過ぎて熱（体温の上昇）があって体が熱く感じ、汗が出るようになるが、発汗しても病が治らず、しかも陽明病の方へは行かずに少陽病になると、病は半表半裏の証（少陽病の炎症症状）になり、熱は熱い時と寒い時が交互にくる往来寒熱（弛張熱）を呈するようになる。この時期は、咽、耳、気道、食道、胸部、心窩部といった少陽の部位の炎症を呈するので、消炎解熱作用はあまり強くないが胃腸にやさしい柴胡－黄芩の配合された処方を用いる。代表的処方に小柴胡湯がある。

◆小柴胡湯『傷寒論』
【組成】柴胡、黄芩、半夏、人参、甘草、生姜、大棗
【主治】「傷寒五六日、往来寒熱、胸脇苦満、黙々として飲食を欲せず、心煩、喜嘔、或は胸中煩して嘔せず、或は渇し、或は腹中痛み、或は脇下痞鞕し、或は心下悸して小便不利し、或は渇せず、身に微熱あり、或は咳する者は、小柴胡湯之を主る」。
【構造】
1) 柴胡－黄芩……消炎解熱作用。
2) 半夏……鎮咳作用（リン酸コデイン類似作用）。
3) 半夏－生姜……鎮嘔制吐作用、祛痰作用。
4) 人参、生姜、大棗、甘草……健胃作用。
【応用】
1) 消炎解熱剤として用いる。
　「往来寒熱」という弛張熱の熱型を示す少陽病の解熱剤。
　耳下腺炎、咽頭炎、扁桃腺炎、頚部リンパ腺炎、中耳炎、気管支炎、胸膜炎等少陽部位の炎症に用いる。
　①化膿性炎症に対しては、祛痰排膿作用のある桔梗と消炎解熱作用の強い石膏を加えた、小柴胡湯加桔梗石膏を用いる。
　②気管支炎で咳が出て痰があり、胸痛するときは（乾性胸膜炎にも）柴陥湯（小柴胡湯合小陥胸湯）を用いる。
2) 肝炎
　急性肝炎には小柴胡湯加黄連山梔子を用いる（エキス剤では小柴胡湯合黄連解毒湯を用いる）。

◆ 大柴胡湯『傷寒論』
【組成】柴胡、黄芩、半夏、枳実、芍薬、生姜、大棗、大黄
【主治】「太陽病、過経十余日、反って二三之を下し、後四五日、柴胡の証仍在る者は、先ず小柴胡湯を与う。嘔止まず、心下急、欝々微煩の者は、未だ解せずとなすなり、大柴胡湯を与えて、之を下せば則ち癒ゆ」。
【構造】
1) 柴胡－黄芩……消炎解熱作用
2) 枳実－大黄（芍薬）……瀉下作用。腸内の毒物を排出する。枳実、大黄で蠕動を亢進し、芍薬は瀉下時の腹痛を止める。
3) 半夏－生姜……鎮嘔制吐作用（嘔吐の強いときは大黄を除く）。
4) 柴胡－芍薬……鎮静作用（緊張、イライラを治す）。
【方意】少陽病の小柴胡湯と陽明病の承気湯を合方したような処方である。小柴胡湯より更に消化管の炎症症状が強く、嘔吐が激しく、心窩部が膨満して圧迫すると痛むという者に用いる。
【応用】
1) 感染症……感冒、インフルエンザ、肺炎等で少陽病と陽明病を兼ねた時期に用いる。
2) 消化器疾患
　①胃炎、胃潰瘍による心下部痛、嘔吐等に用いる。
　②消化器の炎症症状……胆のう炎、胆石症。
　③便秘症
3) 呼吸器疾患……気管支炎、肋膜炎等呼吸器の炎症に用いる。
4) 肩こり……筋肉の緊張が強く胸脇、背中、肩の凝る者。
5) 向精神薬として……癇症（癇癪持ち）、不眠、ストレスを治す。

◆ 柴胡桂枝湯『傷寒論』
【組成】柴胡、黄芩、半夏、人参、生姜、甘草、大棗、桂枝、芍薬
【構造】
1) 柴胡、黄芩……消炎解熱作用
2) 芍薬、甘草……平滑筋痙攣による腹痛を緩解する。
3) 柴胡、芍薬、甘草、大棗……精神的ストレスを緩解する。
4) 半夏、生姜……鎮嘔制吐作用、鎮咳作用。

【応用】
1) 発熱性疾患…本方は桂枝湯と小柴胡湯の合方とみて応用する。
　①感冒、インフルエンザ……胃弱者で風邪の症状が残り、取れにくい者。
　②重篤な症状は無いが治りにくい者。
　　ex. 感冒、気管支炎、中耳炎、肋膜炎等
　③発熱時の腹痛。
2) 腹痛……急性胃炎、胃潰瘍、胃酸過多症、肝炎、胆石症等のストレス性腹痛。
3) 向精神薬……神経症、心身症、不眠、月経前期症候群、てんかん等に応用する。
4) 体質改善……かぜを引き易い人や自家中毒を起こす子供の体質改善に使う。

◆柴胡桂枝乾姜湯『傷寒論』
【組成】柴胡、黄芩、桂枝、乾姜、天花粉、牡蛎、炙甘草
【構造】
1) 柴胡、黄芩……消炎解熱作用
2) 天花粉……脱水、口渇、尿量減少に用いる（生津止渇）
3) 牡蛎、桂枝、甘草……止汗、鎮静（心悸亢進を鎮める）、抗不安作用。
4) 乾姜、甘草、桂枝……お腹を温めて、下痢、腹痛を止める。
【応用】
1) 肺結核……虚弱者の結核に柴胡桂枝乾姜湯加鼈甲芍薬(緩痃湯)を用いる。
2) マラリアの脾腫……緩痃湯が用いられた。腹部腫瘤や肝硬変に応用する。
3) 発熱性疾患……発熱性疾患に発汗、瀉下を行ったが治癒せず、往来寒熱、いらいら、胸脇部の膨満感、心下部の痞えという少陽病の症候があり口渇、尿不利して悪心・嘔吐がない。これは発汗、瀉下により脱水症状が生じたもので本方の適応である。
4) 向精神薬……柴胡加竜骨牡蛎湯が適応するような患者で痩せて下痢する者。

◆乙字湯『方函口訣』
【組成】柴胡、黄芩、当帰、升麻、甘草、大黄
【構造】
1) 柴胡、黄芩、（升麻、大黄）……消炎解熱作用。
2) 当帰……血流をよくする作用（活血作用）。
3) 柴胡、升麻……脱出した痔核を肛門内に引き上げる（升提作用）。

4) 大黄……瀉下作用、消炎作用、駆瘀血作用（痔静脈のうっ血を除く）。
【応用】
1) 痔核……内痔核、外痔核、内痔核脱出等に用いる。
2) 外陰部瘙痒症、肛門瘙痒症に用いる。

3) 中程度の消炎解熱作用
　　黄連－黄芩（大黄）
◆消炎剤として幅広く用いられる。充血、炎症を抑制し、出血を止める。
◆主な作用として、
1) 消炎（解熱）作用……炎症や熱性疾患に幅広く用いられる。
2) 止血作用……動脈性の出血を止める（血管収縮作用）。
3) 鎮静作用……易怒、イライラ、興奮、不眠を治す。
4) 健胃作用（制酸作用）……心下の痞を治す。
5) 降圧作用……若年型高血圧症に用いる。

Group：三黄瀉心湯、黄連解毒湯、半夏瀉心湯

三黄瀉心湯	黄連、黄芩	大黄
黄連解毒湯	黄連、黄芩	黄柏、山梔子
半夏瀉心湯	黄連、黄芩	半夏、乾姜、人参、大棗、甘草

◆黄連解毒湯『外台秘要』
【組成】黄連、黄芩、黄柏、山梔子
【構造】
1) 黄連－黄芩……充血性炎症を抑制し、出血を止める（消炎止血作用）。
2) 黄柏－山梔子……消炎止血作用を助ける。

◆三黄瀉心湯『金匱要略』
【組成】黄連、黄芩、大黄
【主治】「心気不定、吐血衄血するは、瀉心湯之を主る」。
【構造】
1) 黄連－黄芩（大黄）……消炎止血作用。

　黄連解毒湯、三黄瀉心湯ともに同じように使用する。三黄瀉心湯は便秘症のものに用いる。便秘症の者には黄連解毒湯加大黄を用いてもよい。

【応用】
1) 消炎（解熱）作用……消炎止血を目的として単独あるいは合方する。
　①全身性の感染症……高熱が続いて、意識障害がある者。
　②身体上部の炎症……目、舌、口内、歯牙、歯周、頭部の炎症。
　③皮膚の炎症……日光皮膚炎、火傷、化膿性炎症等。
　④黄疸を伴う炎症……肝炎、肝膿瘍等に茵蔯蒿湯を合方して用いる。
2) 止血作用……鮮紅色で勢いよく出る動脈性の出血（酒客の出血）。三黄瀉心湯は吐血、鼻血等上部の出血に適する（冷やして服用させる）。黄連解毒湯は下血、血尿等下部の出血に適する（冷やして服用させる）。
3) 鎮静作用……精神興奮（イライラ、怒りっぽい者）、狂騒状態等に用いる。
4) 健胃作用……胃粘膜が充血して、びらん、出血、カタールを伴う場合、過酸性胃炎に用いて胃酸の分泌を抑える。ピロリ菌の除菌作用もある。
5) 降圧作用……自覚症状の少ない若年型の高血圧症に用いる。

◇**各種炎症性疾患に対して、黄連解毒湯を base として用いる。**
　　　base：黄連解毒湯
1) 充血性炎症　ex. 日光皮膚炎
　黄連解毒湯を単独で用いる。
2) 滲出性炎症……血管から浸出液の漏出を伴う炎症。
　　⇒＋越婢加朮湯（麻黄－石膏）
3) 化膿性炎症……抗生物質を用いるような場合。
　　⇒＋桔梗石膏（膿の濃いとき）
　　⇒＋ヨクイニン（膿の薄いとき）
　　⇒＋十味敗毒湯（桔梗－桜皮）
4) 出血性炎症
　①一般に清熱涼血薬（生地黄、牡丹皮、玄参など）を加えて用いる。
　　　⇒＋芎帰膠艾湯（地黄－艾葉）
　②慢性化したもの
　　　⇒＋四物湯（地黄－芍薬）　ex. 温清飲
5) 増殖性炎症
　炎症が慢性化して間葉系の細胞の反応が起こり、fibrosis を伴う増殖性の炎症を示すとき。

清熱涼血薬（生地黄、牡丹皮、玄参など）と駆瘀血薬（桃仁、紅花、蘇木など）を併せて用いる。
　　⇒＋桂枝茯苓丸（牡丹皮－桃仁）
　　⇒＋通導散合桂枝茯苓丸（牡丹皮－桃仁－紅花－蘇木）

3. 消炎利水作用

1）炎症の強いとき（滲出性炎症を治す）
　　麻黄－石膏
◆消炎解熱作用、利水作用があり、滲出性炎症を治す。
◆麻黄に利水作用があり、石膏に抗炎症解熱作用がある。主に、滲出性炎症を伴った浮腫に用いられる。

Group：麻杏甘石湯、越婢加朮湯

麻杏甘石湯	麻黄、石膏	杏仁、甘草
越婢加朮湯	麻黄、石膏	白朮、生姜、大棗、甘草

◆麻杏甘石湯『傷寒論』
【組成】麻黄、杏仁、甘草、石膏
【主治】「発汗後、更に桂枝湯を行うべからず、汗出でて喘し、大熱なき者は、麻黄杏仁甘草石膏湯を与うべし」。
【構造】
1）麻黄－石膏……消炎解熱、利尿作用。炎症性の浮腫を治す。
2）麻黄－甘草－杏仁……利尿作用。麻黄－甘草に気管支拡張作用がある。
【応用】
1）痔核嵌頓、血栓性静脈炎。
2）気管支喘息（熱証型）……気管支筋の痙攣による呼吸困難に用いる。
3）肺炎……大葉性肺炎の滲出性炎症に用いる。
4）気管支炎……小青竜湯合麻杏甘石湯を用いる。

◆越婢加朮湯『金匱要略』
【組成】麻黄、石膏、甘草、大棗、生姜、白朮

【主治】「裏水には越婢加朮湯之を主る。甘草麻黄湯亦之を主る」。
【構造】
1) 麻黄－石膏……利尿作用、抗炎症解熱作用。
2) 麻黄－甘草－白朮……利尿作用。
3) 生姜－大棗－甘草……健胃作用。
【応用】
1) 滲出性胸膜炎……炎症と胸水を除く。
2) 関節水腫……関節炎（RA、OA）の貯留した水を除く。
3) ネフローゼ、腎炎の浮腫、水腫
4) 蕁麻疹、湿疹の水泡、びらん、浮腫……浸出液を除く。
5) 緑内障……前房水を利尿により除いて眼圧を下げる。

2）炎症の弱いとき（消炎鎮痛、利尿作用）
防已－白朮（黄耆）

◆利尿作用、軽い消炎鎮痛作用がある。
◆防已には利尿作用があり、重力の作用で下に溜まる水を除く（下腿浮腫）。また、消炎鎮痛作用もある。
◆白朮は関節や筋肉内の過剰な水を血中に吸収して利尿する。
◆黄耆は皮膚、四肢、顔面の浮腫（水）を利水作用により除く。自汗を止める。

Group：防已黄耆湯、防已茯苓湯

防已黄耆湯	防已、白朮、黄耆	生姜、大棗、甘草
防已茯苓湯	防已、黄耆	茯苓、桂枝、甘草

◆**防已黄耆湯**『金匱要略』
【組成】防已、白朮、黄耆、生姜、大棗、甘草
【主治】「風湿、脈浮、身重、汗出、悪風の者、防已黄耆湯之を主る」
【構造】
1) 防已－白朮……利尿作用、消炎鎮痛作用。
2) 黄耆……利尿作用（主に皮膚の水をさばき、自汗盗汗を治す）。
3) 生姜－大棗－甘草……健胃作用。

【応用】

1) 変形性関節炎(OA)の水腫。
   炎症の強いときは越婢加朮湯を合方する。
2) 浮腫
   ①下腿浮腫……身重(水太りの者)、中年の肥満(水太り)した婦人に使う。
   ②陰嚢水腫、腎炎、ネフローゼの水腫。
   ③水太りのカゼ薬（風湿）。
   風湿でなく中風なら桂枝湯を用いる。「中風、脈浮、汗出、悪風の者」には、桂枝湯を使う。中風と風湿の違いを『金匱要略』では身重という文字で表わしている。
3) 多汗症……汗が出やすくて、下半身に浮腫が強い者。

4. 利尿作用

1) 過剰な水分を血中に吸収して利尿する
　　白朮－茯苓

◆利尿作用。
◆白朮、茯苓ともに消化管の水や、関節内の水、筋肉内の浮腫、組織間の水など、過剰な水分を血中に吸収して利尿する。

Group：苓桂朮甘湯、苓姜朮甘湯、五苓散、当帰芍薬散、真武湯

苓桂朮甘湯	白朮、茯苓	桂枝、甘草
苓姜朮甘湯	白朮、茯苓	乾姜、甘草
五苓散	白朮、茯苓	猪苓、沢瀉、桂枝
当帰芍薬散	白朮、茯苓	沢瀉、当帰、川芎、芍薬
真武湯	白朮、茯苓	芍薬、附子、生姜

◆苓桂朮甘湯『傷寒論』
【組成】茯苓、白朮、桂枝、甘草
【主治】「傷寒、若しくは吐し、若しくは下して後、心下逆満、気上って胸を衝き、起きれば則ち頭眩し、脈沈緊、汗を発すれば則ち経を動かし、身振々として揺をなす者は、茯苓桂枝白朮甘草湯之を主る」。
【構造】
1) 茯苓－白朮（桂枝）……利尿作用、胃内停水を除く。

桂枝は血行をよくして利尿作用を助ける。
2) 桂枝-甘草（茯苓）……強心利尿作用、心悸亢進を鎮静する。
桂枝は脳血流をよくして脳貧血を治す。
【応用】
1) めまい
たちくらみの脳貧血を治す。
2) 心悸亢進……脳貧血、不安神経症、低血圧等による。
苓桂朮甘湯加牡蛎を用いる。
3) 心不全の浮腫
左心不全の初期で軽症の者に用いる。
4) 不安神経症、心臓神経症。
苓桂朮甘湯加牡蛎を用いる。あるいは柴胡加竜骨牡蛎湯を用いる。

◆苓姜朮甘湯『金匱要略』
【組成】茯苓、白朮、乾姜、甘草
【主治】「腎著の病は、其の人身重く、腰中冷え、水中に坐するが如く、形水状の如くにして、反って渇せず、小便自利し、飲食故の如きは、病下焦に属す。身労して汗出で、衣裏冷湿し、久久にして之を得。腰以下冷痛し、腰重きこと五千銭を帯ぶるが如し。甘姜苓朮湯之を主る」。
【構造】
1) 茯苓-白朮……利尿作用。
2) 乾姜-甘草……温裏作用（腰やお腹を温める）。
【方意】体を温め、過剰の水分を除く（冷え症で尿量多い者に用いる）。
【応用】
1) 浮腫
特に下半身の浮腫に用いる。高齢者の婦人で水太りの者に多い。
2) 腰痛、腰重
水太りで体に浮腫のある者で腰から下が冷えて痛む者（「腰以下冷痛」）、体が重く動作が鈍い者（「腰重きこと五千銭を帯ぶるが如し」）。婦人の高齢者に多い。
3) 帯下
婦人の白色大量の帯下（冷え症の者に多い）。

4）夜尿症
　水太りの子供で冷え症で尿量の多い者。

◆五苓散『傷寒論』
【組成】　白朮、茯苓、猪苓、沢瀉、桂枝
【主治】「太陽病、発汗後、若し脈浮、小便利せず、微熱、消渇の者は、五苓散之を主る」。「中風、発熱六七日解せずして煩し、表裏の証有り、渇して水を飲まんと欲し、水入れば則ち吐する者は、名づけて水逆と曰う。五苓散之を主る」。
【構造】
1）白朮－茯苓、猪苓－沢瀉……利尿作用。
　茯苓、白朮は組織間や消化管、更に体内の過剰の水を血中に吸収する。
　猪苓、沢瀉は血中の水分を尿として排出する。
2）桂枝……腎臓の血流をよくして利尿作用を助ける。
【応用】
1）熱病の脱水症
　熱病の場合は、脈が浮いて微熱がある。そして汗が大量に出ると口が渇いて、小便が少ししか出ない。これは脱水による症状で五苓散を用いる。
2）下痢
　水様性の下痢（胃腸内の水を吸収して嘔吐、下痢を止める）。
3）浮腫、水腫
　皮下、筋肉、関節、組織間の水を除く。
4）緑内障
　前房水を除いて眼圧を下げる。
5）水逆の嘔吐
　ロタウイルス感染症の吐瀉。本症は、水を飲むとその水が血中に吸収されないで嘔吐する。普通の嘔吐と違うのは、悪心がないのと、大量の水を吐き出すようにゴボーッと出すことである。血中の水分は不足している（脱水）から、口は渇き、小便は出ない。しかし、胃腸には大量の水がある（胃内停水）。五苓散はこの消化管の水を血中に吸収して利尿する。
注）薬の飲ませ方
　五苓散のエキス剤を葛湯、片栗、重湯のような粘り気のある液に溶かして練り、少しずつ口に入れる。水で飲ませると嘔吐して薬が効かない。

◆当帰芍薬散『金匱要略』
【組成】当帰、川芎、芍薬、白朮、茯苓、沢瀉
【主治】「婦人懐娠、腹中疠痛するは、当帰芍薬散之を主る」。
【構造】
1) 白朮－茯苓－沢瀉……利尿作用。体内の過剰な水分を排出して浮腫を除く。
2) 当帰－芍薬……平滑筋の痙攣を抑えて腹痛を止める。
3) 当帰－川芎……血行をよくして体を温める。
4) 当帰－川芎－芍薬－白朮……安胎作用（流産防止作用）。月経異常を治す。
【方意】 本方は、浮腫があり、血行の悪い冷え症の者に用いる。
【応用】
1) 生理痛
2) 妊娠中の腹痛
3) 習慣性流産の予防
4) 冷え症……浮腫があり、血行が悪く手足の冷える者。
5) 老年性痴呆

◆真武湯『傷寒論』
【組成】白朮、茯苓、芍薬、附子、生姜
【主治】「少陰病、二三日已まず、四五日に至って、腹痛し、小便不利、四肢沈重疼痛し、自下痢する者は、此れ水気有りと為す。其の人或は咳し、或は小便利し、或は下痢し、或は嘔する者は、真武湯之を主る」。
【構造】
1) 白朮－茯苓……利尿作用。皮下や筋肉、消化管の水を血中に吸収して浮腫や下痢を治す。
2) 附子－生姜……強心利尿作用、温裏作用。
3) 芍薬……鎮痙鎮痛作用、筋肉の痙攣痛や下痢による腹痛を治す。
【応用】
1) 下痢、腹痛……腹痛して下痢し尿量少なく、冷えを伴う者に用いる。
2) 浮腫、筋肉痛、神経痛……皮下、筋肉に水が溜まって痛む者に用いる。

2) 血中の水を尿として排出する
猪苓－沢瀉

◆利尿作用。血中の水を尿として排出する（腎臓での再吸収を抑制する）。

Group：五苓散、猪苓湯

五苓散	猪苓、沢瀉	白朮、茯苓、桂枝
猪苓湯	猪苓、沢瀉	茯苓、滑石、阿膠

◆猪苓湯『傷寒論』
【組成】猪苓、沢瀉、茯苓、滑石、阿膠
【主治】「陽明病、脈浮、発熱し、渇して水を飲まんと欲し、小便不利の者は、猪苓湯之を主る」。
【構造】
1) 猪苓－沢瀉－茯苓……利尿作用。
2) 滑石……消炎、利尿作用（強力な利尿作用がある）。
3) 阿膠……止血作用、脱水を防ぐ作用がある（滑石の利尿作用が強いため、脱水を防ぐために入っている）。
【応用】
1) 尿道炎、膀胱炎、尿管結石等による排尿困難、排尿痛、血尿。
　①膀胱炎、尿道炎
　本方の利尿作用により濃縮された尿を薄くして、膀胱や尿道の粘膜の刺激を和らげる。炎症の強いときには竜胆瀉肝湯や五淋散を合方して用いる。
　②血尿……猪苓湯合四物湯を用いる。
　③結石……猪苓湯合大建中湯を用いる。
2) 前立腺肥大症
　排尿困難に猪苓湯合八味丸を用いる。
3) 下痢
　熱証タイプの下痢（ex. 麻疹の下痢）に用いる。
4) 熱病
　熱が持続して発汗が続き、脱水して不眠、イライラが起きてくる時（熱病：陽明病）。

3）逐水作用（利尿、瀉下作用で浮腫や水腫を除く）
檳榔子－大黄

◆檳榔子には利尿作用と瀉下作用があり、強力に浮腫や水腫を除く。
◆大黄は瀉下作用があり、檳榔子の作用を助ける。例えば、関節リウマチ、関節炎などの関節水腫や下肢の浮腫に、牽牛子と大黄の散を服用させると、腫れが引いて穿刺の必要がなくなる。檳榔子－大黄もこの緩和な作用を持っている。

Group：九味檳榔湯加呉茱萸茯苓

九味檳榔湯	檳榔子－大黄	厚朴、陳皮、桂枝、紫蘇葉、木香、生姜、甘草

◆九味檳榔湯加呉茱萸茯苓『浅田家方』
【組成】
檳榔子、厚朴、陳皮、桂枝、紫蘇葉、木香、生姜、甘草、大黄、呉茱萸、茯苓
【構造】
1) 檳榔子－大黄……利尿、瀉下作用により強力に水分を除く。
2) 厚朴－木香－陳皮……瀉下による腹痛を止める。胃腸の痙攣を緩める。
3) 紫蘇葉－陳皮－生姜－甘草……健胃作用（胃腸薬）。脾胃気滞を治す。
4) 桂枝－甘草……強心利尿作用。
5) 呉茱萸－茯苓……利水、健胃、温裏、鎮嘔作用。
　本方は、脚気(Beri beri)の浮腫に対して浅田宗伯が作った代表処方である。
【応用】
1) 湿脚気（浮腫型）、うっ血性心不全
　ビタミンB_1欠乏が急激に起こったもので、浮腫を伴う。運動麻痺、知覚麻痺も現れることが多い。また、浮腫が強いときは右心不全が生じることがあり、これを脚気衝心と呼び、昔は急死することが多く、恐れられた。重症の脚気が存在しない現在では、緩和な逐水の処方として浮腫、水腫を消退させるのに用いられる。特に成人病の心不全に応用される。
2) 関節リウマチ、関節炎等の関節水腫や下肢の浮腫（脚気様症候群）
　中年以後の婦人などによくみられる水太りで、関節水腫、下肢の浮腫があり、検査で異常のみられない特発性浮腫や脚気様症候群などといわれるもので、しかも利水剤で容易に消退しないものに本方を応用する。

5. 抗アレルギー作用、鎮痛作用

麻黄－細辛－附子

◆抗アレルギー作用、鎮痛作用、利水作用、発汗解表作用等がある。このほか、鎮咳祛痰作用や温経散寒(外表を温める)作用もある。
◆麻黄には、発汗解表、利尿作用、気管支拡張作用等がある。
◆細辛には、発汗解表、鎮痛、鎮咳祛痰、温経散寒作用等がある。
◆附子には、温経散寒、強心利尿、鎮痛作用等がある。

Group：麻黄附子細辛湯、小青竜湯加附子

麻黄附子細辛湯	麻黄－細辛－附子	
小青竜湯加附子	麻黄－細辛－附子	桂枝、芍薬、半夏、五味子、乾姜、(甘草)

◆**麻黄附子細辛湯**『傷寒論』
【組成】 麻黄、細辛、附子
【主治】「少陰病、始めて之を得て、反って発熱し、脈沈の者、麻黄細辛附子湯之を主る」。
【構造】
1) 麻黄－細辛－附子……抗アレルギー作用、利水作用。
2) 麻黄－細辛……発汗解表作用、体の外表を温める、鎮咳祛痰作用。
3) 細辛－附子……温経散寒、体を温めて浮腫や気道の分泌物を抑える。
【応用】
1) アレルギー性鼻炎
　クシャミ、鼻水、鼻粘膜蒼白等を示す寒証型の者に適する。寒証型には、半夏、乾姜といった止嘔、健胃作用の配合された小青竜湯加附子がよく用いられる。鼻閉、鼻粘膜発赤を示す熱証型には麻杏甘石湯を用いる。混合型には小青竜湯合麻杏甘石湯を用いる。
2) 上気道炎。普通感冒（カゼ）
　鼻水、クシャミ、咽痛等の寒証で始まる初期のカゼに用いる。
3) 少陰病のカゼ
　脈微細で微熱があり、いつまでも寝ていたいという者で、体力のない者

や老人のカゼの少陰病の初期に用いる。
4) 帯状疱疹の神経痛様疼痛

6. 温経散寒…外部を温める（活血作用）、冷え症を治す

当帰－川芎
◆外表、四肢末梢の血行を促進して冷え症を治す。
◆動脈の血流をよくする（活血作用）。
◆駆瘀血剤の作用を助ける。
◆経絡＝外部(殻:Shell)－皮膚、筋肉、関節、骨、神経等－を温めて冷えを治す。
◆当帰は主に四肢、下半身の血流をよくして冷え症を治す。
◆川芎は主に上半身の血流をよくして頭痛等を治す。

Group：当帰芍薬散、当帰四逆加呉茱萸生姜湯、五積散、（苓姜朮甘湯）

当帰芍薬散	当帰－川芎	芍薬、白朮、茯苓、沢瀉
当帰四逆加呉茱萸生姜湯	当帰	桂枝、細辛、木通、芍薬、呉茱萸、（大棗、甘草、生姜）
五積散	当帰－川芎	麻黄、肉桂、白芷、炙甘草、茯苓、芍薬、半夏、陳皮、枳殻、蒼朮、桔梗、乾姜、厚朴、大棗

◇経絡の寒証（冷え症）
　寒冷の刺激（寒邪）が四肢、躯幹など外表を犯したもので、疼痛、しびれ、知覚麻痺、運動麻痺等が発生し、腰痛、筋肉痛、神経痛、凝り、冷え、しびれ等を訴える。治療は、経絡を温めて寒邪を除く温経散寒薬である当帰、川芎のほかに、桂枝、麻黄、細辛、附子などを用いる。代表処方に、当帰四逆湯、当帰芍薬散、五積散、苓姜朮甘湯などがある。

◆当帰四逆加呉茱萸生姜湯『傷寒論』
【組成】当帰、桂枝、細辛、芍薬、木通、大棗、甘草、呉茱萸、生姜
【主治】「手足厥寒、脈細にして絶せんと欲する者、当帰四逆湯之を主る。若し其の人、内に久寒ある者、当帰四逆加呉茱萸生姜湯に宜し」。

【構造】
1) 当帰－桂枝－細辛……四肢、身体外表部を温める。
2) 芍薬－甘草……鎮痙鎮痛作用。腹痛、骨格筋の痙攣性疼痛を治す。
3) 木通……利水作用。四肢、関節の水を除いて疼痛を治す。
4) 呉茱萸－生姜－大棗……お腹を温めて、腹痛、嘔吐を治す。
【応用】
1) 冷え症、凍瘡（しもやけ）……予防と治療に用いる。
2) 動脈機能障害……動脈血行障害、レイノー現象、脱疽等に用いる。
3) 腰痛、坐骨神経痛、腹痛、生理痛、悪心、嘔吐……寒冷刺激で起きる者。

◆五積散『和剤局方』
【組成】 蒼朮、厚朴、陳皮、麻黄、桂枝、芍薬、白芷、川芎、半夏、桔梗、枳殻、茯苓、白朮、乾姜、甘草、当帰、大棗
【構造】
1) 当帰－川芎－桂枝－麻黄－白芷……血行を促進して外表を温める（温経作用）。発汗解表、鎮痛作用。
2) 乾姜－甘草（桂枝）……お腹を温める（温裏作用）。
3) 茯苓－蒼朮－白朮－厚朴……利水作用。下痢を止める。
4) 半夏－陳皮－茯苓－甘草(＝二陳湯)……胃カタル、気管支カタルを治す。
5) 枳殻－厚朴－芍薬－甘草……腸蠕動を調節して腹痛、腹満を治す。
6) 半夏－枳殻－桔梗……鎮咳祛痰作用。
　本方は、平胃散、二陳湯、桂枝湯、桂枝加芍薬湯、苓桂朮甘湯、苓姜朮甘湯、当帰芍薬散、続命湯など、様々な処方の複合とも考えられ、少し加減すれば非常に多方面に応用できる。
【応用】
1) 腰痛……冷えによるもの。
　風呂に入るなど温まると楽になり、冷えると悪化する腰痛（腰冷痛）、腰股攣急、少腹痛、頭痛、臂痛、肩痛、腹痛、下肢痛等に応用される。
2) 腹痛、下痢……お腹が冷えて下痢するとき。
　平胃散合芍薬甘草湯の方意がある。
3) 軽症のカゼ（Common cold）
　本方は、桂枝湯加麻黄白芷の方意があり、発汗解表の感冒薬として用いら

れる。また、平胃散加芍薬甘草が入っているので、胃腸型の感冒にも用いられる。冬季の感冒、老人や冷え症の者の感冒にも用いられる。麻黄湯、葛根湯などで胃を障害される者にも用いられる。
4) 胃炎、胃潰瘍。
　普段よく食べられる過酸症Typeの胃炎、胃潰瘍に黄連解毒湯を少量（3〜6g）加えて用いる。ex. 五積散加黄連解毒湯

7. 温裏作用…内部を温める

乾姜－甘草
◆お腹を温める作用。裏＝内蔵＝核（nucleus）を温める。
◆乾姜でお腹を温め、冷えによる腹痛、下痢、悪心、嘔吐を治す。
◆炙甘草は冷えによって起こる腹痛を治す。

Group：
1) 上焦（肺〜呼吸器）の冷えを治す……小青竜湯、苓甘姜味辛夏仁湯
2) 中焦（胃腸）の冷えを治す……人参湯、大建中湯、呉茱萸湯
3) 下焦（腰〜足）の冷えを治す……苓姜朮甘湯、四逆湯

小青竜湯	乾姜－甘草	麻黄、桂枝、細辛、芍薬、半夏、五味子
苓甘姜味辛夏仁湯	乾姜－甘草	茯苓、半夏、五味子、細辛、杏仁
人参湯	乾姜－甘草	人参、白朮
大建中湯	乾姜	人参、蜀椒、（膠飴）
苓姜朮甘湯	乾姜－甘草	茯苓、白朮
四逆湯	乾姜－甘草	附子
呉茱萸湯	呉茱萸	人参、生姜、大棗

◇臓腑の中寒（お腹の冷え）
　冷たい飲食物（果物や冷蔵庫で冷やした物）を摂ったり、下肢の冷却による冷えた血液の腹腔内への流入、腹壁や腰部の冷却による腹腔内の冷えなどにより発生する。症状としては、腹痛、下痢（泥状便）、嘔吐が最もよくみられる。これは寒冷刺激で消化管の蠕動運動や胃腸が痙攣することにより生じる。口渇はなく、尿量が多いことも大きな特徴である。治療には、服用すると腹が温まり、腹痛、下痢、嘔吐が止む温裏祛寒薬を用いる。代

表的薬物が乾姜で、肉桂、呉茱萸、附子などがよく用いられる。基本処方は、甘草乾姜湯で乾姜でお腹を温めて、炙甘草で腹痛や痛みを止める。代表的処方は、人参湯で、このほか大建中湯、呉茱萸湯、小青竜湯などがある。

◆人参湯（＝理中湯）『傷寒論』
【組成】人参、乾姜、甘草、白朮
【主治】「霍乱、頭痛、発熱、身疼痛し、熱多く水を飲まんと欲する者は、五苓散之を主る。寒多く水を用いざる者は、理中丸之を主る」。
【構造】
1) 乾姜－甘草……お腹を温め、腹痛、下痢を治す。
2) 人参－甘草……腹痛を止め、心下の痞えを緩める。
3) 白朮……利尿作用（胃内停水を治す）。
【応用】
1) 下痢……お腹が冷えて腹痛、下痢（泥状便）する者に用いる。
　①下痢の量は多くなく、ベタベタで頻回である。
　②大便、ガスは臭くない。
　③下痢をしても、尿量が多く、口渇はない（自利渇せず）。
　④口に薄い唾液がたまる。
　　・四肢の冷える者には附子を加えた附子理中湯を用いる。
　　・下痢の水分が多い者には白朮、茯苓の配合された真武湯を用いる。
　　・お腹が冷えてガスが多く、腹痛の激しいときは大建中湯を用いる。
2) 貧血症……人参には増血作用がある。
3) 低酸症……人参には胃酸を増加させる作用がある。

◆大建中湯『金匱要略』
【組成】蜀椒、乾姜、人参、膠飴
【主治】「心胸中、大寒痛し、嘔して飲食する能わず、腹中寒え、上衝して皮起こり、出で見るれば頭足あり、上下痛み触れ近づくべからざるは、大建中湯之を主る」。
【構造】
1) 蜀椒－乾姜……お腹の冷えを温め、腸管の痙攣を抑制する。
2) 人参……心窩部、胸部の痛みを止める。心下痞硬を治す。
3) 膠飴……蜀椒の刺激を抑えて胃酸の分泌亢進を防ぐ。

【応用】
1) お腹の冷えによる腹痛、胃痛。
2) ヒルシュスプルング氏病。
3) 腸重積。
4) 胆石、尿路結石の痙攣性疼痛。
5) 回虫症。

◆呉茱萸湯『傷寒論』
【組成】呉茱萸、人参、生姜、大棗
【主治】「乾嘔して、涎沫を吐し、頭痛する者は、呉茱萸湯之を主る」。
【構造】
1) 呉茱萸……鎮嘔制吐(類半夏)、温中散寒(類乾姜)、利水(類茯苓)、降気(類枳実)の作用がある。
2) 人参－生姜－大棗……健胃作用。人参は心下の痞、痛みを治す。
【応用】
1) 片頭痛……胃が冷えて起きる片頭痛に用いる。
2) 嘔吐、吃逆……胃が冷えて起きる者(寒症)に用いる。

8. 駆瘀血作用（瘀血を除く作用）

1) 幅広く用いられる
桃仁－牡丹皮

◆内出血や血腫を吸収してうっ血を除く。
◆静脈のうっ血による病変、結合組織の増殖を伴う疾患(fibrosis)を治す。
◆桃仁、牡丹皮は駆瘀血作用があり、牡丹皮は抗炎症止血(清熱止血)作用もある。

Group：桂枝茯苓丸、桃核承気湯、大黄牡丹皮湯

桂枝茯苓丸	桃仁－牡丹皮	桂枝、茯苓、芍薬
大黄牡丹皮湯	桃仁－牡丹皮	大黄、芒硝、冬瓜仁
桃核承気湯	桃仁	大黄、芒硝、桂枝、甘草

◇瘀血とは

　瘀血というのは様々な病態に付属するもので、どのような疾患にも瘀血が絡んでいる。治らない難治性の病、慢性疾患、女性の疾患は特に瘀血への配慮が必要である。瘀血の成因として、1）外傷、挫傷による内出血、手術、2）婦人の生理異常、出産、異常分娩、3）熱病、4）寒冷の外傷、5）精神的作用、等が考えられる。

◆桂枝茯苓丸『金匱要略』
【組成】桂枝、茯苓、牡丹皮、桃仁、芍薬
【主治】「婦人宿癥病あり、経断ち未だ三月に及ばず、而も漏下を得て止まず、胎動き臍上に在る者は癥痼妊娠を害すと為す。六月に動く者は、前三月経水利する時は胎なり。血下る者は断ちて後三月の衃なり、血止まざる所以の者は其の癥去らざるが故なり、当に其の癥を下すべし。桂枝茯苓丸之を主る」。
【解説】　妊娠中初期の出血に対して用いる。月経が止まって三ヵ月頃の出血で、現在では流産、出血性メトロパシー、胞状奇胎のようなものに用いる。
【構造】
1）桃仁－牡丹皮……駆瘀血作用。牡丹皮は消炎止血作用がある。
2）桂枝……血管拡張作用があり、駆瘀血作用を助ける。
3）茯苓……利尿作用、鎮静作用。
4）芍薬……鎮痙、鎮痛作用（腹痛、筋肉痛を治す）。
【応用】
1）外傷、挫傷による内出血、手術、脳卒中等に伴う後遺症。
2）婦人の生理異常、出産、異常分娩。
3）瘀血による疼痛……固定性で移動しない、昼は軽く夜間増強する。
4）出血……色は紫黒色で汚く、断続的、持続的である。
5）腫瘤……癌、肉腫、子宮筋腫、ケロイド、癒着、線維化を伴う疾患。
6）精神異常……分裂病、躁うつ病。

2）駆瘀血作用が強力である
　　蘇木－紅花

◆駆瘀血作用が強力、瘀血の程度のひどいときに用いる。
◆蘇木は強力な駆瘀血作用があり、内出血、血腫を強力に除いてうっ血を

取る。また、鎮静鎮痛作用があり、瘀血による疼痛を緩和する。
◆紅花は打撲、捻挫等の内出血や血腫を吸収してうっ血を除く。また、血行をよくしてうっ血を除き、蘇木と協力して瘀血による痛みを治す。

Group：通導散

| 通導散 | 蘇木－紅花 | 当帰、木通、陳皮、厚朴、枳実、甘草、芒硝、大黄 |

◆**通導散**『万病回春』
【組成】当帰、蘇木、紅花、木通、陳皮、厚朴、枳実、甘草、芒硝、大黄
【主治】「跌撲傷損極めて重、大小便通ぜず、乃ち瘀血散ぜず、肚腹膨満し心腹に上攻して悶乱死に至る者を治す」。
【解説】本方は、打撲、挫傷の極めて重症なるときに用いる方剤である。打撲による内出血を除き、痛みを止め、治療を速やかならしめる。
【構造】
1) 蘇木－紅花……血腫、内出血の瘀血を吸収する(駆瘀血作用)、鎮痛作用。
2) 当帰……血管を拡張して血行をよくして瘀血の吸収を助ける（活血）。
3) 大黄－枳実－芒硝……瀉下作用により瘀血の排除を助ける。
4) 枳実－厚朴－陳皮－甘草……腸管の蠕動を調節してガスを排出し、腹部膨満、腹痛を治す（理気、健胃作用）。
5) 木通……利水作用。
【応用】
1) 打撲症……本方は、打撲、挫傷を目的としてつくられた方剤である。打撲後の疼痛、神経痛を治す。陳旧性のものには附子を加えて用いる。
2) 悪性腫瘍、乳癌の手術後の浮腫、癌末期の疼痛等に用いる。
3) 一般に駆瘀血剤として各種の瘀血の病態に応用する。本方は駆瘀血作用が強力なため、瘀血の程度がひどいときに用いる。一般に桃仁、牡丹皮を加えて通導散合桂枝茯苓丸として用いる。一貫堂では、本方を用いて瘀血証体質の改善に用いる。本方は、作用が強いため、虚弱者には補中益気湯を合方して用いる。

9. 瀉下作用（消炎解熱、駆瘀血作用）

大黄－甘草（芒硝）
◆瀉下作用、消炎解熱作用、駆瘀血を助ける作用。
◆大黄に瀉下作用があり、甘草は瀉下作用によって起こる腹痛を治す。
◆大黄、芒硝は消炎解熱作用がある。芒硝は塩類下剤のように腸管内に水分を貯える働きがある。また、大黄は駆瘀血薬といっしょに用いて瘀血の排除を助ける作用がある。
◆瀉下作用としては、大黄、甘草（芒硝）に麻子仁、杏仁、桃仁などの油を含む薬物や当帰、地黄、芒硝など潤腸の薬物を配合して用いる方が便秘にはよく効く。

Group：調胃承気湯、大承気湯、桃核承気湯、大柴胡湯、（大黄牡丹皮湯、通導散）

調胃承気湯	大黄－甘草	芒硝
大承気湯	大黄	枳実、厚朴、芒硝
桃核承気湯	大黄－甘草	芒硝、桃仁、桂枝
大柴胡湯	大黄	柴胡、黄芩、枳実、芍薬、半夏、（生姜、大棗）

◇傷寒論で下法を行うのは、太陽病の時期に治癒せずに炎症が激しく、高熱が持続して、全身の発汗のために激しい口渇、尿量減少（濃縮尿）が生じ（陽明病前期）、更に、腸内の水分が減少して腸管麻痺を来たして、腹部膨満や便秘を生じた時期（陽明病極期）である。このとき消炎解熱作用のある大黄、芒硝に腸管の蠕動を亢進する作用のある枳実、更に腹痛を抑える作用のある厚朴の配合された承気湯類を用いる。嘔吐のあるときは、半夏、生姜の入った大柴胡湯を用いる。

◆桃核承気湯『傷寒論』
【組成】 桃仁、桂枝、甘草、芒硝、大黄（＝調胃承気湯＋桃仁、桂枝）
【主治】「太陽病解せず、熱膀胱に結び、其の人狂の如く、血自ずから下る。下る者は癒ゆ。其の外解せざる者は、尚未だ攻むべからず。當に先ず其の外を解し、解しおわって、但小腹急結する者は、乃ち之を攻むべし、桃核承気湯に宜し」。

【構造】
1) 大黄－甘草－芒硝……瀉下作用（瘀血を瀉下により排除する）。
2) 桃仁……駆瘀血作用（瘀血を吸収してうっ血を除く）。
3) 桂枝……血行促進作用（瘀血の吸収を助ける）。

【応用】
1) 常習便秘に用いる。
2) 各種瘀血症に用いる（特に瘀血の痛みに即効性がある）。
3) 精神異常に用いる（熱病初期、産後など）。

10. 鎮痙鎮痛作用

芍薬－甘草

◆鎮痙鎮痛作用（平滑筋、骨格筋の痙攣性疼痛を治す）。
◆芍薬は平滑筋の鎮痙作用があり、痙攣性疼痛に用いられる（ブスコパン類似作用）。痙攣性疼痛は、痛みに波があり、強く痛むときと痛まないときが交互に来る。また、骨格筋の痙攣性疼痛（こむらがえり）にも用いられる。
◆甘草は平滑筋の痙攣性疼痛を止める作用がある。また、芍薬を助けて骨格筋の痙攣性疼痛を抑える作用がある。

Group：芍薬甘草湯、芍薬甘草附子湯、桂枝加芍薬湯、四逆散

芍薬甘草湯	芍薬、甘草	
芍薬甘草附子湯	芍薬、甘草	附子
桂枝加芍薬湯	芍薬、甘草	桂枝、（生姜、大棗）
四逆散	芍薬、甘草	柴胡、枳実

◆芍薬甘草湯『傷寒論』
【応用】
1) 腹痛に用いる……消化管の痙攣性疼痛。胆石、尿路結石の疼痛。
2) 骨格筋の疼痛に用いる……肩こり、五十肩、腰背の筋肉痛、こむら返り。
3) 坐骨神経痛……附子を加えた芍薬甘草附子湯を用いる。

◆桂枝加芍薬湯『傷寒論』
【組成】桂枝、芍薬、生姜、大棗、甘草
【主治】「本太陽病、医反って之を下し、因って腹満し時に痛む者は、太陰に属する也。桂枝加芍薬湯之を主る。大実痛の者は、桂枝加大黄湯之を主る」。
【構造】
1) 芍薬－甘草……平滑筋の痙攣性疼痛に用いる（ブスコパン類似作用）。
2) 桂枝－生姜……お腹を温める作用（芍薬の冷やす作用を緩和する）。
3) 生姜－大棗－甘草……健胃作用。
【応用】
1) 腹痛……痛みに波がある痙攣性の疼痛に用いる。
2) 反復性臍疝痛……本方に膠飴を加えた小建中湯を平素から飲ませる。
3) 痙攣性便秘（過敏性腸症候群）。
4) 大腸カタルの裏急後重、しぶり腹。
5) 手術後の狭窄による疼痛や便秘……腸内に排出しなければならない物があるときや便秘のときには、大黄を加えて桂枝加芍薬湯加大黄を用いる。

11. 止嘔、制吐作用

半夏－生姜

◆嘔吐を止める作用（止嘔、制吐作用）がある。
◆半夏には中枢性の鎮嘔制吐作用があり、生姜には末梢性の制吐作用がある。

Group：小半夏加茯苓湯、半夏厚朴湯、半夏瀉心湯、小柴胡湯、大柴胡湯、二陳湯、六君子湯

小半夏加茯苓湯	半夏－生姜	茯苓
半夏厚朴湯	半夏－生姜	茯苓、厚朴、紫蘇葉
半夏瀉心湯	半夏－（乾姜）	黄連、黄芩、人参、（甘草、大棗）
小柴胡湯	半夏－生姜	柴胡、黄芩、人参、（甘草、大棗）
大柴胡湯	半夏－生姜	柴胡、黄芩、芍薬、枳実、大棗、大黄
二陳湯	半夏－生姜	茯苓、陳皮、甘草
六君子湯	半夏－生姜	茯苓、陳皮、甘草、人参、白朮、大棗

◆小半夏加茯苓湯『金匱要略』
【組成】半夏、生姜、茯苓
【主治】「卒に嘔吐し、心下痞し、隔間に水ありて眩悸する者は、小半夏加茯苓湯之を主る」。
【構造】
1) 半夏－生姜……鎮嘔制吐作用。
2) 茯苓……利水作用、鎮静作用（胃内停水による嘔吐、めまい、心悸亢進を利尿して治す）。
【応用】
1) 悪心、嘔吐に用いる。
2) つわり、妊娠悪阻。
3) 胃腸疾患に伴う悪心、嘔吐に用いる。

◆半夏瀉心湯『傷寒論』、『金匱要略』
【組成】半夏、乾姜、黄連、黄芩、人参、大棗、甘草
【主治】「嘔して腸鳴り、心下痞する者は、半夏瀉心湯之を主る」。
【構造】
1) 半夏－生姜……鎮嘔制吐作用（悪心、嘔吐を止める）。
2) 黄連－黄芩……消炎、制酸、鎮静、止血作用（胃酸の分泌を抑え、胃粘膜の充血、炎症を治す）。
3) 乾姜－甘草……お腹を温め、腸鳴、下痢を治す（黄連の冷やすのを防ぐ）。
4) 人参－乾姜（大棗）……心下痞硬を治す。健胃作用。
【解説】本方は、心下痞硬、悪心嘔吐、腸鳴下痢のある者に用いる。
【応用】
1) 急性、慢性胃炎、過酸性胃炎、胃酸過多症、胃潰瘍。
　悪心、嘔吐、むねやけなどする者に用いる。神経性胃炎にも用いられる。H_2blockerの適応するような者に用いる。H_2blockerでは一時治ったようにみえるが、再発を繰り返す。本方を与えておくと、やがて治って再発しなくなる。
2) 急性腸炎、慢性腸炎、過敏性腸症候群の腸鳴下痢。腹痛はあまり強くない。
　過敏性腸症候群の無痛性下痢型には甘草瀉心湯を用いる（エキス剤では半夏瀉心湯合甘麦大棗湯を用いる）。

3) アフター性口内炎。
  急性、症状の強い時には黄連解毒湯を用いる。
4) 吃逆（熱証型）
  甘草瀉心湯加陳皮がよいが半夏瀉心湯だけでもよく効く。寒証型には呉茱萸湯を用いる。

12. 消化管の機能異常を治す作用（理気作用）

1) 中腔臓器の機能をスムーズにする
　　枳実－芍薬
◆中腔臓器（胃腸、胆道、尿管、子宮など）の運動のリズムを調節し、機能をスムーズにする。
◆自律神経支配下の中腔臓器の運動異常（ジスキネジー）を治す。
◆枳実が腸管や平滑筋の蠕動を亢進させる。
◆芍薬は蠕動の過剰亢進を抑えて、平滑筋の痙攣を鎮めて胃痛、腹痛を治す。

Group：四逆散、大柴胡湯、（排膿散及湯）

四逆散	枳実－芍薬	甘草、柴胡
大柴胡湯	枳実－芍薬	柴胡、黄芩、半夏、大黄、（生姜、大棗）
排膿散及湯	枳実－芍薬	桔梗（生姜、大棗、甘草）

◆四逆散『傷寒論』
【組成】柴胡、芍薬、甘草、枳実
【主治】「少陰病、四逆。其の人或いは咳し、或いは悸し、或いは小便不利し、或いは腹中痛み、或いは泄利下重する者は、四逆散之を主る」。
【解説】ここに少陰病とあるが、四逆散を少陰病に用いることはない。四逆湯との鑑別を述べるために、ここに載せてある。
【構造】
1) 枳実－芍薬……自律神経支配下の消化管、中腔臓器平滑筋の運動異常を正常にする。
2) 柴胡－芍薬（甘草）……自律神経鎮静作用。精神安定化作用。イライラ、緊張、不安、憂うつなど精神的ストレスを解消する。

【応用】
1) 自律神経支配下の中腔臓器の運動異常を正して疼痛を治す。主に、胃潰瘍、胆石の疼痛、心窩部の痙攣性疼痛などに用いられる。そのほか、反芻症、逆流性食道炎、食道痙攣、幽門痙攣など上部消化管の運動障害。胆道ジスキネジー、胆石症、胆のう炎、痙攣性便秘の過敏性結腸、膀胱神経症などに用いられる。
2) 向精神薬の精神安定剤として用いる。
3) 胃潰瘍、胃神経症の痛みによく用いられる。

2) 食道、腸管、気管支筋の痙攣を止める
半夏－厚朴（生姜）

◆厚朴はクラーレ様の作用があり、食道、噴門の痙攣を緩める。腸の痙攣による腹痛、腹満、しぶり腹にも効果がある。また、気管支筋の痙攣を緩め、痙攣性咳嗽にも有効である。
◆半夏は、鎮静、鎮咳、鎮嘔作用と粘液を溶解する作用があり、厚朴の作用を助ける。

Group：半夏厚朴湯、五積散、蘇子降気湯

| 半夏厚朴湯 | 半夏－厚朴 | 紫蘇葉、茯苓、生姜 |
| 蘇子降気湯 | 半夏－厚朴 | 蘇子、陳皮、前胡、当帰、桂枝、（生姜、甘草） |

◆半夏厚朴湯『金匱要略』
【組成】半夏、厚朴、生姜、茯苓、紫蘇葉
【主治】「婦人、咽中炙臠有るが如きは、半夏厚朴湯之を主る」。
【解説】婦人で咽喉部に炙った肉片がくっついているように感じる者に用いる。
【構造】
1) 半夏－厚朴……食道、気管支筋の痙攣を止める。鎮咳、利水作用もある。厚朴は気管支筋の痙攣を緩める作用があり、半夏の鎮咳祛痰作用と併せて痙攣性咳嗽にも用いられる。
2) 半夏－生姜（茯苓）……鎮嘔制吐作用。鎮咳祛痰作用。半夏の鎮咳祛痰作用を茯苓、生姜が補う。
3) 茯苓－紫蘇葉－生姜……利水作用、健胃作用。

4) 紫蘇葉－厚朴……抗うつ作用。
【応用】
1) 悪心、嘔吐……小半夏加茯苓湯で悪心、嘔吐を止める。
2) 消化管、気道の平滑筋の痙攣を緩める。
　①消化管の痙攣を緩める……咽喉異物感、閉塞感、食道下部〜噴門部の痙攣、上部消化管ジスキネジー、胆道ジスキネジー、過敏性腸症候群。
　②気道の痙攣を緩める……気管支喘息、痙攣性咳嗽。
3) 浮腫を治す……嗄声、陰嚢水腫、急性腎炎の浮腫。
4) 軽症のうつ病。

3) 幽門痙攣を除き、蠕動を調整して逆流を防ぐ
橘皮－枳実－生姜

◆幽門痙攣を除き、蠕動を調整して、通過障害や逆流を防ぐ。
◆橘皮、枳実が蠕動を亢進して逆蠕動や逆流を防ぎ、胃の内容物を速やかに腸に送る。胃腸のアトニーに対しては筋肉の緊張をよくし、運動をよくする作用があるが、むしろジスキネジーに用いる。
◆橘皮、生姜は食欲を進め、健胃作用がある。

Group：茯苓飲

茯苓飲	陳皮－枳実－生姜	白朮、茯苓、人参

◆茯苓飲『外台秘要』
【組成】陳皮、枳実、生姜、白朮、茯苓、人参
【主治】「心胸中に停痰宿水あり、自ら水を吐出して後、心胸間虚し、気満食すること能わざるを治す。痰気を消し、能く食せしむ」。
【構造】
1) 陳皮－枳実－生姜……幽門痙攣を除き、蠕動を調整して逆流を防ぐ。
2) 白朮－茯苓……胃内停水を除く（利水作用）。
3) 陳皮－白朮－生姜－人参……食欲を進める。健胃作用。心下の痞えを治す。
【応用】
1) 反芻症
　一旦嚥下した食物を胃液とともに口中に逆流させ、もう一度咀嚼して飲

み込む。食道裂孔ヘルニアがあるものに逆流現象が多いといわれるが、口まで逆流するのは幽門通過障害と胃液分泌過多によることが多い。
2) 逆流性食道炎および逆流現象
　胃内容の逆流現象に対しては枳実が主薬になるので、橘皮枳実生姜湯が中心になる。これに胃液の量が多い状態が加われば白朮、茯苓を加えた茯苓飲が必要になる。
　①胃液の酸度が高く、食道炎を起こした者には茯苓飲合半夏瀉心湯を用いる。
　②食道、噴門のジスキネジー、嘔吐反射、精神的ストレスによる嘔吐には、茯苓飲合半夏厚朴湯を用いる。

13. 向精神作用

1) イライラ、緊張を治す作用（精神安定化作用）
　　柴胡－芍薬（甘草）

◆自律神経の鎮静作用。精神的ストレスによるイライラ、緊張を治す（精神安定化作用）。更に、不安、憂うつ、めまい、ふらつき、胸脇部の痛み等を治す。
◆柴胡は、イライラ、緊張、不安、憂うつ等の精神的ストレスを解消する。「疎肝解鬱」の作用があり、ストレスに伴う自律神経支配領域の運動機能異常や、背部、胸脇部の筋緊張亢進による膨満感、違和感、凝り等を治す。また、女性の精神的ストレスによる月経不順、乳房腫脹にも有効である。
◆芍薬は平滑筋、骨格筋の痙攣や痙攣性疼痛を緩解する。
◆甘草はこの作用を助ける。

Group：四逆散、加味逍遙散、大柴胡湯、柴胡桂枝湯、（小柴胡湯）

四逆散	柴胡－芍薬	枳実、甘草
大柴胡湯	柴胡－芍薬	黄芩、半夏、枳実、大黄、（生姜、大棗）
柴胡桂枝湯	柴胡－芍薬	黄芩、半夏、人参、甘草、桂枝、（生姜、大棗）
加味逍遙散	柴胡－芍薬	白朮、茯苓、甘草、当帰、薄荷、生姜、山梔子、牡丹皮

◆加味逍遙散『和剤局方』
【組成】
柴胡、芍薬、甘草、当帰、白朮、茯苓、生姜、薄荷、牡丹皮、山梔子

【構造】
1) 柴胡－芍薬（甘草）……精神的ストレスからくる自律神経失調症を治す。
2) 薄荷……うつ症状を治す。胸の痞えや胸脇の膨満感を治す。
3) 茯苓……鎮静作用。心悸亢進、不眠を治す。
4) 当帰－芍薬……脳下垂体 ⇒ 卵巣、子宮に作用して月経障害を調整する。
5) 白朮－茯苓……利水作用。浮腫を治す。
6) 牡丹皮－山梔子……怒り、イライラ、興奮、出血性炎症を治す。

【応用】
1) 月経前期症候群
　①月経前期浮腫（排卵後の浮腫）……浮腫の強いときは五苓散を合方する。
　②月経前緊張症……月経前にイライラ、怒りっぽい、頭痛、乳房腫痛ある者。
2) 更年期障害……月経不順、のぼせ、発汗、めまい、鼻出血等ある者。
3) 神経症、心身症……イライラ、怒りっぽい者、愁訴の多い者に用いる。
4) 乳腺症……月経前に乳房が張り痛みが強くなる者に用いる。
5) 皮膚疾患……アトピー性皮膚炎、手湿疹、ビダール苔癬、更年期湿疹等に応用する。

2) 易怒、興奮を抑える（鎮静）作用
黄連－黄芩

◆鎮静作用。イライラ、怒りっぽい、興奮、目の充血、顔色が赤い、のぼせる、甚だしければ狂騒状態を呈する者に用いる。
◆脳の充血や高血圧に伴う上記症状にも有効である。
Group：黄連解毒湯、三黄瀉心湯
⇒ 消炎解熱作用／中程度の消炎解熱作用：p.77 参照。

3) 抗不安作用（強心利尿作用）
桂枝－甘草（茯苓、牡蛎）

◆抗不安、鎮静、強心利尿作用。
◆桂枝－甘草には強心利尿作用があり、心悸亢進や気の上衝を抑制する。
◆茯苓、牡蛎を併せると鎮静の効果が増強される。
Group：苓桂朮甘湯加牡蛎、柴胡加竜骨牡蛎湯、苓桂甘棗湯、桂枝甘草竜骨牡蛎湯、柴胡桂枝乾姜湯

総論基礎編／薬能による分類

苓桂朮甘湯加牡蛎	桂枝－甘草(茯苓、牡蛎)	白朮
苓桂甘棗湯	桂枝－甘草(茯苓)	大棗
桂枝甘草竜骨牡蛎湯	桂枝－甘草(竜骨、牡蛎)	芍薬、生姜、大棗
柴胡加竜骨牡蛎湯	桂枝－茯苓－牡蛎－竜骨	柴胡、黄芩、人参、半夏、生姜、大棗、大黄
柴胡桂枝乾姜湯	桂枝－甘草－牡蛎	柴胡、黄芩、乾姜、天花粉

◆柴胡加竜骨牡蛎湯『傷寒論』
【組成】桂枝、茯苓、竜骨、牡蛎、柴胡、黄芩、人参、半夏、生姜、大棗、大黄
【主治】「傷寒、八九日、之を下し、胸満煩驚、小便不利、譫語し、一身盡く重く、転側す可からざる者は柴胡加竜骨牡蛎湯之を主る」。
【構造】
1) 桂枝－茯苓－竜骨－牡蛎……抗不安作用、鎮静作用、強心利尿作用により心悸亢進、イライラ、不安、不眠等を鎮める。
2) 柴胡－半夏……鎮静作用。柴胡はイライラ、緊張を鎮める。
3) 柴胡－黄芩……消炎解熱作用。
4) 半夏－生姜……止嘔、制吐作用。
【応用】
1) 神経症……不安神経症、心臓神経症、対人恐怖症、高所恐怖症、脅迫神経症、不眠症等に用いる。特に驚きやすくて、動悸する者に適する。
2) 熱性疾患……熱病時のイライラ、驚きやすい、うわごとを言うなどの症状に。
3) 心室性期外収縮、不整脈……心悸亢進する者。
4) 高血圧症、動脈硬化症

4) 抗うつ作用
　　香附子－紫蘇葉（厚朴）

◆軽い抗うつ作用がある。
◆香附子は感情の抑うつ、精神的緊張を緩め、それらの精神的ストレスを抑え、ストレスからくる月経不順に効果がある。また健胃止嘔、鎮痛作用がある。
◆紫蘇葉、厚朴は香附子の抗うつ作用を助ける働きがある。

Group：香蘇散、半夏厚朴湯、（行気香蘇散、正気天香湯）

| 香蘇散 | 香附子－紫蘇葉 | 陳皮、生姜、甘草 |
| 半夏厚朴湯 | 厚朴－紫蘇葉 | 半夏、茯苓、生姜 |

◆香蘇散『和剤局方』
【組成】紫蘇葉、香附子、陳皮、甘草、生姜
【主治】「四時の傷寒、感冒、頭痛、発熱、悪寒し、及び内外両感の証を治す。春月宜しくこの方を用いて病を探るべし」。
【構造】
1) 香附子－紫蘇葉……抗うつ作用（軽症の抗うつ剤として用いる）。
2) 紫蘇葉－生姜……発汗解熱作用（弱い）。
3) 紫蘇葉－陳皮－生姜－甘草……健胃作用（止嘔作用）。
【応用】
1) 軽症のカゼ（春先のカゼ）……本方は発汗解表の作用が弱いため、あまり発汗を強く必要としない春のカゼ（軽症のカゼ）に用いられる。冬季、悪寒の強いカゼには、麻黄、羌活、川芎、烏薬、枳殻を加えた行気香蘇散を用いる。エキス剤では香蘇散合葛根湯を用いる。肩こり、筋肉痛を伴うときには烏薬、乾姜を加える（正気天香湯）。カゼの後の耳管狭窄に小柴胡湯合香蘇散を用いる。
2) 軽症のうつ病……気うつによる頭重、心下部のつかえ、胸腹の痛み、生理痛、生理不順等を伴う者に用いる。ex. 半夏厚朴湯合香蘇散を用いる。
3) 胃薬として用いる（健胃、止嘔作用）。
4) 蕁麻疹……魚介類の中毒による吐瀉、腹痛、蕁麻疹に用いる。

5) ヒステリーを治す作用、てんかんを治す作用（抗痙攣作用）
甘草－大棗（小麦）

◆鎮痙鎮静作用、ヒステリーを治す作用、てんかんの痙攣を抑える作用。
◆大棗、(小麦)は、鎮静鎮痙作用がある。
◆炙甘草は大棗とともに痙攣を抑制する(鎮痙作用)。

Group：甘麦大棗湯、苓桂甘棗湯、甘草瀉心湯

甘麦大棗湯	甘草－大棗	小麦
苓桂甘棗湯	甘草－大棗	茯苓、桂枝
甘草瀉心湯	甘草－大棗	黄連、黄芩、半夏、人参、生姜

◆甘麦大棗湯『金匱要略』
【組成】甘草、大棗、小麦
【主治】「婦人、臓躁、喜悲傷して哭せんと欲し、象神霊の作す所の如く、数欠伸す。甘麦大棗湯之を主る」。
【解説】婦人が、臓躁というヒステリーにかかって、感情の変動が激しく、泣いたり、悲しんだり、もののけにとりつかれたような動作をして、しばしばあくびをする者に甘麦大棗湯を用いる。
【構造】
1) 甘草－大棗(小麦)…鎮静鎮痙作用(抗痙攣作用、ヒステリーを治す作用)。
【応用】
1) ヒステリー転換反応……痙攣、失立、失行、演技的態度、幼稚症、媚びなどを呈するときに用いる。
2) てんかん……抗痙攣作用があり、てんかんの痙攣発作の抑制にも有効である。
3) パーキンソン症候群……抗痙攣作用を利用する。

6) 不眠を治す作用（鎮静作用）、抗痙攣作用
釣藤鈎－柴胡

◆催眠作用、鎮静作用、抗痙攣作用。
◆釣藤鈎には中枢性の鎮静、鎮痙、催眠作用がある。
◆柴胡は鎮静鎮痛作用があり、精神的ストレスから来る自律神経失調症を治す。これらの作用により不眠症を治す。
◆釣藤鈎には、鎮静、鎮痙（抗痙攣）作用があり、高熱時の痙攣（熱性痙攣）や憤怒痙攣、てんかん、チック等痙攣性疾患に用いられる。また、血圧降下作用もある。
◆柴胡は、鎮静鎮痛作用があり、ことに肝気鬱結といって精神的ストレスからくる胸痛、月経痛、月経不順、過敏性腸症候群、神経性胃炎などに、香附子、青皮などを併用して治療する。量を増やせば解熱作用もある。

Group：抑肝散加陳皮半夏、(釣藤散)

抑肝散加陳皮半夏	釣藤鈎－柴胡	当帰、川芎、白朮、茯苓、甘草、陳皮、半夏
釣藤散	釣藤鈎	陳皮、半夏、茯苓、麦門冬、石膏、人参、菊花、防風、甘草、生姜

◆抑肝散加陳皮半夏『本朝経験』
【組成】 釣藤鈎、柴胡、当帰、川芎、白朮、茯苓、甘草、陳皮、半夏
【主治】「肝経の虚熱、発搐し、或いは驚悸寒熱し、或いは木土に乗じて嘔吐痰喘、腹張食少なく、睡臥不安なる者を治す」。
【構造】
1) 釣藤鈎－柴胡……鎮静、催眠、抗痙攣作用。自律神経調整作用。
2) 白朮－茯苓……利尿作用。茯苓に鎮静作用があり、心悸亢進、不眠を治す。
3) 当帰－川芎……血管を拡張して脳の血行をよくする（活血作用）。
4) 陳皮－半夏－茯苓－甘草(＝二陳湯)……胃カタル、気管支カタルを治す。
【応用】
1) 不眠症……イライラして寝つきが悪い者に用いる。
2) 小児の痙攣性疾患。熱性痙攣、憤怒痙攣、てんかん、チック症等を起こしやすい者に平素から服用させておく。
3) 神経過敏性小児疾患……夜泣き、歯ぎしり、よく喧嘩したり、咬みついたりする者。イライラして怒ったり興奮しやすい小児に用いる。
4) 脳出血、脳梗塞の半身不随などの痙性麻痺に用いる（怒り中風）。
5) パーキンソン症候群。

14. 鎮咳祛痰作用

1) 鎮咳作用
半夏－(陳皮、茯苓、生姜)

◆鎮咳、祛痰作用。
◆半夏は中枢性の鎮咳作用がある（リン酸コデイン類似作用）。また、粘液（痰）を溶解して祛痰する作用もある。そのほか、鎮静鎮嘔作用がある。
◆陳皮、茯苓、生姜は半夏の祛痰作用を助ける。
◆半夏が粘液(痰)を溶解し、陳皮が痰の排出を促し、茯苓がこれを血中に吸収して痰を去る（湿痰で量が多く粘度の高くない痰を除く）。
◆二陳湯(半夏、陳皮、茯苓、生姜、甘草)で気管支カタル、胃カタルを治す。
◆気管支喘息等痙攣性咳嗽には、気管支筋の痙攣を緩める麻黄、厚朴などを配合する。

Group：二陳湯、半夏厚朴湯、麦門冬湯、小柴胡湯

二陳湯	半夏、陳皮、茯苓、生姜	甘草
半夏厚朴湯	半夏、茯苓、生姜	厚朴、紫蘇葉
麦門冬湯	半夏	麦門冬、人参、甘草、粳米、大棗
小柴胡湯	半夏、生姜	柴胡、黄芩、人参、甘草、大棗

◆二陳湯『和剤局方』

【組成】 半夏、陳皮、茯苓、生姜、甘草

【構造】

1) 半夏……鎮咳作用（リン酸コデイン類似作用）、祛痰作用。
2) 半夏－茯苓－陳皮……湿痰を除く(祛痰)作用。胃、気管支カタルを治す。
3) 半夏－生姜……鎮嘔、制吐作用。

【応用】

1) 気管支カタル……気道の粘液(湿痰)を除いて気管支カタルを治す。
2) 胃カタル、慢性胃炎……粘液性胃炎、胃カタルを治す。
3) 半夏、生姜、茯苓は止嘔作用があり悪心、嘔吐を治す。

◆麦門冬湯『金匱要略』

【組成】 半夏、麦門冬、粳米、人参、甘草、大棗

【主治】「大逆上気、咽喉不利、逆を止め、気を下す者、麦門冬湯之を主る」

【構造】

1) 半夏……鎮咳、祛痰作用。
2) 麦門冬、粳米、人参、大棗、甘草……体を潤し、水分を保つ（滋潤）作用。

【応用】

1) 燥痰の鎮咳祛痰剤……乾咳に用いる（痰が少量で切れにくく、咽が乾燥してイライラし、咳が連続してこみあげ、顔が真っ赤になる者に用いる）。
　特徴：
　①痰声湿らず、燥痰で乾性咳嗽。
　②体が痩て乾燥している老人等に用いる。
2) 麻疹の燥症で咽が痛く咳の出る者（肺炎）。エキス剤では桔梗石膏、白虎加人参湯などを合方して用いる。
3) 妊婦の咳嗽。

2) 祛痰(排膿)作用
桔梗－甘草

◆祛痰、排膿作用。咽痛を治す。

◆桔梗には、祛痰排膿作用があり、鎮咳作用の半夏と組んで鎮咳祛痰剤処方の基本としてよく用いられる。また桔梗、甘草は咽痛を治す消炎作用がある。
Group：桔梗湯、排膿散及湯、桔梗石膏、参蘇飲、十味敗毒湯

桔梗湯	桔梗－甘草	
排膿散及湯	桔梗－甘草	枳実、芍薬、生姜、大棗
桔梗石膏	桔梗	石膏
参蘇飲	桔梗－甘草	半夏、陳皮、茯苓、生姜、紫蘇葉、葛根、前胡、枳殻、人参、木香、大棗
十味敗毒湯	桔梗－甘草	桜皮、荊芥、防風、独活、川芎、柴胡、茯苓、生姜

◆参蘇飲『和剤局方』
【組成】
紫蘇葉、前胡、葛根、半夏、桔梗、枳殻、木香、陳皮、茯苓、人参、甘草、生姜、大棗
【主治】「感冒、発熱頭痛を治す。或いは痰飲凝結によって、兼ねて以て熱をなす。並びに之を服すべし」。
【構造】
1) 桔梗－甘草、枳殻……祛痰排膿作用。
2) 半夏、陳皮、茯苓、生姜、甘草、前胡……鎮咳(祛痰)、気管支カタルを治す。
3) 紫蘇葉、葛根、前胡、陳皮、生姜……発汗解表作用、解熱作用。
4) 陳皮、茯苓、生姜、甘草、枳殻、人参、木香、大棗……健胃作用、胃カタルを治す。
【応用】
1) 総合感冒薬の代表方剤……普通感冒(Common cold)に用いる。
発熱、頭痛、咳嗽、喀痰等の症状に用いる（半夏－桔梗で鎮咳祛痰する）。

◆排膿散及湯『金匱要略』「吉益東洞方」
【組成】桔梗、枳実、芍薬、生姜、大棗、甘草
【構造】
1) 桔梗－甘草、枳実……祛痰排膿作用、消炎作用。

2) 芍薬−甘草……鎮痙鎮痛作用。
3) 生姜、大棗、甘草……健胃作用。
【応用】
1) 化膿性疾患……消炎作用があり、化膿したものは排膿する。化膿が充分でないときは硬結を消失させる。炎症の強いとき（熱が高く、膿痰の出るとき）は、桔梗に消炎解熱作用の強い石膏を加えた桔梗石膏を用いる。

◆十味敗毒湯（華岡青洲）
【組成】防風、荊芥、独活、柴胡、桜皮、桔梗、川芎、茯苓、生姜、甘草
【構造】
1) 荊芥、防風、独活、川芎、生姜……発汗解表作用、鎮痛、止痒作用（抗アレルギー作用）。
2) 柴胡、桜皮、桔梗、甘草……消炎、解熱、祛痰、排膿作用。柴胡、桜皮は消炎解熱作用がある。桔梗、甘草、桜皮は祛痰、排膿作用がある。
3) 独活、茯苓……利湿作用(弱い)がある。
【応用】
1) 脂漏性皮膚炎
　毛囊中心性の小丘疹を原発疹とし、毛包周囲の多核白血球、一部小円形細胞の細胞浸潤があり、癰、癤(せつ)とは趣きを異にして、化膿はしないが一種の毛囊を中心とした毛囊周囲炎である。化膿菌が起炎菌であれ、非特異的なものであれ、毛囊炎、毛囊周囲炎には十味敗毒湯が有効である。脂漏性皮膚炎は表在性で浅田宗伯のいう疥に当たる。これは小水泡、水泡、湿潤性のびらん面などをつくらない乾燥性の湿疹である。この意味からも十味敗毒湯が有効である。
2) 湿疹、皮膚炎群
　エキス剤を用いる場合は、皮疹を大別して、乾燥性皮疹には十味敗毒湯や当帰飲子を、湿潤性の皮疹には消風散を用いる。体質的には、皮膚に水分の多い乳児、水太り体質の人は、皮疹の湿潤傾向が強く、夏季に憎悪する。やせ型体質や、皮膚の水分が少ないカサカサした皮膚では、乾燥型の皮疹を生じ、空気の乾燥する冬期に憎悪する。
　蕁麻疹のような膨疹や急性湿疹の湿潤型は、湿潤性の皮疹である。脂漏性皮膚炎やアトピー性皮膚炎の中で、乾燥型のもの、苔癬化局面をつくる

もの、痒疹型、毛包性皮疹などは乾燥性皮疹である。
3) 癤腫症（フルンクローヂス）、癰、癤。

3) 治喘作用（気管支拡張作用）呼吸困難、喘鳴を治す
　　麻黄－甘草

◆痙攣性咳嗽を治す（気管支拡張作用）、利水作用。
◆麻黄は発汗、利尿作用があり浮腫を治す（ネフローゼ、腎炎の浮腫に用いる）。また、気管支筋の痙攣を緩める作用（＝エフェドリン類似作用）がある。したがってコンコン咳込む痙攣性咳嗽やヒューヒューいう気管支喘息の発作に用い、呼吸困難や喘鳴を治す（治喘作用）。
Group：甘草麻黄湯、麻黄湯、麻杏甘石湯、麻杏薏甘湯、越婢加朮湯、小青竜湯

甘草麻黄湯	麻黄－甘草	
麻黄湯	麻黄－甘草	桂枝、杏仁
麻杏甘石湯	麻黄－甘草	石膏、杏仁
越婢加朮湯	麻黄－甘草	石膏、朮、（生姜、大棗）
小青竜湯	麻黄－甘草	桂枝、芍薬、半夏、五味子、細辛、乾姜

◆**小青竜加石膏湯**『金匱要略』
【組成】 麻黄、桂枝、芍薬、細辛、五味子、半夏、乾姜、甘草、石膏
【主治】「肺脹、咳して上気、煩躁して喘し、脈浮の者は、心下水あり、小青竜湯加石膏之を主る」。
【構造】
1) 麻黄－甘草－芍薬……気管支の痙攣を除く（気管支拡張作用）。
2) 半夏－五味子……鎮咳作用。
3) 麻黄－甘草－石膏－細辛……利水作用（気管の浮腫を除く）、消炎作用（滲出性炎症を治す）。
【応用】
1) 気管支喘息の発作時。気管支喘息の発作は、小青竜湯加杏仁石膏蘇子桑白皮を用いて、その70〜80％が治る（エキス剤では小青竜湯合麻杏甘石湯を用いる）。
　①熱喘……口渇があり、痰は少なく切れが悪い、汗が出る、（ヒューヒューいう喘息）。この時は麻杏甘石湯を用いる。

②寒喘……薄い痰が多量に出て、痰声がゼリゼリ、ゴロゴロいう喘鳴を伴うとき。この時は小青竜湯加附子を用いる。一般に、中間型の小青竜湯合麻杏甘石湯を用いることが多い。
2) 痙攣性咳嗽、気管支炎……小青竜湯合麻杏甘石湯を用いる。

15. 止血作用

1) 血虚の者（静脈性の出血に用いる）
　　地黄－芍薬（阿膠、艾葉）
◆止血作用。芍薬、地黄に止血作用がある。
◆地黄には消炎止血作用がある(清熱涼血薬)。

Group：四物湯、芎帰膠艾湯、温清飲

四物湯	芍薬－地黄	当帰、川芎
芎帰膠艾湯	芍薬－地黄	当帰、川芎、阿膠、艾葉、甘草
温清飲	芍薬－地黄	当帰、川芎、黄連、黄芩、黄柏、山梔子

◆四物湯『和剤局方』
【組成】当帰、川芎、芍薬、地黄
【構造】
1) 地黄－芍薬……消炎止血作用。陰虚の発熱(慢性炎症)を治す。止血には阿膠、艾葉を、陰虚の発熱には知母、黄柏を加える。
2) 当帰－川芎－地黄……内分泌系、自律神経に作用して月経を正常にする。
3) 当帰－地黄……栄養を補って老化を防ぐ作用(皮膚、筋肉、骨の萎縮を治す)。
【応用】
1) 老化を防ぐ作用。
　①皮膚の老化を防ぐ(老人性皮膚搔痒症)… ex. 当帰飲子
　②運動麻痺、骨や筋肉の萎縮を防ぐ… ex. 十全大補湯、独活寄生湯、大防風湯、疎経活血湯
2) 月経異常を治す作用… ex. 芎帰調血飲第一加減
3) 消炎止血作用。
　①止血作用（一般に止血剤として用いる）… ex. 芎帰膠艾湯

②慢性炎症性出血、慢性炎症性疾患… ex. 温清飲加減（竜胆瀉肝湯）

◆芎帰膠艾湯『金匱要略』
【組成】当帰、川芎、芍薬、地黄、阿膠、艾葉、甘草
【主治】「師曰く、婦人漏下の者有り、半産の後、因って続いて下血、都て絶えざる者有り、妊娠下血する者有り、例えば妊娠し腹中痛むを胞阻と為す、膠艾湯之を主る」。
【構造】
1) 当帰、川芎、芍薬、地黄……止血、調経、安胎（流産防止）作用。
2) 地黄、芍薬、阿膠、艾葉……止血作用。
【応用】
1) あらゆる出血に用いる……性器出血、血便、血尿、衄血、眼底出血、痔出血等。
2) 切迫流産……妊娠中腹痛して出血する者（早い時期に本方が有効である）。

2) 消炎止血作用（動脈性の出血に用いる）
黄連－黄芩

◆止血作用。動脈性の出血に用いる（鮮紅色、勢いがよい）。
◆動脈性の充血を伴う出血に用いる。
　⇒ 消炎解熱作用／中程度の消炎解熱作用：p.77 参照。

Group：黄連解毒湯、三黄瀉心湯、温清飲

黄連解毒湯	黄連－黄芩	黄柏、山梔子
三黄瀉心湯	黄連－黄芩	大黄
温清飲	黄連－黄芩	黄柏、山梔子、当帰、川芎、芍薬、地黄

三黄瀉心湯は吐血、鼻出血等上部の出血に用いる（冷やして用いる）。
黄連解毒湯は下血、血尿等下部の出血に用いる（冷やして用いる）。

◆温清飲『万病回春』
【組成】当帰、川芎、芍薬、地黄、黄連、黄芩、黄柏、山梔子
【構造】
1) 当帰、川芎、芍薬、地黄(＝四物湯)……止血作用(静脈血止血)。
2) 黄連、黄芩、黄柏、山梔子(＝黄連解毒湯)……消炎、止血作用(動脈血止血)。

【応用】
1) 慢性炎症性出血……慢性の出血や動脈静脈同時出血等に用いる。ex. 痔
2) 発熱……痩せて水分が少ない人(陰虚)の発熱に用いる。ex. 結核
3) 慢性炎症性疾患……一貫堂では慢性炎症性疾患を起こしやすい体質の者(結核体質)を解毒体質と呼び、温清飲加減処方を用いる。
   ex. 柴胡清肝湯、荊芥連翹湯、竜胆瀉肝湯。

3) 瘀血の者(静脈のうっ血による出血に用いる)
   桃仁−牡丹皮

◆瘀血(静脈のうっ血)を除いて出血を止める。
◆桃仁、牡丹皮は駆瘀血作用があり、牡丹皮は消炎止血(清熱涼血)作用がある。
◆瘀血による出血は色は紫黒色で汚く、断続的、持続的のことが多い。
◆一般に瘀血による出血には、四物湯に駆瘀血剤を合方した桃紅四物湯のような処方をbaseとして用いる。

Group：桂枝茯苓丸、桃核承気湯、大黄牡丹皮湯、温経湯
⇒ 駆瘀血作用(瘀血を除く作用)／幅広く用いられる／桃仁−牡丹皮:p.92参照。

16. 整腸作用(下痢、腹痛を止める)

厚朴−蒼朮−陳皮

◆下痢、腹痛を止める(整腸作用)。
◆厚朴は、腸管の痙攣、蠕動運動を抑制して、腹痛を止める。腸の痙攣による腹痛、腹満、しぼり腹に効く(甘草はこれを助ける)。
◆蒼朮は、腸の水分を血中に吸収して尿として排出し、下痢を止める。
◆陳皮は、健胃作用があり、食欲を増進させる。

Group：平胃散、五積散

平胃散	厚朴−蒼朮−陳皮	生姜、大棗、甘草

◆平胃散『和剤局方』
【組成】 蒼朮、厚朴、陳皮、甘草、生姜、大棗

【主治】「脾胃和せず、飲食進まざるを治す。常に服して胃を暖めて痰を消す」。
【構造】
1）蒼朮－厚朴－陳皮……下痢、腹痛を止める。整腸作用。
2）陳皮－生姜－大棗－甘草…健胃作用。
【応用】
1）下痢、下痢に伴う腹痛。
　本方は、細菌に対する抗菌作用はない。単なる下痢止め整腸剤である。細菌性のものは、抗生物質を併用する。
　①水様性下痢には、五苓散を合方する。
　②冷えによる下痢には、人参湯を合方する。

17. 血圧を下げる作用（降圧作用）

1）若年型高血圧症
黄連－黄芩
◆降圧作用、鎮静、消炎、止血作用等がある。
◆若年型高血圧症で、脳動脈硬化のあまり進行していない自覚症状のない高血圧患者に適する。また、顔面紅潮、衄血、結膜充血して血圧の高い者や、のぼせを訴え頭痛する者等に用いる。脳出血の予防にもなる。
◆黄連は、脳の充血による精神興奮を鎮静する作用、降圧作用があり、細動脈を収縮して止血する作用もある。
◆黄芩は、黄連を助けて鎮静、止血、降圧作用に働く。

Group：黄連解毒湯、三黄瀉心湯
　　　　⇒ 消炎解熱剤／中程度の消炎解熱作用 p.77：参照。

2）高齢型高血圧症（脳動脈硬化による）
釣藤鈎
◆血圧降下作用、鎮静、催眠、鎮痙作用等がある。
◆脳動脈拡張作用による降圧作用があり、イライラ、不眠を抑える鎮静作用もある。

◆釣藤散『本事方』
【組成】
釣藤鈎、陳皮、半夏、茯苓、生姜、甘草、人参、菊花、防風、麦門冬、石膏
【構造】
1) 釣藤鈎……血圧降下作用、鎮静作用。
2) 陳皮－半夏－茯苓－甘草(＝二陳湯)……湿痰を除いて胃カタル、気管支カタルを治す。湿を除いて浮腫、眩暈を治す。
3) 菊花－防風－石膏……鎮痙鎮痛作用があり、頭痛、眩暈を治す。
4) 人参－炙甘草－茯苓……消化吸収機能を高める（補気健脾）。
5) 人参－麦門冬－炙甘草……脱水を防ぐ作用。
【応用】
1) 高血圧症……脳動脈硬化を伴う高齢型高血圧症に用いる。
脳動脈硬化によりめまい、頭がふらつく、頭痛（早朝覚醒時に起きることが多い）、肩こり、耳鳴り、不眠等を訴える者に用いる。
注) エキス剤で降圧作用の弱いものには、釣藤鈎の粉末を加えて用いる。

2) 瘀血によるもの（最低血圧の高いもの）
　　蘇木－紅花
◆駆瘀血作用が強力で、瘀血の程度がひどいときに用いる。動脈硬化には血栓形成等瘀血の病態を伴うことが多い。
◆蘇木、紅花は血管を拡張して血行を促進し、かつ瘀血を除く活血化瘀の作用がある。特に最低血圧の高いTypeの高血圧症に適する。
Group：通導散 ⇒ 駆瘀血作用／駆瘀血作用が強力である p93：参照。

18. 補気作用（気虚を治す）…機能亢進作用(エネルギー代謝改善作用)。

人参、炙甘草、白朮、茯苓＝四君子湯
◆消化吸収機能をよくして気力、体力をつける（元気にする）。
◆エネルギー代謝の衰えた状態を改善する。
◆免疫系の作用を亢める効果もある。

Group：四君子湯、六君子湯、補中益気湯

四君子湯	人参、炙甘草、白朮、茯苓	
六君子湯	人参、炙甘草、白朮、茯苓	半夏、陳皮、生姜、大棗
補中益気湯	人参、炙甘草、白朮	黄耆、当帰、陳皮、升麻、柴胡、生姜、大棗

気虚		気の不足であり、機能、即ち働きが衰えている者をいう。
	症状	1) 顔色が蒼白い。ことに口唇の血色が淡い。 2) 言葉に力がなく、大きな声が出ない。 3) 手足がだるく、力が入らない。 4) 脈が弱く力がない。疲れやすく、疲れなくてもくたびれる、何をするのも大義である。すぐ眠くなる。
	特徴	元気のない者。 1) 胃腸の働きが弱く、消化吸収の悪い者は気虚となる（脾虚）。食欲がなく、痩せ型である。 2) 出血後、貧血や低蛋白血症、栄養失調のときも気虚である。このとき浮腫を生じることがある。 3) 同化作用より、異化作用の方が弱く、エネルギーに転換されない者も気虚である。この場合は太っていることが多い。
	治療	人参、白朮、炙甘草、黄耆、山薬などの補気薬を配合する。補気薬の代表は四君子湯である。

◆六君子湯『世医特効方』

【組成】人参、白朮、茯苓、甘草、陳皮、半夏、生姜、大棗

【主治】「脾胃虚弱、飲食少しく思い、或いは久しく瘧痢を患い、若しくは内熱を覚え、或いは飲食化し難く、酸を作し、虚火に属するを治す」。
【構造】
1) 人参－白朮－炙甘草……消化吸収機能をよくして元気をつける。
2) 半夏－茯苓－陳皮－生姜……胃カタル、気管支カタルを治す。
3) 半夏－生姜……止嘔作用（悪心、嘔吐を治す）。
【応用】
1) 気虚の胃炎、胃カタル……普段から食欲不振の者で、胃部の膨満、嘔気、悪心、嘔吐、むねやけ、ゲップ等のある者。
2) 幼児の気管支喘息の体質改善に用いる。

◆補中益気湯『内外傷弁惑論』
【組成】黄耆、人参、白朮、炙甘草、当帰、陳皮、升麻、柴胡、大棗、生姜
【構造】
1) 黄耆－人参－白朮－炙甘草……消化吸収機能をよくし、元気をつける。
2) 黄耆－柴胡－升麻……筋肉のトーヌスを正常化させる（升提作用）。アトニー状態を改善する。
3) 黄耆－当帰……自汗、盗汗を止める。肉芽の発育を促進して潰瘍を治す。血管拡張作用があり、血行をよくする。
4) 陳皮－生姜－大棗……健胃作用。
【応用】
1) 疲労、体力低下。
　手足がだるい、くたびれた、という訴えをする者に用いる。
　①病後。②手術の前後。③夏まけ。④妊娠中。⑤産後。
2) アトニー体質。
　①胃、腸アトニー。②眼精疲労、弱視。③括約筋の緊張低下。
　④膀胱の収縮力低下。⑤子宮脱。
3) 薬物の副作用防止。
　抗生物質、抗癌剤、消炎剤などによる肝障害、胃腸障害、貧血等の予防。
4) 放射線、コバルト照射の副作用防止。

19. 補血作用（血虚を治す）…物質不足を補う（老化防止）、消炎止血作用
当帰、川芎、芍薬、地黄＝（四物湯）

血虚		身体の物質的不足である。
	症状	1) 体が痩せて細い。体に潤いがない。筋肉が痩せ細り、爪も弱くなる。 2) 皮膚につやが無く、カサカサしている。シワがあり、皮膚が痩て、皮下脂肪が少なくなる。皮膚の色が汚い。 3) 脈が細い。 4) 舌が細くしまり、どちらかといえば乾燥している。 5) 尿量も少なく、大便の量も多くない。
	特徴	1) 大体に於いて消化機能はよい。よく食べられる。同化作用より異化作用が強い。したがって気虚を伴っていない限り元気もある。しかし食べても太らない。即ち食べて同化する量よりも、消費するEnergyの方が多い。また体内の水分も少ない。 2) 皮脂の分泌の悪い者も血虚という。皮膚が乾燥しているのは、血が少なく皮膚に栄養が行きわたらないためと古人は考えた。当帰、地黄など補血薬は潤肌の作用がある。皮脂分泌をよくして皮肌が滑らかになる。 3) 血虚を貧血と解釈するのは誤りである。出血して貧血が起き、血漿の蛋白質が減少すれば浮腫を生じ、色は蒼白になり、体はむしろ水分が多く、気虚となる。血虚の乾燥（枯燥）とは反対になる。
	治療	補血薬として、地黄、当帰、何首烏などを配合して用いる。四物湯はその代表方剤である。

総論基礎編／薬能による分類

◆四物湯『和剤局方』
【組成】当帰、川芎、芍薬、地黄
【構造】
1) 地黄－芍薬……消炎止血作用。陰虚の発熱（慢性炎症）を治す。
止血には、阿膠、艾葉を、陰虚の発熱には知母、黄柏を加える。
2) 当帰－川芎－地黄……月経異常を正常にする（内分泌系、自律神経に作用して月経異常を正常にする。
3) 当帰－地黄……栄養を補って老化を防ぐ作用（皮膚の老化や運動麻痺、筋肉の萎縮を治す）。
【応用】
1) 老化を防ぐ作用。
　①皮膚の老化を防ぐ… ex. 当帰飲子
　②運動麻痺、骨や筋肉の萎縮を防ぐ… ex. 十全大補湯、独活寄生湯、大防風湯、疎経活血湯。
2) 月経異常を治す作用… ex. 芎帰調血飲第一加減
3) 消炎止血作用
　①止血作用… ex. 芎帰膠艾湯
　②慢性炎症性疾患を治す… ex. 温清飲加減（竜胆瀉肝湯など）

1) 老化を防ぐ作用

老化現象による筋肉、骨、皮膚等の老化を防ぐ作用。当帰、川芎に血行をよくして体表を温める作用（活血作用）があり、当帰、地黄に栄養を補って老化を防ぐ作用がある。
①皮膚の老化を防ぐ作用……皮脂の分泌をよくして皮膚を潤す。
　ex. 当帰飲子
◆当帰飲子『済生方』
【組成】
当帰、川芎、芍薬、地黄、白蒺藜、防風、荊芥、何首烏、黄耆、甘草
【構造】
1) 当帰－川芎－芍薬－地黄－何首烏……萎縮し、老化した皮膚を回復させる。皮膚の乾燥、萎縮により生じた鱗屑、亀裂、皮脂欠乏を改善する。
2) 黄耆……皮膚の機能をよくする。表皮の萎縮を回復し、皮脂分泌をよく

して皮脂欠乏を補う。
3) 白蒺藜－防風－荊芥……皮膚の機能を補うと同時に瘙痒感を除く（止痒作用）。
【応用】
1) 老人性皮膚瘙痒症、皮脂欠乏性皮膚炎。

老人になり、冬期に皮脂の分泌が悪くなり、皮膚に皺ができ皮膚の老化が始まると、四物湯や六味丸、八味丸などで皮膚の萎縮を防ぐ。
皮脂の分泌が欠乏し、白色の落屑が始まり、瘙痒が起きるようになると本方を用いる。

②運動麻痺、骨や筋肉の萎縮を防ぐ作用（老化防止作用）
Group：十全大補湯、独活寄生湯、大防風湯、疎経活血湯

十全大補湯	当帰、川芎、芍薬、地黄	人参、白朮、茯苓、甘草、黄耆、肉桂
独活寄生湯	当帰、川芎、芍薬、地黄	人参、茯苓、甘草、生姜、独活、防風、秦艽、細辛、桂枝、桑寄生、杜仲、牛膝
大防風湯	当帰、川芎、芍薬、地黄	人参、白朮、甘草、生姜、大棗、黄耆、防風、羌活、附子、牛膝、杜仲
疎経活血湯	当帰、川芎、芍薬、地黄	陳皮、生姜、甘草、茯苓、蒼朮、防已、羌活、防風、白芷、威霊仙、牛膝、桃仁、竜胆

◆**十全大補湯**『和剤局方』
【組成】
当帰、川芎、芍薬、地黄、人参、白朮、茯苓、甘草、黄耆、肉桂（＝四物湯＋四君子湯＋黄耆、肉桂）
【構造】
1) 当帰－川芎－芍薬－地黄（＝四物湯）……補血作用。肉体、物質、栄養を補う。
2) 人参－白朮－茯苓－甘草（＝四君子湯）、黄耆……補気作用。主に消化吸収機能を亢めて元気を補う。
3) 肉桂－当帰－黄耆……肉芽の増殖を促進して難治性潰瘍を治す。
【応用】
1) 補中益気湯を使う目標で、更に痩せて枯れて冷えやすい者。皮膚が萎縮して皮脂の分泌が悪い、枯れて痩せた者に使う。

2) 褥瘡、カリエス……肉芽ができてこない、創傷の治癒が悪い者。
3) 貧血症……再生不良性貧血や産後の出血による貧血等。
4) 老化現象……運動麻痺、骨、筋肉の萎縮を防ぐ基本処方。老化現象に対しては、ただ四物湯で物を補うだけでなく、四君子湯を合わせて働きも補う必要がある（胃腸障害を防ぐ作用がある）。

◆独活寄生湯『千金方』
【組成】
当帰、川芎、芍薬、地黄、人参、茯苓、甘草、生姜、独活、防風、秦艽、細辛、桂枝、桑寄生、（続断）、杜仲、牛膝
【主治】
　「胃気虚弱、湿地に臥して腰背拘急、筋攣骨痛、或は風に当たりて涼をとること過度、風邪流れて脚膝に入りて、偏枯冷痺となり、緩弱疼痛牽引し脚重く行歩難艱し並びに白虎歴節風の痛を治す。湿に当たりて偏枯冷痺するのは腎気の虚なり」。
【構造】
1) 当帰、川芎、芍薬、地黄＝四物湯……補血作用（栄養を補い老化を防ぐ）。運動麻痺、骨、筋肉の萎縮を防ぐ。
2) 人参、茯苓、炙甘草……補気作用。Energy代謝の低下を防ぐ（消化吸収機能を亢めて元気にする）。
3) 杜仲、牛膝、続断、桑寄生……筋肉や骨を強くする。
4) 独活、秦艽、細辛、茯苓……体の湿や水滞を除去する。
5) 当帰、川芎、桂枝、細辛、乾姜、防風……血行をよくして体を温め、寒による疼痛麻痺を改善する。
【応用】
1) 老化による腰痛。
　中年以後の腰痛に対する first choice の処方である。本方を用いる腰痛は、中年以後に多く、慢性の経過をとり体力が低下しており、冷えや湿を帯びる水太りの傾向のもので、労働による疲労が加わったり、湿気と寒気に冒されて生じたものである。このような老化に対する処方には、六味丸、八味丸、四物湯、十全大補湯などがあり、日本の古方家は老化による軽度の腰痛に八味丸を用いる。軽症で単純な腰痛には八味丸でも効果がある。

2) 四肢の骨、関節、筋肉などの老化現象。
　ex. 変形性関節症、骨粗鬆症、頚肩腕症候群等。
　中年を過ぎると脊柱および軟骨、筋肉、結合組織などの支持組織に老化現象が起きてくる。これに風、寒、湿の外因が作用すると筋肉の疼痛、拘縮、運動障害、こわばり、動作がにぶい、関節の変形、浮腫、水腫、屈伸時の痛みなどの症状が発生する。本方はこれらの症状に用いられる。エキス剤では十全大補湯合八味丸、あるいは十全大補湯合大防風湯、あるいは十全大補湯合疎経活血湯などを用いる。

◆大防風湯『和剤局方』
【組成】
当帰、川芎、芍薬、地黄、黄耆、人参、白朮、牛膝、杜仲、羌活、防風、乾生姜、附子、大棗、甘草、
【主治】
　「風を去り、気を順らし、血をまし、筋を強うし、又痢の後に脚弱り、痛んで歩くことならざるを治す。これを痢風と名づく。或は両脚腫れ痛み、脛細く痩せたるを鶴膝風と云う。一切の麻痺、痿えて風と湿に傷られて虚を兼ねたるの症。これを服して効神の如し」。
【構造】
1) 四物湯合四君子湯……栄養と機能の低下(気血両虚)を補う。
2) 杜仲、牛膝……筋力の衰えを改善する。
【応用】
1) 栄養失調による運動麻痺に用いる。
　赤痢が流行した時代には、治癒した後にも栄養失調が残り、足、背、膝、関節などに浮腫があって、大腿、下腿は痩せて細くなり、あたかも鶴の足のような観を呈したので、これを「痢後の鶴膝風（痢風）」といった。また重症では起立も歩行もできない状態であった（「痿躄（いへき）」と称した）。いずれも栄養失調のための筋肉の萎軟が原因で、栄養が回復すれば治癒するが、この状況に適している。このほか脚気の麻痺や、大病後、産後、術後などの体力低下、栄養失調などで、四肢の筋力がなく起立歩行が十分でないときにも用いる。

◆疎経活血湯『万病回春』
【組成】
当帰、川芎、芍薬、地黄、桃仁、牛膝、蒼朮、羌活、防已、茯苓、白芷、威霊仙、防風、竜胆、甘草、生姜、陳皮
【主治】
「遍身走り痛んで刺すが如く左の足痛み、尤も甚だしきを治す。左は血に属す。多くは酒色によって損じ傷れて筋脉空虚し、風寒湿熱を被り内に感じ、熱が寒を包む時は痛んで筋絡をやぶる。これを以て昼は軽く夜は重きに宜しく経をすかし、血を活し、湿を行らすべし。これ白虎歴節風に非ざるなり」。
【構造】
1) 当帰、川芎、芍薬、地黄……運動麻痺、骨、筋肉の萎縮を防ぐ。
2) 蒼朮、防已、茯苓……体の湿や水滞を除いて痛みを治す。
3) 威霊仙、羌活、防風、白芷……皮膚など体表の知覚麻痺、疼痛を治す。
4) 牛膝……筋力の衰えを改善する。
5) 桃仁、牛膝……うっ血、血行障害による痛みを治す。瘀血を除く。
6) 竜胆……消炎解熱作用。
【応用】
1) 血行障害からくる運動麻痺、疼痛に用いる。
　元気で食欲も体力もあるため、人参、黄耆、白朮などの補気薬は入っていない。老化や体力の低下はあまりなく、瘀血による疼痛に用いる。
2) 脳出血後の後遺症の麻痺、運動麻痺にも用いる。
　元気のよい酒飲みの人で、脳出血並びに脳軟化症の後遺症による痛みや麻痺に用いる。一般の中風には続命湯を用いる。
3) 脳外科の手術後や外傷後等の肩手症候群に用いる。
4) 一般に瘀血による運動麻痺、疼痛に用いる。

2) 月経異常を治す作用

　自律神経、内分泌系の失調を整える作用。当帰、川芎、地黄が下垂体レベルで内分泌や自律神経に作用して月経異常を正常にする。

ex. 芎帰調血飲第一加減

芎帰調血飲第一加減	当帰、川芎、芍薬、地黄	白朮、茯苓、陳皮、烏薬、香附子、牡丹皮、益母草、大棗、乾姜、甘草、桃仁、紅花、牛膝、枳殻、木香、延胡索、肉桂

◆芎帰調飲第一加減『万病回春』
【組成】
当帰、川芎、芍薬、地黄、白朮、茯苓、陳皮、烏薬、香附子、牡丹皮、益母草、大棗、乾姜、甘草、桃仁、紅花、牛膝、枳殻、木香、延胡索、肉桂
【主治】「産後の諸疾を治す、宜しく加減してこれを用ゆべし」。
【構造】
1) 当帰、川芎、芍薬、地黄……生理不順、内分泌、自律神経の変調を治す。
2) 桃仁、牡丹皮、紅花、益母草、牛膝……血腫、内出血、腫瘤等の瘀血を吸収する。
3) 当帰、川芎、肉桂、乾姜……表裏を温める。血行をよくする。当帰、川芎は表を、肉桂、乾姜は裏を温める。
4) 延胡索、木香、烏薬……鎮痛作用。
5) 烏薬、香附子、枳殻、陳皮……健胃作用。
【応用】
1) 月経異常を正常にする……婦人科疾患に広く応用される。ex. 子宮内膜症、不妊症、血の道症、更年期障害など。
2) 産後の諸病。
　女性は産後に関節リウマチ（RA）、気管支喘息をはじめ、いろいろな病気、症状が起きる。これら産後に起きる病気の予防や治療に本方が用いられる。
3) 一般に各種瘀血症に応用する。本方は寒証 Type の瘀血症の者に用いられる（熱証 Type の者には通導散加減が用いられる）。ex. 難治性疾患（膠原病、潰瘍性大腸炎、クローン病、シェーグレン症候群など）。
⇒ 駆瘀血作用／幅広く用いられる／桃仁－牡丹皮／桂枝茯苓丸：p. 92 参照。エキス剤では桂枝茯苓丸合当帰芍薬散を用いる。

3）消炎止血作用

芍薬、地黄に止血作用があり、地黄は消炎作用がある（清熱涼血）。

①**止血作用**……一般に止血剤として用いられる。

ex. 芎帰膠艾湯

芎帰膠艾湯	当帰、川芎、芍薬、地黄	阿膠、艾葉、甘草

◆芎帰膠艾湯『金匱要略』
【組成】当帰、川芎、芍薬、地黄、阿膠、艾葉、甘草
【主治】「師曰く、婦人漏下の者有り、半産の後、因って続いて下血、都て絶えざる者有り、妊娠下血する者有り、例えば妊娠し腹中痛むを胞阻と為す、膠艾湯之を主る」。
（解説）婦人で性器出血するもの、流早産の後で出血の止まらない者、妊娠中性器出血するものがあり、もし妊娠中に腹痛して出血するものは切迫流産であり、胞阻という。これらの場合に芎帰膠艾湯を用いる。
【構造】
1) 当帰、川芎、芍薬、地黄……止血、調経、安胎(流産防止)作用。
2) 地黄、芍薬、阿膠、艾葉……止血作用。
【応用】
1) あらゆる出血に用いる。

性器出血、血便、血尿、衄血、喀血、血痰、眼底出血、痔出血等あらゆる出血に用いられる。動脈性の出血には黄連の入った三黄瀉心湯や黄連解毒湯を用いる。動脈性と静脈性の両方の出血や慢性化した場合は芎帰膠艾湯と黄連解毒湯を合方して用いる。

2) 切迫流産。

妊娠中、腹痛と性器出血は流産の徴候である。ことに陣痛様の腹痛になれば切迫流産である。切迫流産も遅きに失すれば、薬物療法の範囲ではない。早い時期には本方が有効である。

当帰芍薬散は、反復性の流産に用いられる。即ち妊娠はするが流産を繰り返す習慣性の流産に用いられる。

②**慢性炎症性疾患（陰虚の発熱）を治す**

温清飲（当帰、川芎、芍薬、地黄、黄連、黄芩、黄柏、山梔子）加減
ex. 柴胡清肝湯、荊芥連翹湯、竜胆瀉肝湯など。

◆**温清飲**『万病回春』
【組成】当帰、川芎、芍薬、地黄、黄連、黄芩、黄柏、山梔子
【構造】
1) 当帰、川芎、芍薬、地黄（＝四物湯）……消炎止血作用。
2) 黄連、黄芩、黄柏、山梔子（＝黄連解毒湯）……消炎解熱、止血作用。
【応用】
1) 発熱……痩せて水分が少ない人（陰虚）の発熱に、四物湯に知母、黄柏を加えて用いる。ex. 滋陰降火湯
　熱病で黄連解毒湯を用いる状況でも、陰虚のものや慢性化した場合には、四物湯を合方して温清飲として用いる。
2) 慢性炎症性疾患……一貫堂では慢性炎症性疾患を起こしやすい体質の者を解毒体質と言い、温清飲加減処方、例えば柴胡清肝湯、荊芥連翹湯、竜胆瀉肝湯を用いて体質改善を図る。ex. 慢性肝炎、慢性腎炎にも用いる。
3) 慢性出血性疾患 ex. 痔出血、胃潰瘍の出血、女性性器出血等、各種出血で慢性化したものに用いる。

20. 補陰、補陽作用

1) 補陰作用……陰虚（＝血虚＋熱）を治す作用
　地黄、山茱萸、牡丹皮

◆慢性炎症性疾患に用いる。陰虚の発熱を抑える。
◆地黄は栄養を補い老化を防ぐ（腎陰の不足を補う）作用。消炎止血作用。神経反射機能をよくする作用がある。これが主薬である。
◆山茱萸は地黄の働きを助けて腎陰の不足を補い、虚熱を清して体を潤す。更に虚熱をさますために清熱涼血作用のある地黄、牡丹皮が配合されている。

Group：六味丸、八味丸

六味丸	地黄、山茱萸、牡丹皮	山薬、沢瀉、茯苓
八味丸	地黄、山茱萸、牡丹皮	山薬、沢瀉、茯苓、桂枝、附子

陰虚		陰虚は陽虚と反対に熱を生ずる。陰は寒であり水である。陰が虚すと火が興り、熱が生ずる。したがって陰虚は「血虚＋熱」である。血虚の症状に加えて、次の症状が現れる。
	症状	1）手足が煩る、五心煩熱。 2）午後に潮熱が出る(朝冷暮熱)。 3）尿量は少なく、尿の色が濃くなる。 4）大便は乾燥し、色が黒く、量も少なくなり、形が細くて小さい。甚だしい時は兎糞状になる。 5）舌は乾燥し、舌質はしまって紅い。舌苔は少ない。 6）脈は細く、数である。
	特徴	陰虚はEnergy代謝の亢進した状態である。同化作用より異化作用の方が強く、即ち多くEnergyが消耗される状態である。筋張った体格で皮膚の色も赤黒いものが多い。痩せた人は温病などの熱病になると、すぐ脱水して陰虚の病症を表わす。

◆六味丸『小児薬証直訣』
【組成】地黄、山茱萸、牡丹皮、山薬、沢瀉、茯苓
【構造】
1) 地黄、山茱萸……腎陰の不足を補う、虚熱を清して体を潤す(脱水を防ぐ)。
2) 地黄、牡丹皮……炎症を抑える。消炎作用により陰虚の熱を抑える。
3) 茯苓、山薬……胃腸の働きをよくする(地黄の副作用を治す)。
4) 茯苓、沢瀉……消化管や体内の過剰の水分を除く(利水作用)。
【応用】
1) 小児の発育不良……骨の発育障害、泉門開存、骨格虚弱等。
2) 胃陰虚、虚熱の者……痩せ型でよく食べても太らない、ガサガサよく動くタイプ。

3) 慢性炎症性疾患に応用する。
   ex. 口内炎、舌潰瘍、歯槽膿漏、結核の発熱、腎盂炎、膀胱炎、虹彩毛様体炎等。
注) 六味丸≒四物湯＋黄連解毒湯（＝温清飲）
　陰虚とは「血虚＋熱」の病態であり、これに対して日本の漢方家は滋陰降火湯の流れをくんでいる人が多いため、四物湯を基本において、六味丸を用いるかわりに四物湯に黄連解毒湯を加えた温清飲の加減を使う人が多い。六味丸を使わずに、つまり生地黄、牡丹皮という組み合わせを使わずに、当帰、川芎という温める薬が入っているにもかかわらず、四物湯に黄連解毒湯を合方して用いる。六味丸はあまり使わずに、どちらかというと補血の四物湯に清熱の黄連解毒湯を加えた温清飲の加減処方を中心に応用する。

◆八味丸『金匱要略』
【組成】地黄、山茱萸、牡丹皮、沢瀉、茯苓、山薬、桂枝、附子
【構造】
1) 地黄、山茱萸、牡丹皮、沢瀉、茯苓、山薬(＝六味丸)…陰虚を治す。
2) 桂枝、附子……血管拡張作用、強心作用、冷えを温める作用。
【目標】本方は陰陽両虚の者に用いられる。六味丸の適応する者が年を取って冷えてきた頃に本方の適応となる。
【応用】
1) 老化現象。
2) うっ血性心不全……高血圧や動脈硬化等から左室不全を起こして夜間多尿となった者のうっ血性心不全に用いられる。
3) 排尿異常……小便が漏れやすい者。しようと思っても出ないが、アッと思ったら失敗したという者。
   ①筋力の弱い者は補中益気湯を合方する。
   ②前立腺肥大の者は猪苓湯を合方する。
4) 神経反射の低下した者……歩く時、足の反射が弱くてヨロヨロッとよろける、階段を上がるときにつまずいて倒れるといった者。
5) 腰痛……腎虚の軽い腰痛に用いる（老化現象によるもの）。

2) 補陽作用……陽虚（＝気虚＋寒）を治す作用
人参、白朮、茯苓、甘草＝（四君子湯）＋乾姜、附子、肉桂（温裏祛寒薬）

陽虚		
		気も陽であるから、気虚は陽虚に含まれる。しかし、陽は熱であり火である。それで陽が虚すと、陰陽の balance がくずれて寒の症状が現れる。したがって、陽虚は「気虚＋寒」の症状ということになる。気虚の症状に加えて次の症状が現れる。
	症状	1) よく寒がる、四肢が冷えて冷たい。寒さに弱く、冷えに遭うと悪い。温めるのを好む。 2) 顔色も蒼白く、皮膚にも赤みが乏しい。 3) 口は渇かない、水も飲みたがらない、唾液が口中に湧いてくる。よだれが多い。 4) 尿量が多く、色が薄い。 5) 大便は軟らかく溏(ベタベタ)で、色も淡く、臭気も少ない。 6) 舌は湿潤し、舌質は淡く、苔は白い。歯痕があることもある。 7) 脈は遅く、力が弱い。
	特徴	陽虚は Energy 代謝の衰えている状態であり、その状態は気虚よりも更に強い。老人に多くみられる。体温も低く、寒がりで、脈も遅く、発汗も少ない。
	治療	補気薬(人参、黄耆、白朮、甘草)＋温裏薬(附子、乾姜、肉桂)

ex.

桂附理中湯	人参、白朮、甘草、桂枝、乾姜、附子
真武湯	朮、茯苓、附子、生姜、芍薬
苓姜朮甘湯加附子	朮、甘草、茯苓、乾姜、附子

各論応用編

概説（132）
漢方エキス製剤の効かせ方（134）
内科疾患（136）
小児科疾患（290）
外科疾患（308）
整形外科疾患（320）
産婦人科疾患（331）
皮膚科疾患（360）
泌尿器科疾患（395）
耳鼻咽喉科疾患（413）
眼科疾患（434）
精神神経科疾患（456）
歯科疾患（463）

§ 概　説

　現在、漢方といえば、日本漢方、中医学、それについで最近はエキス製剤が医療用として健保薬価に登載されたことにより、エキス製剤による病名漢方なるものが登場した。これはエキス剤メーカー主導によるもので、慢性肝炎には小柴胡湯、ネフローゼには柴苓湯、などというように特定の病名と特定の漢方薬を結び付ける、まさしく単純明解な使用方法である。
　しかし、このような使用方法では、漢方エキス製剤があまり有効に機能しない、つまり、あまり効いたように思えない、ということは漢方エキス製剤を使って臨床をやってみればすぐに理解できることである。
　また、現在普及しているエキス製剤による病名漢方の欠陥は、エキス製剤の適応症と有効量が明確でないということである。これではどのように使用してよいかが分からない。西洋医学の薬物のように、ある適応症に有効量を使えば一定の治療効果がみられる、といった手応えのようなものが必要である。
　では、病名漢方というのは誤りなのであろうか。私はそうは思わない。現在、エキス製剤というものがある以上、これを使ってある程度の有効性と再現性のある病名漢方というものを今後発展させるべきであると考える。問題はこれを今後どのように発展させて行くのかということであろう。それには、漢方医学一般のあり方として、四診だけでなく現代医学的な検査手段や知見なども積極的に取り入れ、できるだけ詳しく病態を把握し、一方で生薬の薬能（薬の作用）を相互作用も含めてできるだけ理解した上で、病態に応じ適切な生薬を配合して処方を作り、治療に当たることが重要である。

疾患⇒（近代医学的診断）⇒ 診断（病態の把握）⇔ 生薬の薬能 ⇒ 方剤

　医学として薬物療法を行う場合、病態を診断し、その病態に最も適合する方剤をつくって処方しなければならない。病態には個人差があって全て同じだという訳にはいかないが、西洋医学的診断で同じ病気なら病態も似た共通の部分が多く、薬物に対する反応もまた類似しているものである。

したがって、同一の病気であれば、処方を固定して使ってもある程度は適合する。

処方を固定して作ってあるエキス製剤をbase処方として用い、更によりよく病人に適合させるためには、病態に応じて加方、合方して使用しなければならない。このように病気を診断して治療する病名漢方は、もっと発展させれば、有効性と再現性の高い治療を行うことができる。

本編では、病名による漢方治療の実際について述べる。しかし、これを利用する場合でも、各種病気や病態に対して何故この処方を用いるかということを、各処方の構造(＝方意)や個々の薬物の作用(＝薬能)を理解した上で用いるべきである。

方剤の基本は個々の生薬(薬物)であり、個々の薬物にはそれぞれの作用(＝薬能)がある。その薬物のどういう作用が、この方剤中では利用されているのか、また、他の薬物と配合されてどういう構造(＝方意)でもって、それがどういう病態に適合すべく使用されているのか、ということが解らなければ、方剤の適応症を明確に知ることはできない。これが理解できなければ様々な病気に応用することができない。病名漢方といえども、以上のことを理解するよう努力して使うようにして頂きたいと思う。

方剤を構成している薬物の個々の薬能と病態との対応を、先に述べた総論基礎編の考え方等も応用して、何故この病気にこの方剤を用いるのかを考えるようにして使って頂きたい。そういう作業を行いながら、漢方治療を実践していくうちに自然に漢方医学というものが、自分の知識として身につくようになると思うからである。

また、本編に述べられている病名による漢方治療は標準的なものである。臨床を通じて、各自がこれを参考にし批判的に発展させるべく努力して、より一層良いものを創って頂きたいと期待するものである。

§ 漢方エキス製剤の効かせ方

❶方剤の適応症を明確にする。
　漢方エキス製剤を効かせるためには、その適応症を明確にしなければならない。現在用いられている漢方エキス剤の適応症は、医師が理解できないような適応症が書かれている。もっと適応症を明確にすべきである。

❷病人に適応するように合方、加方を行なう。
　本来は病人を診て、その病態に最適の方剤を作って与えるべきである。ところが現在既にあるエキス製剤は処方内容を固定化して作られている。それを実際の病人に適合させて有効に治療しようとすれば、合方、加方して用いるより他に方法がないのである。

❸適量を与えること。
　病人に有効な最適量を与える。当然のことであるが、現実には適量が使用されているとは思われない。

❹使い方
　実際にエキス剤をどのように使用するか。本編では、病名漢方の実際の使い方について述べてある。
　本編の特徴は、一つの疾患に対して base となる処方を挙げ、その処方の組成と各生薬の組み合わせから成る構造（薬能）から、何故この疾患にこの処方を用いるのかを解説した点にある。更により良く病人に適合させるために、その病態に応じた加方、合方を挙げてあるが、これらの処方についても上記と同様の解説を加えてある。
　ただ必ずしも base の処方にとらわれなくてもよい。加方、合方する処方の中から、病態に最も適すると考えられる処方を選んで加方、合方して治療を行なうことも臨床では大切である。
　例えば、関節リウマチの治療においては、患者の主訴である関節の腫れと痛みに対し、越婢加朮湯合桂枝芍薬知母湯を用いて症状を緩和する。そして腫れと痛みが取れた状態で、関節リウマチの病態の本態である関節滑

膜の増殖性炎症を抑えるため、清熱涼血薬と駆瘀血薬とを合方したbase処方として、桂枝茯苓丸や大黄牡丹皮湯、桃紅四物湯のような処方を用いる。何故ならば、患者は自分の主訴とする症状を改善してやらなければ治療に納得しないからである。まず患者の主訴を改善してやり、その後で桂枝茯苓丸合越婢加朮湯や桂枝茯苓丸合桂枝芍薬知母湯を用い、長期に服用させて関節リウマチを治療するのである。

　しかし、繰り返しになるが、これを利用する場合でも、各種病気や病態に対して何故この処方を用いるのかということを、各処方の構造(方意)や個々の薬物の作用(薬能)を理解した上で用いるべきである。

　尚、芎帰調血飲第一加減のような処方を用いる場合、エキス製剤ではこの処方はないので、当帰芍薬散合桂枝茯苓丸(または芎帰調血飲)で代用する。こうしてエキス製剤で効果があればそれでよしとするが、病気が潰瘍性大腸炎など難治性のものには、煎じ薬の芎帰調血飲第一加減を用いて治療しなければならない。

　また、一貫堂の竜胆瀉肝湯を用いる場合でも、エキス製剤でこれが手元になければ、本方の基本処方である温清飲エキス(黄連解毒湯合四物湯)を用いても差し支えない。このように、各処方の構成薬物の構造をよく見て、それに相当するような処方を各自で工夫して造って応用していくだけの実力を身につけて欲しいと願うものである。

§ 内科疾患

<1> 呼吸器疾患

1. 呼吸器感染症

カゼ症候群

　"カゼ"をどのように治療するかという立場からみると、ウイルスそのものに対する治療法がない以上、病原ウイルスによる分類法はあまり意味がない。したがって、現在では"カゼ"を呼吸器の急性炎症性疾患として症候群として捉えるのがよい。つまり、上気道炎、下部気道炎、全気道炎、肺炎といった病態に分けて治療を行う。感冒はそのほとんどがウイルス感染症で、主としてウイルスによる気道の炎症である。しかし、ウイルスの種類によっては消化器の症状を呈し、胃腸型の"カゼ"と呼ばれるものもあり、髄膜炎や脳炎を起こすものもある。また、細菌の二次感染を受けて病像が複雑になるものもある。

　"カゼ"を普通のカゼといわれる軽症の感冒(Common cold)と重症の感冒(Influ-enza)に分けると、Common cold は病邪の弱い"カゼ"で、Influenza は病邪の強い"カゼ"である。

　一般に漢方とか漢方の薬物など知らない場合は、普通の"カゼ"といえば「参蘇飲」が最も良い総合感冒薬である。胃腸型の"カゼ"には「藿香正気散」を用いる。この二つを知っていれば"カゼ"は卒業といわれる先生もおられる位である。

　ここで何故"カゼ"に参蘇飲であって葛根湯ではないのかと疑問に思われる方もいるのではなかろうか。それは葛根湯は発汗解表薬といって、カゼの初発の発汗療法に用いる方剤であって、発熱に伴う一般症状（頭痛、肩こり、関節痛等の表証）を除く薬物で組まれた処方でしかないためである（後述の"カゼ"の発汗療法について p.147：参照）。

　葛根湯には鎮咳薬も祛痰薬も配合されていない。消炎解熱薬も葛根しか含まれていないために葛根湯は総合感冒薬になれないのである。もし葛根湯を総合

感冒薬にするにはどうすればよいかというと、葛根湯に鎮咳作用のある半夏と祛痰作用のある枳実、桔梗などを加えて葛根湯加半夏桔梗枳実のような処方として使わなければならない。そして、これが参蘇飲の方意に近くなるのである。

1）普通感冒（Common cold）

base：参蘇飲

◆参蘇飲『和剤局方』
＜組成＞
紫蘇葉、前胡、葛根、半夏、桔梗、枳殻、木香、陳皮、茯苓、人参、甘草、生姜、大棗
＜主治＞
「感冒、発熱、頭痛を治す。或いは痰飲凝結によって兼ねて以て熱をなす。並びに之を服すべし。能く中を寛め、膈を快くし、脾を傷ることを致さず、兼ねて大いに中脘痞満、嘔逆悪心を治す。胃を開き、食を進め、以て此れを蹞ゆることなし。小児室女亦よろしく之を服すべし」。
＜構造＞
①紫蘇葉、葛根、陳皮、生姜……解表作用。
②半夏、前胡……鎮咳作用。
③桔梗、枳殻……祛痰作用。
④人参、木香、陳皮、枳殻、生姜、大棗……健胃作用。
＜応用＞
普通感冒(Common cold)

　本方は一年中を通じて普通の感冒に用いる。普通の"カゼ"で、頭痛、発熱、咳嗽、喀痰等のある者に用いる。葛根、前胡は胃にこたえるが、陳皮、枳殻、生姜、大棗、甘草、木香などの胃腸薬が入っているから胃腸を傷つけない。

　参蘇飲はカゼの代表方剤で、これくらいよい薬方はないといえる。日本では『傷寒論』を尊信すること過大の故に、カゼを治療するのに『傷寒論』を応用し、その方剤を用いることが多い。しかし、カゼは傷寒（Influenza）ではない。物に例えれば鶏を裂くに牛刀を以ってするようなものである。

　カゼには参蘇飲と藿香正気散の二方で足りる。

『傷寒論』では加減をやるよりもむしろ変方をする。それがくせになって合方や加減をするのが下手である。即ち証に随って治せというのに、証に随って方をつくれない。加減もできない。方剤はあくまで固定すべきでなく、証に随ってその証に適合するように加減合方して治療するべきである。

参蘇飲はカゼの鎮咳祛痰剤である。半夏の鎮咳と桔梗の祛痰を軸として組んだ方剤で、半夏に前胡、桔梗に枳殻を加えている。

カゼの故に紫蘇葉、葛根、前胡の解表薬を加え、悪寒、発熱、肩こり、頭痛、筋肉痛等の表証に対している。もし、悪寒が強く水様の鼻汁があれば麻黄、細辛などを少量加えればよい。頭痛が強ければ川芎、白芷、細辛などを加えてやればよい。症状が強くなければ加えなくても大抵は標準処方でよくなる。

日本では使用する薬物の量が少ないから、カゼのような軽症の病に牛刀を用いてもあまり害がないのであろう。木香は下痢、腹痛に用いる薬物で、葛根と併用するとよい。食欲亢進作用がある。また、人参も木香も補益の作用がある。小児、老人には正気を補う大切なもので、虚弱な者には必ず入れるのがよい。

【合方・加減方】
❶クシャミ、鼻水、咽痛、寒けを呈する者（急性上気道炎：寒証型）
　⇒＋小青竜湯加附子 or 麻黄附子細辛湯
◆小青竜湯加附子
＜組成＞麻黄、桂枝、芍薬、半夏、五味子、細辛、乾姜、甘草、附子
＜構造＞
①麻黄、桂枝、細辛……発汗解表作用、利水作用、鎮痛作用。
②麻黄、細辛、附子……抗アレルギー作用、利尿作用、鎮痛作用。
③麻黄、甘草、芍薬……気管支拡張作用、鎮咳作用（痙攣性咳嗽を治す）。
④半夏、五味子……鎮咳作用（祛痰作用）。
⑤乾姜、甘草、（附子）……温裏作用（体の内部を温める作用）、温肺作用。
＜応用＞
普通感冒(Common cold)……急性上気道炎：寒証型

利尿障害があるために体内に水滞(痰湿)のある人は寒さに弱くて冷えやすい傾向がある。こういう人がカゼをひくと、表寒によって咽痛、クシャミ、鼻水を発する。こういうカゼには麻黄、桂枝、細辛で表を温めて発汗す

ると同時に、麻黄、細辛、附子で利尿を図らねばならない。また、体の内側も冷えやすい傾向にあるため乾姜(甘草)で温めてやる。麻黄、半夏、五味子は鎮咳祛痰の作用があり、冷えて薄い痰の多い咳のある者に適する。

寒証の症状の強い者には附子を加えてやる方がよく効く。附子は温める作用とともに、抗アレルギー作用、利尿作用、鎮痛作用がある。

咽痛で始まるカゼも初期は表寒証の者が多く、小青竜湯加附子や麻黄附子細辛湯が奏功する。急性上気道炎はこのtype(寒証型)が多い。

◆麻黄附子細辛湯『傷寒論』
＜組成＞ 麻黄、細辛、附子
＜構造＞
麻黄、細辛、附子……発汗解表作用、抗アレルギー作用、利尿作用、鎮痛作用。
＜応用＞

感冒(Common cold)……急性上気道炎：寒証型

本方は小青竜湯加附子の方意がある。しかし、体の内部を温める作用のある乾姜の配合がない。クシャミを連発し、鼻水の出るときは、小青竜湯や麻黄附子細辛湯を用いる。寒けや手足の冷えが強ければ小青竜湯加附子を用いる。麻黄附子細辛湯は「少陰病、脈微細、ただ寝んと欲す」などに用いられるが、臨床上最もよく使用するのは、クシャミ、鼻水の出る感冒やアレルギー性鼻炎である。虚実や体格などに関係なく非常によく奏功する。ただし、これに咳、痰を伴うときには小青竜湯加附子を用いる必要がある。

❷鼻、咽頭の粘膜の発赤、腫脹により鼻閉、咽痛を訴える者（急性上気道炎：熱証型） ⇒＋小青竜湯合麻杏甘石湯

鼻咽喉の急性炎症で発熱、粘膜の充血、腫脹、肥厚、粘稠な鼻汁、量が少なく鼻をかんでも出にくい。温まると鼻閉が強くなる。冷たい空気を吸うと鼻が通る、といった症状を呈する者は急性上気道炎の熱証型である。このtypeには小青竜湯に清熱薬(消炎解熱薬)の石膏を加えて用いる。エキス剤では麻杏甘石湯を合方して小青竜湯合麻杏甘石湯として用いる。

❸急性気管支炎……下部気道に炎症が及んだもの

　ⓐ咳痰が出るが、分泌物の量も多く、色も粘度も薄く、痰が多いため喘鳴のある者（下部気道炎：寒証型）

　⇒＋小青竜湯加附子 or 苓甘姜味辛夏仁湯加附子

寒証の上気道炎が下部気道に波及すると、咳と痰が加わる。寒証では分泌物の量が多く、色も粘度も薄い。ゴホゴホと出てくる。痰が多いために喘鳴がある。ゴロゴロ、ゼロゼロと聞こえる。しかし、呼吸困難はそれほど強くはない。走ったりすると少しある程度である。寒い風に当たるとすぐクシャミ、鼻水が出て、寒い所にいると症状は悪化し、暖かい所では軽くなる。
　麻黄附子細辛湯には鎮咳祛痰薬が入っていないので、この場合は適合しない。一般には、小青竜湯加附子を用いるが、麻黄の副作用のためこれが使えない老人や心不全の者等には苓甘姜味辛夏仁湯加附子を用いる。

❻咳、痰がひどくなり、痰が黄色〜緑色になる場合（下部気道炎：熱証型）
⇒＋小青竜湯合麻杏甘石湯

　上気道炎から更に気道に炎症が及んで、咳、痰がひどくなり、痰が黄色〜緑色を帯び、高熱があって悪寒がないなどの熱証の症状になれば、小青竜湯に清熱（消炎解熱）の作用のある石膏と、利水作用のある杏仁を加えて小青竜湯加杏仁石膏として急性気管支炎に用いる。エキス剤では小青竜湯合麻杏甘石湯で代用する。痰が黄色〜緑色を呈するときは細菌感染を伴っているから抗生物質を併用する。下部気道炎はこの type（熱証型）を呈する者が多い。

❼頭痛 ⇒＋川芎茶調散
◆川芎茶調散『和剤局方』
＜組成＞
川芎、荊芥、薄荷、香附子、羌活、白芷、細辛、甘草、防風、茶葉
　参蘇飲は処方中に葛根、紫蘇葉、前胡といった解表薬が含まれている。したがって、軽症の頭痛にはそれでもよく効くが、重症の頭痛には川芎、白芷、細辛などを加える。川芎茶調散にも川芎、白芷、荊芥、防風、羌活、薄荷といった解表薬が入っていて頭痛によく奏効する。もし高熱があって頭痛するときには石膏、薄荷等を加える。

❽発熱 ⇒＋小柴胡湯合白虎加人参湯
◆小柴胡湯合白虎加人参湯
＜組成＞
柴胡、黄芩、半夏、人参、生姜、大棗、甘草、知母、石膏、粳米
　気道の炎症が強く、体温上昇、倦怠感などのあるとき、柴胡、黄芩、石

膏、桑白皮、知母などを加える。カゼの初発時の発熱は悪寒と表証（頭痛、肩こり、筋肉痛など一般症状）を伴うことが多く、解表薬が用いられるが、熱が内部に入り、発熱（体温上昇）し、悪寒なく、悪熱し、体は熱く汗が出る時期は、知母、石膏、黄芩などの解熱消炎薬が主薬として用いられる。エキス剤では小柴胡湯合白虎加人参湯が用いられる。

2) 重症の感冒 (Influenza) ＝傷寒

発熱を主症状とするカゼ……主として初期に発汗療法を行う。

base：小柴胡湯

◆小柴胡湯『傷寒論』
＜組成＞ 柴胡、黄芩、半夏、人参、甘草、生姜、大棗
＜構造＞
①柴胡、黄芩……消炎解熱作用。
②半夏……鎮咳祛痰鎮嘔作用（半夏－生姜に鎮嘔制吐作用がある）。
③人参、生姜、大棗、甘草……健胃作用。

　和解法の代表処方である小柴胡湯は柴胡、黄芩、半夏の組み合わせが特徴で、柴胡、黄芩は消炎解熱に、半夏は鎮嘔、制吐、鎮咳、祛痰作用を持ち、胃、気管支のカタルにも有効である。半夏、生姜、人参、甘草、大棗は健胃作用がある。したがって、小柴胡湯は胃腸障害を起こさない消炎解熱剤であるから、発熱を主症状とするカゼのbaseの処方として用いられる。

　発熱して悪心、嘔吐のある者、平素胃腸障害のある者、西洋医学の解熱剤、消炎剤、抗生物質などを使用するときにも、胃腸障害の予防の意味で小柴胡湯を併用するとよい。

＜応用＞
発熱性疾患

　発熱性疾患に対する小柴胡湯の主薬は消炎解熱作用のある柴胡、黄芩である。軽症の炎症には柴胡、黄芩は少量でよい。しかし、発熱や炎症が強いときには大量の使用が必要で、更に石膏、知母、黄連、山梔子、竜胆草、連翹、金銀花などの消炎作用を持つ清熱薬を加えなければならないことも多い。即ち、白虎湯、黄連解毒湯、小陥胸湯、涼膈散などを合方することもある。

漢方では外感病即ち感染症(ex:傷寒＝Influenza)の場合、外邪が外から身体を犯し、表(外表)から裏へと進行すると考える。
　感染症の初期にみられる悪寒、発熱、頭痛、強項、四肢痛、無汗、脈浮など身体の外表の症状を表証と呼ぶ。
　初期に表証を治療するため、表にある外邪を除く治療を解表法という。表証を大別して風寒表証(表寒)と風熱表証(表熱)に分ける。
　解表法も、表寒に対する治療法を辛温解表と呼び、表熱に対する治療法を辛涼解表と呼んでいる。表にある外邪を除き表証を治療するには、汗によって汗とともに病邪を外へ追い出すと考えて、発汗療法が主体となる。
　悪寒、無汗には麻黄湯、葛根湯を、悪風、自汗には桂枝湯を、熱感のある者には銀翹散、葛根湯加桔梗石膏を用いる。ただし、この時期にも麻黄、葛根などで食欲がなくなり、悪心や胃部停滞感を起こす胃の弱い者には最初から小柴胡湯を合方する。
　葛根湯が適応する状態で悪心があれば、半夏を加えた葛根加半夏湯を用いることになっているが、小柴胡湯を合方する(柴胡、黄芩、半夏、人参を加える)のがよい。
　エキス剤では葛根湯合小柴胡湯を用いる。
　また、口が苦い、唾液が粘る、悪心などの胃症状を伴う表証には、小柴胡湯をbaseとして、桂枝湯、葛根湯、麻黄湯などを配合する。

【合方・加減方】
❶寒けを訴える者(風寒表証)……辛温解表法を行う。
　悪寒を主とした表証を風寒の表証といい、悪寒、発熱、頭痛、項強、四肢痛などがあり、病人は熱があって他覚的に体温の上昇があっても寒さを感じる悪寒を主とした病態である。表寒を主に、悪寒の強弱と発汗の有無とで表虚と表実に分かつ。

ⓐ悪風、自汗、脈浮虚……表虚寒証。体の外邪に対する反応が弱いもの。
　⇒＋桂枝湯(＝柴胡桂枝湯)

◆桂枝湯『傷寒論』
＜組成＞ 桂枝、芍薬、生姜、大棗、甘草
＜主治＞「脈浮緩、悪風、自汗、頭痛、鼻鳴、乾嘔」
＜構造＞
①桂枝、生姜、(芍薬)……発汗解表作用(弱い)。

芍薬は止汗作用があり、桂枝による発汗作用を抑える。
②生姜、大棗、甘草……健胃作用。
＜応用＞
発汗解表剤
　本症は侵入した病邪が弱く、暖をとり布団を覆っていると悪寒はなく、体は温まり、自然に汗が出てくる状態である。その発汗は少しにじむ程度で、治るには少し足りない。部屋の外に出て風に当たるとゾクゾクと寒けがする。だから悪寒とはいわずに悪風という。この時、桂枝で血管を拡張して血流をよくして体を温めてやると治る。桂枝の発汗作用は穏やかで、麻黄のように強くない。少し温めてやるだけで治るのである。発汗過多を防ぐために芍薬が配合されている。
　❻悪寒、無汗、脈浮緊……表実寒証。体の外邪に対する反応が強いもの。
　病邪が強く表に侵入しなかなか追い出せない、つまり表に病邪が実している状態で、悪寒が非常に強く、温めても悪寒がとれない、寒くて汗は自然には出ず、症状も強く重症である。この時は外表を温める作用の強い麻黄、桂枝の配合された処方を用いる。
　　ⓐ節々の痛みを訴えるとき ⇒ ＋麻黄湯
◆麻黄湯『傷寒論』
＜組成＞麻黄、桂枝、甘草、杏仁
＜主治＞「太陽病、頭痛、発熱、身疼腰痛、骨節疼痛、悪風無汗而喘者」。
＜構造＞
①麻黄、桂枝……発汗解表作用(強力)、鎮痛作用。
②麻黄、甘草……気管支拡張作用、鎮咳作用(気管支痙攣を除く)。
③麻黄、杏仁……利水作用。
＜応用＞
発汗解表作用……節々の痛むインフルエンザ等に用いる。
　湿、水滞のある水太りの者で、感染症にかかると発熱、悪寒が強く、悪寒もとれにくく、発汗しにくく、関節痛を伴うtypeの感冒やインフルエンザ等、熱性疾患の初発に用いる。
　　ⓑ肩こりを伴う者 ⇒ ＋葛根湯
◆葛根湯『傷寒論』
＜組成＞葛根、麻黄、桂枝、芍薬、生姜、大棗、甘草

＜主治＞「太陽病、項背強几几、無汗悪風、葛根湯主之」。
＜構造＞
①麻黄、桂枝……発汗解表作用、鎮痛作用（芍薬は止汗作用として働く）。
②芍薬、甘草、葛根……鎮痙鎮痛作用、肩こりを治す。
③生姜、大棗、甘草……健胃作用。
＜応用＞
発汗解表作用……肩こりを伴う感冒、インフルエンザの初期に発汗療法を行うのに用いる。発汗させるために葛根湯エキス散を熱いお湯で5g位服用させる。

　本方は桂枝湯に葛根、麻黄を加えて、肩こりを伴う感冒、インフルエンザの初期に用いるようにしている。桂枝湯が適する状態で、項背部の筋肉のこわばりを伴うときには葛根を加えた桂枝加葛根湯が用いられる。麻黄湯を与えるべき悪寒、無汗の状態で項背部がこわばるときには、麻黄加葛根湯ではなく、桂枝加葛根湯に麻黄を加えた葛根湯を用いるのである。

❷熱感を訴える者（風熱表証）……辛涼解表法を行う。
　　⇒＋銀翹散 or 葛根湯加桔梗石膏
　発熱初期に少し悪寒があったが、診るときにはもう悪寒はなくなり、熱感があり、体は熱く、頭痛、咽痛、四肢痛、脈浮数などの表証があるときには、銀翹散や葛根湯加桔梗石膏といった辛涼解表剤を用いる。一般には小柴胡湯合葛根湯加石膏を用いる。扁桃炎、中耳炎などで化膿傾向があれば、桔梗石膏を加えて用いるとよい。エキス剤では小柴胡湯合葛根湯加桔梗石膏を用いる。

◆銀翹散『温病条弁』
＜組成＞
金銀花、連翹、薄荷、淡豆豉、荊芥、淡竹葉、芦根、牛蒡子、桔梗、甘草
＜構造＞
①薄荷、牛蒡子、淡竹葉、荊芥……発汗解表作用（弱い）。
②金銀花、連翹、芦根、淡竹葉……消炎解熱作用。
③桔梗、甘草……祛痰、排膿作用。咽痛を治す。

　本方は辛涼解表剤であり、解表よりも清熱（消炎解熱）に重点があり、解表薬を配合した清熱剤と考えられる。

◆葛根湯加桔梗石膏
＜組成＞ 麻黄、桂枝、葛根、芍薬、甘草、生姜、大棗、桔梗、石膏
＜構造＞
①麻黄、桂枝、葛根……発汗解表作用(強い)。
②石膏……消炎解熱作用（麻黄、石膏は滲出性炎症を治す）。
③桔梗、石膏……祛痰排膿作用。抗化膿性炎症。
④葛根、芍薬、甘草……鎮痙鎮痛作用。
⑤生姜、大棗、甘草……健胃作用。

　葛根湯は辛涼解表薬の葛根と辛温解表薬の桂枝、麻黄が配合されており、重点は辛温解表薬であるが、これに清熱薬の石膏を加えれば銀翹散の方意に近くなり、辛涼解表薬として使用できる。多くの場合、桔梗石膏を配合する。小柴胡湯加桔梗石膏は扁桃腺炎から気管支炎と奥の炎症によく効く。葛根湯加桔梗石膏は鼻炎、副鼻腔炎、結膜炎というように表、即ち入り口に近い方の炎症によく効く。

❸高熱が持続して発汗し口渇の強い者 ⇒＋白虎加人参湯
◆白虎加人参湯『傷寒論』
＜組成＞ 知母、石膏、甘草、粳米、人参
＜主治＞
「服桂枝湯、大汗出後、大煩渇不解、脈洪大者、白虎加人参湯主之」。
＜構造＞
①知母、石膏、（甘草）……消炎解熱作用(強力)。
②粳米、人参、甘草……脱水を防ぐ作用、健胃作用。

　初発の太陽病(主に発汗療法を行う)の時期に、治癒せずに熱が高く稽留して、悪寒がなくなり悪熱するようになると、全身から発汗し、汗が出るため口渇し、いくら水を飲んでも口渇が止まず、尿量は減少して色が濃くなる。これは高熱による発汗で脱水が起きるための現象で、口は乾燥して、舌苔も黄色を呈する。この時期は陽明病の前期で、小柴胡湯に消炎解熱の効果の強い知母、石膏を加える。エキス剤では小柴胡湯に白虎加人参湯を合方して用いる。

❹高熱が持続して便秘する者 ⇒＋大承気湯(≒大柴胡湯)
◆大承気湯『傷寒論』
＜組成＞ 大黄、厚朴、枳実、芒硝

<構造>
①大黄、芒硝……消炎解熱作用、瀉下作用。
②枳実、厚朴……腸蠕動亢進作用、鎮痙作用。

　枳実が腸蠕動を亢進し、厚朴は腸管の痙攣を止めて、腹痛を抑える。高熱が持続すると、腸内の水分も乾燥し、大便は硬くなる。腸管麻痺が起きて便秘し、ガスにより腹が膨満する。この時期が陽明病の極期で、抗炎症解熱作用のある大黄、芒硝に腸の運動をよくする枳実、厚朴といった薬物を配合して承気湯類で下法を行う。大黄は大腸性の下剤で、効果発現は服用後6～8時間を要する。枳実は消化管の蠕動を速やかにして食物を下方へ送るので、大黄による瀉下効果を急速にしたいときは枳実を配合すると1～2時間に短縮される。特に腸管麻痺があるときは必要で、高熱、うわ言などがみられるときは一刻を争うので枳実の配合が要る。大承気湯がその例である。小柴胡湯合大承気湯で大柴胡湯の方意に近くなる。小柴胡湯加大黄の人参の代わりに蠕動促進作用のある枳実と、鎮痙作用のある白芍を加え、甘草を除いたものが大柴胡湯である。

❺水様物の嘔吐、下痢がみられ、尿量減少する者
　体内は脱水して口渇する者（ex：水逆の嘔吐）
　⇒＋五苓散（＝柴苓湯）

◆五苓散『傷寒論』
<組成> 白朮、茯苓、猪苓、沢瀉、桂枝
<主治>
「中風、発熱、六七日不解、而煩、有表裏証、渇欲飲水、水入則吐者、名曰水逆、五苓散主之」。
<構造>
①白朮、茯苓、猪苓、沢瀉……利尿作用。腸管や組織の過剰水分を血中に吸収して利尿する。
②桂枝……血行をよくして利尿作用を助ける。

　体内は脱水し、口渇して水分を飲みたがるが、消化管内には水分が過剰にあり、胃内停水を呈して水様物の嘔吐、下痢がみられ、尿量が少ないときには、茯苓、白朮、沢瀉を加える。茯苓、白朮、沢瀉は消化管内の水分を血中に引き入れて利尿する作用がある。エキス剤では五苓散や猪苓湯を合方する。

❻その他
ⓐ少陽病の症候を伴うとき
◇少陽病の症候とともに悪寒、頭痛などの表証がみられるときには、桂枝を加えて発汗させる。ex：柴胡桂枝湯
◇無汗、肩こりには葛根湯を合方する。
◇関節痛が強いものは水分が多いためで、舌苔も厚膩のことが多いが、これには更に蒼朮、附子といった利水剤を加えて用いる。
　ex：小柴胡湯合葛根加朮附湯
◇口渇が強く、高熱があれば石膏を加える。エキス剤では白虎加人参湯を合方する。
◇便秘があれば大黄を、便が硬いときは芒硝を加える。エキス剤では大承気湯を合方する。ex：小柴胡湯合大承気湯（≒大柴胡湯）
◇痩せて体の水分が少ないものは脱水による口渇が生じるが、この状態には半夏を減去し（半夏は燥性が強く脱水を促進するため）、天花粉（栝楼根）を加える。ex：柴胡去半夏加栝楼湯。更に麦門冬、沙参、生地黄などを加えるとよい。

ⓑ小児の発熱性疾患
　発熱して悪心、嘔吐のあるときには小柴胡湯がよい。特に小児にこの症状が多く、熱があって乳や食べたものを吐くときに用いる。したがって、小児の熱性疾患には小柴胡湯を中心に加減合方を行う。

ⓒその他の応用
◇熱病がほとんど治癒したが、動いて無理をすると熱が出るとき、あるいは病後の耳鳴りにも小柴胡湯を用いるとよい。
◇このほか西洋医学の解熱剤、消炎剤、抗生物質などを使用するときに胃腸障害の防止のために小柴胡湯を併用するとよい。

"カゼ"の発汗療法（一発療法）について

❶汗法（発汗療法）
　漢方にはカゼ、流感（インフルエンザ）のみならず、感染症の初発に一発療法がある。「カゼは初めに一発で治せ」とよくいわれる。「カゼに葛根湯」とよくいわれるが、これも一発療法の一つである。一発療法というのは発

汗療法のことである。葛根湯はこの発汗療法を行うための代表方剤の一つである。しかし、葛根湯を飲んでも、クーラーの効いた部屋や寒い所に居て発汗させなければ発汗療法にならない。薬を飲むことが治療法なのではない。発汗させるために薬を飲むのである。葛根湯を飲んでも発汗させなければカゼの治療にはならない。また、汗を出せば、葛根湯でなくても、卵酒でも熱いうどんでも足湯でもよいのである。

❷どのように汗を出すか

桂枝湯の服用について『傷寒論』に次の如く述べた文章がある。

桂枝湯方

桂枝（三両去皮）、芍薬（三両）、甘草（二両炙）、生姜（三両切）、大棗（十二枚擘）

右五味咬咀し、水七升を以て微火に煮て三升を取り、滓を去って、寒温を適え、一升を服す。服し已って、須臾にして、稀粥を一升余を啜って以て薬力を助け、温覆にして一時許りならしむ。

遍身蟄々として微かに汗有るに似る者益々佳なり。水の流離する如くならしむべからず。病必ず除かず。若し一服にして汗出でて病差ゆれば、後服を停む。必ずしも剤を盡さず。若し汗せずんば、更に服すること前法に依る。又汗せずんば後服は少しくその間を促し、半日許に三服を盡さしむ。若し病重き者は、……更に服を作る。若し汗出でずんば乃ち服すること二、三剤に至る。生冷、粘滑、肉、麺、五辛、酒酪、臭悪等の物を禁ず。

以上の如く記載されているが、これは薬を飲むだけでは治癒しないため、いかに発汗させて治癒させるかを累々と述べているのである。

発汗療法の要点をまとめると

①お粥を啜って薬力を助ける。

②温覆して汗が出るようにする。

③汗が出ないと更に薬を追加して汗が十分出るまでやる。

④一服で汗が出て病が治ったらもう飲まない。汗が出なければ出るまで飲む。と念を押している。

❸発汗療法の時期と意味

汗法（発汗療法）とは解表法のうちの風寒表証に対して行う辛温解表剤による治療法である。体が風寒に侵されると変調を起こしてウイルス性感冒やインフルエンザが発病する。そして、発熱のために体温が上昇すると

き、熱が昇りきるまでの間に悪寒や悪風が起きる。甚だしいときは悪寒戦慄となってガタガタ震えることもある。この体温を上昇させる時期で、寒けのあるときに発汗療法を行う。ウイルス、細菌などが感染して熱が出るのは、体がこれらの病原微生物の繁殖を制し治そうとするときの防御反応の結果ではないかと考えられる。体温の上昇は恐らく病原体の種類によって異なると考えられる。37.5～38℃以下は軽症で、それ以上は重症である。

　前述の如く発汗させるためには、速やかに体温を上昇させなければならない。同時に起きる寒けの程度が最も軽症は悪風である。次いで悪寒で、最も激しいのは悪寒戦慄である。戦慄では筋肉を痙攣させて熱を産生して速やかに体温を上昇させる。この寒け（悪寒）の程度は、病原体の種類（毒力の違い）、暑い寒いなど外気、外環境の条件によって差ができると考えられる。

　以上述べたように、病原体の毒力、環境条件、正気（体力など体の条件）の違いによって病態に差ができる。それに応じる方剤にもまた差ができるのである。

❹なぜ発汗療法なのか

　病原体が感染し発病したとき、生体は体温を上昇させて病原体をやっつけようとするのではないかと考えられる。体温の上昇は、病邪と正気の関係で差はあるが、一定の温度まで上昇するとそれ以上は上がらなくなる。この熱が昇りきるまで寒けがあり、体を温めると速やかに一定の体温に達する。そして、それ以上に体を温めても、その熱は汗となって出て体温は上昇しない。常に汗を出しながら数時間を保っていると熱は下がって病は治る。だから、汗法、発汗療法は感染症の初期に行う治療法である。

❺発汗剤の主薬

　よく知られている方剤に葛根湯がある。桂枝湯も麻黄湯も発汗剤である。葛根湯や麻黄湯の発汗剤の主薬は麻黄、桂枝であり、桂枝で体表を温め、麻黄で発汗する。寒けがあって汗が出ない者に用い、体表を温めて発汗させるための方剤である。

　麻黄湯は麻黄と桂枝を合わせた強力な発汗剤で、病邪が実で、発熱があって寒気があり、無汗で発汗しにくいものに用いられる。強力に発汗しなければならないために、止汗作用のある芍薬が配合されていない。

　桂枝湯の適応症は、寒けは軽く、温かく布団を覆って寝ていると温まっ

て自汗が出るような者で、少し温めてやるとすぐに発汗する。これは病邪が弱いためで、桂枝、生姜で外表を温めるだけで発汗する。また、それでも発汗過多となることを恐れて止汗作用のある芍薬を配合してある。

葛根湯は麻黄湯と桂枝湯の中間位の病邪の者に用いられる。強力な発汗剤である麻黄、桂枝に、止汗作用のある芍薬が配合されている。麻黄湯に葛根を加える代わりに、桂枝湯に葛根、麻黄を加えている。これは、葛根、芍薬、甘草に筋肉の強ばりを緩める作用があるためである。

❻ なぜ葛根湯が効かないか

カゼに葛根湯といってよく宣伝されているが、葛根湯を飲めばカゼが治ると勘違いしている人が大勢いる。葛根湯を飲めばカゼが治るのではない。葛根湯は発汗療法剤のうちの一つで、うまく発汗させなければカゼは治らないのである。

葛根湯を飲んで夜勤や深夜の勉強をしたら、熱ばかり上がって苦しいだけで少しも効かなかったという体験の人も多い。葛根湯を飲んで、更に発汗を促すために、たくさん着込んで、うどんのような温かいものを食べて、布団をかぶって寝かせるようにしてうまく発汗させなければならない。カゼでもインフルエンザでも、最初は体を温めて発汗させておくと、ある程度病原微生物を殺せるから、後の治療が軽くてすむのである。

現代の母親達は子供が発熱すると異常なまでに恐ろしがって、すぐに氷まくらで冷やしたり、解熱剤の坐薬を使おうとするが、これをやると予後が非常に悪くなり、病をこじらせてしまう。発熱したら、最初は温かくして、むしろ熱を出して発汗を促すように、布団に寝かせて、湯タンポを入れてやるなど工夫して欲しいと思う。その方が予後が良いのである。

葛根湯のエキス剤は発汗剤としての効きが悪い。それは発汗剤の主薬である桂枝、麻黄などに含有される揮発成分が濃縮の過程で飛んでしまって含まれていないからである。このため、葛根湯に生薬の桂枝末を加えるなどして発汗作用を強めるように工夫して用いなければならない。

❼ 一発療法（発汗療法）のできない病人

一発療法（発汗療法）はよい治療法であるが、これができない人がいる。それはどういう人かというと、老人、心不全の人、低血圧症、循環無力症などの人達である。葛根湯を飲んで布団蒸しなど苦しくてとてもできないのである。

麻黄湯や小青竜湯などの麻黄剤を使えない者には、参蘇飲、苓甘姜味辛夏仁湯などを用いる。正気の虚している人（体力の無い人）は感染症のとき闘病力がないため発熱しない。そして、脈も沈である。これは少陰病である。少陰病は無理に発汗させてはいけない。初発の二、三日、まだ裏証のないとき、麻黄附子甘草湯で少しだけ発汗させてやる。
　病初、発熱、脈浮のこともあるが、発熱、脈沈のこともある。正気の虚している者は、太陽病で始まってもすぐ少陰病に落ちる。このようなときに麻黄附子細辛湯を用いる。

3) 胃腸型のカゼ

　カゼは主として急性気道炎、呼吸器の急性炎症である。ところが、インフルエンザのうち腹痛や嘔吐に下痢の加わった胃腸型のカゼがある。インフルエンザのB型やSRV（小型球型ウイルス）によるといわれる。また、エコー、コクサッキー、アデノウイルスによっても胃腸炎を起こすことがあるといわれる。しかし、日常の診療では原因が明瞭にどのウイルスであると決めることが難しい。また、ウイルスによって治療法が変わるわけでもない。
　症状は下痢を主とし、食欲不振、悪心、嘔吐、腹痛などを来し、起炎ウイルスによっては上気道炎を伴う。胃腸の弱いものはカゼのウイルスで下痢を起こしやすい。急性胃腸型のカゼには方剤として藿香正気散がその代表の方剤である。

　　base：藿香正気散　エキス剤 ⇒ 平胃散加味法

◆藿香正気散『和剤局方』
＜組成＞藿香、紫蘇葉、陳皮、白芷、半夏、桔梗、白朮、茯苓、大腹皮、厚朴、甘草、生姜、大棗
＜主治＞
　「四時不正の気、寒疫、時気、山嵐、瘴気、雨湿蒸気に傷られ、或は寒に中りて腹痛み吐利し、暑に中られ風に冒され吐瀉し、湿に中りて身重うして泄瀉し、或は水土にあわざるによって脾胃調はず、或は飲食腹に滞り、嘔逆悪心し、胸つかえ悶え、或は頭痛し、寒を悪んで熱を発し、汗なき者を治す」。

<構造>
①白朮、茯苓、大腹皮、藿香……腸管の水を血中に吸収、利尿して下痢を止める。
②厚朴、甘草……腹痛を止める（鎮痙鎮痛作用）。
③藿香、陳皮、半夏、生姜……嘔吐を止める。
④藿香、紫蘇葉、白芷……発汗解表作用。
⑤半夏、桔梗、陳皮、厚朴……鎮咳祛痰作用。
<応用>
胃腸型のカゼ（感染性胃腸炎）

　本方は発熱に伴う一般症状（悪風、悪寒、頭痛、項強、筋肉痛、腰痛、関節痛など）つまり表証を治す薬物、藿香、紫蘇葉、白芷と、下痢、嘔吐、腹痛など消化器系の症状を治す平胃散（蒼朮、厚朴、陳皮、甘草、生姜、大棗）が組み合わさった方剤であるといえる。

◆平胃散『和剤局方』
<組成> 蒼朮、厚朴、陳皮、生姜、大棗、甘草
<主治>「脾胃和せず飲食進まざるを治す。常に服して胃を暖めて痰を消す」。
<構造>
①蒼朮……消化管の水を血中に吸収して下痢を止める。
②厚朴、甘草……鎮痙鎮痛作用があり腹痛を止める。
③陳皮、生姜、大棗、甘草……健胃作用、食欲増進作用。
<応用>
急性胃腸炎

　平胃散は、蒼朮という下痢止めと、厚朴という腹痛を治す薬と、陳皮という食欲を増進する作用のある薬物を配合した方剤で、急性胃腸炎で下痢をして腹痛を伴う患者の方剤である。下痢、腹痛するものでは食欲が減退するため、食欲増進作用のある陳皮が入っている。

　本方は平素、胃腸は弱くないが、食べ過ぎや飲み過ぎで胃腸を損し、胃炎、腸炎、消化不良になった場合に用いる薬方である。傷食によって嘔吐や下痢をしたあと、食べると胃に痞え食欲がないとき、胃腸炎で食後にお腹がゴロゴロと鳴って下痢をするとさっぱりする、というものによい。
加減：ただ蒼朮、厚朴、陳皮だけではその効果は弱い。
◇水様性の強い下痢には茯苓、沢瀉、猪苓などの利水薬を加える。

エキス剤では四苓散や五苓散を合方（即ち胃苓湯の如く）する。
◇嘔吐、悪心、噫気、呑酸など気逆の症状が強いときは、香附子、縮砂、木香、藿香などの理気薬の類を加えて香砂平胃散とする。
◇食べた物が消化しないで胃に痞えているときは食積である。
　神麹、麦芽、山楂子、杏仁などの漢方消化薬を加える。
◇気虚で胃腸の働きが弱い場合には、人参、白朮、茯苓、甘草（＝四君子湯）等の補気薬を配合し、胃カタル即ち痰があれば半夏、茯苓を加えると二陳湯の合方になる（＝平胃散合六君子湯）。
◇もし生冷爪果に傷れるとき、即ち冷蔵庫等の類や冷たい食べ物で腹を冷やしているときには、肉桂、附子、乾姜、呉茱萸、茴香などのお腹を温める温裏薬を加える（ex：平胃散合人参湯を用いる）。
　このように加減を行ってこそ、平胃散も幅広く用いてよく効くのである。不換金正気散は平胃散に藿香と半夏を加えたもので、悪心、嘔吐、胃カタルのような胃の症状が強い場合に用いる。藿香正気散はこれに更に紫蘇葉、白朮、白芷、桔梗、大腹皮を加えたもので、主に外感病、傷寒、感冒や瘧などで悪寒、発熱、頭痛、咳嗽と下痢、嘔吐、腹痛などのお腹の病気の合わさったものに用いられる。
　胃腸が弱い者は、漢方では脾胃の虚である。このような者のカゼで、下痢しやすい、または吐瀉のあるといった胃腸のカゼには不換金正気散や藿香正気散を用いる。エキス剤ではこれらの処方がないので、平胃散をbaseとして加減して用いる。

【合方・加減方】
❶水様性の下痢、嘔吐、尿量減少する者 ⇒ ＋五苓散
◆五苓散『傷寒論』
＜組成＞ 白朮、茯苓、猪苓、沢瀉、桂枝
＜構造＞
①白朮、茯苓、猪苓、沢瀉……消化管の水を血中に吸収して下痢を止める（利尿作用）。
②桂枝……血行をよくして利尿作用を助ける。
　体内は脱水し、血中の水分が少なくなるから口渇して水分を飲みたがるが、消化管内には水分が過剰にあるため、水様性の嘔吐、下痢がみられ、尿量が減少する。このため茯苓、白朮で胃腸管内の水分を血中に吸収し、

内科疾患◆呼吸器疾患

猪苓、沢瀉で血中の水分を尿に出すように働く五苓散を合方して、水様性の下痢を止める。

❷悪心、嘔吐の強いとき ⇒＋半夏厚朴湯
◆半夏厚朴湯『金匱要略』
＜組成＞ 半夏、厚朴、茯苓、紫蘇葉、生姜
＜構造＞
①半夏、生姜……鎮嘔制吐作用。
②茯苓、紫蘇葉、生姜、厚朴……利水作用（胃内停水を除く）。
③半夏、厚朴……鎮咳祛痰作用。
　一般に悪心、嘔吐に対しては、半夏、藿香、香附子、縮砂など嘔吐を止める作用のある薬物を加える。エキス剤では半夏厚朴湯を合方する。

❸発熱を伴うとき ⇒＋小柴胡湯（＋抗生物質）
◆小柴胡湯『傷寒論』
＜組成＞ 柴胡、黄芩、半夏、人参、生姜、大棗、甘草
＜構造＞
①柴胡、黄芩……消炎解熱作用。
②半夏、生姜……鎮嘔制吐作用（半夏には鎮咳祛痰作用もある）。
③人参、生姜、大棗、甘草……健胃作用。
　発熱を伴うときは消炎解熱作用のある柴胡、黄芩を含む小柴胡湯を合方する。一般に腸炎は発熱を伴うことは少ない。上気道炎を伴うとき発熱する。このとき、細菌の二次感染を予防する意味で抗生物質を併用する。

❹冷え、腹痛、軟便（泥状便）のとき ⇒＋人参湯加附子
◆人参湯加附子
＜組成＞ 乾姜、甘草、白朮、人参、附子
＜構造＞
①乾姜、甘草、附子……乾姜、附子にお腹を温める作用（温裏作用）がある。甘草はお腹の冷えによる腹痛を治す。
②人参、甘草……腹痛を止め心下の痞えを緩める。
③白朮、附子……利尿作用。
　お腹が冷えて下痢の止まらない者には、乾姜、附子、肉桂などお腹を温める作用のある温裏薬を加えて下痢を止める。エキス剤では人参湯加附子を合方する。

❺発熱に伴う一般症状（悪寒、頭痛、項強、筋肉痛、腰痛、関節痛など）、つまり表証を伴うとき ⇒ ＋参蘇飲 or 香蘇散

◆参蘇飲
＜組成＞
紫蘇葉、陳皮、葛根、前胡、桔梗、半夏、茯苓、枳殻、人参、木香、生姜、大棗、甘草

◆香蘇散
＜組成＞ 香附子、紫蘇葉、陳皮、生姜、甘草

　表証を伴うときには、発汗解表作用のある紫蘇葉、陳皮、葛根、前胡、生姜、白芷、藿香などの薬物を加える。エキス剤では参蘇飲や香蘇散を合方する。

補足）ロタウイルスによる急性胃腸炎

　base：五苓散

◆五苓散『傷寒論』
＜組成＞ 猪苓、沢瀉、白朮、茯苓、桂枝
＜構造＞
①白朮、茯苓……消化管の水分を血中に吸収する。
②猪苓、沢瀉……血中の水分を尿に出す。
③桂枝……血行を促進して利尿作用を助ける。
＜応用＞
水逆の嘔吐（ロタウイルスによる急性胃腸炎）

　本症は乳幼児を冒し、主な臨床症状は嘔吐と下痢である。突然の嘔吐で始まり、水様性の下痢を伴う。大便の色が白色または少し黄色を帯びた白色で、胆汁色の少ない吐瀉で、小児仮性コレラ、白痢、白色便下痢症といわれた。軽度の発熱がある。昔はほとんど11月以後急に寒くなるとき発病した。全小腸が冒され、絨毛は萎縮し平坦となり、充血浮腫、細胞湿潤がみられる。症状は特有の嘔吐（水逆の嘔吐）と下痢で脱水を来す。

　水逆の嘔吐とは、水を飲みたがり、水分を摂取すると、しばらくして飲んだ以上に大量の水を嘔吐する。しかも噴出するように、投げ出すように嘔吐する。嘔吐するとまた水分を欲しがり、飲むとまた吐き出す。このよう

な嘔吐は一般の嘔吐とは違いあまり悪心を伴わない。大量にゴボッと出る。
　漢方ではこれを"水逆の嘔吐"と呼ぶ。普通は飲んだ水は胃や腸から吸収されて血中に入る。ところが、この病になると血中の水が逆に胃や腸管に流れ出てくる。その水が下痢となり嘔吐となって体外に出る。したがって、血中の水分が少なくなって脱水を起こす。このため口が渇いて水分を欲しがる。飲んで水を消化管（胃腸）に入れても血中に吸収されず、逆に血中の水分が消化管に出てくるから、これが下痢や嘔吐になると考えられる。漢方では「口渇、尿不利……」とあるが、これは脱水の症状で、口が渇いていくらでも水分を飲みたい。血中の水分が少なくなるから尿は出ないのである。
　ロタウイルスによって消化管が侵されて、胃や腸の粘膜から水を吸収するメカニズムに異常を来していると考えられる。これに五苓散を用いると嘔吐、下痢が止まり、悪寒がとれ、発汗して熱が下がり、頭痛等の一般症状もとれる。
　一般に西洋医学では脱水状態に利尿剤は禁忌である。しかし、ロタウイルスによる急性胃腸炎では、脱水とはいえ消化管内には水があふれているから、五苓散がその水を血中に吸収して脱水状態は改善される。また、一般の脱水状態であっても、五苓散といっしょに水分の補給を充分にしてやると、五苓散がその水を血中に吸収して脱水状態は改善される。
＜服用法＞
五苓散の散またはエキス剤を用いる。
　この場合の服用法が大切で、粘稠な液で練り合わせて飲ませる。重湯とか片栗を湯で練った液を猪口に入れ、その中に五苓散の末またはエキス散を入れて混和して与える。決して水で服用させたり煎液にして飲ませてはならない。もしそうすると、口に入れたかと思うとゴボーッと吐いて薬が効かない。重湯や葛湯で溶いて服用させると大抵一服で治る。服用後15分以内に嘔吐するようなら、もう一度飲ませる。服用後15分過ぎて嘔吐しないようなら、薬が効いて治る。まず体が温まり、汗が出て、熱が下がり、嘔吐も止まって、口渇がなくなり排尿する。
【合方・加減方】
下痢が止まらない者 ⇒＋人参湯（＝乾姜、甘草、人参、白朮）
　五苓散一服で嘔吐は止まるが、下痢が止まらない者がいる。この下痢は

腹が冷えているための下痢で、乾姜などを加えてお腹を温めてやるとすぐに止まる。エキス剤では人参湯を合方すればお腹も温まり、下痢もすぐによくなる。

4) 虚弱者のカゼ

①発汗療法のできない者のカゼ

発汗療法は有効な治療法であるが、全ての人にこれがやれるわけではない。老人、心不全、低血圧、循環無力症などの人にはできない。葛根湯を飲んで布団蒸しなどとんでもない。苦しくて我慢できないのである。

❶少陰病の者
　base：麻黄附子細辛湯

正気の虚している人は、感染症のとき闘病力がないため発熱しない。そして脈も沈である。これは少陰病である。少陰病は無理に発汗させてはならない。しかし、少陰病といっても初発の2、3日、まだ裏証のないときは麻黄附子甘草湯で少し発汗させる。発病したとき発熱があり、脈が浮であれば発汗できるが、虚証の人は脈が沈む。そこで強く発汗すれば体力がないから苦しくて我慢できない。このため、乾姜や附子で裏を温め補って、麻黄、細辛で微発汗する。

病初、発熱、脈浮のこともあるが、発熱、脈沈のこともある。正気の虚している者は太陽病で始まってもすぐに少陰病に落ちる。だから麻黄附子細辛湯を用いるのである。

❷胃腸が弱い者（脾胃の虚）
　麻黄の使えない者 ⇒ 普通感冒（Common cold）p.137：参照。
　base：参蘇飲

【合方・加減方】
　クシャミ、鼻水 ⇒ ＋苓甘姜味辛夏仁湯加附子

麻黄湯、葛根湯、小青竜湯など麻黄の入った処方の使えない者には参蘇飲や苓甘姜味辛夏仁湯などを用いる。

❸胃腸が弱く、下痢しやすく、または吐瀉のある者
　base：藿香正気散 ⇒ 胃腸型のカゼ p.151：参照。

❹自汗の出やすい者のカゼ

> base：玉屏風散　エキス剤 ⇒桂枝加黄耆湯 or 防已黄耆湯

◆玉屏風散『世医特効方』
＜組成＞ 黄耆、白朮、防風

　表が虚しているため、麻黄では汗が出過ぎて止まらず脱汗する。黄耆などの止汗作用のある薬物を用いる。表虚の自汗といって、体力の低下した者があまり暑くもないのに発汗の多いとき、こういう者はよくカゼを引く。これに玉屏風散を用いる。自汗を止め、風寒に感じてカゼを引かないように表を固めるのに黄耆を主薬として用い、これを白朮が補う。防風は風邪を追う。カゼ薬であるが、表虚の者に使うとき黄耆を併せると脱汗しない。

◆桂枝加黄耆湯『金匱要略』
＜組成＞ 桂枝、芍薬、生姜、大棗、甘草、黄耆

◆防已黄耆湯『金匱要略』
＜組成＞ 防已、黄耆、白朮、大棗、甘草、生姜

　防已黄耆湯は風湿（水太りでカゼを引いたとき）脈浮で、身重、汗出、悪風の者を治す方剤である。もし脈浮、汗出、悪風といえば中風で、桂枝湯を用いる。したがって、自汗の出やすい者のカゼで、水太りで身重、湿、水滞の者には防已黄耆湯を、そうでない者には桂枝加黄耆湯を用いる。

②カゼを引きやすい者の体質改善

> base：補中益気湯

◆補中益気湯『内外傷弁惑論』
＜組成＞ 黄耆、人参、白朮、炙甘草、当帰、陳皮、升麻、柴胡、大棗、生姜

　一般にカゼを引きやすい者は、体力のない者、疲れやすい者、老人などの気虚の者に多くみられる。これらの者は闘病力、免疫力が低く、一般にカゼのみならず色々な病（外邪）に対する抵抗力が弱いので、平素から服用して病に負けないよう体を丈夫にしておく必要がある。また、カゼ引きの後で手足がだるいという者にも用いる。黄耆、人参が主薬で、白朮、炙甘草など補気薬の配合された四君子湯加黄耆や補中益気湯加減を用いる。

【合方・加減方】
❶カゼを引きやすい者、軽いカゼを繰り返す者 ⇒＋柴胡桂枝湯

◆柴胡桂枝湯『傷寒論』
＜組成＞柴胡、黄芩、半夏、人参、生姜、甘草、大棗、桂枝、芍薬
＜構造＞
①桂枝、生姜………発汗解表作用。
②柴胡、黄芩………消炎解熱作用。
③半夏、生姜………鎮嘔制吐作用（半夏は鎮咳、祛痰にも働く）。
④柴胡、芍薬、甘草、大棗……精神的 stress を解消する作用。
⑤人参、生姜、大棗、甘草……健胃作用。

　本方は、小柴胡湯と桂枝湯の合方された処方であり、発熱、悪寒、頭痛、関節痛などの症状がごく軽度なもの、胃が弱く風邪薬や解熱鎮痛剤が飲めない者、風邪薬で胃が悪くなり感冒症状が残っているもの、風邪の症状がいつまでたっても残り、ひどい症状のないもの（治りそこないの感冒）などに用いられるが、これを応用して、カゼを引きやすい人、軽いカゼを繰り返し、腹痛を起こしたり、自家中毒を起こす子供などの体質改善に用いられる。扁桃腺炎や咽喉頭炎などで高熱を出すときや、腎炎、リウマチなどを起こしやすい者には柴胡清肝湯を、咳や痰が出る気管支炎の体質は小柴胡湯を、気管支喘息には小柴胡湯合半夏厚朴湯（柴朴湯）を用いる方がよい。

❷一貫堂の解毒体質で扁桃腺炎、咽頭炎を繰り返す者 ⇒ ＋柴胡清肝湯
◆柴胡清肝湯「一貫堂」
＜組成＞黄連、黄芩、黄柏、山梔子、当帰、芍薬、川芎、地黄、連翹、
　　　　牛蒡子、薄荷、柴胡、天花粉、桔梗、炙甘草

　赤ん坊のとき中耳炎を患う。学童期では扁桃腺炎、中学生にかけて副鼻腔炎を患う。色黒で痩せ型、手掌足蹠はベットリと汗をかいて油足といわれる。腹は陥没し、くすぐったがりである。臥せるときは膝を曲げ丸くなって横臥する。こういう傾向の者で、扁桃腺炎、リンパ腺炎で高熱を出すといった者には、慢性炎症性疾患を治す温清飲の加減である柴胡清肝湯を用いて体質改善を行えば、次第にカゼを引かなくなる。

2. 呼吸器の炎症性疾患
1) 急性炎症
ⓐ 急性気管支炎

❸咳、痰がひどくなり、痰は黄色～緑色になる（熱証型）

> base：小青竜湯合麻杏甘石湯

◆小青竜湯合麻杏甘石湯
<組成> 麻黄、桂枝、芍薬、細辛、五味子、半夏、乾姜、甘草、杏仁、石膏
<構造>
①麻黄、芍薬、甘草……気管支拡張作用（気管支の痙攣を除く）。
②麻黄、石膏、杏仁、細辛……利水作用（気管支の浮腫を除く）。石膏は消炎解熱作用があり、麻黄－石膏は滲出性炎症を治す。
③半夏、五味子……鎮咳作用。

　急性気管支炎の熱証型は下部気道に炎症が及んだものであり、本方は麻黄、芍薬、甘草で気管支の痙攣を除くと同時に、麻黄、石膏、杏仁、細辛で気道の水（痰）や粘膜の浮腫を除く。また、半夏、五味子が鎮咳に働き、石膏が消炎解熱作用として働く。以上の作用により気道の炎症を抑え、鎮咳、鎮痙、祛痰を合わせた作用により気管支炎の熱証型を治療する。一般に急性気管支炎熱証型には小青竜湯加杏仁石膏蘇子桑白皮が適合するが、エキス剤では小青竜湯合麻杏甘石湯を用いる。
　胃腸の弱いtypeや麻黄の使えないtypeには、小柴胡湯加桔梗石膏をbaseとして用いることもある。

【合方・加減方】
❶胸痛の強いとき ⇒ ＋柴陥湯（＝小柴胡湯合小陥胸湯）
◆柴陥湯『本朝経験』
<組成> 柴胡、黄芩、半夏、人参、生姜、大棗、甘草、黄連、栝呂仁
<構造>
①柴胡、黄芩、黄連……消炎解熱作用。
②栝呂仁……抗炎症作用、祛痰作用、胸痛を止める作用。
③半夏（生姜）……鎮咳祛痰作用。半夏、生姜で止嘔作用がある。

④人参、生姜、大棗、甘草……健胃作用。

　柴陥湯は小柴胡湯と小陥胸湯（＝黄連、半夏、栝呂仁）を合方したものである。気管支炎、肺炎、肋膜炎の咳、痰、胸痛に用いる方剤である。小柴胡湯に黄連を加えて炎症を更に強く抑える。栝呂仁は一般に燥熱痰に用いられる。抗炎症作用があり、痰の分泌を多くして喀出を容易にし、また咳をするときに伴う胸痛を除く作用がある。

❷血痰（少量粘稠）混在……炎症性呼吸器疾患の熱痰
　⇒＋清肺湯加芍薬地黄阿膠（エキス剤 ： 清肺湯合芎帰膠艾湯）
◆清肺湯加芍薬地黄阿膠
＜組成＞黄芩、桔梗、茯苓、陳皮、当帰、貝母、桑白皮、天門冬、麦門冬、
　　　　山梔子、杏仁、五味子、生姜、大棗、甘草、芍薬、地黄、阿膠
＜構造＞
①黄芩、山梔子、桑白皮……消炎作用。
②桔梗、貝母……祛痰作用。
③茯苓、杏仁、桑白皮、陳皮……利水作用（湿痰を治す）。
④麦門冬、天門冬、当帰……潤燥（気道や体内を潤し、燥を潤す）。
⑤芍薬、地黄、阿膠……止血作用。

　本方は黄芩、山梔子、桑白皮など抗炎症作用のある薬物が含まれているため、主として呼吸器の慢性炎症で、強くはないが熱が胸部にあって咳や痰のある熱痰の者に用いるため組んだ処方である。痰の量は比較的多量で、しかも熱があるための粘痰で、咳が出ても痰の切れが悪く、喀出するのに苦しみ、痰の切れるまで熱が続くというものに用いる。

　血痰のあるときは、止血作用のある芍薬、生地黄、阿膠を加えて用いる（紅痰加減）。

　燥熱痰の者には栝呂、枳実を加えて用いる。栝呂枳実湯の方意に近くなる。

❺咳、痰が出るが分泌物の量が多く、色も粘度も薄く、痰が多いため喘鳴（ゴロゴロ、ゼイゼイ）を伴う者（寒証型）……急性気管支炎で寒証型を示すtypeは少ない。
　　base：小青竜湯加附子

◆小青竜湯加附子
＜組成＞麻黄、桂枝、芍薬、細辛、五味子、半夏、乾姜、甘草、附子
＜構造＞
①麻黄、芍薬、甘草……気管支拡張作用（気管支の痙攣を除く）、鎮咳作用。
②半夏、五味子………鎮咳作用（半夏には祛痰作用もある）。
③麻黄、細辛、附子……利水作用、抗アレルギー作用、発汗解表、鎮痛作用。
④乾姜、甘草、附子……温裏（温肺）作用。
＜応用＞
喘息様気管支炎（寒証の下気道炎）

　本症は呼吸困難は強くないかほとんどない。寒い風に当たるとすぐクシャミ、鼻水が出て、寒い所にいると症状は悪化し、暖かい所では軽くなる。
　その原因は利尿の悪い者が寒冷の作用を受けて発汗しないため、その水分が溢れて浮腫となり、気道に溜まって溜飲となると考えられる。このため乾姜、附子で裏（肺）を温め、麻黄、細辛、附子で気道の水を除き、麻黄、芍薬、甘草で気管支の痙攣を除き、半夏、五味子で鎮咳祛痰する。
　本方は主に喘鳴を伴う気管支炎様の症状に用いられる。これは小児喘息、喘息様気管支炎などと呼ばれる状態であるが、気管支喘息のように呼吸困難はなく、また決して炎症によって生じるものではない。滲出性体質の小児によくみられ、体内の水分が過剰なために、冬期に寒くなると「ゴロゴロ、ゼリゼリ」という喘鳴を伴い、水様の鼻水やよだれを出すものである。湿があるということは、尿が出にくく、体内に水分が溜まって、冷えたら汗が出ないので、その代わりに小便が多量に出なければならないのに出ないから肺に湿痰が溜まるのである。小青竜湯加附子は温める作用と小便を出す作用の二つの作用をうまく配合してあって、湿を追い出して浮腫を治すのである。

麻黄の不適の者
　base：苓甘姜味辛夏仁湯加附子

◆苓甘姜味辛夏仁湯加附子
＜組成＞茯苓、杏仁、半夏、細辛、五味子、乾姜、甘草、附子
＜構造＞
①茯苓、杏仁、細辛、附子……利水作用（湿痰を治す）。
②半夏、五味子……鎮咳、祛痰作用。

③乾姜、甘草、附子……温裏（温肺）作用。

　苓甘姜味辛夏仁湯は鎮咳、祛痰、利尿作用があり、寒湿痰に対する方剤である。これに附子を加えて利水作用と温裏（温肺）作用を強くしている。苓甘姜味辛夏仁湯は、小青竜湯から麻黄、桂枝、芍薬を除き、茯苓、杏仁を加えた方剤である。即ち発汗解表薬を除いて利尿薬に変えたものである。

　茯苓、杏仁、細辛、五味子はみな利水作用があり、水分を除く方剤といえる。乾姜は体を温める薬物で、温裏祛の甘草乾姜湯を基本とし、杏仁、細辛、五味子を加えて、上焦、肺中冷を治療する方剤である。

＜応用＞
肺中冷、寒湿痰の方剤

　肺中冷は、クシャミ、鼻水、薄い多量の痰、ゼロゼロと喘鳴を伴う。鼻水は透明、痰も白色、透明で量が多い。寒い風に当たると症状がひどくなる。発熱、悪寒、頭痛、肩こり、腰背部痛、四肢痛など表証を伴うときは、麻黄、桂枝の入った小青竜湯で発汗解表するのがよい。カゼのような表証がないときは本方を用いる。

　アレルギー性鼻炎、アレルギー性結膜炎、アレルギー性喘息、喘息様気管支炎なども肺中冷と考えられる。麻黄附子細辛湯や小青竜湯加附子がよいが、麻黄に敏感で発汗しやすい場合や、胃の障害のあるときは本方に附子を加えて用いるとよい。

❸神経性咳嗽
　心因性に起こる痙攣性咳嗽 or 呼吸困難
　　base：小柴胡湯合半夏厚朴湯 or 分心気飲加減

◆小柴胡湯合半夏厚朴湯（柴朴湯）
＜組成＞
柴胡、黄芩、半夏、人参、大棗、生姜、甘草、厚朴、茯苓、紫蘇葉
＜構造＞
①柴胡……疎肝解欝（中枢性に作用して情動異常を鎮める）。視床下部から下垂体などの上位に作用して自律神経系、内分泌系の調整に働き、イライラ、緊張感を緩解する。
②半夏……鎮静作用、鎮咳、祛痰作用（半夏－生姜に止嘔作用がある）。
③厚朴……鎮痙作用（気管支筋痙攣を抑える）、鎮咳作用。

④茯苓、生姜、紫蘇葉、半夏、厚朴……利水作用。湿痰、気道の浮腫を除く。
⑤紫蘇葉、厚朴……抗うつ作用。
⑥炙甘草、大棗……ヒステリー反応を鎮静する作用。

　本方は小柴胡湯の柴胡、炙甘草、大棗に向精神薬としての効果があり、半夏厚朴湯は半夏に鎮咳祛痰作用があるため、気道粘膜の浮腫や痰の量が多い湿痰の祛痰に用いられる。紫蘇葉、厚朴は抗うつ作用があり、半夏は中枢性の鎮静作用がある。以上の作用により、精神的 stress やうつや心因反応等によって起こる神経性の咳嗽や呼吸困難を治す。

◆分心気飲加減「中島紀一経験方」
＜組成＞
桂枝、羌活、独活、紫蘇葉、藿香、厚朴、香附子、枳実、陳皮、大腹皮、檳榔子、茯苓、灯心草、木通、半夏、前胡、桑白皮、生姜、芍薬、当帰、大棗、甘草
＜構造＞
①半夏、前胡……鎮咳作用。
②厚朴、枳実、檳榔子、芍薬、甘草……鎮痙作用（痙攣性咳嗽を治す）。
③藿香、紫蘇葉、桑白皮、大腹皮、茯苓、灯心草、木通……利尿作用（湿痰、気道浮腫を除く）。
④香附子、紫蘇葉、厚朴……抗うつ作用。
⑤藿香、半夏、香附子、陳皮、烏薬、生姜、大棗……健胃作用。理気作用。
⑥桂枝、羌活、独活、藿香、当帰……発汗解表作用、表を温める作用。
⑦檳榔子……逐水作用（瀉下、利尿作用）。

　心因性の咳嗽には古方では半夏厚朴湯に小柴胡湯を合方してよく用いられ効をあげている。それに対して後世方では本方の半夏を増量し、桔梗を加えて用いる（桔梗は祛痰剤として作用する）。心因性の咳嗽でなくても、一般の咳嗽や呼吸困難に対しても半夏、前胡、桑白皮、厚朴、陳皮、茯苓、桔梗といった鎮咳祛痰作用の薬物が配合されているために有効である。

ⓑ肺炎

　肺炎では表証(太陽病)から高熱、激しい口渇を呈する陽明病に移行すれば麻杏甘石湯を、少陽病に移行すれば柴胡枳桔湯を用いるのが標準である。
　太陽病：麻黄湯 or 葛根湯

陽明病：麻杏甘石湯

少陽病：柴胡枳桔湯

❷ 炎症が肺葉全体に広がったもの
高熱（稽留熱）、激しい口渇を呈する者（陽明病型）。

base：麻杏甘石湯

◆麻杏甘石湯『傷寒論』

＜組成＞ 麻黄、杏仁、甘草、石膏

＜構造＞

①麻黄、石膏……滲出性炎症を抑える。フィブリンの滲出を抑える。

②石膏……消炎解熱作用。

③麻黄、石膏、杏仁……利水作用、鎮咳作用（気道粘膜の浮腫や痰を除く）。

④麻黄、甘草……気管支拡張作用（気管支筋の痙攣を緩める）。

＜応用＞

大葉性肺炎

　現在は抗生物質があるため、肺炎に漢方薬を用いることは少なくなったが、昔、ペニシリンのない時代に、大葉性肺炎に麻杏甘石湯加石膏が用いられ非常に有効であった。

　大葉性肺炎は発熱して急激に熱が上昇し、太陽病期（悪寒のする時期）が短く、すぐに高熱の陽明病期に移行する。即ち太陽、少陽、陽明の合病の型をとる。つまり、麻黄湯、白虎湯、柴胡湯の合方になる。

　悪寒戦慄で発病するが、すぐ悪熱に変わり、顔色も蒼白から潮紅してくる。肺は充血して、桃色の痰が出て、次第に鉄錆色に変わってゆく。それとともに肺内は赤色肝変から灰色肝変化を経て融解して治ってゆく。最もよく効いたのが麻杏甘石湯加石膏で、これは麻黄湯合白虎湯である。

　悪寒の強い時期は大青竜湯で、大青竜湯も麻黄湯と白虎湯に跨がる方剤である。麻黄湯、大青竜湯を呈する時期は少なく、ほとんどが麻杏甘石湯加石膏で治る。ただ、胸痛には柴陥湯を併用する。

❸ 胸痛を主症状とするもの、熱痰のある呼吸器の炎症（少陽病型）

base：柴胡枳桔湯

エキス剤 ⇒ 柴陥湯＋桔梗石膏 or 排膿散及湯

◆柴胡枳桔湯（＝小柴胡湯去人参加桔梗枳実栝呂仁）
＜組成＞ 柴胡、黄芩、半夏、生姜、甘草、大棗、桔梗、枳実、栝呂仁
＜構造＞
①柴胡、黄芩……消炎解熱作用。
②半夏……鎮咳祛痰作用、止嘔作用。
③桔梗、枳実、栝呂仁……祛痰排膿作用（栝呂仁は胸痛を治す）。
④生姜、甘草……健胃作用。

　本方は小柴胡湯から人参を除き、枳実、桔梗、栝呂仁を加えたものである。人参は痰の量を増加させるので、咳嗽のあるときには除くのが定石である。枳実、桔梗、栝呂仁には祛痰排膿作用がある。栝呂仁は咳をすると胸にひびいて痛み、咳をするのが苦痛で、痰が切れにくいものに対して有効である。炎症が強ければ石膏を加える。

　エキス剤では柴胡枳桔湯の代わりに柴陥湯（＝小柴胡湯合小陥胸湯）に桔梗石膏 or 排膿散及湯を合方して用いる。
　注）小陥胸湯（組成：栝呂仁、半夏、黄連）
　　　排膿散及湯（組成：枳実、桔梗、芍薬、甘草、生姜、大棗）

ⓒ炎症が肺小葉に限極しているとき。子供の肺炎。
　　base：竹葉石膏湯　エキス剤 ⇒ 麦門冬湯合白虎加人参湯
◆竹葉石膏湯（＝麦門冬湯加竹葉石膏）『傷寒論』
＜組成＞ 半夏、麦門冬、人参、甘草、粳米、竹葉、石膏
＜構造＞
①半夏……鎮咳祛痰作用、止嘔作用。
②竹葉、石膏……消炎解熱作用。
③麦門冬、人参、甘草、粳米、大棗……滋潤作用。

　本方は気管支炎、肺炎、麻疹の肺炎などに応用する。体の脱水がひどいときは地黄、石斛、天花粉を加えるか、あるいは半夏を去って貝母、竹筎を加える。エキス剤では麦門冬湯合白虎加人参湯で代用する。本方は小児の気管支炎、麻疹の肺炎に用いてよく奏功する。

ⓓ老人、虚弱者の肺炎……発熱が少ない老人、虚弱者の肺炎（少陰病型）。
　　base：麻黄附子細辛湯

⇒虚弱者のカゼ／発汗療法のできない者のカゼ p.157：参照。
【合方・加減方】
免疫力の低下した者 ex：緑膿菌感染症、日和見感染、MRSA。
⇒＋補中益気湯
◆補中益気湯『内外傷弁惑論』
＜組成＞ 黄耆、人参、白朮、炙甘草、当帰、陳皮、升麻、柴胡、生姜、大棗
＜構造＞
①黄耆、人参、白朮、炙甘草……消化吸収機能をよくして元気をつける。
②黄耆、柴胡、升麻……筋肉のトーヌスを正常化させる（アトニーを治す）。
③黄耆、当帰……自汗盗汗を止める。
④陳皮、生姜、大棗……健胃作用。
＜応用＞
体力低下して疲労しやすい者
　消化吸収、新陳代謝作用が低下して、体がだるくしんどいと訴える者、食欲不振、自汗などがある者に用いる。
①病後
　感冒、その他の疾患で、症状は一応おさまったが、体がだるくて起きられない、うとうとしていつまでも寝ていたい、手足がだるい、倦怠感、自汗、盗汗などがみられたり、仕事をするとすぐ疲れる、出勤する元気がないなどの十分な体力の回復がみられないとき、あるいは退院時で体力が十分でないときなどに用いる。
②免疫力低下時
　日和見感染、緑膿菌感染症、MRSAのような弱毒菌の感染は体力低下による。このような場合に本方を比較的大量に飲ませるとよい。それは病原体が弱毒で攻撃力が強くないからである。こういう場合は、病者の正気を補えば病邪を攻撃しなくても治ってしまう。これが内傷と呼ばれる病である。それでもいくら弱毒菌とはいえ、外邪を攻められれば、攻めるほうがよいのである。カゼの場合も平素から補中益気湯を服して正気を補っておけば発病しにくくなる。

2)肺結核

西洋医学的治療を基本とする。

ⓐ小児の結核

base：小柴胡湯

初感染があって特に症状を認めないとき、微熱があり食欲のないときなど（ex：BCG接種後）に用いる。

ⓑ昔、結核に用いた処方

解労散（＝四逆散加鼈甲茯苓大棗生姜）
緩痃湯（＝柴胡桂枝乾姜湯加鼈甲芍薬）
秦艽扶羸湯

結核のシューブで滲出性病変があり、血沈が亢進し、午後には体温上昇がみられ、盗汗が出るときには、秦艽、鼈甲が経験的に奏功する。結核で体力のある者には解労散や秦艽扶羸湯が用いられ、体力のない者に緩痃湯が用いられた。

base：緩痃湯

◆緩痃湯（＝柴胡桂枝乾姜湯加鼈甲芍薬）
＜組成＞柴胡、黄芩、桂枝、乾姜、天花粉、牡蛎、甘草、鼈甲、芍薬
＜構造＞
①柴胡、黄芩……消炎解熱作用（主に胸脇部の熱を除く）。
②栝呂根、牡蛎……生津止汗作用（脱水を防ぐ）。牡蛎は鎮静作用があり、栝呂根で生津し、牡蛎で止汗し燥性の半夏を除く。
③乾姜、甘草、桂枝……温裏作用（下法で生じた下痢、腹痛を止める）。
④鼈甲、芍薬……消炎解熱作用。腫瘤（結合組織の増生）を抑制する。
⑤呉茱萸、茯苓……消化管内に水分が多く、溜飲、下痢があれば加える。

緩痃湯は結核患者で微熱や弛張熱を呈し、朝は熱が低く、午後から体温上昇がみられ、眠ると盗汗が出て熱が下がり、体力も低下して、痩せて疲れやすく、両頬部の紅潮、頭汗、動くと心悸亢進、立ちくらみ、不眠、多夢、口渇、尿は濃く少量などの症状を呈するものに本方の加減処方を用いた。

なお、安西安周は結核性の腹部硬結に緩痃湯を用いて非常に効果があったという。ただし、このような結核性疾患に対する治療は、ストレプトマイシン等の出現以後あまり用いられなくなっている。
　緩痃湯とは高階家の命名で、「痃癖」（マラリアの脾腫）を緩めるという意味であり、鼈甲は脾腫を縮小させる効果を持つ。
　もともと柴胡桂枝乾姜湯は、『金匱要略』で瘧（マラリア類似疾患）に用いられた。瘧疾で「寒多く微熱」あるいは「寒だけで熱のないもの」に使用するという指示のある処方である（口渇のあるときには柴胡去半夏加栝呂湯を用いる）。そして瘧の肝腫、脾腫には鼈甲煎丸を用いている。したがって、柴胡桂枝乾姜湯に鼈甲、芍薬を加えたものをマラリアの脾腫に用いるが、現在は使用する状況がない。
　『傷寒論』には「傷寒五、六日、すでに発汗し、またこれを下し、胸脇満微結、小便不利、渇して嘔せず、ただ頭汗出で、往来寒熱、心煩するは、これいまだ解せざるなり、柴胡桂枝乾姜湯これを主る」とある。これは、発熱性疾患に発汗法、下法を行ったが治癒せず、往来寒熱、イライラ、胸脇部の膨満感、心下部の痞えという少陽病の症候があり、小柴胡湯、柴胡桂枝湯を投与したい状況である。ところが、口渇があり、尿量少なく、悪心、嘔吐がない。これは発汗、瀉下による脱水、口渇、尿量減少が生じたためで、天花粉（栝呂根）で生津し、牡蛎で止汗し、燥性の半夏、生姜を除いている（高熱による口渇なら石膏を用いる）。乾姜、甘草、桂枝は下法で生じた下痢、腹痛を止めるための配合である。牡蛎は発汗を止め、熱を下げ、また鎮静作用によって心悸亢進を緩解する。
　消化管内に水分が多く、溜飲、下痢があれば茯苓、呉茱萸を加える。熱病におけるこのような状態は現在ではほとんどみられない。一般には産後、病後、栄養不良、虚弱者などで感冒や感染症が慢性化し、炎症症状は強くないが上記症状がみられる場合に用いる。最もよく用いる状況は柴胡加竜骨牡蛎湯が適応するような神経症、心身症で、痩せたり、下痢をするような虚弱者に対してである。

3) 胸膜炎

ⓐ **湿性胸膜炎**……胸水の溜まる type。

　　base：小青竜湯合麻杏甘石湯 or 越婢加朮湯

◆越婢加朮湯『金匱要略』
＜組成＞ 麻黄、石膏、白朮、生姜、大棗、甘草

　越婢加朮湯も小青竜湯合麻杏甘石湯も麻黄・石膏が主薬である。麻黄・石膏は滲出性炎症を抑えて、更に利水作用がある。これに更に朮や杏仁といった利水作用のある薬物を配合し、胸水を除くのに用いられる。肺癌で胸水の溜まるものにも有効である。

ⓑ **乾性胸膜炎**……胸水の滲出はあまりなく胸痛を主とする type。

　　base：柴陥湯 or 柴胡枳桔湯

◆柴陥湯『本朝経験』
＜組成＞ 柴胡、黄芩、半夏、人参、生姜、大棗、甘草、黄連、栝呂仁
◆柴胡枳桔湯
＜組成＞ 柴胡、黄芩、半夏、生姜、甘草、大棗、枳実、桔梗、栝呂仁
　⇒ 肺炎／胸痛を主症状とするもの（少陽病型）p.165：参照。

　柴陥湯も柴胡枳桔湯も柴胡・黄芩の消炎解熱作用を主として、これに胸痛を治す栝呂仁が配合された処方である。炎症や化膿性症状の強いときのために、更に枳実、桔梗、黄連などが加わったものであるとみることができる。

4) 肺化膿症、気管支拡張症

　　base：葦茎湯合四順湯

◆葦茎湯合四順湯
＜組成＞ 葦茎、薏苡仁、桃仁、冬瓜子、桔梗、貝母、紫苑、甘草
＜構造＞
①葦茎（芦根）、薏苡仁……抗炎症解熱作用。
②薏苡仁、冬瓜子……抗化膿性炎症、排膿作用。

③桃仁、冬瓜子……消炎、駆瘀血作用。
④桔梗、貝母、紫苑……祛痰、排膿作用。
【加減方】
❶出血、血痰の多いとき ⇒＋阿膠、白及　ex：芎帰膠艾湯
❷炎症の強いとき、化膿傾向の強いとき ⇒＋金銀花、連翹、蒲公英、魚醒草

　気管支拡張症、肺化膿症には葦茎湯をbaseとして、膿痰のある者には祛痰排膿作用のある四順湯（＝桔梗、貝母、紫苑、甘草）などを加えて用いる。
　葦茎湯は膿血痰が出て熱のある肺癰に用いる方剤としてつくられ、主に抗化膿性炎症の薬物である葦茎、薏苡仁、冬瓜子を主体に組んでいる。
　また、気管支拡張症では病変部への肺動脈が閉塞しやすく、これに代わって気管支動脈が増殖してくる。これが血痰、喀血の原因になるため、うっ血を取る目的で駆瘀血剤の桃仁、冬瓜子が配合されている。

3. 閉塞性肺疾患

1) 気管支喘息

ⓐ呼吸困難に対して……発作時。

　　base：小青竜湯加杏仁石膏蘇子桑白皮
　　エキス剤 ⇒ 小青竜湯合麻杏甘石湯

◆小青竜湯加杏仁石膏蘇子桑白皮
＜組成＞
麻黄、芍薬、乾姜、甘草、桂枝、細辛、五味子、半夏、杏仁、石膏、紫蘇子、桑白皮
＜構造＞
①麻黄、芍薬、甘草……鎮咳作用、気管支拡張作用（気管支の痙攣を除く）。麻黄に気管支を拡張するエフェドリン様作用がある。
②半夏、五味子……鎮咳、祛痰作用（半夏は粘稠な痰を溶解する）。半夏はコデイン類似の中枢性鎮咳作用がある。
③麻黄、石膏、杏仁、細辛、紫蘇子、桑白皮……利水作用。気管支粘膜の浮腫を除き気道の分泌物を吸収する。

④麻黄、桂枝、細辛……発汗解表作用。
⑤石膏……消炎解熱作用。

　気管支喘息の発作は、その80％が小青竜湯加杏仁石膏蘇子桑白皮で、時に厚朴、地竜を加えることで治る。エキス剤では小青竜湯合麻杏甘石湯を用いる。これは次に述べる寒喘と熱喘の中間型に相当する。実際の発作はこの中間型が最も多い。発作時には小青竜湯合麻杏甘石湯エキス散3〜5gを頓用する。

【合方・加減方】
❶発作性の呼吸困難と共に、呼吸時ヒューヒューいう音がするとき（熱喘）
　⇒＋**麻杏甘石湯**『傷寒論』（麻杏甘石湯の比重を増す意）
◆麻杏甘石湯『傷寒論』
＜組成＞ 麻黄、杏仁、甘草、石膏
＜構造＞
①麻黄、甘草……鎮咳作用、気管支拡張作用。
②麻黄、石膏、杏仁……利水作用（気道粘膜の浮腫や気道の水を除く）。
③石膏……消炎解熱作用。

　麻杏甘石湯は感染症に伴って気管支喘息の発作が起きたときや、痰の量は少ないが熱証のあるときに用いる。口渇、頭汗、発熱、舌燥、脈数、痰は粘稠の者などに用いる。小青竜湯加附子が寒湿に用いる方剤だとすれば、麻杏甘石湯は湿熱に用いる方剤である。麻黄、甘草で気管支の痙攣を緩め、麻黄、杏仁、石膏で気管支粘膜の炎症性浮腫を除く。

　気管支喘息の発作時で、ヒーンヒーンと気道に痰がなく、また痰があっても少量、粘稠で外に喀出されず、気管支喘息の呼吸困難の原因が気管支の痙攣が主たるもので、それに気道粘膜の浮腫を伴うものに用いる。

注）熱喘の特徴
◇顔色は赤みがあり暑がる。
◇口渇があり冷飲を好む。
◇気道の分泌物（鼻汁、喀痰）の量が少ない。
◇呼吸困難は主に気管支筋の痙攣による。

❷泡沫状痰の量が多く呼吸時喘鳴（ゴロゴロ、ゼリゼリ）のある者（寒喘）
　⇒＋**小青竜湯加附子**（小青竜湯の比重を増し更に附子を加える意）

◆小青竜湯加附子
＜組成＞ 麻黄、桂枝、芍薬、半夏、五味子、細辛、乾姜、甘草、附子
＜構造＞
①麻黄、芍薬、甘草……鎮咳作用、気管支拡張作用（気管支の痙攣を除く）。
②麻黄、杏仁、細辛、附子……利水作用（気道粘膜の浮腫を除き気道分泌物を吸収する）、抗アレルギー作用。
③麻黄、桂枝、細辛……発汗解表作用。
④乾姜、甘草、附子……温裏作用（肺中冷を温める）。

　寒喘の者は薄い痰、鼻水、クシャミ、涙などが出て気道の水痰が多く、痰声がゴロゴロ、ゼリゼリという喘鳴を伴う。小児喘息といわれるものがこれである。寒喘によるものは気管支の痙攣による呼吸困難よりも、気道の分泌物や気道の粘膜の浮腫による呼吸困難が主である。これに対して小青竜湯加附子が用いられる。寒喘で麻黄の不適の者は苓甘姜味辛夏仁湯加附子を用いる。

注）寒喘の特徴
◇顔色が悪く、口唇も含めて血色（赤味）が乏しい。
◇寒冷の刺激で発作が起きる。寒さを嫌い寒がり、冷え症である。温めるのを好む。
◇クシャミをよくする。水様性の鼻汁（透明、粘稠度が低い）や、少し白濁しても膿性ではない。一般の発作は上に記したような熱喘か寒喘の二つに分類できるわけでなく、実際には寒熱移行型、中間型（小青竜湯合麻杏甘石湯）を呈する者が多い。熱喘なら麻杏甘石湯であり、寒喘なら小青竜湯加附子がその代表方剤であるが、実際には７：３で熱が優勢だったり、５：５とか３：７とか様々である。

b 体質改善

❷幼児期……カタル性のもので痰の多い者。
　　base：六君子湯
◆六君子湯『世医特効方』
＜組成＞ 人参、白朮、茯苓、半夏、陳皮、生姜、大棗、炙甘草

各論応用編／内科疾患

＜構造＞
①半夏、陳皮、茯苓、甘草（＝二陳湯）……祛痰作用。湿痰を除く。気管支カタル、胃カタルを治す。
②半夏……鎮咳、祛痰作用、止嘔作用。
③人参、白朮、茯苓、甘草……補気作用（消化吸収機能を亢めて元気や食欲をつける）。
＜応用＞
小児喘息の体質改善
　本方は気管支カタルに用いられる。漢方でいう湿痰、即ち量が多く粘度のあまり高くない痰に用いられる。半夏の鎮咳祛痰作用を茯苓、陳皮、生姜が補う。したがって、六君子湯を痰の多い幼小児期のいわゆる小児喘息の体質改善に用いる。

❻少年期……感染により発作の誘発されるもの。
　base：小柴胡湯合半夏厚朴湯（柴朴湯）
◆小柴胡湯合半夏厚朴湯
＜組成＞柴胡、黄芩、半夏、生姜、人参、甘草、大棗、厚朴、茯苓、紫蘇葉
＜構造＞
①柴胡、黄芩……消炎解熱作用（主に胸脇部の炎症を治す）。
②半夏……鎮咳祛痰作用（リンコデ類似）、制吐作用。
③厚朴……鎮咳作用（気管支拡張作用）。
④半夏、茯苓、生姜、紫蘇葉、厚朴……利水作用（湿痰を除く）、気道浮腫を除く。
⑤人参、生姜、大棗、甘草……健胃作用。
＜応用＞
感染により発作の誘発される喘息患者の体質改善
　柴胡、黄芩は消炎解熱作用があり、感染症の予防にも用いられる。半夏は鎮咳作用（リンコデ類似作用）があり、茯苓、生姜、紫蘇葉と組んで利水作用（湿痰を除く作用）がある。したがって、鎮咳祛痰剤として用いられる。痰は量が多い湿痰の祛痰に用いられる。半夏厚朴湯は二陳湯加厚朴紫蘇葉の方意があり、厚朴は気管支筋の痙攣を緩める作用があって、痙攣性咳嗽に用いられる。

子供などでカゼを引くと喘息発作を起こしてくる者に、発作が治まったら、小柴胡湯と半夏厚朴湯を合方した柴朴湯のような処方を体質改善と称してずっと飲ませておくと発作が起きなくなる。柴朴湯はその方意から考えると、半夏、人参、生姜、大棗、甘草という胃薬と、半夏、厚朴という鎮咳祛痰薬を組み合わせ、柴胡、黄芩という消炎解熱作用のある薬物を含んだカゼ薬、あるいは予防薬のような働きをするため、ずっと飲んでいるとカゼを引きにくくなり、もし引いても軽くすみ、喘息発作が次第に起こらなくなってくる。

●成人
　base：大柴胡湯合半夏厚朴湯

◆大柴胡湯合半夏厚朴湯
＜組成＞ 柴胡、黄芩、半夏、枳実、芍薬、大黄、大棗、生姜、厚朴、茯苓、紫蘇葉
＜構造＞
①柴胡、黄芩……消炎解熱作用。
②半夏……鎮咳祛痰作用、止嘔作用。
③厚朴……鎮咳作用、気管支拡張作用。
④枳実、芍薬……祛痰作用。
⑤半夏、茯苓、生姜、紫蘇葉、厚朴……利水作用（湿痰、気道の浮腫を除く）。
⑥大黄、枳実……瀉下作用。
＜応用＞
成人気管支喘息の体質改善
　本方は体質改善の目的で小柴胡湯合半夏厚朴湯の代わりに用いる。

【合方・加減方】
難治性のもの ⇒＋通導散

◆通導散『万病回春』
＜組成＞ 当帰、紅花、蘇木、木通、陳皮、厚朴、枳実、甘草、芒硝、大黄
＜構造＞
①当帰……血管を拡張して血行をよくし駆瘀血作用を強める。
②蘇木、紅花……内出血等の瘀血を除き、ファイブローシスを改善する（駆瘀血作用）。
③枳実、厚朴、陳皮、芒硝、大黄……腸管の蠕動を促進して瘀血を速やか

に下す(瀉下作用)。

　本方は一般に駆瘀血剤として主に難治性の瘀血症に応用する。気管支喘息も慢性化してくると気管支基底膜や気管支平滑筋が肥厚してくる。筋肉の肥厚やファイブローシスを漢方では瘀血と考えて、駆瘀血剤を与えることで病態が改善されてくる。血管のうっ血蛇行とか、粘液腺の肥大とか、慢性の喘息は瘀血が主たる病態と考えられる。成人の気管支喘息の体質改善には、一般に大柴胡湯合半夏厚朴湯や大柴胡湯去大黄合半夏厚朴湯を長期服用させることで喘息発作が起こらなくなるが、慢性難治性のものは通導散を合方する。

2)慢性気管支炎

　　base：二陳湯 or 半夏厚朴湯

◆二陳湯『和剤局方』
＜組成＞ 半夏、陳皮、茯苓、生姜、甘草
＜構造＞
①半夏……鎮咳作用(リンコデ類似作用)。
②半夏、茯苓、陳皮……祛痰作用、湿痰を除く作用(利水作用)。
＜応用＞
気管支カタル(慢性気管支炎)

　半夏の鎮咳祛痰作用を茯苓、陳皮、生姜が補う。気管支カタルとは漢方でいう湿痰で、量が多く、粘度のあまり高くない痰に用いる。半夏厚朴湯も二陳湯加厚朴紫蘇葉と考えて応用できる。このため二陳湯、半夏厚朴湯は慢性気管支炎の base の処方として用いられる。

【合方・加減方】
❶呼吸器の炎症を伴うとき ⇒ ＋小柴胡湯
　小柴胡湯は柴胡、黄芩という消炎解熱剤を主薬とし、半夏、生姜、人参、大棗、甘草という胃薬を配合した処方である。即ち健胃剤を含んだ抗炎症剤とみることができる。更に半夏は鎮咳祛痰作用があるため、呼吸器の炎症を伴う疾患に応用される。

❷気管支粘膜の浮腫(寒湿痰) ⇒ ＋三子養親湯
　水様の薄い痰で量が多いとき(ex：老人の寒湿痰などに見られる)

◆三子養親湯『韓氏医通』
＜組成＞ 紫蘇子、白芥子、莱菔子
＜構造＞
①蘇子、白芥子……利水作用（気管支粘膜の浮腫を除く）。
②莱菔子……消化を助け、胃カタルを治す。
＜応用＞
老人の慢性気管支炎、肺気腫

　白芥子は強い利水作用がある。温める作用が強いから、炎症のある場合には単独で用いることはよくない。寒湿痰に用いるとあるように、水の多い薄い痰を利尿によって除く作用がある。名称が養親湯といわれるように、老人の寒湿痰を呈する慢性気管支炎や肺気腫などに用いられる。

❸痰が粘って出にくい者（燥熱痰）⇒＋貝母栝呂散
◆貝母栝呂散『医学心悟』
＜組成＞ 貝母、栝呂仁、天花粉、桔梗、茯苓、陳皮
＜構造＞
①貝母、栝呂仁、桔梗、陳皮……祛痰排膿作用（貝母、栝呂仁には消炎作用がある）。
②天花粉……抗炎症、潤燥作用。
③陳皮、茯苓……健胃作用。
＜応用＞
慢性気管支炎（燥熱痰）

　本方は燥熱症といわれ、粘り硬い切れにくい痰がある気管支炎などのときに用いる。栝呂仁、貝母には抗炎症作用があり、気道の痰を滑らかにし排出しやすくする。天花粉は体を潤し、桔梗は痰を排出する。

❹難治性 ⇒＋通導散 ⇒ 気管支喘息／成人（難治性のもの）p.175：参照。

3）肺気腫……労作時呼吸困難、咳嗽、喀痰あるとき。

　base：喘四君子湯　エキス剤 ⇒ 六君子湯合苓甘姜味辛夏仁湯

◆喘四君子湯『万病回春』
＜組成＞ 人参、白朮、茯苓、甘草、大棗、生姜、縮砂、陳皮、厚朴、当帰、
　　　　 木香、紫蘇子、桑白皮、沈香

<構造>
①人参、白朮、茯苓、甘草（＝四君子湯）……補気作用（消化吸収機能を亢めてエネルギー代謝を改善し、体力、元気を補う）。
②紫蘇子、沈香、桑白皮、木香……利尿作用（気道粘膜の浮腫を治す）。
③当帰、木香……血行をよくして体表を温める（温経作用）。
④厚朴、木香……鎮咳作用（気管支拡張作用、気管支の痙攣を除く）。
<応用>
体力低下による呼吸困難を治す（ex：肺気腫）

　本方は『万病回春』の喘息門にある方剤で、四君子湯の名称で載っている。その主治は「短気を治す」としている。「気短して喘する者は、呼吸短促にして痰声なきなり」。喘は"あえぐ"ことを意味し、短い息づかいといわれる。

　本方は呼吸困難のうち気短を治す方剤である。体が弱り、呼吸筋が衰弱していると、呼吸困難があっても努力呼吸ができなくなり、浅薄呼吸となり、気は短くなる。これは決して気管支喘息ではない。無力体質者、大病後、貧血、老人、慢性消耗性疾患等いろいろの原因で体力、気力がなくなり、また、肺切除のため肺気腫、塵肺のように肺の弾力性の低下のため肺活量が減少している場合の呼吸困難である。

　尚、左室不全で、肺にうっ血、水腫があって浅薄呼吸となる場合もやはり、喘四君子湯を用いて浅薄呼吸が楽になった時点で、強心剤、利尿剤、血管拡張剤を用いて治療する。ちょっと歩いても息切れがする、息どおしい、話の途中で息を継がないと一息に終わりまでしゃべれない、大きな声が出せない、マッチやローソクの火を吹き消すことができない、このような呼吸困難の虚証に用いる。四君子湯を用いて体力、気力を補う。陳皮、縮砂仁を加えると食欲も進み、薬液が胃にもたれない。桑白皮、紫蘇子、沈香、縮砂仁は気道の水や気道粘膜の浮腫を除き、厚朴、木香は気管支の痙攣を除いて鎮咳に働くという方剤である。

4．拘束性肺疾患

1）肺線維症 ex：間質性肺炎、塵肺

[base：通導散合桂枝茯苓丸]

◆通導散合桂枝茯苓丸
＜組成＞ 当帰、蘇木、紅花、木通、陳皮、厚朴、枳実、甘草、芒硝、大黄、
　　　　桂枝、茯苓、牡丹皮、桃仁、芍薬

　肺線維症は肺組織にびまん性に異常な線維増殖が起こり、肺の伸縮運動、ガス交換機能が妨げられ、進行すれば呼吸困難、呼吸不全に至る疾患である。特に肺胞壁等、肺の間質を主たる炎症の場とする間質性肺炎が両側びまん性に生じ進行すると、肺の間質の線維増殖（fibrosis）を来たす疾患である。漢方では線維性の増殖性炎症を瘀血として捉え、これを目標として駆瘀血剤を用いて治療する。増殖性炎症を示す疾患に対しては、牡丹皮、生地黄、玄参などの清熱涼血薬に、更に駆瘀血薬である桃仁、紅花、蘇木、当帰尾などを加えて用いる。

　例えば桃紅四物湯、桂枝茯苓丸、桃核承気湯合大黄牡丹皮湯、通導散合桂枝茯苓丸といった処方を用いて治療する。

【合方・加減方】
体力低下、息切れ ⇒＋喘四君子湯 or 補中益気湯
　⇒ 肺気腫／喘四君子湯 p.177：参照。

<2> 循環器疾患

1．心疾患

1) うっ血性心疾患

　先天性心疾患、心弁膜症、虚血性心疾患、高血圧症等から来る、うっ血性心不全に対して。

　　　base：通導散合桂枝茯苓丸

　心疾患のために心臓の機能が低下し、身体の需要に対して十分な血液が循環しなくなり、臓器血流障害に基づく呼吸困難、咳嗽、乏尿、浮腫などのさまざまな臨床症状が現れてくるのを心不全という。

　うっ血肝、肺のうっ血、および心不全による臓器のうっ血腫大は漢方では瘀血である。通導散合桂枝茯苓丸のような活血化瘀薬の配合された処方を用いて瘀血を除いて血行をよくしてやることが、うっ血性心不全の治療の基本となる。尚、本方は少量から使用する。体力のない者には補中益気湯を合方する。

【合方・加減方】

❶一般に、うっ血肝、出血の予防に ⇒＋竜胆瀉肝湯＜一貫堂＞加側柏葉

　（エキス剤：**竜胆瀉肝湯＜一貫堂＞**or **温清飲** or **温清飲合竜胆瀉肝湯＜薛氏＞**）

　竜胆瀉肝湯は温清飲（＝黄連解毒湯合四物湯）加減処方で、当帰、川芎が血管を拡張して血行をよくし（活血作用）、木通、車前子、沢瀉が利尿作用として働くことでうっ血肝を治療する。また、四物湯（＝当帰、川芎、芍薬、地黄）と側柏葉が止血作用として働き、出血傾向を予防治療する。

❷呼吸困難

　　❸一般に ⇒＋茯苓杏仁甘草湯 or 七味降気湯加縮砂

◆茯苓杏仁甘草湯『金匱要略』

＜組成＞ 茯苓、杏仁、甘草

＜主治＞「胸痺、胸中気塞、短気、茯苓杏仁甘草湯主之。橘皮枳実生姜湯亦主之」。（解説）胸痺で胸がいっぱいになってふさがって、呼吸困難の起きる者は茯苓杏仁甘草湯を用いる。

＜構造＞
①茯苓、杏仁……利水作用、肺水腫を治す。
②甘草……健胃作用、脱水を防ぐ作用。
＜応用＞
うっ血性心不全（心臓性喘息）

　うっ血性心不全で左室不全のときは、肺にうっ血して肺水腫となり、心臓性喘息の呼吸困難が起きる。呼吸困難、起坐呼吸、喘鳴、多痰、臥すると咳が出るというものに本方を用いる。

◆七味降気湯加縮砂
＜組成＞紫蘇葉、香付子、半夏、茯苓、木通、桑白皮、白檀、生姜、甘草、縮砂
＜構造＞
①紫蘇葉、茯苓、桑白皮、白檀、木通、縮砂……利尿作用。
②半夏……鎮咳作用。
③半夏、生姜、香附子、縮砂……鎮嘔作用、健胃作用。
＜応用＞
①腎性浮腫
②脚気衝心（うっ血性心不全）

　本方は脚気衝心に用いられ、降気湯と名づけられるが、内容は利尿剤で、腎炎、ネフローゼなど腎性浮腫に用いられた。

　古方を用いる医家は水腫の利水剤として五苓散の類をよく用いる傾向がある。ところが、江戸中期以後の日本における脚気は非常に重要な疾病であって、明治に漢洋脚気相撲が行われた位であった。そして脚気は昭和の初期まで日本人を苦しめたのである。後世家は利水剤に降気湯を多用した。急性に来る脚気は水腫から衝心を起こした。慢性のものは麻痺型で、非常にゆっくり来たものは浮腫を起こさず、痩せて神経麻痺になった。脚気の主な症状は水腫と麻痺と衝心である。ことに衝心は急性に来て、必ず浮腫が先行した。死命を制するため脚気の衝心は非常に警戒された。

　尿量が二～三合（500～600cc）で4～5日すれば衝心を起こす。一日五合（1000cc）以上あれば衝心は起こらない。したがって脚気の治療は利水が眼目となったのは当然であった。最もよく用いられたのが降気湯とその変方である。

　1）浮腫の少ない呼吸困難や心悸亢進がないtypeには檳榔湯を用いる。

2）浮腫が強く、呼吸困難、喘急があれば七味降気湯加縮砂を用いる。

1）、2）共に心下痞および痞鞕があれば呉茱萸を加える。九味檳榔湯に呉茱萸を加え、更に浮腫、尿不利には茯苓を加える。これが浅田流の九檳加呉茯（九味檳榔湯加呉茱萸茯苓）である。

七味降気湯にも呉茱萸を加えて用いる。呉茱萸、茯苓に桑白皮と犀角を加えると豁胸湯になる。原南陽の衝心に対する処方である。七味降気湯に赤小豆を加え、うっ血肝で肝腫大し、圧すれば嘔吐したり、心悸亢進するなど、衝心の前駆、急性には商陸、猪苓、冬葵子を加えた。小便が1000cc以上出れば心悸亢進、呼吸困難、喘急は楽になる。うっ血肝の肝腫がなくなれば衝心はしない。症状が呼吸困難や喘咳よりも、下痢するときには導水茯苓湯か実脾飲を用いた。

ⓑ呼吸困難重症に……一時逐水薬を用いる ⇒ ＋葶藶大棗瀉肺湯

◆葶藶大棗瀉肺湯『金匱要略』
＜組成＞ 葶藶子、大棗
＜主治＞「肺癰、喘不得臥、葶藶大棗瀉肺湯主之」。
＜構造＞
①葶藶子……逐水作用（利尿、瀉下作用）。
②大棗……緩和作用（葶藶子の刺激性を緩和する）。

本方は葶藶子の逐水作用を利用した強力な薬方である。利尿と瀉下によって体内の水分を除く作用が非常に強い。ことに瀉肺といわれるように、胸部の水を除く。うっ血性心不全の浮腫や湿痰を強力に除くのに用いられる。また、浮腫、胸水、腹水にも用いられる。そのときは防已、椒目などを加えた已椒藶黄丸という方剤として用いる場合もある。しかし強力な利水剤であるが原疾患を治療するものではない点に注意しなければならない。したがって長期には使用できない。

葶藶子は逐水薬に入れてあるが、瀉下作用は強くない。したがって下痢も激しくない、使いやすい薬物である。甘遂、芫花、大戟などは峻烈で使い難いが、葶藶子、牽牛子、檳榔子は使いやすくて効果もよい。

ⓒ呼吸困難軽症に ⇒ ＋苓桂朮甘湯合八味丸

◆苓桂朮甘湯合八味丸
＜組成＞
茯苓、白朮、桂枝、甘草、地黄、山薬、山茱萸、沢瀉、牡丹皮、附子

＜構造＞
①白朮、茯苓、沢瀉、附子……利尿作用。
②桂枝、附子……血管拡張作用、強心利尿作用。
③地黄……強心作用。
④桂枝、茯苓、甘草……鎮静作用（心動悸、気の上衝を治す）。
＜主治＞
「それ短気して微飲あり、まさに小便によってこれを去るべし、苓桂朮甘湯之を主る。腎気丸また之を主る」（『金匱要略』：痰飲咳嗽病）

（解説）　短気というのは呼吸の幅が短い、一種の喘、つまり呼吸困難をいう。喘の中には短気でないものもあるし、短気にも微飲のあるものと微飲のないものとがある。例えば肋膜炎をやって胼胝ができて、そのため呼吸ができないとか、手術した後とか、筋肉の力とか気力体力がなくなったときも短気は起きるがこういうときは微飲がない。微飲があれば寝かせると特に咽が「ゼリゼリ」という。これは苓桂朮甘湯とか、腎気丸（＝八味地黄丸）で小便に取れというのが、上の条文の意味である。

　これは呼吸困難のうちで呼気性の呼吸困難でなくて吸気性のものである。「喘促」といえば努力性の呼吸困難で実喘を意味する。「短気」は虚喘を意味する。中医学では実喘は肺で、虚喘は腎である。「納気不全」になって気が入らないのだと考えている。歩くと呼吸困難が起きて息切れする。階段を上がるときとか、若い人と一緒のスピードで歩くと起きる。これは左室不全の現れである。八味丸はうっ血性心不全のときに使う。なぜかというとジギタリスのことを洋地黄というが、ゴマノハグサ科で、地黄と同じ種類のものである。根と茎の違いはあるが、地黄にも弱いが強心作用がある。それから桂枝、附子には血管拡張作用と強心作用がある。茯苓、沢瀉、附子、桂枝は利尿作用がある。うっ血性心不全の治療には強心作用、利尿作用、血管拡張作用のある薬を使うように西洋医学でもなっている。したがって八味地黄丸はうっ血性心不全、特に左心不全に用いる。しかし、八味地黄丸の強心作用は非常に弱いのでジギタリスを併用する。

　同じように苓桂朮甘湯も血管拡張作用と利尿作用があるので、八味地黄丸に合わせて使ってやるとより効果がよくなる。

❸うっ血肝……呼吸困難、チアノーゼ、浮腫等あるとき（右心不全）
　⇒＋木防已湯

◆木防已湯『金匱要略』：痰飲咳嗽病
＜組成＞ 木防已（漢防已）、人参、桂枝、石膏
＜主治＞
「膈間支飲、其人喘満、心下痞堅、面色黧黒、其脈沈緊、木防已湯主之」。
（解説）胸（肺）に水がたまって息苦しく、胸がいっぱいになって、呼吸困難があり、心窩部が堅く痞えている。顔は黒くて脈は沈緊である。このようなものには木防已湯を用いる。喘満（呼吸困難）、心下痞堅（うっ血肝）、面色黧黒（チアノーゼ）などを目標にうっ血性心不全と診断して用いる。
＜構造＞
①木防已、石膏、桂枝……利尿作用（木防已、石膏に利尿作用があり桂枝は血管を拡張して利尿作用を助ける）。
②人参……心下痞堅を治す。

　うっ血性心不全の治療には利尿剤が主となるが、心臓の負担を軽減するために安静と強心が大切であり、食塩の制限も重要である。
　防已は重力により下側に生じる浮腫に効果があり、木防已湯には利尿作用がある。しかし、強心、血管拡張の作用を持つものは桂枝のみでこの作用が非常に弱い。それゆえ強心にはジギタリスやセンソ、血管拡張にはニトログリセリンなどの併用が必要である。
　肺水腫やうっ血があるときには降気湯（七味降気湯、沈香降気湯合豁胸湯）や茯苓杏仁甘草湯が効果があるので、合方あるいは併用する。
　葶藶大棗瀉肺湯を合方すると激しい瀉下、利尿が生じて肺水腫が軽減する。吉益南涯は常に本方に茯苓を加えて用いている。
　増損木防已湯は紫蘇子、桑白皮を加えることにより降気湯との合方の方意がある。木防已湯は軽症の心不全によく効くが、現在では利尿剤のよく奏効するものが多いので本方を用いることは少ない。

❹浮腫に対して（右心不全）⇒＋**九味檳榔湯加呉茱萸茯苓**
◆九味檳榔子湯加呉茱萸茯苓『勿誤薬室方函』
＜組成＞ 檳榔子、厚朴、陳皮、桂枝、紫蘇葉、木香、生姜、甘草、大黄、
　　　　 呉茱萸、茯苓
＜構造＞
①檳榔子……逐水作用（体内に貯溜した水分を瀉下利尿によって排除する）。
②大黄、厚朴……逐水作用を強める（大黄には瀉下作用があり、厚朴は腹

痛を治す)。
③陳皮、厚朴、紫蘇葉、生姜、甘草……健胃作用。
④桂枝、甘草……強心利尿作用。
⑤呉茱萸、茯苓……健胃作用、利尿作用。

　九味檳榔湯は脚気（Beriberi）に対する浅田宗伯の代表処方である。脚気は症候の違いにより以下の二つに分けられていた。

　1）湿脚気（浮腫型）……ビタミンB_1欠乏が急激に起こったもので、浮腫を伴う運動麻痺、知覚麻痺も現れることが多い。また浮腫が強いときには、右心不全が生じることがあり、これを脚気衝心（Beriberi heart）と呼び急死することが多く恐れられていた。

　2）乾脚気（まひ型）……ビタミンB_1の欠乏が徐々に起こったもので、筋肉の萎縮知覚麻痺、運動麻痺がみられ、浮腫は生じない。

　浅田宗伯は湿脚気と脚気衝心のうちで体力の低下がないものに九味檳榔湯およびこれに呉茱萸、茯苓を加えたものを用いた。特に右心不全による脚気衝心の予防に重点を置いた。処方中の主薬は檳榔子で牽牛子に似た逐水作用を持ち浮腫を消退させる。大黄、厚朴の配合は逐水を強めるためである。また脚気は心下部の痞え、腹部膨満感、便秘などの胃腸症状を伴い、胃腸症状から始まることが多いので陳皮、厚朴、紫蘇葉、生姜、甘草などの胃腸薬が配合されている（このため脾胃気滞にも使用できる）。

　桂枝、甘草は強心利尿薬とみなしてよい。以上のように逐水を主とした処方であるから、虚弱者には向かず、比較的軽症の湿脚気（右心不全）に広く用いる。衝心の予防あるいは利水を強める目的では呉茱萸、茯苓を配合した九味檳榔湯加呉茱萸茯苓を用いるとよい。

　脚気は白米病であり、ビタミンB_1の欠乏によるものである。九味檳榔湯加呉茱萸茯苓はあくまでも逐水剤で利水を目的として用いる方剤であり、右心不全の予防のために用いられる。脚気そのものを治す方剤ではない。

❺不整脈、動悸

　心房細動、心室性期外収縮等各種不整脈、心悸亢進など。
　⇒＋**苓桂朮甘湯加香附子牡蛎**（エキス剤：**苓桂朮甘湯加牡蛎末**）

◆苓桂朮甘湯加香附子牡蛎
＜組成＞茯苓、桂枝、白朮、甘草、香附子、牡蛎

<構造>
①白朮、茯苓……利水作用。組織の余分な水を除く。
②桂枝、甘草……強心利尿作用。心悸亢進を治す。
③桂枝、甘草、茯苓、牡蛎、香附子……鎮静作用、抗不安作用。

　心悸亢進、精神不安を鎮静する。茯苓には鎮静作用がある。また、心悸亢進に対して古来よく用いられてきた経験的なものである。桂枝にも心悸亢進を抑制する作用があり、『傷寒論』の桂枝甘草湯は桂枝と甘草の二味からなる方剤であり、傷寒の熱病で発汗し過ぎて心悸亢進の甚だしい場合に用いた方剤である。この二味のままで用いられることは少ないが、桂枝、甘草を含む処方は多く、この心悸亢進（「悸」）に用いられる。

　牡蛎にも鎮静作用があり、精神を安定させ、胸腹の動悸を鎮め、止汗作用がある。香附子は気分（精神的な）の鬱を開き、悪心、嘔吐を治す。

2) 不整脈

　心室性期外収縮、心房細動、発作性上室性頻拍など各種不整脈に用いられる。

　　base：苓桂朮甘湯加香附子牡蛎
　　エキス剤 ⇒ 苓桂朮甘湯加牡蛎末
　⇒上記解説参照。

3) 虚血性心疾患

　　base：冠心Ⅱ号方
　　代用エキス剤：当帰芍薬散合桂枝茯苓丸
　　　　　　　：当帰芍薬散合桃核承気湯（便秘型）

◆冠心Ⅱ号方「中国中医研究院西苑医院 郭士魁」
<組成> 丹参、川芎、赤芍、紅花、降香、（当帰）
<構造>
①丹参、川芎……冠動脈拡張作用。
②丹参、紅花……冠動脈の血流増加作用。
③丹参、川芎、赤芍……心筋のanoxia抵抗増強作用。

④丹参、川芎、赤芍、紅花、降香……血栓形成の抑制作用。

　動脈系の末梢に虚血が起きたときは活血薬の丹参、赤芍、川芎を用いる。静脈系にうっ血とかトロンボーゼができているときには化瘀薬の桃仁、紅花、延胡索、乳香、没薬などを用いる。心電図の変化（ST低下等）とか狭心痛という虚血性の変化は主に活血薬を使って治療する。

　冠心Ⅱ号方は活血薬を中心に組んだ処方で、冠血管を拡張して冠不全や狭心症を治す。冠心Ⅱ号方を服薬させていると側副循環も改善されて血流がだんだんよくなって、心電図の所見も改善されてくる。また、冠心Ⅱ号方や活血化瘀薬を使うと、バイパス手術後や冠動脈を結紮した場合でも側副循環が非常に早く改善される。

　西洋医学的な治療をbaseに置いて、その上で上記治療をプラスすると非常に回復が早くなる。この場合でもやはりニトロを持たせておいて、痛みのあるときもないときもずっと冠心Ⅱ号方を使っていると、早くニトロの量が減ってくる。

【合方・加減方】

❶**胸痛に対して**……冠心Ⅱ号方で胸痛のとれないとき。
　　⇒＋枳実薤白桂枝湯

◆枳実薤白桂枝湯『金匱要略』
＜組成＞栝呂仁、薤白、枳実、厚朴、桂枝
＜構造＞
①薤白、栝呂仁、桂枝……胸痛を治す。
②枳実、厚朴……心下部の膨満感を除く。

　本方は薤白、栝呂仁、桂枝で胸痛を治し、枳実、厚朴で心下部の膨満感を除く作用がある。栝呂仁は祛痰薬で、気管支炎、肺炎等炎症性の熱痰に用いる。咳が出て痰の切れが悪く、咳をすると胸に響いて痛み、背部なども痛むときに用いる。代表的な方剤として小陥胸湯（＝栝呂仁、黄連、半夏）がある。これは栝呂仁に消炎作用のある黄連を加え、鎮咳、祛痰作用のある半夏を加えた方剤である。薤白（ラッキョウ）に狭心症の胸痛を治す作用がある。また、薤白は肋膜炎、肺炎などの胸痛、肋間神経痛、筋肉痛の胸痛、狭心症の胸痛など、胸痛に有効である。狭心症の胸痛には本方と冠心Ⅱ号方を合方して用いる。

❷**うっ血性心不全に対して** ⇒ うっ血性心疾患 p.180：参照。

❸動悸、息切れに対して ⇒＋炙甘草湯 or 生脈散

◆炙甘草湯『傷寒論』
＜組成＞
炙甘草、生姜、人参、地黄、桂枝、阿膠、麦門冬、麻子仁、大棗
＜主治＞「傷寒、脈結代、心動悸、炙甘草湯主之」。
＜構造＞
①桂枝、甘草……強心利尿作用。心悸亢進を治す。
②人参、麦門冬、地黄、阿膠……津液を補充して脱水を防ぎ、脈結代を治す。
③生姜、大棗、甘草……健胃作用。

　本方は発熱が続いて脱水し、脈結代、心動悸する者に用いられた。現在はこれを脱水に伴う脈結代、動悸、息切れに応用する。

　生脈散（＝人参、麦門冬、五味子）も炙甘草湯と同じように、人参、麦門冬、五味子で津液を補充して脱水を防ぎ、脈結代、動悸、息切れに対し、冠心Ⅱ号方に合方して用いる。

❹肥満、高脂血症、高血圧症などの体質改善に
　⇒＋防風通聖散合通導散 ⇒ 肥満症 p.246、高脂血症 p.248、動脈硬化症 p.193：参照。

4）心膜炎

　急性心膜炎 or 心膜液貯留による（心タンポナーデ）に対して。
　　base：越婢加朮湯 or 小青竜湯合麻杏甘石湯

　越婢加朮湯、小青竜湯合麻杏甘石湯ともに麻黄－石膏の組み合わせからなる基本処方であり、消炎解熱作用のある石膏と利水作用のある麻黄が主薬になっている。このため滲出性炎症による浮腫を除くだけでなく、利水作用がある。この作用を利用して心膜液の排除を行う。

5）心臓神経症

　　base：苓桂朮甘湯加香附子牡蛎（ヒステリー型に多い）
　⇒ 不整脈、動悸 p.185：参照。
【合方・加減方】

❶不安、強迫症型 ⇒＋柴胡加竜骨牡蛎湯『傷寒論』
◆柴胡加竜骨牡蛎湯『傷寒論』
＜組成＞
柴胡、黄芩、半夏、人参、生姜、大棗、桂枝、茯苓、竜骨、牡蛎、大黄
＜構造＞
①柴胡、黄芩……消炎解熱作用。
②半夏……鎮咳作用。
③半夏、生姜、人参、大棗……健胃作用（半夏、生姜に鎮嘔制吐作用あり）。
④桂枝、茯苓、竜骨、牡蛎……鎮静作用（心悸亢進、精神不安を鎮静する）。

　本方は小柴胡湯に竜骨、牡蛎、茯苓、桂枝という鎮静作用のある薬物を配合したものである。心悸亢進してドキドキしたり、心臓神経症とか不安神経症とかいわれるものに、苓桂朮甘湯加香附子牡蛎を用いる。それで治らなかったら柴胡加竜骨牡蛎湯を用いる。両処方とも鎮静作用のある桂枝、甘草、茯苓、竜骨、牡蛎などが入っているので、不安や恐怖からくる心悸亢進を鎮める。

❷抑うつ型 ⇒＋香蘇散合半夏厚朴湯
◆香蘇散合半夏厚朴湯
＜組成＞香附子、紫蘇葉、生姜、陳皮、甘草、半夏、茯苓、厚朴
＜構造＞
①香附子、紫蘇葉、厚朴……抗うつ作用。
②半夏、生姜、陳皮、紫蘇葉、甘草……健胃作用、鎮嘔制吐作用。
③半夏、茯苓、生姜、蘇葉……利水作用。

　本方は香附子、紫蘇葉、厚朴に抗うつ作用がある（気分を晴れやかにしてうつを治す）。

6) 心臓弁膜症、先天性心疾患 (ex：ファロー四徴)

アイゼンメンジャー症候群を呈するもの。

　base：通導散合桂枝茯苓丸

【合方・加減方】
一般に ⇒＋竜胆瀉肝湯加側柏葉 ⇒ うっ血性心疾患 p.180：参照。

2. 血圧異常

1) 高血圧症

ⓐ若年型

> base：黄連解毒湯 or 三黄瀉心湯……便秘症 type

◆黄連解毒湯『外台秘要』
＜組成＞ 黄連、黄芩、黄柏、山梔子
◆三黄瀉心湯『金匱要略』
＜組成＞ 黄連、黄芩、大黄
＜構造＞
①黄連……血圧降下作用。
②黄連、黄芩、黄柏、山梔子、大黄……鎮静作用（イライラ、興奮を鎮める）、止血作用（充血、炎症を抑制し出血を止める）。

　本方は、顔面紅潮、衂血、結膜充血して血圧の高い患者、またのぼせを訴え、頭痛するものなどによい。脳出血の予防にもなる。

　本方は脳動脈硬化の有無を問わない。しかし、若年で脳動脈硬化はあまり進行していない、自覚症状のない高血圧患者に適する。

ⓑ高年齢型

❶頭痛、めまい、指のしびれ感、不眠等ある者

> base：釣藤散

◆釣藤散『本事方（眩暈門）』
＜組成＞ 釣藤鈎、陳皮、半夏、茯苓、生姜、甘草、人参、菊花、防風、
　　　　麦門冬、石膏
＜構造＞
①釣藤鈎……血圧降下作用、鎮静作用。
②陳皮、半夏、茯苓、甘草（＝二陳湯）……湿痰を除く。胃カタル、気管支カタルを治す（体内の湿を除いて浮腫、眩暈を治す）。
③菊花、防風、石膏……鎮痙鎮静作用（頭痛、眩暈を治す）。

本方は釣藤鈎を主薬とし、鎮静作用によりイライラ、不眠を治す。同時に神経症のめまい、頭がふらつくというのを治療する方剤である。めまいのほかに、肩こり、頭痛、頭重、指のしびれ、肩背拘急などにも応用される。

　もともと肝厥というように癇症の人の頭痛、肩こり、めまい、耳鳴り、不眠などを訴え、ことに早朝覚醒時に頭痛が強いときに用いられた。

　以上のことから、これらの症状が似ている脳動脈硬化症、脳血管障害の症状や高血圧などに応用されるようになった。

注）釣藤散エキスで降圧効果の弱いものには釣藤鈎の粉末を加えて用いる。釣藤鈎は加熱（炊いたり）すると効果が弱くなるため、煎じるときは後から火を下ろすときに入れる。

❺眼底出血など、出血傾向のある者

　　base：七物降下湯

◆七物降下湯「大塚敬節経験方」

＜組成＞釣藤鈎、黄耆、黄柏、地黄、当帰、芍薬、川芎

＜構造＞

①釣藤鈎、黄耆……血圧降下作用、鎮静作用。

②当帰、川芎、芍薬、地黄（＝四物湯）……止血作用、動脈硬化の予防作用。

③黄柏……健胃作用（地黄が胃に痞えるのを防ぐ）。

　本方も釣藤散とともに、老化して頭重、頭痛、肩こり、不眠、指のしびれなどの動脈硬化症状を伴う高血圧症に用いられる。本方は特に眼底出血、脳出血など出血傾向のある高血圧症に用いられる。

【合方・加減方】

❶瘀血症候群のある者 or 最低血圧の高い者 ⇒ ＋通導散 or 桃核承気湯

　瘀血の徴候を伴う場合で最低血圧の高いときは、通導散や桃核承気湯といった駆瘀血剤でうっ血を除いて血流を改善することで血圧を下げる。特に最低血圧の高いものによく応じる。血流改善薬として働く。

❷高脂血症、動脈硬化を伴う者 ⇒ ＋大柴胡湯合防風通聖散

　高脂血症や動脈硬化を治療したり予防することで血圧を下げる。体質改善のため長期服用を必要とする。　⇒ 動脈硬化症 p.193、肥満症 p.246、高脂血症 p.248：参照。

❸心悸亢進（動悸）、息切れ、精神不安のある者 ⇒ ＋柴胡加竜骨牡蛎湯

　⇒ 心臓神経症 p.188：参照。

❹狭心症、心筋梗塞を伴うとき ⇒＋冠心Ⅱ号方
⇒ 虚血性心疾患 p.186：参照。

2）低血圧症（起立性調節障害）

[base：苓桂朮甘湯]

◆苓桂朮甘湯『傷寒論』
＜組成＞ 茯苓、桂枝、白朮、甘草
＜構造＞
①白朮、茯苓……利水作用。胃内停水を除く。
②桂枝、甘草、茯苓……強心利尿作用、鎮静作用（心悸亢進を治す）。

　本方は脳貧血によってフーッとなって立ちくらみするものに対して用いる。つまり「心下に痰飲があって胸脇支満、目眩するもの」を目標に用いる。胃の中に停水つまり溜飲があって立ちくらみをするときに、胃の中の水（胃内停水）を茯苓と白朮で取る。胃内停水が多い人は、急に立ち上がったりすると立ちくらみしやすい。茯苓はそれと同時に心悸亢進を抑える作用がある。桂枝、甘草も心悸亢進を抑える。立ちくらみがして一過性の脳貧血を起こすようなとき、桂枝は脳の血管拡張作用があるので都合がよい。本態性低血圧症、起立性調節障害などによる起則頭眩の立ちくらみと同時に起きる心悸亢進に、牡蛎（末）を加えて苓桂朮甘湯加牡蛎として用いる。

【合方・加減方】
❶全身倦怠感、食欲不振等あるとき ⇒＋補中益気湯
◆補中益気湯『内外傷弁惑論』
＜組成＞ 黄耆、人参、白朮、炙甘草、当帰、陳皮、升麻、柴胡、生姜、大棗
＜構造＞
①黄耆、人参、白朮、炙甘草……消化吸収機能を亢め元気をつける（補気）。
②黄耆、柴胡、升麻……アトニー状態を改善する（升提）。
③黄耆、当帰……自汗、盗汗を止める（止汗）。
④陳皮、生姜、大棗……健胃作用。

　低血圧症で全身倦怠感、食欲不振などあるものに本方と苓桂朮甘湯を合方して用いる。

❷瘀血症候群を伴う者……本態性低血圧症の体質改善として用いる。
⇒＋芎帰調血飲第一加減（エキス剤：**桂枝茯苓丸合当帰芍薬散**）

　本態性低血圧症で、疲労感、めまい、立ちくらみ、不眠、頭重感などと愁訴の多い者は、体質改善として芎帰調血飲第一加減を用いる。芎帰調血飲第一加減は活血化瘀薬（当帰、川芎、桃仁、牡丹皮、紅花、益母草、牛膝）、血行をよくして体を温める薬（当帰、川芎、肉桂、乾姜）、気滞やストレスを治す薬（延胡索、木香、烏薬、香附子）、健胃薬（烏薬、香附子、枳殻、陳皮）などが配合されており、全身の血行をよくして上記症状を改善する。

3. 動脈硬化症

食毒の改善として
　　base：大柴胡湯合防風通聖散

◆大柴胡湯『傷寒論』
＜組成＞柴胡、黄芩、半夏、枳実、芍薬、生姜、大棗、大黄
＜構造＞
①枳実、芍薬、大黄……瀉下作用。腸内の毒物を排出する。胆汁排出作用。枳実は消化管の蠕動を促進して小腸の通過時間を短縮する。大黄も瀉下作用があり、芍薬は瀉下による腹痛を止める。
②柴胡、黄芩……消炎解熱作用。
③半夏、生姜、大棗……健胃作用。悪心嘔吐を止める作用。

　本方は、枳実、大黄で食物の消化管内の移送を促進し、小腸の通過時間を短縮して消化吸収を抑えることにより、肥満、高脂血症、動脈硬化を改善する作用がある。

◆防風通聖散『黄帝内経宣明論方』
＜組成＞
麻黄、防風、薄荷、荊芥、連翹、山梔子、黄芩、滑石、大黄、芒硝、石膏、桔梗、甘草、当帰、川芎、芍薬、白朮、生姜
＜構造＞
①大黄、芒硝、甘草……瀉下作用（中焦の熱邪を排出する）。
②連翹、黄芩、薄荷、山梔子、石膏……消炎解熱作用（上焦の実熱を瀉す）。

③滑石、山梔子……消炎利尿作用（下焦の熱邪を小便より排出する）。
④麻黄、防風、荊芥、薄荷……発汗解表作用（表邪を発汗により追い出す）。
⑤当帰、川芎……活血作用（身体の血行をよくする）。
⑥芍薬、甘草、白朮、生姜……消化管や胃の障害を防ぐ。芍薬－甘草は腹痛を治す。

　本方は上焦、中焦、下焦の裏の三焦の実熱を瀉す配合で、これに表の風(熱)邪を排する薬物が配合されており、発表攻裏の剤である。防風通聖散は一貫堂臓毒体質の改善剤として用いられる。一般に臓毒とは直腸癌を指す。一貫堂の臓毒体質とは卒中体質のことである。若い頃は頑健で丈夫、あまり病にやられないが、中年以後、高血圧、動脈硬化、脳卒中になる体質である。こうした内因的体質という素因を持ったものが食毒（高栄養価食品の過食）により肥満、高コレステロール血症、動脈硬化を来たす。これらの疾患の予防が目的で、この体質の者に防風通聖散を応用した。現在では高脂血症、高コレステロール血症を標的として治療する。

　大黄、芒硝、枳実は胆汁の排出をよくして、大便に腸の汚物を排出し、滑石、山梔子などは小便より毒を除く。麻黄、荊芥、防風、薄荷は発汗により汗に毒を排出する。また、山梔子は胆汁の分泌を促進し、胆嚢の収縮を促す。欝金、金銭草、枳実などを加えると更によいと考えられる。

　最近のようにグルメとかいって美食になり、運動不足も加味されて食毒の多い時代には、汚物をためないように排出しなければならない。

【合方・加減方】
❶瘀血症候群のある者 or 最低血圧の高い者 ⇒ ＋通導散
◆通導散『万病回春』
＜組成＞ 当帰、紅花、蘇木、木通、陳皮、厚朴、枳実、甘草、芒硝、大黄
＜構造＞
①当帰、蘇木、紅花……活血化瘀（当帰で血管を拡張して血行を促進し、蘇木、紅花が瘀血を除く）。
②大黄、枳実、芒硝、厚朴……瀉下作用、利胆作用（除いた瘀血を大便中に排出する）。

　動脈硬化症を食毒と考えて、大柴胡湯合防風通聖散を用いるが、動脈硬化には血栓形成など瘀血の病態を伴うことが多い。このため駆瘀血薬である通導散を用いる。本方は蘇木、紅花、当帰に血管を拡張して血行を促進

し、かつ瘀血を除く活血化瘀作用がある。また、枳実、厚朴が配合せられ、大黄、枳実、芒硝、厚朴（＝大承気湯）で、この瘀血を速やかに大便中に排出することで動脈硬化を治療する。

❷高血圧症
　❶若年型 ⇒＋黄蓮解毒湯
　❺老年型 ⇒＋釣藤散 or 七物降下湯
　⇒ 高血圧症 p.190：参照。
❸虚血性心疾患（狭心症、心筋梗塞）
　⇒＋冠心Ⅱ号方（エキス剤：当帰芍薬散合桂枝茯苓丸）
　⇒ 虚血性心疾患 p.186：参照。

4. 脈管系の疾患

1) 閉塞性動脈硬化症(ASO)、閉塞性血栓血管炎(Buerger病)

指趾しびれ、冷感、チアノーゼ、間欠性跛行などがみられる。

　　base：芎帰調血飲第一加減　エキス剤 ⇒ 桂枝茯苓丸合当帰芍薬散

◆芎帰調血飲第一加減『万病回春』
＜組成＞ 当帰、川芎、芍薬、地黄、桃仁、紅花、益母草、牡丹皮、牛膝、
　　　　延胡索、烏薬、香附子、木香、陳皮、枳殻、白朮、茯苓、乾姜、
　　　　肉桂、炙甘草、大棗

＜構造＞
①当帰、川芎、芍薬、地黄（＝四物湯）……補血作用（肉体、物質、栄養を補う）、止血作用。月経異常を治す、皮膚の萎縮を治す。骨、筋肉の老化防止作用。
②当帰、川芎、肉桂……活血作用。動脈の血管を拡張して血行をよくする。
③桃仁、紅花、牡丹皮、益母草、牛膝……駆瘀血作用。静脈のうっ血を除く。
④延胡索、木香、烏薬……鎮痛作用。
⑤烏薬、香附子、枳殻、陳皮、白朮、茯苓……健胃作用。
⑥当帰、川芎、肉桂、乾姜……体の外と内を温める。寒証を治す。

　本方は産後の諸病のために組まれた方剤である。活血化瘀を中心に健胃、温裏、温経、鎮痛作用の加わった方剤として幅広く応用される。

＜応用＞
1. 閉塞性動脈硬化症（ASO）
　閉塞性動脈硬化症は動脈硬化症によって慢性の四肢動脈閉塞を来たしたものである。主として下肢の大血管（腸骨、大腿、膝窩動脈）が冒される。病態は虚血性心疾患と類似するもので、主に活血薬で組んだ処方を base として用いる。芎帰調血飲第一加減を base として冠心Ⅱ号方を合方してもよい。

2. 閉塞性血栓血管炎（Buerger 病）
　Buerger 病は Thromboangitis obliterans で炎症性変化による閉塞性動脈疾患であるが、末梢の動脈だけでなく静脈も冒す。足背、下腿の皮下とか深部の静脈に逍遙性の静脈炎を起こすので、虚血だけでなくうっ血状態も伴う。そのため病態が複雑である。熱証（炎症を伴う者）を呈する場合と、虚血が主体になって冷えてくる寒証の場合とに分けて治療しなければならない。

　動脈の閉塞による虚血性変化には、動脈側を拡張して血行をよくする当帰、川芎、肉桂など「活血」の温める薬を使う。静脈のうっ血の病変には、うっ血を除く桃仁、紅花、牡丹皮、益母草、牛膝等「化瘀」の薬物を用いる。

　活血化瘀といっても活血と化瘀のどちらかに重点がある。活血薬と化瘀薬を合わせた方剤に健胃、温裏、温経、鎮痛の薬を配した芎帰調血飲第一加減を base として用いる。

【合方・加減方】
❶末梢循環障害に ⇒ ＋当帰四逆加呉茱萸生姜湯
◆当帰四逆加呉茱萸生姜湯『傷寒論』
＜組成＞ 当帰、桂枝、細辛、芍薬、木通、甘草、大棗、呉茱萸、生姜
＜構造＞
①当帰、桂枝、細辛……四肢身体外表部を温める（温経）。
②芍薬、甘草……鎮痙鎮痛作用（腹痛、筋肉痛を治す）。
③木通……利尿作用。
④呉茱萸、生姜、大棗……お腹を温め腹痛、嘔吐を治す（温裏）。
＜応用＞
動脈機能障害……動脈血行障害、レイノー現象等に用いる。

　動脈に血栓があって、レントゲンを取ってみても血流が悪くなって下部へ行っていない状態で、足は冷たく、A. dorsalis pedis も触れにくい。栄養障害が来るため、爪や骨も萎縮して趾が瘦せて細くなり、疼痛もひどい。

こういった症状が寒冷のために憎悪する場合には、当帰、桂枝、細辛などの温経散寒薬を、エキス剤では当帰四逆加呉茱萸生姜湯などを加えて用いる。

❷熱証（炎症を伴う者）⇒＋四妙勇安湯

◆四妙勇安湯
＜組成＞ 玄参、当帰、金銀花、甘草
＜構造＞
①当帰、玄参……血管拡張による血液循環改善作用。
②玄参、金銀花、甘草……消炎、抗菌作用、抗化膿作用。

患肢がチアノーゼになり壊死を起こしはじめている末期状態に適する。

2）レイノー病

指趾の冷感、蒼白、チアノーゼ、紅潮などを呈するもの。

base：通導散合桂枝茯苓丸

レイノー病の病態は四肢先端の小動脈のfibrosisによると考えられる。通導散合桂枝茯苓丸は活血化瘀作用によりこのfibrosisを改善する。

【合方・加減方】
動脈の血流改善に ⇒＋当帰四逆加呉茱萸生姜湯
→ 閉塞性血栓血管炎 p.195：参照。

3）血栓性静脈炎、静脈瘤症候群

ⓐ**急性期**……炎症症状強く腫れと痛みの強いとき。

base：麻杏甘石湯

◆麻杏甘石湯『傷寒論』
＜組成＞ 麻黄、杏仁、甘草、石膏
＜構造＞
①麻黄、石膏……滲出性炎症を抑える。充血、浮腫を除く。
②石膏……消炎解熱作用。

本方は痔核や血栓性静脈炎の発赤、腫脹、疼痛を治す。血栓性静脈炎は、静脈瘤のある人が静脈瘤の一部に血栓を起こして発赤、腫脹、疼痛を訴え

るものである。急性期で腫れと痛みの強いときには、麻杏甘石湯エキスを一回5〜10g頓用させると15分位で痛みが楽になる。

ⓑ 安定期

> base：芎帰調血飲第一加減　エキス剤 ⇒ 桂枝茯苓丸合当帰芍薬散

　麻杏甘石湯を用いて炎症が消失したら、芎帰調血飲第一加減のような活血化瘀薬を長期に服用させて静脈瘤を治療しなければならない。
【合方・加減方】
❶腫れと痛みの強いとき ⇒ ＋麻杏甘石湯
❷静脈のうっ血と炎症に対して(患部に熱のある者) ⇒ ＋竜胆瀉肝湯〈一貫堂〉
　一般に慢性の炎症性疾患には、黄連解毒湯で消炎解熱しながら、慢性の炎症や出血に伴う全身的な栄養状態の低下を四物湯で補う。また、四物湯は静脈のうっ血改善にも有効であるというので、温清飲の加減処方である本方が用いられる。
❸下腿浮腫 ⇒ ＋九味檳榔湯加呉茱萸茯苓
　下腿の浮腫が顕著なときには、この浮腫により静脈の血管が圧迫されてうっ血症状が改善されないことが多い。本方を合方して下腿浮腫を軽減することで静脈瘤が改善される。本方は檳榔子、大黄という逐水作用（瀉下作用と利尿作用で浮腫、水を除く）で浮腫を治す。

4) 冷え症

> base：五積散 or 当帰四逆加呉茱萸生姜湯

【合方・加減方】
❶下半身に浮腫があり、血行の悪い冷え症に ⇒ ＋当帰芍薬散
❷腰から下肢が冷えて重だるいものに ⇒ ＋苓姜朮甘湯
❸瘀血による冷えのぼせのあるものに ⇒ ＋芎帰調血飲第一加減（エキス剤：当帰芍薬散合桂枝茯苓丸）
❹瘀血による冷えのぼせがあり、便秘症のものに ⇒ ＋桃核承気湯
【解説】
⇒ 薬能による分類／温経散寒 p.88：参照。

<3> 消化管疾患

1．口内炎

1) アフタ性口内炎

> base：半夏瀉心湯

◆半夏瀉心湯『傷寒論』
＜組成＞ 半夏、黄芩、黄連、乾姜、人参、甘草、大棗
【合方・加減方】
❶炎症の強いとき ⇒＋黄連解毒湯
◆黄連解毒湯『外科秘要方』
＜組成＞ 黄連、黄芩、黄柏、山梔子

　アフタ性口内炎は黄連がよく効く。エキス剤では黄連解毒湯、半夏瀉心湯がよく効く。ところが黄連は腹を冷やし、腹痛、腹満、下痢を起こす。したがって、黄連解毒湯の使用には注意が必要である。

　半夏瀉心湯は乾姜を加えて、お腹を温め、黄連の副作用を抑えるようにしてあるので使いやすい。アフタ性口内炎が発生したとき、黄連解毒湯エキス5gか、半夏瀉心湯エキス5〜15gを頓用で与えると5〜15分で痛みが止まり、夕方服用すれば翌日にはもう治っている。反復性のアフタも半夏瀉心湯を連用すれば再発しなくなる。

❷ベーチェット病で再発を繰り返すとき
　⇒＋温清飲 or 柴胡清肝湯
◆温清飲＝黄連解毒湯合四物湯
◆柴胡清肝湯＝温清飲加連翹、牛蒡子、薄荷、柴胡、桔梗、天花粉、甘草
　ベーチェット病は再発を繰り返す慢性炎症性疾患であるから、消炎解熱作用の黄連解毒湯と栄養の不足を補う作用のある四物湯を合方した温清飲の加減処方である柴胡清肝湯を長期に服用させて体質改善を図る必要がある。

❸免疫低下を伴うとき ex. カンジダ性口内炎（鵞口瘡）
　⇒＋補中益気湯

◆補中益気湯『内外傷弁惑論』
＜組成＞
黄耆、人参、白朮、炙甘草、当帰、陳皮、升麻、柴胡、大棗、生姜

　免疫低下を伴ったカンジダ性口内炎（鵞口瘡）のような場合は、補中益気湯を用いて闘病力、免疫力を亢めて治療する。

❹分娩前後のびらん or 精神的 stress によるもの ⇒ ＋加味逍遙散

◆加味逍遙散『和剤局方』
＜組成＞ 柴胡、芍薬、甘草、当帰、白朮、茯苓、生姜、薄荷、牡丹皮、山梔子

　本方は産前産後で口内や舌にびらんが生じて痛んだり、精神的 stress により舌にびらんを生じて痛む者などに用いられる（舌痛症）。

　本方の柴胡、芍薬、甘草が精神的 stress による自律神経失調症を治療し、牡丹皮、山梔子が出血性炎症を治す作用がある。

2) 潰瘍性口内炎……口舌に潰瘍を生じるとき。

　base：清熱補血湯

◆清熱補血湯『六科証治準縄』
＜組成＞ 当帰、川芎、芍薬、地黄、麦門冬、玄参、知母、黄柏、柴胡、
　　　　牡丹皮、五味子

＜構造＞
①当帰、川芎、芍薬、地黄（＝四物湯）……補血作用（物質、栄養を補う）。止血作用。
②玄参、知母、黄柏、柴胡、牡丹皮……消炎解熱作用、消炎止血作用。
③麦門冬、五味子、玄参……潤燥生津（脱水を防ぐ作用）。

　本方は慢性の炎症性疾患により、口舌に潰瘍、びらんなどを生じて治りにくいものに用いる。

3) 萎縮性口内炎

　口腔粘膜が萎縮し、舌乳頭が消失し、舌表面に苔状物がなく、亀裂を生じて食物がしみるとき（口舌無皮状）。

　base：清熱補気湯

◆清熱補気湯『六科証治準縄』
＜組成＞
人参、当帰、芍薬、麦門冬、白朮、茯苓、升麻、五味子、玄参、甘草
＜構造＞
①人参、白朮、茯苓、甘草（＝四君子湯）……補気作用（消化吸収機能を亢めて元気を出す）。免疫系の低下を補う。
②当帰、芍薬……補血作用（栄養状態を改善する）。
③玄参、麦門冬、五味子……潤燥生津（脱水を防ぐ）。
④升麻、玄参……消炎作用。口舌の炎症を治す。

本方は、慢性消耗性疾患のため口腔粘膜が消失し、舌表面に苔状物もなく、亀裂を生じて食物がしみるなどというものに用いる。口中が苦く、渋く、渇いて不快と訴えるものが多い。

2. 食道、胃運動機能異常

1) 咽喉頭異常感症

咽喉頭部に異物感、圧迫感、狭窄感などがある者。
　base：半夏厚朴湯合小柴胡湯
◆半夏厚朴湯合小柴胡湯
＜組成＞柴胡、半夏、生姜、黄芩、大棗、人参、厚朴、甘草、紫蘇葉、茯苓
＜構造＞
①柴胡……疎肝解欝（中枢性に作用して情動異常を鎮める）。視床下部から下垂体などの上位に作用して自律神経系、内分泌系の調整をしてイライラ、緊張感を緩解する。
②半夏……鎮静作用。半夏、厚朴……食道、気管支筋の痙攣を止める（厚朴にクラーレ様作用がある。半夏、生姜……鎮嘔制吐作用、鎮咳作用、祛痰作用。
③紫蘇葉、厚朴…抗うつ作用。
④炙甘草、大棗……ヒステリー反応を鎮静する。
⑤紫蘇葉、茯苓、生姜……利水作用。

小柴胡湯には向精神薬としての効果があり、半夏厚朴湯の厚朴にクラー

レ様作用があり、食道、噴門の痙攣を緩める作用がある。
　咽喉頭異常感症（咽中炙臠）は食道の一部の痙攣性収縮だから、小柴胡湯合半夏厚朴湯を用いる。

2) 食道アカラシア、反芻症（逆流性食道炎）

　　base：茯苓飲合半夏厚朴湯

◆茯苓飲『外台秘要』
＜組成＞ 茯苓、白朮、枳実、陳皮、人参、生姜
＜構造＞
①枳実、陳皮、生姜（＝橘皮枳実生姜湯）……噴門や幽門の痙攣を除き、蠕動を調整して逆流を防ぐ（ジスキネジーを治す）。
②茯苓、白朮……利水作用（胃内の水を除く）。
③人参……胃の痞えを治す。
　本方は食道や胃の通過障害と溜飲を緩解する。
◆半夏厚朴湯『金匱要略』
＜組成＞ 半夏、厚朴、茯苓、紫蘇葉、生姜
＜構造＞
①半夏、厚朴……食道、気管支筋の痙攣を緩める。
②半夏、茯苓、生姜、紫蘇葉……嘔吐を止める鎮嘔作用。湿痰を除く利水作用。
　本方の半夏、生姜、茯苓（＝小半夏加茯苓湯）に嘔吐を抑える作用があり、厚朴が食道、噴門の痙攣を緩めて食道の通過障害を治す。
　食道アカラシアは食道、噴門のジスキネジーであり、時に嘔吐反射や精神的 stress による嘔吐を伴うことがある。
　茯苓飲合半夏厚朴湯を用いて食道、噴門の通過障害や嘔吐を治す。茯苓飲の主薬になる橘皮枳実生姜湯は「胃内に食物が詰まり、下方へ通過しないために心窩部が痞え、胸苦しいのを治す」処方である。承気湯と同じく枳実で蠕動を促進させ、これを抑制する甘草を除いてある。
　間違えてはならないことは、茯苓飲の適合する胃の溜飲は「停痰宿水」という「実」であり、一種の機能の異常即ちジスキネジーに相当し、胃の緊張は十分で収縮力もあって、しかも通過障害のあるもので、アトニーや脾胃の虚ではない。即ち肥満とか痩せとか体力、栄養状態は全く関係がない。

人参は単に痞えをとるために配合されている。「心胸間虚し、気満して食するあたわず」とあるが、食欲がないのではなく、食べたくても入らないのである。したがって、六君子湯の適応とは違い、六君子湯など受けつけないことが多い。案外知られていないことは、約１時間ごとに服用させることで症状が治まれば服用を中止するとよい。

また、悪心がなく吐出するところは五苓散が適応する「水逆の嘔吐」の状態に似ている。しかし、五苓散を用いる状態は水分の吸収障害で、胃腸管内に水分が貯留しており、吐出するとともに下痢もみられ、幽門の通過障害はない。茯苓飲は、この通過障害における胃液の量が多い状態を治すため、白朮、茯苓を加えてある。

【合方・加減方】
逆流性食道炎、食道潰瘍合併症時
⇒＋黄連解毒湯 or 三黄瀉心湯（便秘症型）

胃内容の逆流現象に対しては枳実が主薬になるので、橘皮枳実生姜湯が中心になる、これに胃液の量が多い状態が加われば、茯苓、白朮を加えた茯苓飲が用いられる。悪心、嘔吐、胃カタルのあるときには半夏を加える（エキス剤では半夏厚朴湯を合方する）。胃液の酸度が高くて食道に炎症を起こし、充血、発赤、びらんを生じたときには黄連、山梔子などを加える。エキス剤では黄連解毒湯を加える。つまり茯苓飲合半夏厚朴湯＋黄連解毒湯である。

3．胃炎、食道炎

1) 急性胃炎、逆流性食道炎、表層性胃炎

胃、食道粘膜が充血して、びらん、出血、カタールを伴うとき。

base：半夏瀉心湯

◆半夏瀉心湯『傷寒論』
＜組成＞ 半夏、乾姜、黄連、黄芩、人参、大棗、甘草
＜主治＞ 「嘔而腸鳴、心下痞者、半夏瀉心湯主之」。
＜構造＞
①半夏、乾姜……鎮嘔制吐作用（悪心、嘔吐を止める）。

②黄連、黄芩……胃液、胃酸の分泌を抑制、胃粘膜の充血を抑える。
③乾姜、甘草……お腹を温める。黄連、黄芩がお腹を冷やすのを抑える。
④人参、乾姜……心下痞硬を治す（冷えによる胃の緊張から起こる痞硬を治す）。

　本方は心下痞硬、悪心、嘔吐、腸鳴下痢のある者に用いられる。急性、慢性胃炎、過酸性胃炎、胃酸過多症、胃潰瘍等で悪心、嘔吐、むねやけ等のする者に用いる。神経性胃炎にもよい。心下痞硬の者にも用いる。黄連は胃酸の分泌を抑える作用があるが、同時にお腹を冷やす作用がある。このため乾姜、（甘草）というお腹を温める作用のある薬物が配合されている。

【合方・加減方】
❶炎症の強いとき ⇒ ＋黄連解毒湯 or 三黄瀉心湯（便秘型）
◆黄連解毒湯『外台秘要』
＜組成＞ 黄連、黄芩、黄柏、山梔子
◆三黄瀉心湯『金匱要略』
＜組成＞ 大黄、黄芩、黄連

　黄連解毒湯、三黄瀉心湯などは胃粘膜が充血して、びらん、出血、カタルを伴う場合に応用する。暴飲暴食、濃度の高いアルコールなどで起きた急性、慢性の表層性胃炎に適している。ただし、このような状況に対しては原南陽の中正湯（＝半夏、陳皮、厚朴、木香、甘草、白朮、藿香、乾姜、大黄、黄連）が最もよい。

　中正湯は三黄瀉心湯、平胃散、半夏瀉心湯の合方とも考えられるもので、半夏瀉心湯や黄連解毒湯を用いる状況よりも炎症が強い場合に応用する。普通は山梔子を配合して用いると食道炎を伴う者にも適する。方中の黄連、黄芩、大黄（＝三黄瀉心湯）は充血、炎症を抑制し、出血を止める。また、大黄はタンパク凝固によりびらん面に対する収斂作用がある。したがって、食道、胃粘膜などにびらんがあるときには、三黄瀉心湯あるいは黄連解毒湯加大黄を用いるとよい。厚朴、白朮、陳皮は平胃散で、木香は胃の働きをよくし、陳皮と同じく食欲を増し、胃の痞え、もたれを改善する。半夏、厚朴、生姜は悪心、嘔吐を止め、胃部膨満感を除く。以上のような配合になっている。エキス剤では三黄瀉心湯、平胃散、半夏瀉心湯の合方、あるいは三黄瀉心湯、半夏厚朴湯、二陳湯の合方など適当に構成して代用すればよい。また、この場合の三黄瀉心湯は少量でよく、エキス剤で3gもあれ

ば充分である。
　慢性化したものや軽症なら五積散加黄連山梔子（エキス剤では五積散合黄連解毒湯）を用いる。あるいは半夏瀉心湯や黄連湯などを用いればよい。

❷**逆流性食道炎（逆流現象）に対して** ⇒＋茯苓飲
　⇒ 食道アカラシア、反芻症 p.202：参照。

❸**二日酔**……頭痛、口渇、悪心、嘔吐などあるとき。
　⇒＋五苓散（＝白朮、茯苓、猪苓、沢瀉、桂枝）
　本方は、白朮、茯苓が消化管の水や組織間の水を血中に吸収し、猪苓、沢瀉が利尿に働く。桂枝は血行をよくして利尿作用を助ける。スポーツ飲料等で五苓散を服用して、血中のアセトアルデヒド等の排出を速くする。

2) 慢性胃炎

ⓐ **過酸症を呈するもの**……普段よく食べられる者。

❷**軽症型**……胃の冷えによる痛み、空腹時痛。
　　　base：安中散
◆安中散『和剤局方』
＜組成＞
桂枝、良姜、茴香、延胡索、縮砂、炙甘草、牡蛎
＜構造＞
①延胡索、良姜、茴香、甘草、桂枝……鎮痛作用（胃の痛み、腹痛を治す）。
②縮砂、茴香……悪心、嘔吐を止める。
③牡蛎……制酸作用。
④良姜、茴香、桂枝……温裏作用（お腹、内蔵を温める）。
　本方は「空腹時痛とむねやけ、酸水の嘔吐」を目標に用いるとよい。寒冷の飲食物、例えばビール等で胃を冷やし、上腹部が痛み、酸っぱい水様物（酸水）を嘔吐するもので、慢性的な冷えによるものでは空腹時痛が多い。胃の疼痛が主であることから、乾姜を良姜にかえ、桂枝、延胡索、小茴香、縮砂を加えている。これらはすべて腹を温めて腹痛を緩解させる薬物である。酸水の嘔吐に対しては牡蛎、縮砂が配合されている。ただし下痢に対する配慮はない。

痩せている人は血虚、陰虚で熱証を呈することが多く、肥満の人に冷える人が多い。日本の漢方家がよくいうような「痩せ型で」とか、「体力が比較的低下している」とか、食欲不振、倦怠、のぼせ、神経質などすべて無関係である。冷えによる腹痛や生理痛に用いるとよく奏功する。

❻一般に……胃酸過多に対して。

base：五積散＋黄連解毒湯 or 半夏瀉心湯（神経症型）

◆五積散『和剤局方』
＜組成＞
白芷、川芎、炙甘草、茯苓、白朮、当帰、肉桂、芍薬、半夏、陳皮、枳殻、麻黄、蒼朮、桔梗、乾姜、厚朴

＜構造＞
①当帰、川芎、桂枝、麻黄、白芷……末梢の血行をよくして体表部を温める。
②乾姜、肉桂……腹腔内を温めて腹痛を治す。
③茯苓、蒼朮、厚朴、陳皮（≒平胃散）……胃腸の働きをよくし、胃内停水を除く。
④半夏、陳皮、茯苓、甘草（＝二陳湯）……胃カタル、気管支カタルを治す。

　本方は平胃散、二陳湯、桂枝湯、桂枝加芍薬湯、苓桂朮甘湯、苓姜朮甘湯、当帰芍薬散、続命湯など様々な処方の複合と考えられ、少し加減すれば非常に多方面に応用できる。

　黄連は胃酸の分泌を抑える作用があり、黄連、山梔子は炎症を抑える作用がある。五積散加黄連山梔子を長期に服用すると胃酸過多症の慢性胃炎を治す作用がある。エキス剤では五積散＋黄連解毒湯(少量)を用いる。

【合方・加減方】
❶症状あるとき……胃酸過多の症状に対して ⇒ ＋ H_2blocker
　胃酸の多い患者にはH_2blockerやプロトンポンプインヒビターなどを服用させ、ある程度胃酸を抑える必要がある。

❷心窩部疼痛強いとき
　⇒＋四逆散 or 大柴胡湯去大黄

◆四逆散『傷寒論』
＜組成＞柴胡、枳実、芍薬、甘草

＜構造＞
①柴胡、芍薬、甘草……柴胡に自律神経鎮静作用、精神安定化作用があり、stressからくる精神的イライラ、緊張を鎮める。芍薬、甘草は緊張からくる平滑筋の痙攣を抑える。
②枳実、芍薬……自律神経支配下の消化管の異常運動を正常化する。枳実が蠕動を亢進し、芍薬が亢進過多を抑制する。

　本方は胃潰瘍、十二指腸潰瘍の疼痛や、心窩部の痙攣性疼痛に用いられる。解労散（＝四逆散加茯苓、鼈甲、大棗、生姜）もまたこの目的に用いられる。

◆大柴胡湯去大黄『傷寒論』
＜組成＞柴胡、枳実、芍薬、半夏、黄芩、生姜、大棗

ⓑ低酸症（胃酸減少）を呈するもの

　普段あまり食べられない者。

　　base：六君子湯

◆六君子湯『世医特効方』
＜組成＞人参、白朮、茯苓、炙甘草、半夏、陳皮、生姜、大棗
＜構造＞
①人参、白朮、茯苓、炙甘草（＝四君子湯）……補気作用（消化吸収機能を亢めて食欲不振を治す）。
②半夏、陳皮、茯苓、炙甘草（＝二陳湯）……胃カタル、気管支カタルを治す。半夏は粘液を溶解し、茯苓がこれを吸収する。
③半夏、生姜……鎮嘔制吐作用。

　本方は四君子湯＋二陳湯で、四君子湯を用いる気虚の状態（消化吸収機能の減退）で、胃カタルを合併し、悪心、嘔吐、食欲不振のある場合に用いる。四君子湯は食欲不振、体が疲れやすいといった消化吸収機能の落ちた気虚の症状に用いる。二陳湯はカタルを治す薬で、半夏は粘液を溶解して茯苓と合わせるとこれを吸収する。したがって、粘液性炎症、胃カタルに用いる。半夏、生姜は鎮嘔制吐作用がある。

【合方・加減方】
❶胃液の多いとき（胃内停水）
　幽門通過障害があって胃部膨満感を伴うとき ⇒ ＋茯苓飲（＝茯苓、白朮、

枳実、橘皮、人参、生姜）⇒ 食道アカラシア、反芻症 p.202：参照。
　本方は、橘皮枳実生姜湯で幽門の通過障害を除き、白朮、茯苓が胃液を血中に吸収する。
❷胃部膨満感、悪心、嘔吐を伴うとき ⇒＋半夏厚朴湯
◆半夏厚朴湯『金匱要略』
＜組成＞ 半夏、厚朴、茯苓、紫蘇葉、生姜
　本方は、厚朴が食道、噴門、幽門の痙攣を緩めて通過障害を除き、小半夏加茯苓湯（＝半夏、生姜、茯苓）が悪心、嘔吐を抑える。
❸胃下垂、胃アトニー or ダンピング症候群……疲労、倦怠感のある者
　⇒＋補中益気湯
◆補中益気湯『内外傷弁惑論』
＜組成＞ 黄耆、人参、白朮、甘草、当帰、陳皮、升麻、柴胡、生姜、大棗
　本方は、黄耆、人参、白朮、炙甘草が消化吸収機能をよくして元気をつける。黄耆、柴胡、升麻が筋のトーヌスを正常化させ、アトニー状態を改善する。これらの作用により疲労、倦怠感を訴える胃下垂、胃アトニー、ダンピング症候群等の者に適合する。
❹軟便、泥状便の者 ⇒＋人参湯
　⇒冷えによる下痢（虚寒の下痢、中寒の下痢）p.214：参照。
◆人参湯『傷寒論』
＜組成＞ 乾姜、甘草、白朮、人参
　本方の基本は乾姜、甘草で、乾姜でお腹を温め、炙甘草で腹痛を止める。白朮は消化管の水を血中に吸収して下痢を止める。人参は心下の痞えを緩める。以上の作用によりお腹を温めて下痢、軟便を解消する。

4. 胃、十二指腸潰瘍

　⇒ 慢性胃炎／一般に（胃酸過多に対して）p.206：参照。

　base：五積散＋黄連解毒湯 or 半夏瀉心湯

　黄連には胃酸の分泌を抑える作用があり、長服すると胃潰瘍は治り、再発しなくなる。しかし、黄連は腹を冷やす作用があり長服することが難しい。腹を冷やすと腹痛、腹満、食欲不振を起こす。そのため五積散でお腹を温めて、黄連、山梔子を加えて長服すると、胃、十二指腸潰瘍は治り、

再発しなくなる。これは黄連、山梔子にヘリコバクターピロリに対する殺菌効果があるためだと考えられる。

半夏瀉心湯も冷えを温める乾姜（甘草）を入れて黄連を長服させるようにしてあり、方意は五積散加黄連山梔子と類似する。

エキス剤では五積散＋黄連解毒湯として用いる。半夏瀉心湯のエキス剤を用いる場合には1回5〜7g位必要（1日3回）である。

【合方・加減方】

❶症状あるとき ⇒ ＋H₂blocker

胃酸の多い患者にはH₂blockerやプロトンポンプインヒビターなどを服用させてある程度胃酸を抑える必要がある。H₂blockerを与えると一時治ったようにみえるが、止めると必ず再発を繰り返す。五積散＋黄連解毒湯や半夏瀉心湯を長服させて治療したものは治って再発しなくなる。

❷心窩部疼痛（激痛）⇒ ＋解労散（＝四逆散加茯苓鼈甲生姜大棗　エキス剤：四逆散 or 大柴胡湯去大黄）

◆解労散

＜組成＞ 柴胡、芍薬、枳実、甘草、茯苓、鼈甲、生姜、大棗

＜構造＞
① 柴胡、芍薬……精神的イライラを鎮める（鎮静作用）。
② 芍薬、甘草……消化管の鎮痙鎮痛作用がある。
③ 枳実、芍薬……消化管の蠕動を調整する。
④ 枳実、鼈甲、芍薬……腹内の痃癖（かたまり）を除く。

本方は胃、十二指腸潰瘍、急性、慢性胃炎の心窩部痛に非常に有効である。

❸吐血、下血 ⇒ ＋小柴胡湯合四物湯 or 温清飲

胃、十二指腸潰瘍などのstress性潰瘍の出血には向精神薬を配合する。緊張、イライラには柴胡、白芍などを、怒りっぽいときには黄連、山梔子などを配合した処方を用いる。例えば、胃潰瘍の出血には柴胡四物湯（＝小柴胡湯合四物湯）を用いるか、四逆散、解労散と四物湯の合方を使用する。また怒りっぽい、興奮しやすいものには三黄瀉心湯、黄連解毒湯を用いるか、これに四物湯を合方した温清飲を用いる。

❹難治性で再発しやすい者 ⇒ ＋桂枝茯苓丸

◆桂枝茯苓丸

＜組成＞ 桂枝、茯苓、牡丹皮、桃仁、芍薬

難治性で再発を繰り返す者は瘀血があり、血腫、腫瘍、内出血等を吸収してうっ血を除く桃仁、牡丹皮の配合された本方を用いて治療する。

❺ stres 性……腹痛に ⇒ ＋柴胡桂枝湯

◆柴胡桂枝湯（＝小柴胡湯合桂枝湯）or 小柴胡湯合桂枝加芍薬湯

＜組成＞ 柴胡、黄芩、半夏、人参、芍薬、生姜、大棗、甘草、桂枝

本方は「心腹卒中痛するものを治す」とあるように、急性胃炎、胃潰瘍、胃酸過多症、肝炎、胆石症などの腹痛に用いる。

芍薬、甘草は平滑筋の痙攣による腹痛を緩解し（この状況には桂枝湯より白芍を増量した桂枝加芍薬湯の合方がよい）、柴胡、黄芩は消炎解熱作用を持つので軽度の炎症に効果があり（炎症が強ければ清熱剤を配合する）、柴胡、白芍、甘草、大棗は精神的 stress を緩解するので、胃潰瘍、胆石発作、過敏性結腸などの stress 性腹痛に効果がある。

5．吃逆（しゃっくり）

1）一般に

> base：半夏瀉心湯加甘草陳皮
> エキス剤 ⇒半夏瀉心湯合甘麦大棗湯

◆半夏瀉心湯加甘草陳皮

＜組成＞ 半夏、黄連、黄芩、人参、乾姜、大棗、甘草、陳皮

＜構造＞

①半夏、乾姜……鎮嘔制吐作用。気逆を降ろす作用。
②陳皮……蠕動を正常にし、胃の痞満を除く。
③甘草、大棗……鎮静作用、抗痙攣作用（横隔膜の痙攣を抑える）。
④黄連、黄芩……炎症を治し、胃酸の分泌を抑制する。

本方は上のような作用により、一般にあるいは熱証で元気な者の吃逆に用いられる。後世方では橘皮竹筎湯を用いる。

2）冷えによるもの

> base：呉茱萸湯

◆呉茱萸湯『傷寒論』
＜組成＞ 呉茱萸、人参、生姜、大棗
＜構造＞
①呉茱萸……鎮嘔制吐作用（半夏類似）、温中散寒（乾姜類似）。
　利水作用（茯苓類似）、降気（枳実類似）作用がある。
②人参、生姜、大棗……健胃作用。
　本方は老人や胃が冷えて起きる者の吃逆に有効である。後世方では丁香柿蒂湯を用いる。

3）術後

　base：補中益気湯

　本方は術後に体力の回復を目的に用いる。このため手術後の吃逆、膀胱まひ、尿や便の失禁などに用いられる。

6．急性腸炎

1）小腸炎（泄瀉）

　水様、泥状便を主症状とする。主として小腸性の下痢。
　ex：消化不良、食中毒、胃腸型感冒など。
　base：藿香正気散　エキス剤 ⇒ 平胃散合五苓散
　⇒ 胃腸型のカゼ p.151：参照。
◆平胃散合五苓散
＜組成＞
平胃散＝蒼朮、厚朴、陳皮、生姜、大棗、甘草
五苓散＝白朮、茯苓、猪苓、沢瀉、桂枝

　小腸性下痢で、消化不良、食中毒などで起きる急性小腸炎の代表的方剤は胃苓湯である。胃苓湯は平胃散と五苓散の合方に芍薬を加えたものであり、軽症ならば平胃散だけでもよい。悪心、嘔吐、食欲不振など胃の症状を伴う、即ち急性胃腸炎には、不換金正気散（＝蒼朮、厚朴、陳皮、半夏、藿香、甘草、生姜、大棗）や、藿香正気散（＝白朮、厚朴、陳皮、半夏、藿香、

茯苓、桔梗、大腹皮、白芷、甘草、生姜、大棗、紫蘇葉）が用いられる。

　平胃散は蒼朮という下痢止めの薬と、厚朴という腹痛を止める薬に、陳皮という食欲を増す薬を配合した方剤で、下痢して腹痛する小腸性下痢に用いる基本処方である。五苓散は、白朮、茯苓が消化管の水を血中に吸収し、猪苓、沢瀉で利尿する。桂枝は血行をよくしてこれら利尿作用を助ける。

　以上の作用により水様性の下痢を止める作用がある。

【合方・加減方】
❶細菌性の下痢 ⇒＋抗菌剤 or 抗生物質
❷腹痛が強いとき ⇒＋芍薬甘草湯
◆芍薬甘草湯『傷寒論』
＜組成＞ 芍薬、甘草

　芍薬、甘草が腸管の痙攣を抑えて、腹痛を止める作用がある。厚朴、木香にもこれら腸管の痙攣を抑えて腹痛を止める作用がある。

❸軟便、泥状便、悪心、嘔吐 ⇒＋人参湯
◆人参湯『傷寒論』
＜組成＞ 人参、乾姜、甘草、白朮

　お腹が冷えて腹痛、下痢（泥状便）、悪心、嘔吐などする者には本方の乾姜（甘草）でお腹を温めて、腹痛、下痢を治す。白朮は利尿作用があり、人参、甘草は腹痛を止め、心下の痞えを緩める作用がある。

❹四肢の冷え、尿量減少、腹痛 ⇒＋真武湯
◆真武湯『傷寒論』
＜組成＞ 茯苓、芍薬、生姜、白朮、附子

　本方は、白朮、茯苓が消化管の水分を血中に吸収して下痢を治し、附子、生姜がお腹や四肢を温めて腹痛を治す。芍薬は消化管の鎮痙作用により腹痛を治す。よって下痢して腹痛する者に用いる。

❺炎症性下痢、腹鳴、軟便 ⇒＋半夏瀉心湯
◆半夏瀉心湯『傷寒論』
＜組成＞ 半夏、乾姜、黄連、黄芩、人参、大棗、甘草

　本方は、黄連、黄芩が炎症を抑え、乾姜、甘草がお腹を温めて腹鳴、下痢を治し、また、黄連、黄芩がお腹を冷やすのを抑える。半夏、乾姜は悪心、嘔吐を抑え、人参、乾姜が心下の痞えを治す。これらの作用により炎症性の下痢（細菌性）で腹鳴、軟便の者を治す。

2）急性大腸炎（痢疾）

粘液便を排出し、下腹痛（裏急後重）を主症状とする。
ex：細菌性大腸炎

痢疾、痢病は大腸性下痢で、粘液便、粘液血便を伴い、裏急後重、頻回の排便を症状とする。即ち大腸カタルであり、漢方でいう湿熱の痢である。痢病は古来、赤痢を筆頭に細菌性の大腸炎が多かった。治療に難儀したが、抗生物質の出現によって我々は苦労を知らなくなった。現在では白頭翁湯は味が悪く服む人もいない。

普通、腸炎は泄瀉（小腸性下痢）で始まり、痢疾（大腸性下痢）となる。泄瀉時は胃苓湯を用い、痢疾に転ずると下記処方を用いる。

base：桂枝加芍薬湯＋抗菌剤 or 抗生物質

◆桂枝加芍薬湯『傷寒論』
＜組成＞ 桂枝、芍薬、生姜、大棗、甘草

本方は、芍薬、甘草に平滑筋の鎮痙作用（ブスコパン類似作用）があり、痙攣性の疼痛を治す。つまり腹痛と裏急後重を目標として用いられる。生姜はお腹を温めて芍薬の冷やすのを防ぐ。細菌性の大腸炎に対しては抗菌剤や抗生物質を併用する。

【合方・加減方】
❶初期悪寒発熱等あるとき ⇒ ＋葛根湯
◆葛根湯『傷寒論』
＜組成＞ 麻黄、桂枝、葛根、芍薬、甘草、生姜、大棗

初期悪寒発熱のある時期は太陽病であり、麻黄、桂枝で体を温めて発汗解表することで細菌の増殖を抑制することができると考えられる。芍薬、甘草は腹痛と裏急後重を治す。葛根湯を用いて一度発汗解表しておくと予後が軽くてすむ。葛根湯を用いた後、承気湯、大柴胡湯で一度下しておくとよいこともある。

❷炎症症状の強いとき ⇒ ＋三黄瀉心湯
◆三黄瀉心湯『金匱要略』
＜組成＞ 黄連、黄芩、大黄

本方は黄連、黄芩、大黄といった消炎作用のある薬物で強力に炎症を抑える。一般に痢疾に対しては、黄連、黄芩、黄柏などの消炎の薬物に芍薬、

甘草、木香、厚朴、檳榔子、枳殻など、腹痛や裏急後重を抑える薬物を配合して処方を組み立てる。

3) 冷えによる下痢（虚寒の下痢、中寒の下痢）

寒が内臓に中ると腹痛、泄瀉、腹満などの症状が起きる。この病は非常に多い。しかし困ったことに、西洋医は中寒という病に対する認識が全くない。したがって、ほとんど見過ごされている。しかも最近では赤痢などはほとんど影をひそめ、また症状も昔のようなひどいものはなくなった。

細菌性の腸炎も抗生物質などの出現で治りやすくなった現在、むしろ寒による下痢は非常に重要で、しかも見落とされている疾患である。

【原因】

冷たい飲食物の摂取と下肢の冷却の二つがその大部分を占める。夏季のみならず、冷蔵庫で冷やして食物を食べる、果物や冷えた飲食物を多量に摂取すると、胃袋を氷嚢代わりにして腹中を冷やすことになる（冷蔵庫病）。

また、下肢を冷やすことは、下肢に行った血液を冷やして、冷えた血液が腹腔に帰ってくるため、腹を内部から冷却する（クーラー病）。

【症状】

1. 腹痛

寒冷の刺激を受けると、痙攣性の腹痛が起きる。痛みが強くなったり弱くなったり波動のようになる。古人はこれを疝または寒疝と呼んだ。現在でも疝痛（colic pain）という名称が使われている。

下肢を冷やしても、外部から腹を冷やしてもこの腹痛は起きる。腸の蠕動が亢進し、痙攣性の腹痛となる。

2. 下痢……泥状便、水様便

寒冷の刺激で消化管の蠕動が亢進し、消化が充分にされないので泥状便となる。これを「溏」という。その形状が水鳥の糞に似ているため「鴨溏」、「鶩溏」と呼ばれる。寒冷の刺激による下痢の標準は「溏」といわれる泥状便である。

もし、腸に水分が多いときは水様の下痢便となる。寒湿の下痢は水様になる。炎症（熱）の下痢と違って臭気が少なく、色も淡く、便も熱くない。炎症、腐敗、発酵がない。重症になると完穀不化といって、消化されない食べたままの状態で排出される。熱の下痢は大便の臭気が強く、濃く、汚

い色で、熱い（腐敗、発酵による）。尿量は少なく、色は赤い。
3. 尿量多く、尿色は薄い

　下痢をすれば体内の水分が減少するため尿量は少なくなるのが道理である。しかるに下痢で水分を失うにもかかわらず尿量が多い。それは冷えによる発汗の減少があるためだと考えられる。寒いときはよく排尿し、尿量も多く、その色は薄いものである。下痢や嘔吐があっても、寒による場合は尿量は多く色は薄い。この点が熱による下痢と異なる点である。漢方ではこのように症状から寒と熱の鑑別をする。

4. 口中や舌は湿潤して口渇がない

　嘔吐や下痢で水分を失うにもかかわらず、脱水症状がなく、口渇を訴えず、口中や舌は乾燥せず、むしろ湿潤して、飲み込めないような唾液があとからあとから多量に出てくる。熱痢（湿熱の下痢）は口渇して舌苔が乾燥してくる。

5. 脈は遅

　熱があると脈は数で、1分間の脈拍数は多く、寒の脈は1分間の脈拍の数が少ない。

6. 温かい食物を好み、温めると症状はよくなる
7. 上焦の中寒では、鼻水、クシャミ、悪寒がある

　寒冷が外部から作用して皮膚から冷えると、上焦、肺中冷といって、下痢、嘔吐などはなく、クシャミ、鼻水、悪寒などが症状として現れる。

　以上のようなことを参考にして中寒の下痢と湿熱の下痢（細菌性の腸炎）を区別する。また、治療によってもその結果から判断できる。

> base：人参湯

◆人参湯『傷寒論』
＜組成＞ 乾姜、甘草、白朮、人参
＜構造＞
①乾姜、甘草……お腹を温め、腹痛、下痢を治す。乾姜でお腹を温め、甘草で腹痛を止める。
②白朮……消化管の水を血中に吸収して下痢を止める（利水作用）。
③人参、甘草……腹痛を止め、心下の痞えを緩める。

　中寒の下痢の治療には、服用すると腹が温まり腹痛、下痢、嘔吐が止む温裏祛寒薬を用いる。代表的薬物は乾姜で、人参湯の基本は乾姜、甘草で、

乾姜でお腹を温め、炙甘草で腹痛を止める。白朮は消化管の水を血中に吸収して下痢を止める。人参は心下の痞えを緩める。以上の作用によりお腹を温めて下痢を止める。

【合方・加減方】
❶腹痛強いとき、ガスが多くて腹部膨満する者 ⇒ ＋大建中湯
◆大建中湯『金匱要略』
＜組成＞蜀椒、乾姜、人参、膠飴

　本方は、蜀椒、乾姜でお腹の冷えを温め、腸管の痙攣を抑制する。人参は上腹部痛を止め、心下痞硬を治す。膠飴は蜀椒の刺激を抑えるため配合されている。

　以上の作用により、お腹の冷えを温めて、腹痛や腹部膨満を止める。

❷水様性の下痢、腹痛、尿量減少する者 ⇒ ＋真武湯
◆真武湯『傷寒論』
＜組成＞茯苓、白朮、芍薬、生姜、附子

　本方は、茯苓、白朮で消化管の水分を血中に吸収して下痢を止める。附子は四肢の血液循環を盛んにして利尿作用を助け、お腹を温める作用がある。芍薬は鎮痙作用があり、芍薬、附子はこれらの作用により腹痛を止める作用がある。

4) 正気の虚の下痢

　胃腸が弱く、慢性的に下痢を繰り返す者。

　　base：参苓白朮散 or 啓脾湯

◆参苓白朮散『和剤局方』
＜組成＞
人参、白朮、茯苓、甘草、山薬、蓮肉、扁豆、桔梗、薏苡仁、縮砂
＜構造＞
①人参、白朮、茯苓、炙甘草(＝四君子湯)、山薬、蓮肉……消化吸収機能をよくし、胃腸を丈夫にする。
②白朮、茯苓、薏苡仁、扁豆……腸内の水分を除き下痢を止める。
③縮砂……食欲を増進させ、嘔吐を止める。
④桔梗……鎮痙、鎮痛作用。

◆啓脾湯『万病回春』
＜組成＞
人参、白朮、茯苓、炙甘草、蓮肉、山薬、山楂子、陳皮、沢瀉、生姜、大棗
＜構造＞
①人参、白朮、茯苓、炙甘草（＝四君子湯）、山薬、蓮肉……消化吸収機能をよくし、胃腸を丈夫にする。
②白朮、茯苓、沢瀉……腸内の水分を除き下痢を止める。
③山楂子、陳皮、生姜、大棗……食欲を増進させ、嘔吐を止める。

　正気が虚して、消化吸収能力のない者の代表方剤は四君子湯（＝人参、白朮、茯苓、甘草）である。正気を補うのは四君子湯で、更に胃が悪く、悪心、嘔吐などがあれば六君子湯、香砂六君子湯を用いるが、下痢しやすい者には四君子湯に下痢の加減をした参苓白朮散や啓脾湯を用いる。

7．過敏性腸症候群

1）便秘型 or 便秘下痢交替型

　便秘型といっても排便回数や大便の硬さで決めるのではない。Ｓ字状結腸の痙攣が原因であるため、1回の排便量が少なく、細かく切れて排出し、硬い。水分の少ないときは兎糞状となる。後に残便感があり、排便前や後に腹痛を伴い、膨満感を訴える。痛みは左下腹部に多いが、場所が移動する。痛みは痙攣性で波がある。ガスが排出すると痛みや膨満感は減少する。また、便意や腹痛は食後に起きることが多く、夜間には腹痛が起きないことが多い。
　漢方の薬物療法では、大腸の痙攣に対しては桂枝加芍薬湯、四逆散が中心になる。

> base：分心気飲加減加木香柴胡　エキス剤 ⇒桂枝加芍薬湯加味方

◆分心気飲加減加木香柴胡
＜組成＞桂枝、羌活、独活、紫蘇葉、藿香、厚朴、香附子、枳実、陳皮、大腹皮、檳榔子、茯苓、灯心草、木通、半夏、前胡、桑白皮、生姜、芍薬、当帰、大棗、甘草、木香、柴胡

　本方は、桂枝加芍薬湯加木香厚朴と四逆散を併せた鎮痙鎮痛剤に、香蘇

217

散、正気天香湯といった向精神的薬剤を配合したものとみることができる。

◆桂枝加芍薬湯『傷寒論』

＜組成＞ 桂枝、芍薬、生姜、大棗、甘草

＜構造＞

①芍薬、甘草……平滑筋の鎮痙鎮痛作用がある（ブスコパン類似作用）。
②生姜、桂枝……お腹を温める作用。
③生姜、大棗、甘草……健胃作用。

　本方で中心になるのは芍薬、甘草である。芍薬、甘草の頓用はモヒの注射にも勝るといわれる位の強力な鎮痙鎮痛作用がある。桂枝、大棗も腹痛に有効である。芍薬は薬性が寒で腹を冷やす。そのため炎症や熱性の腹痛にはよいが、冷えて腹痛の起きるときはよくない。肉桂、乾姜は温める作用があり、本方はその意味でよい配合である。そのほか温める薬物に附子、呉茱萸、良姜、当帰、蜀椒などがある。腸の痙攣を除く薬物に厚朴、木香、烏薬などがあり、Ｓ字状結腸並びに直腸に痙攣があって、頻便、残便感、後思に用いられた。

　分心気飲の中には桂枝芍薬湯加厚朴木香が包含されており、分心気飲の中の主剤としてこの薬物を多く用いると痙攣性便秘に有効である。

【合方・加減方】

❶イライラ、緊張の強い者 ⇒ ＋四逆散 or 加味逍遙散

◆四逆散『傷寒論』

＜組成＞ 柴胡、枳実、芍薬、甘草

＜構造＞

①芍薬、甘草……鎮痙鎮痛作用（ブスコパン類似作用）。
②柴胡、芍薬、甘草……イライラ、緊張を除く。精神的 stress を緩解する。
③枳実、芍薬……自律神経支配下の消化管の運動異常を正常にする。

　本方は芍薬、甘草の鎮痙作用に柴胡が加えられている。柴胡は疎肝の作用があり、イライラ、緊張を除く作用がある。過敏性大腸症候群では不安、緊張によるものが多く、痙攣性便秘型にこの type が多い。『万病回春』の分心気飲の加減方中、「性急に柴胡を加える」ということは、以上のように四逆散になるということで、向精神的に効くのである。痙攣性便秘のものは緊張、怒り型の者が多い。

◆加味逍遙散『和剤局方』
＜組成＞
柴胡、芍薬、当帰、白朮、茯苓、生姜、炙甘草、薄荷、牡丹皮、山梔子
＜構造＞
①芍薬、甘草……鎮痙鎮痛作用（ブスコパン類似作用）。
②柴胡、芍薬、甘草、薄荷、茯苓……精神的 stress を緩解する。薄荷は憂うつ感を治し、精神的原因による胸の痞えや胸脇の膨満感を除く。茯苓は鎮静作用があり心悸亢進、不眠を治す。
③白朮、茯苓……利水作用。
④牡丹皮、山梔子……のぼせ、イライラ、興奮を鎮める。

　本方は、浅田宗伯が「大便秘結して朝夕快く通ぜぬというものに、何病に限らずこの方を用いれば大便快通して病を治す」というごとく、四逆散が適応する状態よりものぼせ、イライラが強く、緊張、怒り型で、湿の多い（水太り）ものの痙攣性便秘に適する。

❷冷えて腹痛、腹部膨満感の強い者 ⇒ ＋大建中湯
◆大建中湯『金匱要略』
＜組成＞ 蜀椒、乾姜、人参、膠飴
＜構造＞
①蜀椒、乾姜……お腹を温め、冷えによる腸管の痙攣を抑制する。
②人参……上腹部痛、心下痞硬を治す。
③膠飴……蜀椒の刺激を抑え、胃酸の分泌亢進を抑制する。

　本方は、お腹の冷えによる腹痛や、腸の蠕動亢進を抑えて、腹痛や腹部膨満してガスの多い状態を改善する。

❸便の量が少なく硬いとき ⇒ ＋桃核承気湯 or 大黄
◆桃核承気湯『傷寒論』
＜組成＞ 桃仁、桂枝、甘草、芒硝、大黄
＜構造＞
①大黄、芒硝（甘草）……瀉下作用。
②桃仁……駆瘀血作用（血腫、腫瘤、内出血などを吸収してうっ血を除く）。
③桂枝……血管拡張作用（血行をよくして瘀血の吸収を助ける）。

　本方は、大黄、芒硝に瀉下作用があり、瀉下による腹痛を抑えるために甘草が配合されている（＝調胃承気湯）。桂枝はお腹を温める作用があり、

大黄、芒硝の冷やす作用を抑える。桃仁は潤腸作用がある。以上の作用により、本方は便秘症の治療剤として非常に適している。

❹冷えて軟便、泥状便の者 ⇒ ＋人参湯
◆人参湯『傷寒論』
＜組成＞ 人参、乾姜、甘草、白朮
＜構造＞
①乾姜、甘草……お腹を温め腹痛、下痢を治す。
②人参、甘草……上腹部痛、心下痞硬を治す。
③白朮……利尿作用（腸管の水を血中に吸収して下痢を止める）。
　本方は、お腹が冷えて腹痛、下痢する者に用いる。

2）下痢型

ａ 神経性下痢型

腹痛軽く、腸鳴、下痢を主症状とするヒステリー type。

    base：甘草瀉心湯加茯苓
    エキス剤 ⇒ 半夏瀉心湯合甘麦大棗湯

下痢型は腹痛を伴わず、腸鳴があって、水様性の下痢をする。下痢は日に数行のものもあり、1行ぐらいの少ないものもある。回数の少ない者は初め有形で後に軟便になる。回数の多い者は水様便である。夜間の排便はない。精神的にはヒステリー型が多い。方剤としては甘草瀉心湯加茯苓を用いる。（もし腹痛があって下痢をするときは、痛みに対して芍薬を、下痢に白朮を用いる。白朮芍薬散は白朮、芍薬に陳皮、防風を加えたもので、一名"痛瀉要方"という）。

◆甘草瀉心湯加茯苓
＜組成＞ 甘草、黄連、黄芩、半夏、人参、乾姜、大棗、茯苓
＜構造＞
①甘草、大棗……ヒステリーを治す。ヒステリーの転換反応として下痢する者を治す。
②黄連、半夏、茯苓……鎮静作用。
③乾姜、甘草……お腹を温めて腸鳴下痢を治す。

④茯苓……利水作用。消化管の水を血中に吸収する。大便が水様性のときに加える。

　本方は、甘草が主薬で、大棗がこれを助ける。更に小麦を加えると甘麦大棗湯になる。甘麦大棗湯は古来ヒステリーの薬とされ、ヒステリー発作で痙攣、失立、失行、身体症状、演技的態度、幼稚症、媚びなどを呈するときに用いてきた。また、患者の生活歴、発育歴に問題があり、人間の早期の性格の発達に障害が生じ、未熟な性格になったため、普通の人であれば十分処理できる心理的 stress に対しても、それが処理できずヒステリー反応を起こしている、という場合に有効な方剤である。

　甘草、大棗に黄連、半夏という鎮静作用のある薬物が配合されている。大便が水様性のときには茯苓を加える。茯苓にも鎮静作用があり、不眠、心悸亢進などに配合される薬物である。

　分心気飲は桂枝加芍薬湯加木香厚朴と四逆散を併せた鎮痙鎮痛剤に、香蘇散、正気天香湯という向精神的薬物を配合したものとみることができる。主に便秘型に用いられる。下痢型に対する甘草瀉心湯加茯苓は分心気飲とは異なるものである。

　エキス剤では、甘草瀉心湯加茯苓の代わりに半夏瀉心湯＋甘麦大棗湯を用いる。

ⓑ 腹痛して下痢する者

　⇒ 冷えによる下痢（虚寒の下痢、中寒の下痢）p.214：参照。

　　base：大建中湯合人参湯 or 大建中湯合真武湯

3) 粘液排出型

　　base：柴胡桂枝湯合二陳湯 or 柴胡桂枝湯合平胃散

◆柴胡桂枝湯 『傷寒論』
＜組成＞ 柴胡、黄芩、半夏、人参、生姜、大棗、甘草、桂枝、芍薬
＜構造＞
①芍薬、甘草……平滑筋の痙攣による腹痛を緩解する。
②柴胡、黄芩……消炎解熱作用。軽度の炎症を治す。
③柴胡、芍薬、甘草、大棗……精神的 stress を緩解する。

本方は過敏性結腸のstress性腹痛に効果がある。
◆二陳湯『和剤局方』
＜組成＞ 半夏、陳皮、茯苓、甘草、生姜
＜構造＞
①半夏……粘液を溶解する。
②半夏、茯苓、陳皮……溶解した粘液を吸収する。
③半夏、生姜……鎮嘔制吐作用。
　本方は胃カタル、腸カタルに用いられる。柴胡桂枝湯が精神的stressを緩解し、二陳湯加黄芩柴胡が腸のカタル性炎症（粘液分泌亢進）を治す。
◆平胃散『和剤局方』
＜組成＞ 蒼朮、厚朴、陳皮、甘草、生姜、大棗
＜構造＞
①蒼朮……腸の水分を吸収して下痢を止める。
②厚朴……腹痛を止める（鎮痙作用）。
③陳皮……食欲増進作用。
　本方も柴胡桂枝湯と合方して、半夏が粘液を溶解して、半夏、蒼朮、陳皮が溶解した粘液を吸収して、柴胡、黄芩が炎症を抑えるなどして精神的stressによる腸のカタル性炎症を治す。

8．腹部痛……疝痛 （腹痛に波がある者）

　疝痛といわれるように、痙攣性の疼痛で、陣痛のように波の如く痛むのが特徴で、これは中腔臓器の平滑筋の痙攣による痛みである。胃、腸管、胆道、尿路、子宮などに起きる疼痛である。

1）冷えによるもの（寒疝）

　　⇒ 冷えによる下痢（虚寒の下痢、中寒の下痢）p.214：参照。
　　base：桂枝加芍薬湯 or 大建中湯（冷えの強いとき）
【合方・加減方】
❶下肢の冷え、冷たい飲食物摂取等により嘔吐などを伴うとき
　　⇒＋当帰四逆加呉茱萸生姜湯

◆当帰四逆加呉茱萸生姜湯『傷寒論』
＜組成＞ 当帰、桂枝、細辛、芍薬、木通、大棗、甘草、呉茱萸、生姜
＜構造＞
①当帰、桂枝、細辛……四肢身体外表部を温める。
②芍薬、甘草、大棗……鎮痙鎮痛作用。腹痛を治す。
③木通……利水作用。
④呉茱萸、生姜……お腹を温め腹痛、嘔吐を治す。
　本方は、手足の血行をよくして手足を温めあるいはお腹を温めて腹痛、嘔吐を治す。
❷軟便、泥状便を伴うとき ⇒＋人参湯
　⇒ 冷えによる下痢（虚寒の下痢、中寒の下痢）p.214：参照。
❸尿量減少、四肢の冷えを伴うとき ⇒＋真武湯
　⇒ 冷えによる下痢（虚寒の下痢、中寒の下痢）p.214：参照。
　西洋医学では、生体が寒冷の作用を受けて腹痛、嘔吐、下痢をするという認識がない。しかし、日常非常に多い病である。寒冷の刺激のため発病した疾病を中寒とすれば、その中寒の中で痙攣性の痛みの激しいものを寒疝とすればよい。
　中寒を臓腑の中寒と経絡の中寒とに分け、内臓が冷えた場合が臓腑の中寒で、代表処方として人参湯を用いる。皮膚、筋肉など外部が冷えた場合が経絡の中寒で、代表処方として五積散や当帰四逆加呉茱萸生姜湯を中心に治療する。内部を温めるのは乾姜、肉桂、附子、呉茱萸、蜀椒、茴香、丁香など温裏薬で、外部を温めるのは桂枝、当帰、川芎、細辛、麻黄などの温経薬である。疝痛の痛みに古方で用いられたのが蜀椒、芍薬、厚朴、甘草などであり、後世方で用いられたのが茴香、木香、延胡索、川楝子などといった薬物である。

2）熱によるもの（熱疝）

　疝痛は寒疝ばかりではない。腸炎、胆道炎、胆石症等で炎症のある場合は熱疝というべきであり、鎮痙鎮痛の薬物に消炎（清熱）の薬物を合わせて用いられる。⇒ 急性腸炎 p.211、胆石症 p.235、胆のう炎・胆管炎 p.237、胆道ジスキネジー p.238：参照。

3)精神的 stress によるもの

　胃・十二指腸潰瘍、反復性臍疝痛、過敏性腸症候群の疝痛は、精神的な stress、即ち気による疝痛ということになり、寒、熱に関係ないこともある。
　⇒胃、十二指腸潰瘍 p.208、冷えによるもの（寒疝）p.222、過敏性腸症候群 p.217：参照。

9．脾彎曲症候群

　本症は空気嚥下症の一種で、飲み込んだ空気が大腸の脾彎曲という部分に溜まるため、お腹が張って左の胸や脇腹が痛む病気である。立位のときには脾彎曲は大腸で一番高い所になり、ガスが最もた溜まりやすいのである。本症は神経質の人が多く、精神的 stress で多量の空気を飲み込むために起こる。

　　base：柴胡疎肝湯（＝四逆散加香附子陳皮川芎）
　　エキス剤：四逆散合香蘇散

◆柴胡疎肝湯『医学統旨』
＜組成＞柴胡、枳実、芍薬、甘草、香附子、陳皮、川芎
＜構造＞
①芍薬、甘草……鎮痙鎮痛作用。消化管の痙攣を止めて鎮痛する。
②柴胡、枳実、陳皮、香附子……疎肝解欝。精神的 stress を緩解する。
③枳実、陳皮、香附子……中腔臓器の蠕動を調整し、機能をスムーズにする。
④香附子、川芎……心因性の胸脇疼痛、寒熱往来を治す（鎮痛作用）。

　本方は、性情が急躁でイライラして落ち着かず、外界からの軽微な刺激に対してかなり激しい情緒反応を引き起こし、そのため胃潰瘍や過敏性腸症候群、胆道ジスキネジー、胆石症の発作を起こして、腹痛、嘔吐、胆汁の吐出、脇痛、背痛、または頻尿、頻便、残尿感、残便感、無月経、生理不順等の諸症状（肝気欝結による気逆、気滞）が起きるのを改善する。

10. 便秘症

> base：桃核承気湯

◆桃核承気湯『傷寒論』
＜組成＞ 桂枝、桃仁、大黄、芒硝、甘草
＜構造＞
①大黄、芒硝、甘草……瀉下作用、消炎作用。大黄、芒硝に瀉下、消炎作用があり、甘草は瀉下による腹痛を抑える。
②桃仁……潤腸作用。桃仁の脂肪油で腸を潤す。
③桂枝……温裏作用。大黄、芒硝の寒を制する。

　本方は、上記作用により、便秘症の治療における base の処方として大変良い方剤である。本方を兼用して排便習慣をつける（直腸型便秘症）。

【合方・加減方】
❶痙攣性便秘
　❸イライラ、緊張の強い type ⇒＋加味逍遙散
　　⇒ 過敏性腸症候群（便秘型）p.217：参照。
　❻腹部膨満感、残便感ある者
　　⇒＋桂枝加芍薬湯 or 大建中湯(冷えの強い者)
　　⇒ 過敏性腸症候群（便秘型）p.217：参照。
　過敏性大腸の痙攣性便秘型は、桂枝加芍薬湯、桂枝加芍薬大黄湯で一時的にその症状はとれる。しかし、過敏性大腸が多く心因性のものである限り、その原因を除かないと治らない。

❷弛緩性、アトニー体質 ⇒＋補中益気湯
◆補中益気湯
＜組成＞ 黄耆、人参、白朮、炙甘草、当帰、陳皮、升麻、柴胡、大棗、生姜
＜構造＞
①黄耆、柴胡、升麻……筋のトーヌスを正常化させる。アトニー状態を改善する。
②黄耆、人参、白朮、炙甘草……消化吸収機能をよくし元気をつける。
③黄耆、当帰……自汗盗汗を止める。
④陳皮、生姜、大棗……健胃作用。

　アトニー体質、老人、長期臥床、出産後に起きる弛緩性便秘には、補中

益気湯を下剤（ex. 桃核承気湯）に加えて治療する。甲状腺機能低下症の者には甲状腺製剤を与える。食餌性で、線維の摂取量が少ないために腸が運動しなくなり弛緩して便秘となる者は、食物線維を多量に摂取させる。その間下剤を兼用する。

❸腸内乾燥型

　老人、痩せ型で水分の少ない人は、腸内の水分が吸収され乾燥し、便が少なくなって便秘する。腸を潤す作用のある当帰、地黄、麻子仁、桃仁、杏仁などを加える。　⇒＋**潤腸湯** or **麻子仁丸**

◆潤腸湯『万病回春』
＜組成＞ 当帰、地黄、麻子仁、桃仁、杏仁、枳実、厚朴、甘草、黄芩、大黄
＜構造＞
①当帰、地黄……腸内を潤し体を潤す。
②麻子仁、桃仁、杏仁……潤腸。
③大黄、枳実、厚朴……大黄、枳実で腸の蠕動を亢進し、厚朴が蠕動亢進による腹痛を止める。

◆麻子仁丸『傷寒論』
＜組成＞ 麻子仁、杏仁、大黄、枳実、厚朴、芍薬
＜構造＞
①麻子仁、杏仁……潤腸。
②大黄、枳実、厚朴、芍薬……通便。大黄、枳実が蠕動を亢進し、厚朴、芍薬が蠕動亢進による腹痛を止める。

❹気滞の便秘 ex. 腹水が溜まって便秘する者

　胃腸アトニー、高齢による消化管運動が低下し、食欲の低下した者。
　　⇒＋**三和散**

◆三和散
＜組成＞
沈香、紫蘇葉、大腹皮、檳榔子、木瓜、羌活、白朮、生姜、木香、川芎、陳皮、甘草、（茯苓、縮砂）
＜構造＞
①沈香、紫蘇葉、大腹皮、檳榔子、木瓜、生姜、白朮、（茯苓、縮砂）……利水作用。
②檳榔子……通便（瀉下）。

③木香……鎮痙作用。瀉下による腹痛を治す。

　本方は、檳榔子という緩和な瀉下薬に木香の鎮痙薬を配し、腹痛を起こさないようにした下剤である。枳殻、麻子仁などを配合して作用を強くする。本方はまた、肝硬変症、癌性腹膜炎などによる腹水によく効く。肝硬変による腹水には一般に分消湯血鼓加減を用いるが、食欲がない、胃に痞える、悪心があって薬が飲めないというときに、三和散に縮砂、茯苓を加えて用いる。

11. 潰瘍性大腸炎、クローン病

　　base：芎帰調血飲第一加減　エキス剤：当帰芍薬散合桂枝茯苓丸

◆芎帰調血飲第一加減『万病回春』
＜組成＞
当帰、川芎、芍薬、地黄、益母草、牡丹皮、白朮、茯苓、陳皮、香附子、烏薬、乾姜、甘草、大棗、桃仁、紅花、牛膝、枳殻、木香、延胡索、肉桂
＜構造＞
①桃仁、牡丹皮、紅花、益母草、牛膝……化瘀（血腫、内出血、腫瘤の瘀血を吸収する）。
②当帰、川芎、芍薬、地黄（＝四物湯）……当帰、川芎に活血作用があり、芍薬、地黄は止血作用に働く。
③当帰、川芎、肉桂、乾姜……表裏を温める。当帰、川芎が表を温め、乾姜、肉桂が裏を温める。
④延胡索、木香、烏薬……鎮痛作用。
⑤烏薬、香附子、枳殻、陳皮……健胃作用。

　炎症が慢性化して間葉系の細胞の反応が起こり、増殖性の炎症を示すときには、生地黄、牡丹皮、玄参といった清熱涼血薬に、更に駆瘀血薬である桃仁、紅花、蘇木、当帰尾といった薬物を加えて治療する。

　潰瘍性大腸炎（炎症性ポリープを来す）やCrohn病（線維化と潰瘍形成を伴う肉芽腫性炎症を伴う）は、ともに増殖性炎症を示す疾患であると考えられる。このため清熱涼血薬（地黄、牡丹皮）と駆瘀血薬（桃仁、紅花、益母草、牛膝）の配合された本方をbaseとした処方を長期に服用して体質を改善する必要がある。

潰瘍性大腸炎、Crohn病ともに自己免疫疾患の一つであり、漢方では自己免疫疾患は瘀血であるとの仮説に基づき、駆瘀血剤をbaseとして、体質改善と称し本症に対して芎帰調血飲第一加減を長服させるとよくなる。

【合方・加減方】
潰瘍性大腸炎、Crohn病ともに寒証の者が多く、

❶下痢するもの ⇒＋人参湯

❷腹痛するもの ⇒＋大建中湯
　⇒ 冷えによる下痢 p.214、腹部痛 p.222：参照。

❸出血するもの ⇒＋芎帰膠艾湯
　⇒ 止血作用／血虚の者 p.112、補血作用／消炎止血作用 p.126：参照。

12．虫垂炎

1) 急性初期

　　　base：大黄牡丹皮湯＋抗生物質

◆大黄牡丹皮湯『金匱要略』
＜組成＞ 桃仁、牡丹皮、冬瓜子、大黄、芒硝
＜構造＞
①桃仁、牡丹皮……化瘀（血腫、腫瘤、内出血等を分解吸収する）。
②大黄、牡丹皮……消炎、抗菌作用。
③冬瓜子……消炎、利尿、排膿作用。

　本方は腸癰の方剤で、発熱、圧痛があってもまだ充分に化膿していないときに用いて、化膿させずに散らす（炎症を治す）方剤である。

　膿瘍をつくったら下すべきではない。本方で下すと腹膜炎を起こす。診断を充分にして治療すべきである。

2) 慢性炎症

軽度の炎症が反復するもの

　　　base：五淋散

◆五淋散『和剤局方』
＜組成＞
芍薬、山梔子、茯苓、当帰、地黄、甘草、黄芩、沢瀉、木通、滑石、車前子
＜構造＞
①山梔子、黄芩、生甘草……消炎作用。
②滑石、沢瀉、茯苓、木通、車前子……利尿作用。
③芍薬、甘草、当帰……鎮痙鎮痛作用。

　本方は、尿路系の炎症に用いられる薬方であるが、慢性の虫垂炎にも応用される。

【合方・加減方】
❶腹痛あるとき ⇒＋桂枝加芍薬湯
　⇒ 過敏性腸症候群／便秘型 or 便秘下痢交替型 p.217：参照。
❷難治性、再発しやすいもの ⇒＋腸癰湯合桂枝茯苓丸

◆腸癰湯『千金方』
＜組成＞ 薏苡仁、冬瓜子、牡丹皮、桃仁
＜構造＞
①桃仁、牡丹皮……化瘀。
②冬瓜子、薏苡仁……消炎、利尿、排膿作用。

◆桂枝茯苓丸『金匱要略』
＜組成＞ 桂枝、茯苓、牡丹皮、桃仁、芍薬
＜構造＞
①桃仁、牡丹皮……化瘀。
②桂枝……血行をよくして駆瘀血の作用を助ける。
③茯苓……利尿作用、鎮静作用。

　慢性で無熱のときは薏苡附子敗醬散を、大黄牡丹皮湯と薏苡附子敗醬散の中間は腸癰湯を用いる。

<4> 肝、胆、膵疾患

1. 肝 炎

1) 急性肝炎

> base：小柴胡湯合黄連解毒湯

◆小柴胡湯『傷寒論』
＜組成＞ 柴胡、黄芩、半夏、生姜、人参、大棗、甘草
＜構造＞
①柴胡、黄芩……消炎解熱作用、抗ウイルス作用。
②半夏、生姜……鎮嘔、制吐作用。
③人参、甘草、大棗……健胃作用。

　本方は、柴胡、黄芩という消炎解熱薬を主薬とし、半夏、生姜、人参、甘草、大棗という胃薬を配合した方剤である。即ち健胃剤を含んだ抗炎症剤といえる。急性肝炎には炎症性の細胞浸潤に対して、この柴胡、黄芩のほかに消炎作用の強い黄連、山梔子（エキス剤では黄連解毒湯）を加えて用いる。エキス剤では小柴胡湯合黄連解毒湯として用いる。

【合方・加減方】
黄疸症状あるとき ⇒ ＋茵蔯蒿湯 or 茵蔯五苓散（＝五苓散＋茵蔯蒿）
◆茵蔯蒿湯『傷寒論』
＜組成＞ 茵蔯蒿、山梔子、大黄
＜構造＞
①茵蔯蒿……胆汁分泌作用、胆のう収縮作用（山梔子、大黄がこの作用を補助する）。
②茵蔯蒿、山梔子、大黄……消炎、抗菌、解熱作用。

　もし黄疸があれば茵蔯蒿湯や茵蔯五苓散を兼用合方して用いる。茵蔯五苓散は茵蔯蒿に胆汁分泌、胆のう収縮作用が、五苓散に利尿作用がある。最初は一度茵蔯蒿湯で下してやるほうがよい。
　以上のように合方するときは、分量比の加減と、どれだけの量を服ませるかということが問題になる。有効量だけ服まさなければならない。

2) 慢性肝炎

> base：竜胆瀉肝湯＜一貫堂＞合補中益気湯 or 小柴胡湯合十全大補湯
> 代用エキス剤：温清飲合補中益気湯

◆竜胆瀉肝湯「一貫堂」
＜組成＞黄連、黄芩、黄柏、山梔子、当帰、川芎、芍薬、地黄、連翹、
　　　　薄荷、木通、防風、車前子、竜胆、沢瀉、甘草
＜構造＞
①黄連、黄芩、黄柏、山梔子（＝黄連解毒湯）、連翹、竜胆……消炎、解熱、鎮静、止血、抗菌、抗ウイルス作用。
②当帰、川芎、芍薬、地黄（＝四物湯）……補血、活血、止血作用。当帰、川芎は血行をよくする（活血）。芍薬、地黄は止血作用がある。
③木通、車前子、沢瀉……消炎利水作用。
④防風、薄荷……発汗解表作用。

　竜胆瀉肝湯は慢性の炎症性疾患に対して用いられる温清飲（＝黄連解毒湯＋四物湯）が base となった処方である。黄連、黄芩、黄柏、山梔子、連翹、竜胆が炎症性の細胞浸潤を抑え、当帰、川芎が動脈血の血流をよくし、芍薬、地黄が止血に働く。これらの作用により肝炎の炎症症状と、肝血流障害によるうっ血と出血傾向を改善すると考えられる。

　一般に慢性肝炎に対しては補中益気湯『脾胃論』（黄耆、人参、白朮、炙甘草、当帰、陳皮、升麻、柴胡、大棗、生姜）を合方して用いる。

　本方の黄耆、人参、白朮、炙甘草は、消化吸収機能をよくして元気をつける（補気）作用があり、これに伴って免疫系の賦活作用があり、抗ウイルス的に働くと考えられる。小柴胡湯合十全大補湯も方意は同じであり、小柴胡湯の消炎剤に十全大補湯の補気（四君子湯）、補血（四物湯）を合方したものである。

◇**慢性肝炎に対する小柴胡湯の副作用について**：

　慢性肝炎に対して小柴胡湯エキス 7.5g（1 日量）の長期投与が行なわれた結果、間質性肺炎等の副作用が発症したとされる問題について考えてみると、小柴胡湯は本来、急性肝炎に黄連解毒湯と合方したりして短期間用いる処方である。もし、慢性肝炎に小柴胡湯を長期間用いるのであれば間

質性肺炎等の副作用を起こさないよう注意して使う必要がある。
　慢性肝炎は急性肝炎とは明らかに病態が異なっている。肝炎の慢性化した状態は、漢方で言う気血両虚の病態を呈してくるのである。このため、小柴胡湯を長期間使用するときは、気虚を治す補中益気湯や血虚を治す四物湯といった処方を合方して用いなければならない。つまり竜胆瀉肝湯（一貫堂）合補中益気湯や小柴胡湯合十全大補湯として用いる必要がある。
　このような使い方をすれば、慢性肝炎に対してより一層有効であり、かつ副作用を減らすことができる。

【合方・加減方】
❶難治性(fibrosis)に対して ⇒ ＋通導散合桂枝茯苓丸
◆通導散『万病回春』
＜組成＞当帰、蘇木、紅花、木通、厚朴、陳皮、枳実、甘草、芒硝、大黄
◆桂枝茯苓丸『金匱要略』
＜組成＞桂枝、茯苓、牡丹皮、桃仁、芍薬
　グリソン鞘周辺の線維化（fibrosis）の改善に対して、通導散合桂枝茯苓丸を用いる。一般に炎症が慢性化して、間葉系の細胞の反応が起こり、増殖性の炎症を示すときには、生地黄、牡丹皮、玄参などの清熱涼血剤に、更に駆瘀血薬である桃仁、紅花、蘇木、当帰尾などを加えた通導散合桂枝茯苓丸などが用いられる。

❷急性憎悪 or 活動期 ⇒ ＋黄連解毒湯 ⇒ 急性肝炎 p.230：参照。
❸黄疸 ⇒ ＋茵蔯蒿湯 or 茵蔯五苓散 ⇒ 急性肝炎 p.230：参照。
❹イライラ、緊張の強いもの ⇒ ＋加味逍遙散
◆加味逍遙散『和剤局方』
＜組成＞柴胡、芍薬、甘草、当帰、白朮、茯苓、生姜、薄荷、牡丹皮、山梔子
＜構造＞
①柴胡、芍薬、甘草……精神的stressからくる、イライラ、緊張を治す。
②当帰、芍薬、柴胡、甘草……胸脇部の痛みを鎮痛する。
③白朮、茯苓……利尿作用。
④牡丹皮、山梔子……出血性炎症、興奮を抑える。
　慢性肝炎でイライラ、緊張の強いものには、一般に平肝流気飲を基本に加減するとよい。エキス剤では、加味逍遙散、小柴胡湯合当帰芍薬散を基本にし、症状によって合方して応用するとよい。

2. 肝硬変

1) 代償期……門脈圧亢進型。

> base：竜胆瀉肝湯合通導散

⇒ 慢性肝炎 p.231：参照（慢性肝炎に準じる治療を行う）。

2) 非代償期……腹水の出現を認める時期。

ⓐ 一般に……腹水、黄疸、肝性脳症など。

> base：血分消湯（＝分消湯血鼓加減）

◆血分消湯（＝分消湯血鼓加減）『万病回春』
＜組成＞
蒼朮、陳皮、厚朴、枳実、香附子、猪苓、沢瀉、大腹皮、縮砂、木香、当帰、芍薬、紅花、牡丹皮、灯心草、生姜
＜構造＞
①大腹皮、猪苓、沢瀉、蒼朮、厚朴、縮砂……利水作用。腹水を除く。
②厚朴、木香、香附子、陳皮、枳実……腹痛、腹部膨満を除く（理気止痛）。
③当帰、赤芍、紅花、牡丹皮……活血化瘀。当帰で血流をよくし、赤芍、紅花、牡丹皮でうっ血を除き fibrosis を改善する。

　本方は肝硬変の非代償期で、腹水、黄疸、肝性脳症等の症状のあるときに用いる。黄疸には茵蔯蒿、山梔子を、肝性脳症で血中アンモニア濃度の上昇するものには大黄を加えるなどして治療する。

ⓑ 腹水があって体力の低下した者

> base：三和散

◆三和散『和剤局方』
＜組成＞沈香、紫蘇葉、大腹皮、木香、陳皮、檳榔子、木瓜、羌活、白朮、川芎、生姜、甘草、（茯苓、縮砂）
＜構造＞
①沈香、紫蘇葉、大腹皮、檳榔子、木瓜、生姜、白朮、羌活、（茯苓、縮砂）

……利水作用（腹水を除く）。
②木香、陳皮、沈香、紫蘇葉、大腹皮、檳榔子……消化管の運動をよくして腹痛、腹部膨満を除く（理気止痛）。
③檳榔子……瀉下作用。

　本方は、肝硬変症、癌性腹膜炎などの腹水によく効く。肝硬変には一般に分消湯血鼓加減（＝血分消湯加減）を用いるが、食欲がない、胃に痞える、悪心があって薬が飲めないときなどに、三和散に縮砂、茯苓を加えて用いるとよい。

3. 脂肪肝

> base：小柴胡湯合五苓散（柴苓湯）

　アルコール性の脂肪肝に対しては、小柴胡湯合五苓散 or 大柴胡湯合五苓散を用いる。大、小柴胡湯は柴胡、黄芩という消炎作用のある薬物を含み、これが肝炎の炎症性細胞浸潤を治療、予防する。

　アルコール性の脂肪肝を治療、予防するのに沢瀉が有効であり、五苓散の中には沢瀉が含まれているため、アルコール性肝炎から脂肪肝になるものに、大、小柴胡湯合五苓散を用いる。

【合方・加減方】
過食、肥満傾向の者（便秘症型）⇒＋防風通聖散 or 大柴胡湯

　非アルコール性脂肪肝は、過食、肥満によるものが多い。肝炎の予防、治療に大、小柴胡湯を用い、防風通聖散のような処方で食毒（高栄養価食品の過食による肥満、高コレステロール血症、動脈硬化を来すもの）を体内に畜めないように排出する。⇒ 動脈硬化症 p.193：参照。

4. 肝膿瘍

> base：梔子大黄湯　エキス剤 ⇒茵蔯蒿湯＋大柴胡湯（大量）

◆梔子大黄湯『傷寒論』
＜組成＞ 山梔子、枳実、大黄
＜構造＞
①山梔子、大黄……消炎解熱作用。

②枳実、大黄……排膿作用。

　本方を用いると胆管に膿が出る。枳実、大黄に排膿作用があり、肝膿瘍の弛張熱に対しては、山梔子、大黄を用いると、その熱が下がる（消炎解熱作用）。梔子大黄湯は大量に使用しないと効果がない。

◆茵蔯蒿湯『傷寒論』
＜組成＞茵蔯蒿、山梔子、大黄
◆大柴胡湯『傷寒論』
＜組成＞柴胡、黄芩、半夏、生姜、枳実、芍薬、大棗、大黄
＜構造＞
①茵蔯蒿、山梔子、大黄、柴胡、黄芩……消炎解熱作用。
②枳実、芍薬、大黄……排膿作用。
③半夏、生姜……鎮嘔制吐作用。

　本方の作用は梔子大黄湯に似るが効き方が穏やかなため、大量に使用する必要がある。

5. 胆石症

1) 発作間欠期

症状がないとき or 慢性で軽度右季肋部痛あるとき
　base：良枳湯 エキス剤 ⇒ 大柴胡湯去大黄＋茵蔯蒿湯

◆良枳湯「勿誤薬室方函」
＜組成＞茯苓、半夏、桂枝、大棗、甘草、枳実、良姜
＜構造＞
①甘草、大棗、良姜……鎮痙鎮痛作用。
②枳実……胆道の蠕動をスムーズにする（蠕動亢進作用）。
③良姜、桂枝……お腹を温める。
④半夏、良姜、茯苓……鎮嘔制吐作用。

　本方は、良姜、桂枝でお腹を温めて、枳実で胆道の蠕動を亢進させて、胆石を排出させる。このとき、蠕動亢進による痛みを甘草、大棗、良姜で鎮痙鎮痛するといった作用があり、また嘔吐を抑えるために半夏、良姜、茯苓が配合されている。

一般に寒証 type の胆石症で症状の無い時期や慢性で右季肋部痛のあるといった者を目標に用いる。

◆胆道排石湯Ⅰ号方「青島市立病院」
＜組成＞ 金銭草、柴胡、欝金、木香、枳殻、大黄
＜構造＞
①欝金、金銭草……利胆作用、消炎作用。
②柴胡、木香……鎮痙鎮痛作用。
③枳殻、大黄……Oddi 括約筋を緩めて胆石を排出する。

本方は、欝金、金銭草で胆汁の分泌を促進して、枳殻、大黄が Oddi 括約筋を緩めて胆石を排出する。このときの痛みを柴胡、木香が鎮痙鎮痛するといった方意である。

◆大柴胡湯去大黄＋茵蔯蒿湯
＜組成＞ 柴胡、黄芩、半夏、生姜、枳実、芍薬、大棗、茵蔯蒿、山梔子、大黄
＜構造＞
①茵蔯蒿、山梔子……利胆作用、消炎作用。
②柴胡、芍薬……鎮痙鎮痛作用。
③枳実、大黄……Oddi 括約筋を緩めて胆石を排出する。
④半夏、生姜……鎮嘔制吐作用。

本方も方意は胆道排石湯と同じである。

2) 発作時……発熱、悪心、嘔吐、腹痛、黄疸等あるとき。

base：大柴胡湯

◆大柴胡湯『傷寒論』
＜組成＞ 柴胡、黄芩、半夏、枳実、芍薬、生姜、大棗、大黄
＜構造＞
①柴胡、黄芩、大黄……消炎解熱作用。
②枳実、芍薬、大黄……枳実が Oddi 括約筋を開き、大黄がこれを助ける。芍薬は鎮痙鎮痛に働く。
③半夏、生姜、大棗……悪心、嘔吐を止める。健胃作用。

胆のう炎で本方を用いるのは、便秘のあるなしにかかわらず、炎症が強くて心窩部から胸脇部にかけて苦しく、腹部膨満感とか嘔吐を伴う症状の

あるときに使う。即ち「嘔止まず、心下急、欝欝微煩」『傷寒論』を目標に用いる。

【合方・加減方】
❶炎症症状の強いとき ⇒ ＋黄連解毒湯

炎症症状の強いときには、黄連、山梔子といった消炎剤を加える。エキス剤では黄連解毒湯（黄連、黄芩、黄柏、山梔子）を合方する。

❷黄疸があるとき ⇒ ＋茵蔯蒿湯

黄疸があるときは利胆作用のある茵蔯蒿、山梔子を加える。エキス剤では茵蔯蒿湯（茵蔯蒿、山梔子、大黄）を合方する。

❸疼痛に対して ⇒ ＋芍薬甘草湯 or 大建中湯

胆管に結石が詰まり、痙攣性疼痛の激しいものには、芍薬を増量して甘草を加えて鎮痙鎮痛する（ブスコパン類似作用）。エキス剤では芍薬甘草湯を合方する。

更に痛みの強いときは、鎮痙鎮痛作用の強い蜀椒を加える。エキス剤では大建中湯（蜀椒、乾姜、人参、膠飴）を用いる。

芍薬甘草湯も大建中湯もともに胆管の痙攣を除くが蠕動は止めないから、結石は排出される。1cm位の大きさなら簡単に排出される。熱や炎症のあるとき、大建中湯の乾姜、蜀椒は温める作用のある薬物であるから、乾姜を除くか、または清熱剤（ex. 黄連解毒湯）を併用する必要がある。

6. 胆のう炎、胆管炎

1) 急性期

発熱、悪寒、悪心、右季肋部痛、右肩への放散痛、黄疸など。
　base：大柴胡湯合黄連解毒湯合茵蔯蒿湯
⇒ 胆石症／発作時 p. 236：参照。

2) 慢性期

軽度右季肋部痛、上腹部圧迫感、不快感など。
　base：竜胆瀉肝湯＜一貫堂＞合茵蔯蒿湯（少量）
　代用エキス剤：温清飲合茵蔯蒿湯（少量）

◆竜胆瀉肝湯「一貫堂」
＜組成＞
黄連、黄芩、黄柏、山梔子、当帰、川芎、芍薬、地黄、連翹、薄荷、木通、防風、車前子、竜胆、沢瀉、甘草

　本方は、慢性の炎症性疾患に対して用いられる温清飲（＝黄連解毒湯合四物湯）がbaseとなった処方である。黄連、黄芩、黄柏、山梔子、連翹、竜胆が胆道の炎症症状を改善する。四物湯（＝当帰、川芎、芍薬、地黄）は胆道の血流をよくしてうっ血を除く。また芍薬、甘草が鎮痙鎮痛に働く。黄疸があるときは茵蔯蒿湯（茵蔯蒿、山梔子に利胆作用がある）を合方する。黄疸がなくても茵蔯蒿湯を少量合方して用いる方がよく効く。

【合方・加減方】
❶難治性、再発性 ⇒ ＋桂枝茯苓丸 or 芎帰調血飲第一加減
◆桂枝茯苓丸『金匱要略』
＜組成＞ 桂枝、茯苓、牡丹皮、桃仁、芍薬
　一般に炎症が慢性化して間葉系の細胞の反応が起こり、fibrosisを伴う増殖系の炎症を示すときには、生地黄、牡丹皮、玄参などの清熱涼血薬に更に駆瘀血薬の桃仁、紅花、蘇木、当帰尾などを加えた処方である桂枝茯苓丸や芎帰調血飲第一加減などが用いられる。

❷疼痛に対して ⇒ ＋芍薬甘草湯 or 大建中湯（疼痛の激しいとき）
　⇒ 胆石症／発作時／疼痛に対して p.237：参照。

7．胆道ジスキネジー

　胆道の疾患も、腫瘍、結石、炎症などの器質的変化による疾病が多い。しかし、この自律神経支配下の器官は、精神的stressの影響を受けやすく、胆道の炎症も、消化管ジスキネジーのため発生しやすく、また結石のあるときも、その発作などの誘因には心因性の影響が非常に大きい。

　精神的には、抑うつよりも緊張、イライラ、怒りなどが多い。疼痛は季肋下部、側胸部の疼痛で張った痛み、胸内苦悶、背痛、肩甲間部や肩のこり、心窩部の疼痛、痞硬、悪心、嘔吐、苦酸水が口にあがってくるなどの症状がある。

　base：柴胡疏肝湯　エキス剤：四逆散加味方

◆柴胡疎肝湯（＝四逆散加香附子陳皮川芎）『医学統旨』
<組成> 柴胡、枳実、芍薬、甘草、香附子、陳皮、川芎
<構造>
①芍薬、甘草……鎮痙鎮痛作用（中腔臓器の痙攣と逆蠕動を止め鎮痛する）。
②柴胡、芍薬……精神的イライラを鎮める。
③枳実、陳皮、香附子……中腔臓器の運動のリズムを調整し、機能をスムーズにする。
④香附子、川芎……心因性の胸肋疼痛を治す（鎮痛作用）。
　本方は、胆道ジスキネジーの基本的方剤として用いられる。

【合方・加減方】
❶緊張、イライラの強いとき ⇒ 柴胡、枳殻、青皮、烏薬、欝金を加える。
❷抑うつ的傾向の者 ⇒ 紫蘇葉、香附子、薄荷などを加える。ex．＋香蘇散
❸怒りの強いとき ⇒ 黄連、山梔子などを加える。ex．＋黄連解毒湯
❹不眠があれば ⇒ 釣藤鈎を加える。ex．＋抑肝散加陳皮半夏
❺悪心、嘔吐、噯気、心窩部疼痛あるとき ⇒ 精神的 stress、ことに怒りによって胆道、胃、十二指腸のあたりの運動機能異常による逆流などが起きていると考えられる。このときは黄連、呉茱萸(＝左金丸)を加える。

8. 膵　炎

1) 急性膵炎

　悪心、嘔吐、持続性の上腹部痛などあるとき
　　base：疎肝湯　エキス剤 ⇒ 大柴胡湯合四逆散合黄連解毒湯

◆疎肝湯『万病回春』
<組成> 柴胡、当帰、青皮、桃仁、枳殻、川芎、芍薬、紅花、黄連、呉茱萸
<構造>
①枳殻、青皮、芍薬……膵管の異常運動を調整し、膵液の分泌を正常にする。
②柴胡、芍薬、青皮……精神的イライラを鎮める。胸脇部〜背部の痛みを鎮める。
③当帰、川芎……活血作用（血行をよくする）。
④桃仁、紅花……駆瘀血作用。血腫、うっ血を除く。

⑤黄連、呉茱萸……イライラ、心窩部疼痛を治す（鎮痛作用）。呉茱萸は悪心、嘔吐を治す。

　本方は、枳殻、青皮、芍薬で膵液の分泌を正常にして、膵外分泌液の逆流を抑制する。柴胡、芍薬、青皮により、精神的イライラを鎮め、かつ上腹部の疼痛を治す。当帰、川芎、桃仁、紅花は膵への血行をよくして、うっ血を除き止血する。黄連は怒りに対する鎮静作用があり、呉茱萸は悪心、嘔吐を治す。本方は主に急性〜慢性膵炎の疼痛を目標にして用いられる。

◆大柴胡湯合四逆散合黄連解毒湯

　本方は、大柴胡湯、四逆散に含まれる枳実、芍薬が膵液の分泌を正常にして膵外分泌液の逆流を抑制する。柴胡、芍薬、甘草が精神的イライラを鎮め膵管の痙攣と逆蠕動を止めて鎮痙鎮痛に働く。大柴胡湯に含まれる柴胡、黄芩と、黄連解毒湯（黄連、黄芩、黄柏、山梔子）が膵炎の炎症症状を治す、といった目的で組まれている。

2) 慢性膵炎

　　base：大柴胡湯去大黄合桂枝茯苓丸

◆大柴胡湯去大黄合桂枝茯苓丸
＜組成＞
柴胡、黄芩、半夏、生姜、芍薬、大棗、枳実、桂枝、茯苓、牡丹皮、桃仁
＜構造＞
①枳実、芍薬……膵管の異常運動を調整し、膵液の分泌を正常にする。
②柴胡、芍薬……精神的イライラを鎮め膵管の痙攣と逆蠕動を止め鎮痙鎮痛に働く。
③柴胡、黄芩……消炎解熱作用。
④桃仁、牡丹皮……血行をよくして、うっ血を除いて膵の線維化を防ぐ。
⑤半夏、生姜、茯苓……鎮嘔制吐作用。

　慢性膵炎は膵管周囲における炎症の持続と、膵の線維化、膵管の拡張と膵石、石灰化等を来たす疾患であり、臨床症状として腹痛、腹部腫瘤を認める。基本的には膵液の分泌異常が基本にあると考えられるため、枳実、芍薬、柴胡で膵液の分泌を正常にして鎮痙鎮痛する。柴胡、黄芩が膵の持続的炎症を抑制し、桃仁、牡丹皮が増殖性炎症による膵の線維化を防ぐ。

半夏、生姜、茯苓は鎮嘔制吐に働く。
【合方・加減方】
難治性 ⇒＋通導散（熱証 type）
　　　　⇒＋芎帰調血飲第一加減（寒証 type）
　　　　（エキス剤：**当帰芍薬散合桂枝茯苓丸**）

　膵の慢性の持続性炎症は増殖性の炎症に相当し、膵の線維化を伴う。この病態に対して、清熱涼血薬の生地黄、牡丹皮、玄参と更に駆瘀血薬である桃仁、紅花、蘇木、当帰尾などを加えて用いる。この目的で難治性のものに通導散合桂枝茯苓丸や芎帰調血飲第一加減が用いられる。

<5> 腎臓疾患

1. 腎炎、ネフローゼ疾患

1) 急性糸球体腎炎

タンパク尿、血尿、乏尿、浮腫、高血圧などあるとき。
base：越婢加朮湯 or 小青竜湯合麻杏甘石湯

2) ネフローゼ症候群

ネフローゼ型腎炎で低蛋白血症、アルブミン血症、α_2グロブリン増加、βリポタンパクやコレステロール増加を呈するtype。ステロイドに反応するtypeの腎炎。
base：越婢加朮湯 or 小青竜湯合麻杏甘石湯

◆越婢加朮湯『金匱要略』
＜組成＞ 麻黄、石膏、甘草、生姜、大棗、白朮
＜構造＞
①麻黄、石膏……消炎、解熱、利水作用（滲出性炎症による浮腫を治す）。
②白朮……利水作用を助ける。
③白朮、生姜、大棗、甘草……健胃作用。

本方は、浮腫と乏尿、蛋白尿が強い急性腎炎、ネフローゼ型腎炎に使用する。小青竜湯合麻杏甘草湯も麻黄、石膏の消炎利水作用が基本の処方であり、方意は越婢加朮湯に類似している。このため、本方と同じように使用される。ただし、越婢加朮湯も小青竜湯合麻杏甘石湯も、メサンギウム増殖型の慢性腎炎に対しては浮腫を除く利尿以外の効果はない。

3) 慢性糸球体腎炎 or ステロイド剤不適応のネフローゼ症候群

タンパク尿、低蛋白血症、高脂血症、軽度浮腫等ある者。
base：竜胆瀉肝湯＜一貫堂＞
代用エキス剤：温清飲 or 温清飲合竜胆瀉肝湯＜薛氏＞

◆竜胆瀉肝湯「一貫堂」
＜組成＞
黄連、黄連、黄柏、山梔子、当帰、芍薬、川芎、熟地黄、連翹、薄荷、木通、防風、車前子、竜胆、沢瀉、炙甘草
＜構造＞
①黄連、黄芩、黄柏、山梔子（＝黄連解毒湯）、連翹、竜胆……消炎止血作用。腎糸球体での炎症を抑える。扁桃腺炎の予防にも有効。
②当帰、川芎、芍薬、地黄（＝四物湯）……腎血流障害を改善する。止血作用。
③木通、車前子、沢瀉……利尿作用。
④防風、薄荷……発汗解熱作用（解表作用）。扁桃腺炎の予防。
　本方は、慢性の炎症性疾患のbaseとして用いられる温清飲（＝黄連解毒湯合四物湯）が基本となった処方である。これに利尿作用のある木通、車前子、沢瀉と発汗解表作用のある薄荷、防風が配合されており扁桃腺炎の予防にも有効であり、慢性糸球体腎炎のbaseの処方として用いられる。

【合方・加減方】
❶難治性、腎不全型
　ⓐ熱証型……高血圧型（最低血圧高いとき）⇒＋通導散合桂枝茯苓丸
　ⓑ寒証型 ⇒＋芎帰調血飲第一加減（エキス剤：桂枝茯苓丸合当帰芍薬散）
　腎炎が慢性化すると、増殖性炎症を起こして難治性or腎不全型へと進行する。この増殖性炎症を抑えるのが生地黄、牡丹皮、玄参といった清熱涼血薬と桃仁、紅花、蘇木、当帰尾といった駆瘀血薬を組み合わせた処方であり、通導散合桂枝茯苓丸や芎帰調血飲第一加減がこの目的で用いられる。

❷浮腫、蛋白尿
　ⓐ熱証型 ⇒＋小青竜湯合麻杏甘石湯
　ⓑ寒証型 ⇒＋小青竜湯加附子
　『金匱要略』痰飲欬嗽病篇にある小青竜湯の溢飲に対する指示として「病溢飲の者、当に其の汗を発すべし。大青竜湯之を主る。小青竜湯之を主る」とある。溢飲とは「飲水流行、四肢に帰し、当に汗出ずべくして汗出でず、身体疼重す。之を溢飲という」と『金匱要略』に定義されている。
　これは飲んだ水（清水）は胃から肺に昇り、肺から四肢に行き皮膚から汗となって出ると古人は考えたのである。四肢に流れて行った水は汗となって出なければならない。その水が汗として外に出ず、皮膚や筋肉などに溜

まって、そのため体が重だるく痛む。こういう病態を溢飲と判断したのである。これは現在から考えると浮腫の病である。大青竜湯か小青竜湯で発汗すればよい、と指示している。しかし、実際に大、小青竜湯を服用しても、無熱のときは発汗せず利尿によって浮腫は治る。

◆大青竜湯『傷寒論』
＜組成＞麻黄、桂枝、甘草、杏仁、生姜、大棗、石膏

　麻黄と桂枝を配合すると、熱病のときは発汗することが多い。しかし熱のないときに服用しても発汗することはほとんどない。麻黄に敏感な人は無熱でも発汗することがある。実際には浮腫の治療には小青竜湯加杏仁石膏を用いることが多い。麻黄、細辛、杏仁、石膏の利尿作用に桂枝が入れば、腎臓の血流を盛んにして利水作用が増加する。寒証型の者には小青竜湯加附子で利尿して浮腫を治す。

❷口渇、尿不利 ⇒ ＋五苓散 or 猪苓湯

　麻黄の適さない者、頭痛して口渇、尿不利のある者は白朮、茯苓、猪苓、沢瀉など、利尿作用のある薬物で利尿して浮腫を治す。

❸血尿に対して ⇒ ＋四物湯 or 田三七

　四物湯（当帰、川芎、芍薬、地黄）の地黄、芍薬に止血作用がある。田三七も止血作用があり、これを加えるとよい。

❹疲れやすい者、貧血（気虚）に対して ⇒ ＋補中益気湯（黄耆、人参、白朮、炙甘草、当帰、陳皮、升麻、柴胡、大棗、生姜）

　本方は、黄耆、人参、白朮、炙甘草が消化吸収機能を亢めて元気をつけ、体力低下、食欲不振、貧血（気虚 type）を治す。

2. 腎不全

1) 急性腎不全

> base：通導散

◆通導散『万病回春』
＜組成＞当帰、紅花、蘇木、木通、陳皮、厚朴、枳実、甘草、芒硝、大黄
＜構造＞
①当帰……血管を拡張して血行をよくし、瘀血の吸収を助ける（活血作用）。

②蘇木、紅花……血腫、内出血など瘀血を吸収する（駆瘀血作用）。
③大黄、枳実、芒硝……瀉下作用により瘀血の排除を助ける。
④枳実、厚朴、陳皮、甘草……腸管の蠕動を調節し腹部膨満、腹痛を治す。
⑤木通……利水作用。

本方は、『万病回春』折傷門に出ている方剤で、打撲、挫傷の極めて重症なるときに用いる方剤である。

打撲による内出血を除き、痛みを止め、治療を速やかならしめる。蘇木、紅花、当帰で内出血による瘀血を除く。蘇木には鎮静、鎮痛作用があると考えられる。地震による家屋倒壊や交通事故のクラッシュ症候群による腎不全で内出血多く、その出血が凝滞して体内に滞り、血液が吸収されて熱が出るといったときに用いられる。

2）慢性腎不全

    base：防風通聖散合通導散合桂枝茯苓丸

防風通聖散は腎不全のため発生した過剰の中間代謝産物（老廃物）を発汗、瀉下、利尿によって除去するための処方である。
⇒ 動脈硬化症 p.193：参照。

通導散合桂枝茯苓丸は、慢性炎症性疾患の増殖性炎症に伴う fibrosis を抑制する薬物の配合された処方である。
⇒ 慢性糸球体腎炎／難治性、腎不全型 p.243：参照。

【合方・加減方】
❶**蛋白尿、血尿、貧血に対して ⇒＋竜胆瀉肝湯＜一貫堂＞**

竜胆瀉肝湯は、消炎作用、止血作用のある黄連、黄芩、黄柏、山梔子、連翹、竜胆に止血作用、造血作用のある当帰、川芎、芍薬、地黄（＝四物湯）と、浮腫に対して利尿作用のある木通、車前子、沢瀉、更に発汗解表作用のある防風、薄荷の組み合わされた処方で、蛋白尿、血尿、貧血を改善する目的で使用される。
⇒ 慢性糸球体腎炎 p.242：参照。

❷**疲れやすい者、貧血（気虚）に対して ⇒＋補中益気湯**
⇒ 慢性糸球体腎炎／疲れやすい者、貧血（気虚）に対して p.244：参照。

<6> 代謝、内分泌疾患

1. 肥満症

1)脂肪太り

> base：防風通聖散合大柴胡湯

⇒ 動脈硬化症 p.193：参照。

◆防風通聖散『宣明論』
＜組成＞
防風、荊芥、麻黄、薄荷、連翹、当帰、川芎、芍薬、白朮、山梔子、大黄、芒硝、石膏、黄芩、桔梗、滑石、甘草、生姜

　現在、日本では高蛋白、高脂肪等の栄養価の高い米国型の食事や、アルコール飲料を多く飲んで尚且つ自動車などの車社会をつくり、忙しくて運動不足となっている人が多い。

　摂取した栄養は消費されずに、脂肪組織も増殖して肥満となり、代謝が衰えて、高脂血症、高尿酸血症、糖尿病、脂肪肝、動脈硬化、冠動脈硬化、高血圧症、脳動脈硬化症、狭心症、心筋梗塞、脳血管障害、腎不全、痛風など多くの成人病になる傾向にある。これはほとんどが食毒によるものと考えられ、防風通聖散はこれら食毒により発生した過剰の中間代謝産物を防風、荊芥、麻黄で発汗し、大黄、芒硝で瀉下し、白朮、滑石で利尿して除くようにした処方である。

　しかし、防風通聖散を服用すれば直ちに肥満が治るのではない。やはり、栄養の過剰摂取を改め、運動不足をなくし、摂取したエネルギーを十分に消費するようにしなければならない。

◆大柴胡湯『傷寒論』
＜組成＞ 柴胡、黄芩、半夏、枳実、芍薬、生姜、大棗、大黄

　本方は、枳実、大黄で食物の消化管内の移送（蠕動）を促進し、小腸の通過時間を短縮して消化吸収を抑えることにより、肥満、高脂血症、動脈硬化等を改善する。

2）水太り……体が重く汗かき。

[base：防已黄耆湯]

◆防已黄耆湯『金匱要略』
＜組成＞ 防已、黄耆、白朮、生姜、大棗、甘草
＜構造＞
①防已、白朮……利尿作用（防已に消炎鎮痛作用がある）。
②黄耆……利水作用、止汗作用。
③生姜、大棗、甘草……健胃作用。
＜応用＞
浮腫、肥満（水太り）

　防已は重力に影響される浮腫、即ち下肢に顕著なものや、背臥位で背中から足の裏にみられる浮腫に効果があると考えられる。防已黄耆湯は、汗が出やすく(特に上半身)、下半身に浮腫が強いものによい。心臓性浮腫、腎性の浮腫にも用いてよい。浮腫がなくても肥満(水太り)に用いる。

【合方・加減方】
❶便秘傾向 ⇒ ＋九味檳榔湯加呉茱萸茯苓
◆九味檳榔湯加呉茱萸茯苓『勿誤薬室方函』
＜組成＞
檳榔子、厚朴、陳皮、桂枝、紫蘇葉、木香、生姜、甘草、大黄、呉茱萸、茯苓
＜構造＞
①檳榔子、大黄、厚朴……逐水作用（瀉下作用、利尿作用により強力に水分を除く）。
②厚朴、木香、陳皮……瀉下作用による腹痛を抑える。
③紫蘇葉、陳皮、生姜、甘草……健胃作用。
④桂枝、甘草……強心利尿作用。
⑤呉茱萸、茯苓……利水、健胃、鎮嘔作用。

　本方の主薬は檳榔子で、逐水作用により浮腫を消退させる。大黄、厚朴の配合は逐水を強めるためである。これに陳皮、厚朴、紫蘇葉、生姜、甘草など胃腸薬が配合され、桂枝、甘草は強心利水作用がある。
　以上の作用により便秘傾向の水太りの者に用いられる。
❷冷え症、腰痛などある者 ⇒ ＋苓姜朮甘湯

内科疾患◆代謝、内分泌疾患

◆苓姜朮甘湯『金匱要略』
＜組成＞ 茯苓、白朮、乾姜、甘草
＜構造＞
①茯苓、白朮……利尿作用。
②乾姜、甘草……温裏作用（腰やお腹を温めて鎮痛する）。
＜応用＞
冷え症で尿量の多い者に用いる。
①浮腫、水太り……特に下半身の浮腫。婦人の高齢者で水太りの者に多く用いられる。
②腰冷痛、腰重。水太り、体に浮腫のある者は、外気の冷えで浮腫のある所は特に冷える。人間は立っているから、腰以下が特に冷える。浮腫、水滞があって、皮膚に浮腫があれば皮膚にしびれ感が起きる。筋肉に水がたまると痙攣(こむら返り)が起きる。それと同時に体が重くなり、動作が鈍くなる。立つときも"よっこらしょ"、"どっこいしょ"と手を着かないと立てなくなる。"腰重きこと五千銭を帯ぶるが如し"である。婦人の高齢者に多い。

2. 高脂血症

base：防風通聖散合黄連解毒湯合大柴胡湯

⇒ 肥満症／脂肪太り p.246：参照。

黄連解毒湯(黄連、黄柏、黄芩、山梔子)

本方を合方する意味は黄連に胃酸の分泌を抑える作用があり、胃酸分泌過多による過食を抑えるためである。

3. 糖尿病

1) 軽症……血糖値正常保持のため

base：加味消渇湯

エキス剤 ⇒ 八味丸合五苓散 or 竜胆瀉肝湯＜一貫堂＞合五苓散

◆加味消渇湯「矢数格経験方」
＜組成＞ 地黄、芍薬、蒼朮、陳皮、茯苓、沢瀉、白朮、甘草
＜構造＞
①地黄……血糖降下作用。
②蒼朮、白朮、茯苓、沢瀉……組織の水を血中に吸収し、血中の糖による高浸透圧を下げ、口渇、多尿を抑える。
③地黄、芍薬……止血作用。
④蒼朮、白朮、陳皮、甘草……健胃作用。
　本方は、矢数格先生がつくられた経験方であって、軽症の糖尿病の治療に用いられる。

◆八味丸合五苓散
八味丸
＜組成＞ 地黄、山茱萸、山薬、牡丹皮、茯苓、沢瀉、肉桂、附子
五苓散
＜組成＞ 猪苓、沢瀉、白朮、茯苓、桂枝
　八味丸合五苓散の方意は加味消渇湯に類似する。
　また竜胆瀉肝湯＜一貫堂＞合五苓散も加味消渇湯に類似する。

2）中等症～重症

　base：竜胆瀉肝湯＜一貫堂＞
　代用エキス剤：温清飲 or 温清飲合竜胆瀉肝湯＜薛氏＞

◆竜胆瀉肝湯「一貫堂」
＜組成＞ 黄連、黄芩、黄柏、山梔子、当帰、芍薬、川芎、熟地黄、連翹、薄荷、木通、防風、車前子、竜胆、沢瀉、炙甘草
＜構造＞
①黄連、黄芩、黄柏、山梔子、連翹、竜胆……消炎止血作用。主に動脈の血管を収縮して止血する。
②当帰、芍薬、川芎、地黄……止血作用（静脈血を止血）、血流改善作用。当帰、川芎が動脈の血行をよくし、地黄、白芍が止血する。
③木通、車前子、沢瀉……利尿作用。
④防風、薄荷……発汗解表作用。
　本方は、糖尿病に特徴的な細小血管障害を予防し、治療する。血流改善

作用と同時に止血作用があり、網膜症、腎症などの進行を予防、治療すると考えられる。地黄に血糖降下作用があるため、地黄を増加して用いる方がよく効く。

【合方・加減方】

❶軽症、中等症……口渇あるとき ⇒＋五苓散 or 猪苓湯

◆五苓散『傷寒論』
＜組成＞ 白朮、茯苓、猪苓、沢瀉、桂枝

◆猪苓湯『傷寒論』
＜組成＞ 茯苓、猪苓、沢瀉、滑石、阿膠

糖尿病の口渇、多尿は高血糖による浸透圧利尿であるから、組織や消化管の水分を血中に吸収する白朮、茯苓、猪苓といった薬物を用いて、血中の高浸透圧を下げ、口渇、多尿を治す。

❷肥満、高脂血症、動脈硬化の予防 ⇒＋防風通聖散

⇒ 肥満症 p.246、高脂血症 p.248、動脈硬化 p.193：参照。

❸網膜症 ❹腎症

⇒＋**通導散合桂枝茯苓丸**(熱証 type)

⇒＋**芎帰調血飲第一加減**(寒証 type)

網膜症、腎症ともに fibrosis を伴う増殖性炎症の病像を呈する。これに対して清熱涼血薬の生地黄、牡丹皮、玄参と、駆瘀血薬の桃仁、紅花、蘇木、当帰尾などが組み合わさった処方が用いられる。

一般に最低血圧が高く熱証 type の者に通導散合桂枝茯苓丸が用いられるが、最高、最低血圧が低く、寒証 type の者には芎帰調血飲第一加減(エキス剤：当帰芍薬散合桂枝茯苓丸)が用いられる。

❺神経障害……しびれ、痛み等に対して

⇒＋**牛車腎気丸**(＝八味丸加牛膝、車前子)**合補中益気湯** or

＋**牛車腎気丸合桂枝加朮附湯**

◆牛車腎気丸『済生方』

＜組成＞
熟地黄、山茱萸、山薬、沢瀉、茯苓、牡丹皮、桂枝、附子、牛膝、車前子

＜構造＞
①地黄、山茱萸……腎虚を補う。神経反射の低下や老化現象を改善する。
②牡丹皮、牛膝……消炎止血作用、駆瘀血作用。鎮痛作用。

③茯苓、沢瀉、車前子……利尿作用。
④茯苓、山薬……胃腸の働きをよくする（補脾作用）。
⑤桂枝、附子……血管拡張作用。強心作用。冷えを温める作用（温経）。

　糖尿病性神経障害は、神経系の代謝障害による変性で起きる神経反射の低下と循環障害が原因として挙げられる。

　本方は、地黄、山茱萸が神経系の障害を改善し、桂枝、附子が血管を拡張して血流をよくし、牡丹皮、牛膝の駆瘀血作用、つまり血腫やうっ血を除く作用を助けて疼痛を緩和する。更にに茯苓、沢瀉、車前子が利尿作用により皮膚の浮腫を除くように働いて皮膚のしびれ感を改善する。

◆補中益気湯（気虚 type）

　神経の反射に障害があるときは牛車腎気丸や八味丸が用いられる。補中益気湯は気力、体力が衰えて、筋肉の力が弱ったときに用いられる。一般に糖尿病性の神経障害の起きているときは、神経反射の障害とともに筋力の低下を伴うことが多く、そういうときには牛車腎気丸合補中益気湯として用いられる。

◆桂枝加朮附湯

　しびれ、痛みの強いときは桂枝加朮附湯を合方する。本方は桂枝、附子で血管を拡張して血流をよくし、白朮の利尿作用で皮膚の浮腫を除いてしびれ感を改善し、芍薬、甘草で骨格筋の痙攣性疼痛を除く作用がある。

4．痛　風

1）発作時……関節に疼痛、腫脹あるとき。

　base：麻黄赤芍湯　エキス剤 ⇒ 大黄牡丹皮湯合麻杏甘石湯

◆麻黄赤芍湯『医学入門』（霊仙除痛湯『万病回春』と同じ）
＜組成＞
麻黄、赤芍、防風、荊芥、羌活、独活、白芷、蒼朮、威霊仙、葛根、升麻、黄芩、枳実、桔梗、当帰、川芎、甘草
＜構造＞
①麻黄、防風、荊芥、白芷……発汗解表作用。体を温めて鎮痛する。
②葛根、升麻、黄芩……消炎解熱作用。

③独活、蒼朮、威霊仙……利水作用。体の湿、水滞、浮腫を除く。
④当帰、川芎、赤芍……活血化瘀。瘀血による痛みを除く。
⑤枳実、桔梗……祛痰、排膿。

本方は、身体各所の関節の炎症と疼痛、腫脹に適し、尿酸性の関節炎(痛風:Gout)に著効がある。

◆大黄牡丹皮湯合麻杏甘石湯
<組成> 桃仁、牡丹皮、冬瓜子、大黄、芒硝、麻黄、杏仁、甘草、石膏
<構造>
①麻黄、石膏……消炎解熱、利尿作用。滲出性炎症を治す。
②大黄、牡丹皮、冬瓜子……消炎作用。
③桃仁、牡丹皮……化瘀止痛。血腫、内出血など瘀血を吸収して痛みを止める。
④大黄、芒硝……瀉下作用。分解吸収した血腫を瀉下して排出する。
⑤麻黄、石膏、杏仁、冬瓜子……利水作用により浮腫を除く。

本方も麻黄赤芍湯とよく似た方意があり、同じような目的で身体各所の関節の炎症、疼痛、腫脹に用いられる。

2) 体質改善……高尿酸血症の改善。

> base：防風通聖散合竜胆瀉肝湯＜一貫堂＞

本方は、防風通聖散が食毒の体質を改善する。
⇒ 肥満症 p.246：参照。

更に、竜胆瀉肝湯が関節の慢性炎症を予防、治療することによって高尿酸血症の体質を改善する。

5. 甲状腺機能亢進症

1) バセドウ病

> base：通導散合桂枝茯苓丸合竜胆瀉肝湯加側柏葉＊
> ＋抗甲状腺剤(メチマゾール)
> ＊エキス剤：通導散合桂枝茯苓丸合竜胆瀉肝湯＜一貫堂＞
> or 通導散合桂枝茯苓丸合温清飲

甲状腺機能亢進症の大部分を占めるバセドウ病は自己免疫疾患の一つであり、甲状腺に対する自己抗体が甲状腺に対する刺激作用を示すことによって起こる疾患である。漢方では自己免疫疾患は瘀血であるとの仮説から駆瘀血剤をbaseの処方に用いて、体質改善と称して長服させる。甲状腺機能亢進症は熱証型であるため通導散合桂枝茯苓丸を用いる。また、甲状腺機能亢進症は基礎代謝の亢進を来し、漢方でいう陰虚の病態である。陰虚はエネルギー代謝の亢進した状態であり、同化作用より異化作用の方が強い。即ち多くのエネルギーが消費される状態である。陰虚とは「血虚＋熱」の病態を示す。このため治療には血虚を治す四物湯（＝当帰、川芎、芍薬、地黄）と清熱の作用のある黄連解毒湯（＝黄連、黄芩、黄柏、山梔子）の配合された温清飲がbaseの処方として用いられる。竜胆瀉肝湯も温清飲をbaseとした処方であり、この病態に応用される。側柏葉は止血作用がある。

【合方・加減方】
心悸亢進、息切れ、多汗、振戦、易疲労感、体重減少、頻脈などあるとき
　　⇒＋加減復脈湯加鼈甲牡蛎（エキス剤：炙甘草湯）
◆加減復脈湯加鼈甲牡蛎『温病条弁』
＜組成＞ 炙甘草、芍薬、阿膠、麦門冬、地黄、麻子仁、鼈甲、牡蛎
＜構造＞
①麦門冬、地黄、阿膠、芍薬……脱水を防ぎ、滋養強壮して津液を補充する（滋陰養液）。
②芍薬、甘草……鎮痙鎮痛作用。
③地黄、阿膠、芍薬……止血作用。
④麻子仁……潤腸作用。脱水による便の乾燥を潤す。
⑤鼈甲、牡蛎……鎮静作用。解熱、止汗作用。甲状腺腫を縮小する。

　本方は、発熱が続いて、脱水や栄養障害が起こり、脈結代し、心悸亢進するときに用いる目標で作られたが、現在は不整脈や甲状腺機能亢進症等で、脱水や栄養障害を伴うものに応用される。鼈甲は清熱と鎮静に働き、牡蛎は止汗作用、鎮静作用があり心悸亢進を治す。また鼈甲と牡蛎は、甲状腺腫を軟化、縮小させる。

◆炙甘草湯『傷寒論』
＜組成＞ 炙甘草、紅参、阿膠、麦門冬、地黄、麻子仁、桂枝、生姜、大棗
⇒ 虚血性心疾患 p.186：参照。

6. 甲状腺機能低下症（橋本病）

> base：芎帰調血飲第一加減　エキス剤 ⇒ 当帰芍薬散合桂枝茯苓丸

◆芎帰調血飲第一加減『万病回春』
＜組成＞ 当帰、川芎、芍薬、地黄、白朮、茯苓、陳皮、烏薬、香附子、
　　　　牡丹皮、益母草、桃仁、紅花、牛膝、枳殻、木香、延胡索、乾姜、
　　　　肉桂、大棗、甘草

　甲状腺機能低下症（橋本病）も自己免疫疾患の一つであり、自己免疫疾患は瘀血であるとの考えから駆瘀血剤をbaseの処方として用いて、体質改善と称して本方を長服させる。甲状腺機能低下症は寒証型の瘀血であるため、芎帰調血飲第一加減が適する。

　本方は、四物湯で血虚を補い、当帰、川芎、肉桂、乾姜で表裏を温め、桃仁、牡丹皮、紅花、益母草、牛膝などの駆瘀血薬で血腫、腫瘤、内出血等の瘀血を除く、これに延胡索、木香、烏薬といった鎮痛作用のある薬物と烏薬、香附子、枳殻、陳皮といった健胃作用のある薬物を含んでおり、寒証型の瘀血症候群に用いられる（温熱性駆瘀血薬である）。

7. 特発性浮腫

1) 一般に浮腫強いとき

> base：越婢加朮湯 or 小青竜湯合麻杏甘石湯 or 七味降気湯

　越婢加朮湯、小青竜湯合麻杏甘石湯は麻黄、石膏の組み合わせが中心になる基本処方で、消炎解熱作用のある石膏と利水作用のある麻黄、石膏が主薬になっている。麻黄、石膏は炎症性の浮腫や、炎症を伴わない浮腫でも、一般に浮腫の強いときに幅広く応用される。

　⇒ ネフローゼ症候群 p.242：参照。

◆七味降気湯
＜組成＞ 紫蘇葉、香附子、半夏、茯苓、木通、桑白皮、檀香、生姜、甘草、（縮砂）
＜構造＞
①紫蘇葉、茯苓、桑白皮、白檀、木通、縮砂……利尿作用。

②半夏……鎮咳作用。
③半夏、生姜、香附子、縮砂……鎮嘔、健胃作用。

本方は、脚気衝心に用いられ、降気湯と名付けられるが、内容は利尿剤で腎炎、ネフローゼなど腎性浮腫に用いられた。一般に浮腫の強いときに応用される。 ⇒ うっ血性心疾患 p.180：参照。

2) 下肢の浮腫

> base：防已黄耆湯 or 防已茯苓湯

◆防已黄耆湯『金匱要略』
＜組成＞ 防已、黄耆、白朮、生姜、大棗、甘草
◆防已茯苓湯『金匱要略』
＜組成＞ 防已、黄耆、茯苓、桂枝、甘草

防已は、重力に影響される浮腫、即ち下肢に顕著なものや背臥位で背中から足の裏にみられる浮腫に効果があると考えられる。

防已黄耆湯は、汗が出やすい(特に上半身)、下半身に浮腫が強いものによい。心臓性浮腫、腎性の浮腫にも用いてよい。浮腫がなくても肥満(水太り)に用いる。浮腫のことを日本では水気病ともいい、圧すると陥没する顕性の浮腫である。風の症候を伴うものを「風水」、単なる浮腫を「皮水」という。一般に、腰以下の浮腫は尿として排除し、腰から上の浮腫は発汗させるとよいと考えられている。皮水、風水ともに、汗が出て体が重く脈が浮なら防已黄耆湯を、脈が沈なら越婢加朮湯を用いるとよい。皮水で筋肉がピクピクけいれんするとき、下半身に浮腫が強いときには防已茯苓湯を用いるとよい。

【合方・加減方】
❶便秘症、下肢のだるいとき ⇒ ＋九味檳榔湯加呉茱萸茯苓

本方は、檳榔子、大黄といった逐水作用のある薬物を用いて強力な瀉下作用と利尿作用により水を除いて浮腫を治す。

⇒ うっ血性心疾患 p.180、肥満症／水太り p.247：参照。

❷腰から下肢が冷えて重だるい者 ⇒ ＋苓姜朮甘湯加附子
◆苓姜朮甘湯加附子
＜組成＞ 茯苓、乾姜、白朮、甘草、附子

本方は、乾姜、附子で体の内と外を温めながら、茯苓、白朮、附子で利

❸老人、夜間頻尿、下肢浮腫 ⇒ ＋八味丸
◆八味丸『金匱要略』
＜組成＞ 地黄、山薬、山茱萸、沢瀉、茯苓、牡丹皮、桂枝、附子
　本方は、地黄に弱いが強心作用がある。桂枝、附子も強心利尿作用を助ける働きがあり、茯苓、沢瀉の利尿作用を助けて浮腫を治す。⇒ うっ血性心疾患／呼吸困難軽症に p.182：参照。
❹四肢の冷え、こわばり、こむら返り、動悸、立ちくらみ、尿量減少等あるもの
　⇒ ＋真武湯
◆真武湯『傷寒論』
＜組成＞ 茯苓、白朮、附子、芍薬、生姜
　本方は、附子が四肢の冷えを温め、生姜がお腹を温める。白朮、茯苓に利尿作用があり、附子の強心利尿作用がこれを助けて浮腫を治す。芍薬はお腹の冷えによる腹痛を治す抗痙攣作用がある。

3）上半身の浮腫

　　base：苓桂朮甘湯

◆苓桂朮甘湯『傷寒論』
＜組成＞ 茯苓、桂枝、白朮、甘草
　本方は、茯苓、白朮に利尿作用があり、桂枝、甘草の強心利尿作用がこれを助けて、桂枝が上半身の血行をよくし、上半身の浮腫を除くのに用いられる。⇒ うっ血性心疾患／呼吸困難軽症に p.182：参照。
【合方・加減方】
浮腫の強いとき ⇒ ＋防已茯苓湯（＝防已、黄耆、茯苓、桂枝、甘草）
　本方は、防已、茯苓、黄耆に利尿作用があり、桂枝、甘草の強心利尿作用がこれを助けて 浮腫を除く。防已は下半身の浮腫によく効く、茯苓は組織や消化管の水を血中に吸収して浮腫を治す。黄耆は肌表の水を除く。桂枝は体表の血行をよくし、桂枝、甘草が強心利尿に働く。本方は、主に四肢の浮腫が主で、筋肉がピクピク動くときに用いられる。エキス剤の場合は防已黄耆湯合五苓散で代用する。

4) 疲労倦怠感著しいとき

[base：補中益気湯合五苓散]

◆補中益気湯合五苓散

＜組成＞

黄耆、人参、白朮、炙甘草、当帰、陳皮、升麻、柴胡、生姜、大棗、茯苓、沢瀉、猪苓、桂枝

　本方は、補中益気湯の黄耆、人参、白朮、炙甘草が消化吸収機能を亢めて元気を回復させる作用があり、五苓散の白朮、茯苓、猪苓、沢瀉に利尿作用がある。また、桂枝、甘草の強心利尿作用がこれを助けて浮腫を除く。このため、浮腫があって疲労倦怠感の著しい者に用いられる。

⟨7⟩ 血液疾患

1. 貧血症

　　　base：十全大補湯（骨髄での造血を亢進する）

◆十全大補湯『和剤局方』
＜組成＞　人参、白朮、茯苓、炙甘草、地黄、当帰、川芎、白芍、黄耆、肉桂
＜構造＞
①人参、白朮、茯苓、炙甘草（＝四君子湯）、黄耆……消化吸収機能を亢進して食欲不振、体が疲れやすいといった「気虚」を改善する。
②当帰、川芎、芍薬、地黄（＝四物湯）……新陳代謝が低下して血液循環が悪く、栄養の失調した「血虚」を改善する。骨髄造血を亢進する。
③当帰、川芎、肉桂……血行をよくして冷えを温める。

　本方は、働きと元気を補う四君子湯、物を補う四物湯、それに補気の黄耆、冷えを温め血行をよくする肉桂とを加えた処方である。ただ四物湯で物や血を補うというだけでなく、四君子湯を合わせて働きも補う。機能も衰えているから、同時にそれを補ってやらないと、例えば胃が悪いというような場合に四物湯だけでは胃の働きを障害するというようなことがあるから、四君子湯を合わせて十全大補湯のような処方として使う。

　このため、貧血というようなときには、十全大補湯のような処方をbaseとして使っていけばよいのである。また、本方は骨髄での造血能を亢めると考えられる。

【合方・加減方】
❶立ちくらみ、動悸、耳鳴り等の症状寛解に　⇒　＋苓桂朮甘湯
◆苓桂朮甘湯『傷寒論』
＜組成＞　茯苓、白朮、桂枝、甘草
＜構造＞
①白朮、茯苓……利尿作用、消化管や組織間の余分な水を血中に引いて除く。
②桂枝、甘草……強心利尿作用、心悸亢進、気の上衝を治す。桂枝は脳血流をよくして脳貧血を治す。

　本方は、めまい、立ちくらみの脳貧血を治す。また、心悸亢進（動悸）を

治す作用があり、貧血症の患者で立ちくらみ、動悸、耳鳴りなどの症状を訴える者に用いられる。

❷鉄欠乏性貧血、胃切除、抗癌剤使用、コバルト照射による再生不良性貧血
　⇒＋人参湯加反鼻 or 六君子湯

◆人参湯加反鼻
＜組成＞ 乾姜、甘草、白朮、人参、反鼻

◆六君子湯『世医特効方』
＜組成＞ 人参、白朮、茯苓、甘草、半夏、陳皮、生姜、大棗

　人参には血色素、赤血球を増加させる作用があるらしい。また乾姜、白朮がこの作用を助ける。鉄欠乏性貧血、胃切除による貧血、抗癌剤やコバルト照射等による再生不良性貧血に反鼻などを加えて用いる。また、胃切除後の貧血の予防に用いる四君子湯、六君子湯、補中益気湯の類はみな同じである。これらのエキス剤では人参湯が配合薬物が少ないところから、単位量中の人参含有量が多いと考えられるのでこれを応用する。

❸放射線、抗癌剤、胃切除等による貧血予防に ⇒＋補中益気湯

　本方は、抗生物質、抗癌剤、消炎剤などによる肝臓障害、胃腸障害、貧血などの予防に用いられる。また、放射線による宿酔などの副作用（貧血等）を抑え、元気に治療を完了することができる。胃手術後の貧血、ダンピング症候群等の予防や治療にも使用される。

❹自己免疫性疾患による溶血性貧血に
　⇒＋芎帰調血飲第一加減（エキス剤：当帰芍薬散合桂枝茯苓丸）

　自己免疫性疾患は瘀血であるとの仮説から本方のような駆瘀血剤を体質改善と称して長服させることで、本症を予防、治療することができる。

2. 紫斑病（血小板減少症）

　base：十全大補湯 or 芎帰調血飲第一加減

◆十全大補湯『和剤局方』（骨髄での造血を促進する）
◆芎帰調血飲第一加減『万病回春』（自己免疫性疾患により、末梢での血小板の消費、破壊されるのを防ぐ）（エキス剤：当帰芍薬散合桂枝茯苓丸）

　⇒ 貧血症 p.258：参照。

【合方・加減方】
❶出血傾向 ⇒＋**芎帰膠艾湯**(＝四物湯加阿膠艾葉甘草)or **田三七**

　芎帰膠艾湯は四物湯に阿膠、艾葉、甘草が加わった処方である。四物湯にも地黄、芍薬など止血に働く薬物が含まれているが、出血傾向の強い者には、更に阿膠、艾葉といった止血剤の加わった本方を用いる。田三七も止血剤としてよく用いられる。

❷慢性出血で色素沈着を伴う者 ⇒＋**温清飲**(＝黄連解毒湯合四物湯)

　本方の、黄連解毒湯は動脈性の出血を止血する。四物湯は主に静脈性の出血を止血するとともに、補血(造血)の作用がある。慢性の出血や炎症性の出血で色素沈着を伴う者に用いられる。

❸易疲労、倦怠感を伴う者 ⇒＋**補中益気湯**

　本方は、黄耆、人参、白朮、炙甘草が消化吸収機能をよくし、元気をつける方剤であり、疲労、倦怠感を訴える者に合方して用いる。

❹出血性腫脹、疼痛に対して ⇒＋**通導散** or **大黄牡丹皮湯**

　これらの処方は、桃仁、牡丹皮、蘇木、紅花などの駆瘀血薬が血腫を吸収し、大黄、枳実、芒硝などが吸収した血腫を瀉下作用により排除するべく働く。これらの作用により瘀血による出血性腫脹、疼痛を治す。

<8> 神経・筋疾患

1. 脳血管障害（脳梗塞、頭蓋内出血）

> base：通導散合桂枝茯苓丸

◆通導散合桂枝茯苓丸
＜組成＞
当帰、蘇木、紅花、木通、陳皮、厚朴、枳実、甘草、芒硝、大黄、桂枝、茯苓、桃仁、牡丹皮、芍薬
＜構造＞
①当帰、桂枝……血管を拡張して血行をよくし、瘀血の吸収を助ける。
②蘇木、紅花、桃仁、牡丹皮……血腫、内出血など瘀血を吸収する（駆瘀血作用）。蘇木は鎮静鎮痛作用がある。
③大黄、枳実、芒硝……瀉下作用。瘀血の排除を助ける。
④枳実、厚朴、陳皮、芍薬、甘草……腸管の蠕動をスムーズにしてガスを排出し、腹部膨満、腹痛を治す。
⑤木通、茯苓……利水作用（脳浮腫を軽減させる）。

　本方は、打撲、挫傷を目的としてつくられた方剤であるが、上記作用により、脳出血、脳梗塞による血腫、内出血などの瘀血を吸収排除するためbaseの処方として用いられる。

【合方・加減方】
❶一般に
　❷動脈硬化……肥満、動脈硬化、高脂血症など、食毒の改善に
　　⇒＋防風通聖散 ⇒ 動脈硬化症 p.193：参照。
　❸出血傾向……イライラ、興奮しやすい者 ⇒＋竜胆瀉肝湯＜一貫堂＞
　竜胆瀉肝湯は温清飲（＝黄連解毒湯合四物湯）に解表作用のある防風、薄荷、清熱（消炎）作用の連翹、竜胆、それに利水作用の木通、車前子、沢瀉を配合した処方である。黄連解毒湯に動脈性の出血を止める作用があり、また怒りや興奮を静める鎮静作用がある。四物湯は静脈性の出血を止める作用がある。このため本方はイライラ、興奮しやすい出血傾向の者に用いられる。その他のエキス剤としては温清飲 or 温清飲合竜胆瀉肝湯＜薛氏＞で

代用してもよい。

❷高血圧症 ⇒ ＋釣藤散 or 七物降下湯
　⇒ 高血圧症 p.190：参照。

❸後遺症初期……運動麻痺、感覚障害、言語障害
　⇒ ＋続命湯(エキス剤：越婢加朮湯合当帰芍薬散)

◆続命湯『金匱要略』
＜組成＞ 麻黄、石膏、乾姜、甘草、当帰、人参、桂枝、川芎、杏仁
＜構造＞
①麻黄、石膏……利水作用。滲出性炎症を抑える作用。石膏は消炎解熱作用がある。
②麻黄、石膏、杏仁……利水作用により浮腫を治す。関節水腫、脳浮腫を治す。
③当帰、川芎、桂枝……血液循環をよくする。脳血流を改善する。
④乾姜、甘草……お腹の冷えを温める。

　本方は脳浮腫を治し、脳血流を改善することにより、脳梗塞、脳出血後遺症の比較的初期で運動麻痺、感覚、言語障害のある者を治療する目的で用いる。エキス剤の場合は越婢加朮湯合当帰芍薬散(＝麻黄、石膏、大棗、甘草、生姜、当帰、川芎、芍薬、白朮、茯苓、沢瀉)を用いる。方意が類似している。

❹元気のよい飲酒家の片麻痺、肩手症候群、半身感覚障害に
　⇒ ＋疎経活血湯

◆疎経活血湯『万病回春』
＜組成＞
当帰、芍薬、熟地黄、川芎、蒼朮、茯苓、桃仁、牛膝、防已、威霊仙、
羌活、防風、白芷、竜胆、陳皮、炙甘草、生姜
＜構造＞
①当帰、川芎、芍薬、地黄(＝四物湯)……運動麻痺、骨筋肉の萎縮を防ぐ。
②桃仁、牛膝……駆瘀血作用（血腫・瘀血を除く）。
③羌活、防風、白芷……皮膚など体表の知覚麻痺、疼痛を治す（解表、鎮痛作用）。
④蒼朮、防已、茯苓、威霊仙……体の湿、水滞を除いて痛みを治す(利水、鎮痛作用)。
⑤竜胆……消炎解熱作用。

本方は、飲酒家（酒客）の脳血管障害に伴う運動麻痺、疼痛に最もよく用いる。老化や体力の低下はあまりなく、瘀血を目標にする。中風、頭部外傷、開頭術の後遺症にも用いられる。

❺冷え症の片麻痺、半身感覚障害
　　⇒＋独活寄生湯（エキス剤：**十全大補湯合大防風湯**）
◆独活寄生湯『千金方』
＜組成＞
当帰、川芎、芍薬、地黄、人参、茯苓、甘草、生姜、独活、防風、秦艽、細辛、桂枝、桑寄生（or 続断）、杜仲、牛膝
＜構造＞
①当帰、川芎、芍薬、地黄（＝四物湯）……運動麻痺、骨筋肉の萎縮を防ぐ（補血作用）。
②人参、茯苓、甘草（＝四君子湯去白朮）……消化吸収機能を亢め元気にする（補気作用）。
③杜仲、牛膝、続断……筋肉や骨を強くする。
④独活、秦艽、細辛、茯苓……体の湿、水滞を除去して痛みを止める。
⑤当帰、川芎、桂枝、細辛、防風……血行をよくして、体の表を温めて寒による疼痛、麻痺を改善する（温経散寒）。

中年以後は、四肢の骨、関節、筋肉などに老化現象が起き、これに風寒湿（特に寒と湿）の外因が作用すると筋肉の疼痛、拘縮、運動障害、こわばり（関節リウマチの朝のこわばり現象に似る）、動作がにぶい、関節の変形、浮腫、水腫、屈伸時の痛みなどの症状が発生する。特に腰以下の疼痛、しびれ、運動障害、関節の腫脹、疼痛、脳血管障害による運動麻痺などに本方が用いられる。また特に、体力の低下がみられる運動麻痺などに本方が用いられる。

❻弛緩性麻痺……気力、体力のない者　⇒＋補中益気湯
本方は、四君子湯加減の方剤で、脳出血とか脳梗塞の後、気力体力の無いもので弛緩性の片麻痺を起こした者や、高齢者で体が弱って老人ボケを起こした者などに用いられる。

❼しびれ、四肢痛、痙攣性麻痺　⇒＋桂枝加朮附湯
◆桂枝加朮附湯
＜組成＞桂枝、芍薬、生姜、大棗、甘草、蒼朮、附子

本方は、桂枝が血管を拡張して血行をよくし、白朮、附子は利尿作用があり浮腫を除いて、しびれ、四肢痛を治す。芍薬、甘草は筋肉の痙攣を緩解して鎮痛する。これらの作用により、しびれ、四肢痛、痙攣性麻痺に用いられる。

2. 退行性神経疾患を含む疾患

1) パーキンソン症候群 or パーキンソン病

base：通導散合桂枝茯苓丸(熱証型)or 芎帰調血飲第一加減*(寒証型)
※エキス剤：当帰芍薬散合桂枝茯苓丸

パーキンソン病は退行性神経性疾患であり、これは漢方では瘀血であるとの認識から上記処方を base として用いる。

【合方・加減方】

❶比較的元気のよい者（振戦麻痺に対して）
　⇒＋疎経活血湯（合半夏厚朴湯）

疎経活血湯は飲酒家（酒客）の脳血管障害に伴う運動麻痺、疼痛に最もよく用いられるが、パーキンソン病の振戦麻痺にも用いられる。老化や体力の低下はあまりなく、瘀血を目標にする。半夏厚朴湯の厚朴が鎮痙に働き振戦麻痺を治す作用があると考えられるため、合方して用いる。

❷やや元気の衰えた者（振戦麻痺に対して）
　⇒＋抑肝散加陳皮半夏（合半夏厚朴湯）

◆抑肝散加陳皮半夏（合半夏厚朴湯）
＜組成＞
釣藤鈎、柴胡、当帰、川芎、白朮、茯苓、甘草、陳皮、半夏、厚朴、生姜、紫蘇葉

＜構造＞
①釣藤鈎、柴胡、厚朴……鎮痙、鎮静、催眠作用。
②白朮、茯苓……利尿作用。茯苓は鎮静作用がある。
③当帰、川芎……脳血流改善作用（活血作用）。
④陳皮、半夏、茯苓、甘草（＝二陳湯）……胃カタル、気管支カタルを治す。

本方は、脳出血、脳梗塞の半身不随などの痙性麻痺やパーキンソン症候

群の振戦麻痺などに応用される。

❸振戦に対して ⇒＋甘麦大棗湯

◆甘麦大棗湯『金匱要略』

＜組成＞ 甘草、大棗、小麦

　本方は甘草、大棗に痙攣を抑制する作用があり、振戦に対して用いられる。

❹便秘症 ⇒＋桃核承気湯

◆桃核承気湯『傷寒論』

＜組成＞ 桃仁、桂枝、芒硝、大黄、甘草

　本方は、大黄、芒硝が瀉下作用として働き、甘草が瀉下による腹痛を治す。桂枝は大黄、芒硝の寒性を抑えて温める作用があり、桃仁は潤腸作用があり、瀉下作用を助ける。

❺ふらつき、起立性低血圧症 ⇒＋苓桂朮甘湯

◆苓桂朮甘湯『傷寒論』

＜組成＞ 茯苓、白朮、桂枝、甘草

　本方の茯苓、白朮は利尿作用があり、組織間の余分の水を除いて浮腫を治す。桂枝、甘草は強心利尿作用があり、利尿作用を助け、桂枝は脳血流をよくして脳貧血を治す。これらの作用により、ふらつき、起立性低血圧症を治す。

2) 老年痴呆

　base：当帰芍薬散

◆当帰芍薬散『金匱要略』

＜組成＞ 当帰、川芎、芍薬、白朮、茯苓、沢瀉

＜構造＞

①当帰、川芎……脳の血行をよくする（活血作用）。
②白朮、茯苓、沢瀉……利尿作用。脳浮腫を治す。
③当帰、芍薬……平滑筋の痙攣を抑えて腹痛を治す。

　本方は、当帰、川芎で脳の血行をよくし、白朮、茯苓、沢瀉が脳の浮腫を改善することにより老年痴呆を予防、治療する。

【合方・加減方】

❶脳血管性
　❺一般に ⇒＋通導散合桂枝茯苓丸
　　　⇒ 脳血管障害 p.261：参照。
　❻高血圧、脳動脈硬化 ⇒＋釣藤散
　　　⇒ 高血圧症 p.190、動脈硬化症 p.193：参照。
　❼脳出血後のボケ(脳浮腫を伴うとき)⇒＋続命湯
　❽健忘症状、あくび、体力低下、肩こり、手足のしびれ
　　　⇒＋補中益気湯加丁香木香(エキス剤：補中益気湯)
❷アルツハイマー型
　❺一般に
　　　⇒＋芎帰調血飲第一加減(エキス剤：当帰芍薬散合桂枝茯苓丸)
　本症は退行性変性神経疾患であり、これは瘀血であるとの認識から本方を用いて治療する。
　❻健忘症状、あくび、体力低下、肩こり、手足のしびれ
　　　⇒＋補中益気湯加丁香木香(エキス剤：補中益気湯)
◆補中益気湯加丁香木香
＜組成＞
黄耆、人参、白朮、炙甘草、当帰、陳皮、升麻、柴胡、大棗、生姜、丁香、木香
　本方は、黄耆、人参、白朮、炙甘草で消化吸収機能をよくして元気をつけ、黄耆、柴胡、升麻が筋のトーヌスを正常化してアトニー状態を改善し、当帰が脳の血行をよくし、陳皮、生姜、大棗が健胃作用として働く。丁香、木香は胃腸の機能を改善するとともに、脳の血流を改善する作用がある。このため、高齢者で体が弱って健忘症状、あくび、肩こり、手足のしびれなどを訴える者に用いる。

3．末梢神経疾患

1)神経痛

ⓐ三叉神経痛

　　base：桃核承気湯 or 清上蠲痛湯

◆桃核承気湯『傷寒論』
＜組成＞ 桃仁、桂枝、大黄、芒硝、甘草
＜構造＞
①桃仁……血腫、腫瘤、内出血などを吸収してうっ血を除く（駆瘀血）。
②桂枝……血行をよくして瘀血の吸収を助ける（活血）。
③大黄、芒硝……吸収した瘀血を瀉下により排除する（瀉下）。
④甘草……大黄、芒硝の瀉下に伴う腹痛を治す。
　三叉神経痛は瘀血が結滞して起きることが多く、本方がbaseの処方として用いられる。

◆清上蠲痛湯『寿世保元』
＜組成＞
当帰、川芎、白芷、羌活、独活、防風、蒼朮、麦門冬湯、黄芩、菊花、蔓荊子、細辛、生姜、甘草
　⇒ 自律神経疾患 or 機能異常疾患／頭痛 p.271：参照。

【合方・加減方】
肩こりを伴うとき（上腕神経痛）⇒ ＋葛根加朮附湯

◆葛根加朮附湯
＜組成＞ 葛根、桂枝、麻黄、芍薬、生姜、大棗、甘草、蒼朮、附子
＜構造＞
①葛根、芍薬、甘草……筋肉の痙攣を抑えて肩こりを治す（鎮痙作用）。
②桂枝、麻黄……鎮痛作用がある（発汗解表作用）。
③蒼朮、附子……利尿作用。湿による痛みを除く。
④生姜、大棗、甘草……健胃作用。
　本方は、湿を伴う肩こりに用いられるが、三叉神経痛で肩こりを伴うものや上腕神経痛にも応用される。

b 肋間神経痛

❶ 左肋間痛
　base：疎肝湯

◆疎肝湯『万病回春』
＜組成＞ 柴胡、枳殻、青皮、黄連、呉茱萸、当帰、川芎、芍薬、紅花、桃仁
＜構造＞
①枳殻、青皮、芍薬……中腔臓器の平滑筋の異常運動を正常にして鎮痛する（理気止痛）。
②柴胡、芍薬、青皮……精神的イライラを鎮める。胸脇部〜背部の痛みを鎮める（鎮痙鎮痛作用）。
③当帰、川芎……血行をよくして瘀血の排除を助ける（活血作用）。
④桃仁、紅花……瘀血を除いて、瘀血による痛みを鎮める（祛瘀止痛）。
⑤黄連、呉茱萸……イライラ、心窩部疼痛を鎮める。
　本方は、急性膵炎〜慢性膵炎による左上腹部痛を目標に用いられるが、左肋間痛を訴える肋間神経痛にも応用される。⇒膵炎 p.239：参照。

❺右肋間痛

　　base：推気散

◆推気散『済生方』
＜組成＞ 姜黄、枳殻、肉桂、甘草、生姜
＜構造＞
①姜黄……瘀血、うっ血を除いて血流を促進して瘀血による痛みを鎮痛する（祛瘀止痛）。
②肉桂（桂枝）……血行をよくして瘀血の吸収を助ける（活血作用）。
③枳殻……中腔臓器の平滑筋の運動のリズムを調整し、機能をスムーズにする（理気止痛）。

c 坐骨神経痛

　　base：当帰四逆湯加附子　エキス剤 ⇒ 五積散

◆当帰四逆湯加附子『衛生宝鑑』
＜組成＞
当帰、芍薬、茯苓、沢瀉、柴胡、川楝子、茴香、延胡索、桂枝、附子、（甘草）
＜構造＞
①当帰、桂枝、附子、茴香……血管を拡張して体を温める。冷えによる痛

みを治す(温裏温経)。
②延胡索、川楝子、茴香……腹痛、腰痛を治す(延胡索は瘀血の痛みを、茴香は寒による痛みを、川楝子は気滞の痛みを治す)。
③芍薬、甘草、附子……筋肉の痙攣性疼痛を治す。
④茯苓、沢瀉……利水作用。湿を除く。

　本方は冷えによって起こる腰痛、坐骨神経痛に用いられる。入浴して温まると症状が軽くなる者に用いるとよい。軽症の者は五積散エキスでよい。

◆五積散『和剤局方』
＜組成＞
蒼朮、厚朴、陳皮、麻黄、桂枝、芍薬、白芷、川芎、半夏、桔梗、枳殻、茯苓、白朮、乾姜、甘草、当帰、大棗
＜構造＞
①当帰、川芎、桂枝、麻黄、白芷……血管を拡張して外表を温める(発汗解表、温経、鎮痛作用)。
②乾姜、甘草……お腹を温める。乾姜がお腹を温め、甘草は腹痛を治す。
③茯苓、蒼朮、厚朴……利尿作用。湿を除いて鎮痛する。
④半夏、陳皮、茯苓、甘草(＝二陳湯)……胃カタル、気管支カタルを治す。
⑤半夏、枳殻、桔梗……鎮咳祛痰作用。

　本方は、平胃散、二陳湯、桂枝湯、桂枝加芍薬湯、苓桂朮甘湯、苓姜朮甘湯、当帰芍薬散など、様々な処方の複合剤とも考えられる。そして、気、血、痰、寒、食の五積を散ずるという意味で名づけられた。

＜応用＞
腰痛、坐骨神経痛

　腰痛といえばまず五積散、盲目的に使用しても70〜80%位の効果がある。特に風呂に入るなどして温まると楽になり、冷えると悪化する腰痛、坐骨神経痛によい。

　老化(腎虚)の腰痛には、補陰湯、独活寄生湯を用いる。軽症には八味丸でも効果がある。

　挫傷、跌撲(外傷、椎間板ヘルニア)等、瘀血の腰痛には調栄活絡湯を、昼軽く夜重い者も瘀血で、この場合は疎経活血湯を加減して用いる。

【合方・加減方】
❶疼痛に対して ⇒＋芍薬甘草附子湯(＝芍薬、甘草、附子)

本方の芍薬は骨格筋の鎮痙作用があり、痙攣性の疼痛に用いる。甘草は芍薬の働きを助ける。附子は冷えを温めて鎮痛する作用がある。

❷腰～下肢の冷えて重い者 ⇒＋苓姜朮甘湯

◆苓姜朮甘湯『金匱要略』

＜組成＞ 茯苓、白朮、乾姜、甘草

＜構造＞

①白朮、茯苓……利尿作用。浮腫を除く。

②乾姜、甘草……お腹や腰を温める作用（温裏作用）。

　本方は、下半身に浮腫があって、腰から下肢にかけて冷痛、腰重などを訴える者に用いる。

❸椎間板ヘルニア、ギックリ腰
　　⇒＋調栄活絡湯（エキス剤：桃核承気湯合四物湯）

◆調栄活絡湯『証治準縄』

＜組成＞ 当帰、桃仁、赤芍、川芎、紅花、地黄、桂枝、牛膝、羌活、大黄

＜構造＞

①当帰、川芎、赤芍、地黄（＝四物湯）……運動麻痺、骨筋肉の萎縮を防ぐ（補血作用）。

②当帰、川芎、桂枝、羌活……体表の血行をよくして温めて鎮痛する。

③桃仁、紅花、牛膝……うっ血、血行障害など瘀血を除く（祛瘀鎮痛）。

④大黄……瀉下作用により瘀血の排除を助ける。

　本方は、失力腰閃（ギックリ腰）、跌撲瘀血（打撲、外傷の内出血）など、瘀血のために腰痛、便秘する者に用い、椎間板ヘルニア、腰部挫傷の主方である。中年以後は脊柱、支持組織の老化によりギックリ腰がよく起きるので、本方が用いられる。

◆桃核承気湯合四物湯

＜組成＞ 桃仁、桂枝、甘草、芒硝、大黄、当帰、川芎、芍薬、地黄

❹変形性脊椎症、老化（腎虚）による腰痛、坐骨神経痛
　　⇒＋独活寄生湯（エキス剤：十全大補湯合八味丸）

◆独活寄生湯『千金方』

＜組成＞

当帰、川芎、芍薬、地黄、人参、茯苓、甘草、生姜、独活、防風、秦艽、細辛、桂枝、桑寄生（or 続断）、杜仲、牛膝

＜構造＞
①当帰、川芎、芍薬、地黄(＝四物湯)……運動麻痺、骨筋肉の萎縮、骨の変形等老化現象を予防、治療する(補血作用)。
②人参、茯苓、甘草……消化吸収作用を亢めて元気にする(補気作用)。
③杜仲、牛膝、続断、桑寄生……骨や筋肉を強くする(強筋骨)。
④独活、秦艽、細辛、茯苓……体の湿や水滞を除く(祛風湿)。
⑤当帰、川芎、桂枝、細辛、防風……血行をよくして体表部を温める。
＜応用＞
老化による腰痛、坐骨神経痛、変形性脊椎症。

　中年以後の腰痛に対するファーストチョイスの処方である。本方を用いる腰痛、坐骨神経痛は、中年以後に多く、慢性の経過をたどり体力が低下しており、冷えや湿を帯びる水太りの傾向の者で、労働による疲労が加わったり湿気と寒気に冒されて生じたものである。このような老化に対する処方には六味丸、八味丸、四物湯、十全大補湯などがあり、日本の古方家は老化による軽度の腰痛によく八味丸を用いる。軽症で単純な腰痛は八味丸でも効果がある。変形性脊椎症からくる腰痛、坐骨神経痛には本方を長期に服用させる必要がある。

4．自律神経疾患 or 機能異常疾患

1)頭痛

　base：清上蠲痛湯　エキス剤 ⇒ 川芎茶調散

◆清上蠲痛湯『寿世保元』
＜組成＞
当帰、川芎、白芷、羌活、独活、防風、生姜、蒼朮、麦門冬、黄芩、菊花、蔓荊子、細辛、甘草
＜構造＞
①羌活、独活、防風、川芎、白芷、菊花、蔓荊子、細辛、当帰……血管を拡張して脳の血行をよくして鎮痛する。
②黄芩……消炎解熱作用。鎮痛作用。
③蒼朮、生姜、甘草……健胃作用。

④麦門冬……滋陰作用。脱水を防ぐ作用。

　本方は、鎮痛作用のある薬物が主体となって組み合わされた処方であり、各種の頭痛のbaseとなる処方である。三叉神経痛にも応用される。

◆川芎茶調散『和剤局方』
＜組成＞川芎、薄荷、荊芥、香附子、羌活、白芷、防風、細辛、炙甘草、茶葉
＜構造＞
①川芎、荊芥、羌活、白芷、防風、細辛……血管を拡張して脳の血行をよくして鎮痛する。
②薄荷……消炎鎮痛作用。

　本方は、感冒やインフルエンザ、鼻炎などに伴う風寒の頭痛、婦人血の道症に伴う頭痛に用いられた。一般の頭痛に対するbaseの処方として応用される。

【合方・加減方】
❶カゼまたは炎症性疾患で発熱を伴うとき
　　⇒＋葛根湯加辛夷川芎＋桔梗石膏
◆葛根湯加辛夷川芎＋桔梗石膏
＜組成＞
麻黄、桂枝、葛根、芍薬、甘草、生姜、大棗、辛夷、川芎、桔梗、石膏
＜構造＞
①麻黄、桂枝、辛夷、川芎……血管を拡張して血行をよくして鎮痛する。
②葛根、芍薬、甘草……筋肉の緊張を緩和する(鎮痙鎮痛作用)。
③石膏……消炎解熱作用。

　本方は、炎症性疾患に伴う頭痛に用いられる。
❷高血圧症を伴うとき ⇒ 高血圧症 p.190：参照。
　　ⓐ脳動脈硬化 ⇒＋釣藤散
　　ⓑ脳充血 ⇒＋三黄瀉心湯 or 黄連解毒湯
　　ⓒ脳うっ血 ⇒＋七物降下湯
❸精神的 stress or 月経前緊張症 ⇒＋加味逍遙散
　　⇒ 婦人科疾患／月経前期症候群 p.334：参照。

2) 片頭痛

> base：呉茱萸湯

◆呉茱萸湯『傷寒論』
＜組成＞ 呉茱萸、人参、生姜、大棗
＜構造＞
①呉茱萸……鎮嘔制吐作用（半夏類似）、温中散寒（乾姜類似）、利水作用（茯苓類似）、降気作用（枳実類似）がある。
②人参……胃の痞えや痛みを治す。
③生姜、大棗……健胃作用。

　胃部に冷えと膨満感があり、悪心、または嘔吐を伴うとき、主に片頭痛の発作時に用いる。本方を用いる頭痛のほとんどが片頭痛である。女性に圧倒的に多く、生理の始まる頃に起きる。また疲れたときに発作的に起きる。頭痛の起きるときには、先ず頚筋（くびすじ）が凝ってくる。そして耳の後ろから、こめかみの所へ来て、そこから頭の中へ痛みが来る。そのとき、めまい、悪心、嘔吐を伴うことが多い。嘔吐はほとんどが乾嘔で、吐物は少なく、粘液、胆汁である。冷え症の人に多く、手足が冷えている。冷たいものを食べたりして、胃が冷えて起きる片頭痛である。片頭痛の発作時には、早めに呉茱萸湯エキス散5〜10gを1回に熱いお湯で頓用する。

【合方・加減方】
❶冷え症の体質改善 ⇒ ＋当帰四逆加呉茱萸生姜湯
◆当帰四逆加呉茱萸生姜湯『傷寒論』
＜組成＞ 当帰、桂枝、細辛、芍薬、木通、大棗、甘草、呉茱萸、生姜
＜構造＞
①当帰、桂枝、細辛……四肢身体外表部を温める。血管を拡張して、血行をよくして冷え症を治す。
②芍薬、甘草……筋肉の痙攣性疼痛を治す（鎮痙鎮痛作用）。
③木通……四肢、関節の水を除く（利水作用）。
④呉茱萸、生姜、大棗…お腹を温め、腹痛、嘔吐を治す。

　本方は、動脈機能障害による手足の血行不全や寒冷刺激による自、他覚的な四肢の冷えなどで、脈も細く触れにくいものに適する。

❷瘀血体質の者
ⓐ便秘症 ⇒＋桃核承気湯
◆桃核承気湯『傷寒論』
＜組成＞ 桃仁、桂枝、甘草、芒硝、大黄

　本方の桂枝は血管を拡張して頭痛を止め、桂枝、甘草で上衝を治す。また桃仁は血腫、うっ血を除く駆瘀血作用があり、大黄、芒硝は瀉下作用により瘀血の排除を助ける。以上の作用により、うっ血を除くことで血流をよくして頭痛を治す。

ⓑ寒証 ⇒＋芎帰調血飲第一加減（エキス剤：当帰芍薬散合桂枝茯苓丸）

　本方は四物湯で血虚を補い、当帰芍薬散、苓姜朮甘湯で表裏を温め、桂枝茯苓丸で駆瘀血を行い、更に香蘇散のような健胃作用のある処方と、苓桂朮甘湯のようなめまいや脳貧血を治す処方の含まれた複合処方であり、寒証型の瘀血症候群の片頭痛の体質改善剤として用いられる。

❸口渇、尿不利（水毒）の者
　ex．二日酔いの口渇、片頭痛
　　base：五苓散

◆五苓散『傷寒論』
＜組成＞ 白朮、茯苓、猪苓、沢瀉、桂枝

　本方は、白朮、茯苓、猪苓、沢瀉といった利尿作用のある薬物と、血管を拡張して利尿作用を助け、脳の血流をよくして頭痛を治す桂枝が配合された処方であり、浮腫があって頭痛する者や二日酔いの片頭痛に用いられる。

3）めまい

ⓐ**発作時**……立ちくらみ、回転性、または浮動性のめまい。

　ex：良性発作性頭位眩暈症。
　　base：苓桂朮甘湯 or 半夏白朮天麻湯

◆苓桂朮甘湯『傷寒論』
＜組成＞ 茯苓、白朮、桂枝、甘草
＜構造＞
①白朮、茯苓……利尿作用。胃内停水を除く。消化管や組織間の余分な水

を血中に引くことにより浮腫を除く。
②桂枝、甘草、茯苓……心悸亢進、上衝を治す。桂枝は脳の血流をよくし、脳貧血を治す（強心利尿作用）。

　本方は、急性胃腸炎や腸炎などで嘔吐や下痢をした場合などに腹部に充血して血液が集まり、そのために脳貧血を起こして、めまい、心悸亢進が起こるような場合に用いられる。白朮、茯苓で消化管の水を除き、桂枝で脳の血行をよくして脳貧血を治し、桂枝、甘草、茯苓で強心利尿して心悸亢進を抑制する。その他、めまい、立ちくらみに本方は広く応用される。発作時には苓桂朮甘湯エキス散5～10gを1回に頓用する。

ⓑメニエール病

　難治性の回転性めまい、耳鳴り、難聴を伴うもの。

〔 base：防風通聖散去麻黄芒硝加菊花縮砂 〕

　メニエール病は原因不明の内リンパ水腫がその病態であり、外因として慢性の炎症、上気道や歯牙の炎症性疾患が考えられている。防風通聖散は連翹、黄芩、薄荷、山梔子、石膏という消炎作用の薬物と、白朮、滑石、山梔子という利水作用の薬物を組み合わせた処方であり、炎症性の内リンパ水腫に対して有効であると考えられる。本方も体質改善として長期に服用することが必要である。めまいの発作に対しては苓桂朮甘湯を用いるとよい。

4）不眠症

〔 base：抑肝散加陳皮半夏 〕

◆抑肝散加陳皮半夏「本朝経験方」
＜組成＞釣藤鈎、柴胡、当帰、川芎、白朮、茯苓、甘草、陳皮、半夏
＜構造＞
①釣藤鈎、柴胡……鎮静作用、催眠作用、自律神経調整作用。
②白朮、茯苓……利尿作用。
③半夏、茯苓……鎮静作用。
④当帰、川芎……脳血流を改善する（活血作用）。
⑤陳皮、半夏、茯苓、甘草（＝二陳湯）……胃カタル、気管支カタルを治す。

本方は、釣藤鈎、柴胡を主薬とした鎮静、鎮痙の方剤である。釣藤鈎は中枢性の鎮静、鎮痙(抗痙攣)作用があり、柴胡は鎮静作用があり、自律神経調整に働く。半夏、茯苓も鎮静作用があり、これらの薬物の組み合わせにより不眠症のbaseの処方として用いられる。速効性は期待できないが、服薬していくうちに次第に効いてくる。一般に鎮静、不眠に用いられる薬物としては、黄連、朱砂、夜交藤、合歓皮、柏子仁、酸棗仁、茯神、半夏、釣藤鈎などがある。

【合方・加減方】
❶不眠、驚きやすい、心悸亢進等ある者 ⇒＋柴胡加竜骨牡蛎湯
◆柴胡加竜骨牡蛎湯『傷寒論』
＜組成＞
桂枝、茯苓、牡蛎、竜骨、柴胡、黄芩、人参、半夏、生姜、大棗、大黄
＜構造＞
①桂枝、茯苓、竜骨、牡蛎……抗不安作用、鎮静作用、心悸亢進抑制作用。
②柴胡、半夏……鎮静作用。特に柴胡がイライラ、緊張を鎮める。
③柴胡、黄芩……消炎解熱作用。
④半夏、生姜……止嘔、制吐作用。

本方の桂枝、茯苓、竜骨、牡蛎は抗不安作用、鎮静作用、心悸亢進抑制作用があり、イライラ、不安感、不眠などの精神不安を鎮め落ち着かせる作用を持つ。茯苓、桂枝は強心利尿作用があり心悸亢進を鎮める。また、柴胡、半夏も鎮静作用があり、柴胡は特に自律神経に働き、イライラ、緊張を鎮める作用がある。

このため本方は、神経症に広く応用され、不安神経症、対人恐怖症、高所恐怖症、強迫神経症、心臓神経症、不眠症等に用いられる。特に驚きやすくて動悸する者に適する。

❷顔面紅潮(のぼせ)、結膜充血、いらいら、怒りっぽい興奮しやすい者
　　⇒＋黄連解毒湯 or 三黄瀉心湯
◆黄連解毒湯『外台秘要』
＜組成＞黄連、黄芩、黄柏、山梔子
◆三黄瀉心湯『金匱要略』
＜組成＞黄連、黄芩、大黄

黄連、黄芩、黄柏、山梔子、大黄には炎症を抑制して止血し、鎮静する

作用がある。このため本方は、イライラ、怒りっぽい、興奮しやすい者、目が充血して、顔色が赤いのぼせ症の者、甚だしければ狂躁状態を呈する者に用いられる。脳の充血や高血圧症などに伴う不眠症の者に用いられる。

❸心窩部の痞え、膨満感、腸鳴下痢傾向の者
　⇒＋半夏瀉心湯加茯苓甘草（エキス剤：半夏瀉心湯合甘麦大棗湯）
◆半夏瀉心湯加茯苓甘草
＜組成＞ 甘草、黄連、黄芩、半夏、人参、生姜、大棗、茯苓

　本方は、甘草、大棗が主薬でヒステリー反応を治す。甘草、大棗に黄連、黄芩、半夏といった鎮静作用のある薬物が配合されている。大便が水様性のときに茯苓を加えるが、茯苓にも鎮静の効果があり、不眠、心悸亢進といった症状を治す処方に配合される。

　⇒ 過敏性腸症候群／下痢型 p.220：参照。

5）疲労

　　base：補中益気湯

◆補中益気湯『内外傷弁惑論』
＜組成＞ 黄耆、人参、白朮、炙甘草、当帰、陳皮、升麻、柴胡、大棗、生姜
＜構造＞
①黄耆、人参、白朮、炙甘草……消化吸収機能をよくして元気をつける。
②黄耆、柴胡、升麻……筋のトーヌスを正常化し、アトニー状態を改善する（升提作用）。
③黄耆、当帰……血行をよくして自汗・盗汗を止め肉芽の発育を促進する。
④陳皮、生姜、大棗……健胃作用。

　本方は、疲労や体力低下があり、手足がだるい、くたびれたという訴えをする者のbaseの処方として用いられる（気虚状態の者）。病後、手術の前後、夏まけ、妊娠中、産後等の疲労、体力低下などに用いられる。

【合方・加減方】
❶食欲不振……胃弱で普段から食べられない者 ⇒＋六君子湯
◆六君子湯『世医得効方』
＜組成＞ 人参、白朮、茯苓、甘草、陳皮、半夏、生姜、大棗

　本方は、人参、白朮、炙甘草が消化吸収機能をよくして元気をつける。

半夏、生姜は悪心、嘔吐を治す作用があり、半夏、茯苓、陳皮が胃カタルを治す。普段食欲不振の者で胃部膨満、悪心、嘔吐、むねやけ、ゲップ等ある者に用いる。

❷多汗症、関節水腫、体が重い者（水太り type）⇒＋防已黄耆湯

◆防已黄耆湯『金匱要略』

＜組成＞ 防已、黄耆、白朮、生姜、甘草、大棗

本方は、防已、白朮の利尿作用で水太りを治し、黄耆で肌表の水をさばき、自汗盗汗を治す。生姜、大棗、甘草は健胃作用がある。このため肥満で水太りで浮腫があって、体が重くてだるいという者に用いる。

本方は、上半身に汗が多く、下半身に浮腫が強いという者に用いる。

❸下肢の浮腫があり、下肢のだるい者 ⇒＋九味檳榔湯加呉茱萸茯苓

◆九味檳榔湯加呉茱萸茯苓『勿誤薬室方函』

＜組成＞
檳榔子、厚朴、陳皮、桂枝、紫蘇葉、木香、生姜、甘草、大棗、呉茱萸、茯苓、大黄

＜構造＞
①檳榔子、大黄……瀉下作用、利尿作用により強力に水分を除く（逐水作用）。檳榔子には利水作用もある。
②紫蘇葉、陳皮、生姜、甘草、大棗……健胃作用。
③厚朴、木香、陳皮……強力な瀉下作用に伴う腹痛を治す（鎮痙鎮痛作用）。
④桂枝、甘草……強心利尿作用。
⑤呉茱萸、茯苓……利水作用、健胃作用、鎮嘔作用。

本方は、中年以後の婦人などによくみられる水太りで、関節水腫、下肢の浮腫（脚気様症候群）があり、利水剤で容易に消退しない者に用いる。緩和な逐水の処方として浮腫、水腫を消退させるのに用いる。便秘傾向の者に適する。

❹老化現象、気力、性欲減退、頻尿等ある者 ⇒＋八味丸

◆八味丸『金匱要略』

＜組成＞ 地黄、山薬、山茱萸、沢瀉、茯苓、牡丹皮、桂枝、附子

＜構造＞
①地黄、山茱萸、山薬……老化現象を改善する（腎虚を補う）。
②牡丹皮……消炎止血作用（清熱涼血）。

③茯苓、沢瀉……利水作用。
④桂枝、附子……血管拡張作用、強心利尿作用、冷えを温める作用。

　本方は、老化現象を改善する作用と強心利尿作用があり、老化現象による気力体力の衰えや、性欲減退の者、あるいはうっ血性心不全による夜間頻尿等に有効である。⇒ うっ血性心疾患／呼吸困難軽症に p.182：参照。

❺分娩後、更年期等瘀血症候群、低血圧症等を伴うとき
　⇒＋芎帰調血飲第一加減（エキス剤：当帰芍薬散合桂枝茯苓丸）
◆芎帰調血飲第一加減『万病回春』
＜組成＞
当帰、川芎、芍薬、地黄、白朮、茯苓、烏薬、香附子、枳殻、陳皮、桃仁、紅花、牡丹皮、益母草、牛膝、大棗、乾姜、肉桂、甘草、木香、延胡索

　本方は、活血薬(当帰、川芎、肉桂)で血管を拡張して血行をよくし、化瘀薬(桃仁、紅花、牡丹皮、益母草、牛膝)で瘀血を除く作用のある方剤で、これに健胃薬(烏薬、香附子、枳殻、陳皮)と健胃利水薬(白朮、茯苓)と温裏薬(乾姜、肉桂)と温経薬(当帰、川芎、肉桂)と鎮痛薬(延胡索、木香、烏薬)が組み合わされてできたもので、苓桂朮甘湯の薬物も含まれているため、寒証の低血圧のものの瘀血症候群に用いられる。

❻虚弱児 ⇒＋小建中湯
◆小建中湯『傷寒論』
＜組成＞ 桂枝、芍薬、生姜、大棗、甘草、膠飴

　本方は、芍薬、甘草が主薬となる処方で、平滑筋の鎮痙作用がある。これに、桂枝、生姜を加えて芍薬の寒性を抑え、お腹を温めて鎮痙鎮痛する。また、飴を加えて作用を緩和にしてある。反復性臍疝痛、痙攣性便秘、嘔吐等を起こしやすい虚弱児に平素から与えておくと元気になる。

❼浮腫、口渇、尿不利の者 ⇒＋五苓散
◆五苓散『傷寒論』
＜組成＞ 白朮、茯苓、猪苓、沢瀉、桂枝

　本方は、白朮、茯苓、猪苓、沢瀉に利尿作用があり、桂枝が血管を拡張して強心利尿作用を助ける。このため、浮腫、口渇、尿不利等の症状があって疲労倦怠感の著しいときに補中益気湯と合方して用いられる。

<9> 膠原病(類似疾患)

1. 関節リウマチ(RA)

> base：通導散合桂枝茯苓丸(熱証型)
> or 芎帰調血飲第一加減*（寒証型 or 産後発症型）
> *エキス剤：当帰芍薬散合桂枝茯苓丸

注）熱証型：寒証型＝ 10：1（関節リウマチは熱証型が多い）

　関節リウマチ(RA)は関節滑膜の慢性増殖性炎症を呈する疾患である。漢方では増殖性の炎症を示すときは、生地黄、牡丹皮、玄参などの清熱涼血薬に、更に駆瘀血薬である桃仁、紅花、蘇木、当帰尾などを加えて治療する。処方としては、これらの薬物の組み合わされた、桃紅四物湯、桂枝茯苓丸、桃核承気湯合大黄牡丹皮湯、通導散加桃仁牡丹皮、芎帰調血飲第一加減などが用いられる。

【合方・加減方】
❶手指の朝のこわばり、関節の熱感、腫脹、疼痛あるとき（熱証型）
　ⓐ肥満型……大関節の発赤、腫脹、熱感ある者 ⇒ ＋越婢加朮湯
◆越婢加朮湯『金匱要略』
＜組成＞ 麻黄、石膏、甘草、生姜、大棗、蒼朮
　本方は、麻黄－石膏に消炎利尿作用があり、主に滲出性炎症による関節水腫に用いられる。蒼朮も利尿作用があり、利水に働く。生姜、大棗、甘草は健胃薬として働く。関節の炎症と水腫を除いて痛みを治す処方である。
　ⓑ痩せ型……慢性で関節変形強く硬ばって痛む者 ⇒ ＋桂枝芍薬知母湯
◆桂枝芍薬知母湯『金匱要略』
＜組成＞ 桂枝、芍薬、知母、麻黄、甘草、附子、白朮、防風、生姜
＜構造＞
①知母……抗炎症、鎮痛作用。
②桂枝、麻黄、防風……血管を拡張して血行をよくし、痛みを止める。
③芍薬、甘草、附子……筋肉の拘急や痙攣による疼痛を治す。
④白朮、附子……利水作用により関節の水腫を除いて痛みを治す。
　本方を用いる者は、関節に炎症があり、熱をもち、関節膜は肥厚してい

るが、内部に水は少ない。したがって知母を大量に用いて炎症を抑える。

　知母には神経の興奮を低下させる効があり、桂枝を配合するとRAに対する鎮痛効果が高まる。芍薬を配合すると、神経や筋肉の興奮が高まって生じた線維性攣縮に効果がある。また、消耗性発熱で午後に決まって熱が出るのにもよい。筋肉の拘急や痙攣による疼痛、運動痛には、芍薬に甘草を配して芍薬甘草湯とし、更に附子を加えるとその鎮痛作用と協力して痛みによく効く。

　防風もまた、骨格筋の痙攣による痛みに鎮痛効果がある。項部背中の強ばりや、四肢の攣急、骨節の疼痛に用いる。

　桂枝、麻黄は血管を拡張し、血行をよくし、附子、防風、白朮を配合するときは浮腫を除き、鎮痛作用がある。ことに関節内の水腫があるときによい。こわばり現象が湿度の高いときに悪化するのは水の方が多いからである。湿の多いときは、白朮、附子を多くし、水が少なく増殖性で炎症が強いときは知母を多くし、生地黄、牡丹皮などを加えるのがよい。

　皮下に浮腫が少ないときは、筋肉の痩せが目立ち、体は痩せ、筋肉は萎縮し、肘、膝、手の関節は大きく鶴の脚のような外観を呈する。このときは鎮痛の主役には附子を用いる。物(血)を補う地黄、当帰、川芎、芍薬の四物湯を配合し、人参、白朮など、気を補う薬物を加えてやるのもよい (ex. 大防風湯)。

　❻虚弱型……慢性で関節の熱感、浮腫はあるが、筋肉の萎縮、気力、体力の低下のあるもの ⇒ ＋続命湯合芍薬甘草湯 (エキス剤：**越婢加朮湯合当帰芍薬散合芍薬甘草湯**)

◆続命湯『金匱要略』
＜組成＞ 麻黄、石膏、乾姜、甘草、当帰、人参、桂枝、川芎、杏仁
＜構造＞
①麻黄、石膏……消炎利尿作用。滲出性炎症による関節水腫を治す。
②麻黄、石膏、杏仁……利尿作用により浮腫を治す。
③当帰、川芎、桂枝……血行をよくして痛みを止める。
④乾姜、甘草……お腹の冷えを温める。
⑤人参……消化吸収機能を亢めて元気をつける。

　急性〜亜急性期で関節の炎症の強い者には越婢加朮湯が用いられる。慢性化して萎縮が加わると続命湯を用いる。白虎加桂枝湯のような湿の少な

いタイプが慢性化すると桂枝芍薬知母湯になる。
❷**関節局所に熱がなく、冷えているとき（寒証型）**
　❶疼痛に対して、または冷えて痛むとき ⇒＋桂枝加朮附湯
◆桂枝加朮附湯
＜組成＞ 桂枝、芍薬、生姜、大棗、甘草、蒼朮、附子
＜構造＞
①桂枝、附子……血行をよくして寒邪を除いて鎮痛する。
②蒼朮、附子……利水作用があり、関節水腫を除いて鎮痛する。
③芍薬、甘草……筋肉の拘急や痙攣による疼痛を治す。
　一般に疼痛の激しい者は、寒邪が強いと考えて、温経散寒薬（桂枝、附子）を多くして治療する。

　❷関節変形、筋萎縮、疼痛に対して
　　⇒＋独活寄生湯（エキス剤：**十全大補湯合大防風湯**）
◆独活寄生湯『千金方』
＜組成＞
当帰、川芎、芍薬、地黄、人参、茯苓、甘草、生姜、独活、防風、秦艽、細辛、桂枝、桑寄生（or 続断）、杜仲、牛膝
　本方は、関節の変形、筋萎縮を予防、治療する。四物湯（＝当帰、川芎、芍薬、地黄）を基本とし、これに骨や筋肉を強くする杜仲、牛膝、続断が加わり、更に血行をよくして体表部を温めて冷えによる疼痛を治す当帰、川芎、桂枝、細辛、防風と、体の湿水滞を除いて痛みをやわらげる独活、秦艽、細辛、茯苓を合わせた処方である。また消化吸収機能を亢めて元気をつける人参が配合されている。⇒坐骨神経痛／変形性脊椎症 p.270：参照。

　❸関節水腫に対して ⇒＋**防已黄耆湯加附子**
◆防已黄耆湯加附子
＜組成＞ 防已、黄耆、白朮、生姜、大棗、甘草、附子
＜構造＞
①防已、白朮、附子……利尿作用、鎮痛作用。
②黄耆……利尿作用。肌表の水をさばく。
③生姜、大棗、甘草……健胃作用。
　本方は、変形性関節症や関節リウマチ（RA）の関節水腫を治す。炎症の強いときは越婢加朮湯を用いる。

❸関節の疼痛が激しいとき ⇒ ＋舒筋立安散

◆舒筋立安散『万病回春』
＜組成＞
防風、独活、茯苓、羌活、川芎、白芷、地黄、蒼朮、紅花、桃仁、天南星、陳皮、半夏、白朮、威霊仙、牛膝、木瓜、防已、黄芩、連翹、木通、竜胆、甘草、竹瀝(or 竹筎)、附子
＜主治＞「四肢百節、疼痛するを治す」。
＜構造＞
①羌活、独活、威霊仙、木瓜……こわばり、知覚鈍麻、しびれ等関節外の水滞を除く(祛風湿薬)。
②防風、白芷……解表薬。移動性の痛みを治す(鎮痛作用)。
③白朮、茯苓、蒼朮、防已、木通、附子……しびれ、こわばり、関節水腫を治す(利水作用)。
④竜胆、連翹、地黄、黄芩、竹瀝……関節の炎症を抑える。消炎作用。
⑤川芎、桃仁、紅花、牛膝……肉芽形成、滑膜の増殖を抑える(活血化瘀)。
⑥半夏、天南星……関節内の濁った液を除く(祛痰作用)。

　漢方では関節リウマチ(RA)の主因を主として風寒湿の外邪によると考えて、祛風湿薬をその治療の中心とし、熱(炎症)の強いときは化熱と考えて清熱薬(抗炎症解熱薬)を配合増量する。

　移動性の痛みが強いのを風邪が強いと考えて祛風薬(解表薬)を加える。疼痛の激しいのは寒邪が強いとして温経散寒薬(附子)を多くし、しびれ、動かしにくい(こわばり)、関節水腫、関節周囲組織の浮腫などは湿邪が多いとして利湿薬を多くする。このように薬物を配合して方剤をつくる。

　ところが、以上の薬物では RA を治すことはできない。関節炎、ならびに関節周囲炎の治療でしかない。したがって対症療法である。肉芽形成、滑膜の増殖を抑える活血化瘀薬を用いなければ RA は治らない。清熱涼血薬と活血化瘀薬を組み合わせた通導散合桂枝茯苓丸や芎帰調血飲第一加減を base にして、体質改善と称して長期に服用させなければならない。

❹炎症が寛解した時期の体質改善に
　ⓐ炎症型(熱証型) ⇒ ＋防風通聖散合竜胆瀉肝湯＜一貫堂＞
　防風通聖散は病邪を追い出す主方である。大黄、芒硝によって瀉下と利胆を行い、麻黄、防風、荊芥、薄荷は発汗(解表)によって病邪を追い出す。

桔梗、甘草、石膏、芍薬、黄芩などは祛痰排膿によって病邪を除き、滑石、山梔子、蒼朮、白朮は排尿によって病邪を排出する。

竜胆瀉肝湯は温清飲がbaseの処方で主として慢性の炎症性疾患を治療する目的で組まれた処方である。

上記処方は防風通聖散の病邪を除く排毒作用に乗せて、竜胆瀉肝湯の作用を引き出すように使われる。防風通聖散の利水作用は弱いが、竜胆瀉肝湯と組み合わせると利水作用が増強される。RAの炎症が寛解した時期の炎症型(熱証型)の体質改善に用いられる。

 ❺水滞型(寒証型)⇒＋五積散合当帰芍薬散
◆五積散『和剤局方』
＜組成＞
白芷、川芎、炙甘草、茯苓、当帰、肉桂、芍薬、半夏、陳皮、枳殻、麻黄、蒼朮、桔梗、乾姜、厚朴
◆当帰芍薬散
＜組成＞ 当帰、川芎、芍薬、白朮、茯苓、沢瀉

本方は、当帰、川芎、桂枝、麻黄のような末梢の血行を促進して体表部を温めて寒邪を除いて鎮痛する薬物と、乾姜、肉桂のように腹腔内を温める薬物が配合され、更に茯苓、蒼朮、沢瀉、厚朴など、湿を除く薬物が配合されているため、RAの水滞型(寒証型)の体質改善剤として用いられる。

2. 進行性全身性硬化症(強皮症：PSS)、限局性強皮症

　base：通導散合桂枝茯苓丸 (熱証型)
　or 芎帰調血飲第一加減*(寒証型 or 産後発症型)
　*エキス剤：当帰芍薬散合桂枝茯苓丸

本症は、全身性の結合組織病変で、血管障害を中心に展開される炎症性線維性変化を主とする。漢方では、炎症性線維性変化に対しては、生地黄、牡丹皮、玄参といった清熱涼血薬に、更に桃仁、紅花、蘇木、当帰尾などの駆瘀血薬を加えて治療する。熱証型には通導散合桂枝茯苓丸を、寒証型には芎帰調血飲第一加減を用いる。

【合方・加減方】
❶皮膚症状……皮膚硬化に対して ⇒＋薏苡仁

薏苡仁には皮膚の角化や硬化を防ぐ作用がある。
❷レイノー症状 ⇒＋当帰四逆加呉茱萸生姜湯
◆当帰四逆加呉茱萸生姜湯『傷寒論』
＜組成＞ 当帰、桂枝、芍薬、木通、細辛、甘草、大棗、呉茱萸、生姜
　本方の当帰、桂枝、細辛は動脈の血管を拡張して血行をよくする活血作用があり、レイノー症状を改善する。
❸関節炎症状 ⇒＋竜胆瀉肝湯＜一貫堂＞（エキス剤：温清飲）
　慢性炎症性疾患に対しては黄連解毒湯と四物湯の合方である温清飲が一般に用いられる。竜胆瀉肝湯も温清飲の加減処方であり、関節の慢性炎症状がみられるときに合方する。

3. 全身性エリテマトーデス（SLE）

　base：通導散合桂枝茯苓丸（熱証型）
　or 芎帰調血飲第一加減＊（寒証型、産後発症型）
　＊エキス剤：当帰芍薬散合桂枝茯苓丸

　本症は、免疫調節系の異常により、抗核抗体を産生し、皮膚、粘膜、関節、漿膜（胸膜、心包膜）、腎、中枢神経、造血組織など多臓器の結合組織に膠原線維の増殖性炎症性病変を生ずる自己免疫疾患である。
　漢方では増殖性炎症に対しては生地黄、牡丹皮、玄参等清熱涼血薬に、更に桃仁、紅花、蘇木、当帰尾などの駆瘀血薬の合わさった処方が用いられる。熱証型には通導散合桂枝茯苓丸を、寒証型には芎帰調血飲第一加減を用いる。

【合方・加減方】
❶慢性炎症症状
　ex. 関節炎、腎炎、紅斑、日光過敏症、漿膜炎、神経障害、血液障害等
　❶一般に ⇒＋竜胆瀉肝湯＜一貫堂＞
　慢性炎症性疾患に対しては四物湯に黄連解毒湯を合方した温清飲や温清飲の加減処方である本方が用いられる。
　❺炎症性浮腫（滲出性炎症）　ex. ネフローゼ症候群、関節炎の浮腫、胸水等 ⇒＋越婢加朮湯 or 小青竜湯合麻杏甘石湯
　炎症を伴う浮腫（滲出性炎症）でネフローゼ症候群や関節炎による関節水

腫、胸水の貯留するものなどには麻黄－石膏で利水するとともに石膏が炎症を抑えて治療する。このため、麻黄－石膏の含まれる越婢加朮湯や小青竜湯合麻杏石湯が用いられる。症状の強いときは比較的大量の薬物を用いる必要がある。

❷レイノー症状 ⇒＋当帰四逆加呉茱萸生姜湯

　⇒ 強皮症 p.284：参照。

❸体力低下、易疲労 ⇒＋補中益気湯

◆補中益気湯『内外傷弁惑論』

＜組成＞ 黄耆、人参、白朮、当帰、陳皮、大棗、甘草、柴胡、乾姜、升麻

　本方の黄耆、人参、白朮、炙甘草が消化吸収機能をよくして元気をつけて体力低下、易疲労などを治す。

4. シェーグレン症候群

base：芎帰調血飲第一加減　エキス剤：当帰芍薬散合桂枝茯苓丸

　本症は、涙腺、唾液腺の慢性炎症性疾患で、腺実質細胞の萎縮、単核細胞浸潤、結合組織のフィブリノイド変性や炎症所見を伴う。つまり、増殖性炎症性疾患である。

　漢方では、増殖性炎症性疾患に対しては、生地黄、牡丹皮、玄参といった清熱涼血薬に、桃仁、紅花、蘇木、当帰尾といった駆瘀血薬を合わせて用い治療する。本症は、寒証型を呈するものがほとんどで芎帰調血飲第一加減が base の処方として用いられる。

5. ベーチェット病

base：通導散合桂枝茯苓丸(熱証型)

or 芎帰調血飲第一加減※(寒証型 or 産後発症型)

※エキス剤：当帰芍薬散合桂枝茯苓丸

　本症は、口腔粘膜、皮膚、眼、外陰部の四つの病変を主症状とする全身諸臓器に急性炎症性病変を繰り返し生じながら慢性に経過する難治性の疾患である。それぞれの病変部位には共通に小血管、特に毛細血管や細小静脈に血栓性静脈炎や閉塞性血管炎がみられ、血管周囲に好中球やリンパ球、

プラズマ細胞の浸潤が認められる。神経病変部では脱髄と軸索の変性消失がみられる。

本症は、慢性炎症性疾患で血栓性静脈炎や閉塞性血管炎がみられるため、清熱涼血薬の生地黄、牡丹皮、玄参などに、活血薬の当帰、川芎、桂枝と化瘀薬(駆瘀血薬)の桃仁、紅花、蘇木、当帰尾などを加えた処方を用いる。つまり、熱証型には通導散合桂枝茯苓丸が、寒証型には芎帰調血飲第一加減が base の処方として用いられる。

⇒ 閉塞性血栓血管炎(Buerger 病)p.195：参照。

【合方・加減方】

❶アフタ性口内炎の再発 ⇒＋温清飲 or 柴胡清肝湯

⇒ 口内炎 p.199：参照。

ベーチェット病は再発を繰り返す慢性炎症性疾患であるから、消炎解熱作用のある黄連解毒湯と栄養の不足を補う作用のある四物湯を合方した温清飲やその加減処方である柴胡清肝湯を長期に服用させて体質改善を図る必要がある。

❷眼症状

　ⓐ虹彩毛様体炎

　　⇒＋洗肝明目散(エキス剤：温清飲 or 竜胆瀉肝湯＜一貫堂＞)

◆洗肝明目散『万病回春』

＜組成＞

当帰、川芎、芍薬、地黄、黄連、黄芩、山梔子、連翹、防風、決明子、荊芥、薄荷、羌活、蔓荊子、菊花、桔梗、蒺藜子、甘草、石膏

＜構造＞

①当帰、川芎、芍薬、地黄、黄連、黄芩、山梔子(＝四物湯＋黄連解毒湯)……慢性炎症性疾患を治す。

②連翹、桔梗、石膏、甘草……抗化膿性炎症、祛痰排膿作用。

③荊芥、防風、羌活、蔓荊子、菊花、蒺藜子、薄荷、決明子……祛風。眼の炎症に伴う流涙、頭痛、眼痛を治す。

本方は、眼科の代表的消炎剤で、慢性の炎症性眼疾患の base の処方として用いられる。

　ⓑ網膜脈絡膜炎(眼底型) ⇒＋洗肝明目散合麻杏甘石湯(エキス剤：竜胆瀉肝湯＜一貫堂＞合麻杏甘石湯)

炎症の強いときには、麻杏甘石湯を合方して滲出性炎症を抑える。

❸皮膚症状……結節性紅斑 ⇒ ＋荊芥連翹湯合越婢加朮湯

　本症の病態は滲出性炎症と出血性炎症を主体とする。炎症性の急性に起きる出血には三黄瀉心湯や黄連解毒湯といった清熱薬でよく止まるが、一般にはこれに生地黄、牡丹皮、玄参、紫根といった清熱涼血薬を加えて炎症性出血を止血する。

　エキス剤では適当なものがないので、芎帰膠艾湯とか四物湯といった止血薬を合方した温清飲のような処方を用いることが多い。荊芥連翹湯も温清飲の加減処方であり、出血性炎症に対して用いられる。

　また、本症は皮下脂肪組織の分葉間隔壁、脂肪細胞間にリンパ球、好中球等の白血球の浸潤がみられ、小血管壁の炎症性細胞浸潤が見られる。これは滲出性炎症の像であり、麻黄－石膏がこの滲出性炎症を抑える。一般には麻黄－石膏の含まれる越婢加朮湯を合方して用いる。

<10> 悪性腫瘍関連疾患

> base：通導散合防風通聖散

　通導散は悪性腫瘍の治療、乳癌の手術後の浮腫、再発の予防、末期の疼痛などに有効である。通導散の蘇木、紅花、当帰が瘀血を除き、蘇木は特に鎮痛、鎮静作用があり、癌性疼痛を抑える作用がある。

　防風通聖散は気道から、胆汁から、大小便に至る総ての解毒排出の方法を用いて体内の毒、邪を除く作用がある。通導散の駆瘀血作用をよくするために防風通聖散を合方して用いる。

　癌は瘀血だという仮説の基に本方を base の処方として用いる。

【合方・加減方】

抗癌剤の副作用、放射線障害予防 ⇒ ＋補中益気湯 or 十全大補湯

　本方は、黄耆、人参、白朮、炙甘草などが含まれており、これらが消化吸収機能をよくして元気をつける補気の作用があるため、抗癌剤による肝臓障害、胃腸障害、貧血などを予防し、放射線による宿酔などの副作用を抑え、元気に治療を完了することができるようにする。

　癌、悪性腫瘍に関しては病邪が強力である。このため西洋医学的にはこの病邪を除くために、手術、放射線、抗癌剤などを強力に使用する。このため患者の体力が低下する。漢方でも本症に対して、病邪を除くために駆瘀血剤の通導散と排毒作用のある防風通聖散を合方して使用する。体力の低下した患者にこれらの処方を大量に用いると、体が弱って治療を続けることができない。一般に西洋医学的治療を行なうときも、通導散合防風通聖散で病邪を瀉するときも、補中益気湯合十全大補湯のエキスをできるだけ大量に用いる(15 〜 30g)。

　通導散合防風通聖散は 3 〜 6g 位の少量から治療を開始して 1 日に 2 回位排便するまで増量して治療を継続する。また癌の Ope 後も漢方治療を行なうことで再発を予防する。

§ 小児科疾患

<1> 疾患別

1．呼吸器炎症性疾患

1) 急性炎症……カゼ、気管支炎、肺炎。

base：小柴胡湯

◆小柴胡湯『傷寒論』
＜組成＞ 柴胡、黄芩、半夏、人参、生姜、大棗、甘草
＜構造＞
①柴胡、黄芩……消炎解熱作用。
②半夏……鎮咳作用（リン酸コデイン類似作用）。
③半夏、生姜……鎮嘔制吐作用。
④人参、生姜、大棗、甘草……健胃作用。

　呼吸器系の急性炎症は一般に小柴胡湯を base として用いる。本方の柴胡、黄芩は消炎解熱作用があり、半夏は鎮嘔制吐、鎮咳作用がある。このため胃、気管支カタルに有効である。人参は心下部の痞え、痛みに、大棗は半夏の燥性を抑えるために、生姜は半夏を補助して嘔吐を止め健胃効果を出すために加えられている。以上の配合によって少陽病の症候を緩解する。

　食欲不振、悪心、嘔吐、胸脇部の張った感じや痛みがあるときは小柴胡湯を用いる。また発熱して悪心、嘔吐のあるときには小柴胡湯がよい。特に、小児にこの症状が多く、発熱がなくても小児の急性炎症に一般に本方を base として用いるのがよい。

【合方・加減方】
❶鼻水、くしゃみ……上気道炎 ⇒ ＋小青竜湯加附子
　一般に急性上気道炎はくしゃみ、鼻水、咽痛など、寒証型で始まることが多く、このときに小青竜湯加附子を用いる。
　⇒ 内科疾患／カゼ症候群 p.138：参照。
❷咳嗽、痰（黄～緑色）……下気道炎 ⇒ ＋小青竜湯合麻杏甘石湯

炎症が下気道に及んだ急性気管支炎では、一般に小青竜湯加杏仁石膏蘇子桑白皮が用いられる。エキス剤では小青竜湯と麻杏甘石湯を合方する。
⇒ 内科疾患／カゼ症候群 p.139：参照。

❸発熱、高熱持続 ⇒＋白虎加人参湯

◆白虎加人参湯『傷寒論』
＜組成＞ 知母、粳米、石膏、甘草、人参

　高熱が持続し、発汗が多いと、口渇が激しく水分をいくらでも飲みたがり、飲んでもすぐに口が渇き、尿量は少ない。これは高熱による発汗のための現象である。口は乾燥し舌苔も黄色を呈する。小柴胡湯に消炎解熱の効果が強い石膏、知母を加える(柴白湯)。エキス剤では白虎加人参湯を合方する。

❹肺炎 ⇒＋麦門冬湯合白虎加人参湯

　麦門冬湯は鎮咳作用のある半夏が主薬で、これに溶解性祛痰薬の麦門冬、人参、粳米、炙甘草を配合したものである。小児の肺炎には、一般に本方に消炎作用のある淡竹葉、石膏を加えた竹葉石膏湯などが用いられる。エキス剤では麦門冬湯合白虎加人参湯が用いられる。

2. 気管支喘息

　⇒ 内科疾患／気管支喘息 p.171：参照。

3. 麻　疹

1) カタル期

　発熱、咳嗽、くしゃみ、鼻汁、結膜充血、眼脂、コップリク斑などのみられるとき。

　　base：升麻葛根湯

◆升麻葛根湯『和剤局方』
＜組成＞ 升麻、葛根、芍薬、甘草、生姜
＜構造＞
①升麻、葛根……発表透疹、消炎解熱作用、発汗解表作用。発疹を促進し

て経過を短縮し、麻疹の内攻を防ぐ。
②芍薬、甘草、葛根……筋肉の痙攣を和らげる。

　本方は、痘疹がまだ出ず、また発疹が充分に透発していないとき身熱が強く頭痛のある場合に用いて、充分に発疹を出させて、麻疹の内攻を防ぐための処方である。麻疹は、一般に温病としての経過を取ることが多い。

2) 発疹期

base：小柴胡湯

◆小柴胡湯『傷寒論』
＜組成＞ 柴胡、黄芩、半夏、人参、生姜、大棗、甘草

　発熱して悪心、嘔吐のあるときには本方を用いる。柴胡、黄芩が消炎解熱に働き、半夏、生姜が鎮嘔制吐に働く。特に、小児にこの症状が多く、熱があって乳や食べたものを吐くときに用いる。したがって、小児の熱性疾患には小柴胡湯を中心に加減、合方して用いる。

【合方・加減方】

❶高熱、発疹、咳嗽、食欲不振のあるとき……表熱証
　⇒＋白虎加人参湯合葛根湯

　発熱性疾患の初期で表寒証を呈する時期には解表法（発汗法）が適している。悪寒、無汗には麻黄湯、葛根湯を、悪風、自汗には桂枝湯を用いる。表熱証を呈して熱感のあるものには銀翹散、葛根湯加石膏を用いる。

　小児で表熱証のものには小柴胡湯合葛根湯加石膏を用いるが、小児は高熱が持続し、発汗が多いと、口渇が激しく水分をいくらでも飲みたがり、飲んでもすぐに口が渇き、尿量は少ない。これは高熱による発汗で脱水が起きたための現象である。このため、石膏の代わりに脱水を防ぐ作用のある白虎加人参湯（＝知母、石膏、甘草、粳米、人参）を用いる。

❷発疹が1週間以上続くとき ⇒＋防風通聖散合補中益気湯

　麻疹の初期は主として表に病がある。したがって、カタル期には升麻葛根湯が用いられる。麻疹の最盛期からそれ以後は表にも裏にも熱が盛んで、大便秘結、口舌乾燥、舌苔厚く乾き、腹満し、小便赤渋するなどの症状を呈するようになる。

　防風通聖散は表裏双解、発表攻裏、三焦の実熱に対する清熱の剤であり、発疹が1週間以上続くようなときで裏熱の症状を呈するときに用いられる。

消化吸収機能の弱い小児には防風通聖散が合わないことがある。このとき、黄耆、人参、白朮、炙甘草など、消化吸収機能を亢め元気をつける薬物で構成された補中益気湯を合方して用いるとよい。

❸発疹、発熱持続、口渇、尿量減少、回盲部圧痛、下痢などあるとき
　⇒＋**猪苓湯**（＝猪苓、茯苓、沢瀉、滑石、阿膠）

体内は脱水し、口渇があり、水分を飲みたがるが、消化管には水分が過剰にあり、水様物の嘔吐、下痢がみられ、尿量が少ないときには、茯苓、沢瀉で消化管の水分を血中に吸収して、利尿する。滑石は消炎利尿作用とともに収斂作用があり下痢に用いられる。阿膠は脱水を防ぐために入れられている。このため、熱が持続して発疹のあるときの麻疹の下痢に用いられる。

4．風疹、水痘

中等度の発熱、発疹あるとき。

　base：小柴胡湯合白虎加人参湯

⇒ 麻疹／発疹期 p.292：参照。

発熱して悪心、嘔吐あるときには一般に小柴胡湯を用いる。高熱持続して発疹あるときは、高熱による発汗で脱水症状を来たしやすいため消炎解熱作用の強い知母、石膏の含まれた白虎加人参湯を合方する。

5．流行性耳下腺炎

1）初期……発熱、耳下腺腫脹

　base：駆風解毒湯　エキス剤 ⇒ 葛根湯加桔梗石膏

◆駆風解毒湯『済生方』
＜組成＞ 防風、羌活、連翹、荊芥、牛蒡子、甘草
＜構造＞
①連翹、牛蒡子、甘草……抗炎症、解熱作用。解毒作用、抗化膿性炎症。
②防風、荊芥、羌活……発汗解熱作用。発熱に伴う一般症状を治す。

本方は、『万病回春』咽喉篇にあって疿腮腫痛に用いる方剤とされている。

疳腮腫痛とは耳下腺炎のことである。本方は冷服させるとよい。

◆葛根湯加桔梗石膏
<組成> 葛根、麻黄、桂枝、芍薬、生姜、大棗、甘草、桔梗、石膏

　発熱性炎症の初期で表寒証を呈する時期は解表法（発汗法）が適する。悪寒、無汗には麻黄湯、葛根湯を、悪風、自汗には桂枝湯を用いる。表熱証を呈する、熱感のある者（温病）には銀翹散や葛根湯加石膏を用いる。本症は温病のため、エキス剤では葛根湯加桔梗石膏を用いる。

2) 亜急性期……耳下腺腫脹が硬く自発痛、圧痛が消退しないとき。

　　base：駆風解毒湯加桔梗石膏
　　エキス剤 ⇒ 小柴胡湯合葛根湯加桔梗石膏

　駆風解毒湯はもと『万病回春』に急性耳下腺炎の方剤として作られ、それに桔梗石膏を加えると、上部気道とその周辺の炎症性浮腫に非常に有効である。⇒ カゼ症候群／重症の感冒 p.141：参照。

6．ヘルプアンギナ

高熱持続する者。
　　base：小柴胡湯合葛根湯合白虎加人参湯
⇒ 麻疹／発疹期 p.292：参照。

7．百日咳

カタル期、痙咳期ともに。
　　base：小柴胡湯合半夏厚朴湯

◆小柴胡湯合半夏厚朴湯
<組成> 柴胡、黄芩、半夏、人参、大棗、生姜、甘草、厚朴、茯苓、紫蘇葉
<構造>
①半夏……鎮咳、祛痰、鎮静、止嘔作用。
②厚朴……鎮痙作用。気管支筋の痙攣を緩める。
③柴胡、黄芩……消炎解熱作用。
④茯苓、半夏、生姜、紫蘇葉……利水作用。

⑤人参、生姜、大棗、甘草……健胃作用。

本方は、感染(呼吸器の炎症)に伴う咳嗽に用いられる。百日咳には痙咳期の前、カタル期から本方を用いると痙咳が起きない。痙咳期にも本方を用いる。

【合方・加減方】
❶痙攣性咳嗽 ⇒＋麻杏甘石湯(＝麻黄、杏仁、甘草、石膏)

本方の麻黄、甘草は気管の痙攣を緩め、痙攣性咳嗽、喘息、呼吸困難に効くが鎮咳作用がない。半夏は鎮咳作用があり、麻黄と半夏を配合して痙攣性咳嗽を抑える。また、麻黄－石膏は気道の炎症を治す作用があり、炎症のある呼吸困難、痙攣性咳嗽に有効である。

❷難治性 ⇒＋桂枝茯苓丸

難治性の者には瘀血が存在するので、駆瘀血作用のある本方を合方して治療する。

8. リウマチ熱

1) 急性期

　base：小柴胡湯合白虎加人参湯

⇒ カゼ症候群／重症の感冒 p.141：参照。

2) 再発予防

　base：柴胡清肝湯

◆柴胡清肝湯「一貫堂」
＜組成＞
柴胡、牛蒡子、薄荷、桔梗、栝呂根、連翹、黄連、黄芩、黄柏、山梔子、当帰、川芎、芍薬、地黄、甘草
＜構造＞
①黄連、黄芩、黄柏、山梔子(＝黄連解毒湯)……消炎作用。
②当帰、川芎、芍薬、地黄(＝四物湯)……栄養の不足を補う作用（補血作用）、止血作用。
③連翹、牛蒡子、薄荷、柴胡、甘草……消炎解熱作用。

④桔梗、栝呂根……祛痰排膿作用。

本方は、慢性の炎症性疾患に用いられる温清飲(＝黄連解毒湯合四物湯)をbaseとして、これに連翹、牛蒡子、薄荷、柴胡、甘草といった抗炎症解熱作用のある薬物と桔梗、栝呂根といった祛痰排膿作用のある薬物が加わった処方であり、リウマチ熱の原因菌である溶連菌感染の存続、再感染を予防する。

【合方・加減方】
体力の無い者 ⇒＋補中益気湯

本方の黄耆、人参、白朮、炙甘草といった薬物が消化吸収機能を亢めて元気をつけ、免疫機能を亢めて細菌感染を予防するように働く。

9. 腎炎(慢性腎炎)

⇒ 腎炎、ネフローゼ疾患／慢性糸球体腎炎／竜胆瀉肝湯 p.243：参照。

base：柴胡清肝湯

本方は、慢性炎症性疾患に用いられる温清飲をbaseとし、細菌感染の予防と治療に働く薬物、即ち抗炎症解熱作用のある連翹、牛蒡子、薄荷、柴胡、甘草といった薬物に、桔梗、栝呂根といった祛痰排膿作用のある薬物が配合された処方であり、これらの作用により慢性腎炎の慢性炎症を治療するとともに、感冒などにより引き起こされる細菌感染(ex.扁桃腺炎など)を予防する働きがある。

【合方・加減方】
❶体力の無い者、感冒を引きやすい者 or 貧血症の者
　⇒＋補中益気湯

本方は、体力をつけ、免疫力を亢めて細菌感染を予防する。また、貧血傾向の者にも有効である。

❷ネフローゼ症候群……蛋白尿、浮腫等ある者。
　ⓐ熱証型 ⇒＋小青竜湯合麻杏甘石湯
　ⓑ寒証型 ⇒＋小青竜湯加附子
　⇒ 内科疾患／腎炎、ネフローゼ疾患 p.242：参照。

❸血尿 ⇒＋芎帰膠艾湯

◆芎帰膠艾湯
<組成> 当帰、川芎、芍薬、地黄、阿膠、艾葉、甘草

　本方は、止血作用のある四物湯に、更に止血作用のある阿膠、艾葉が加わり、更に甘草が加わった処方である。血尿の治療に用いられる。

10. ネフローゼ症候群

　⇒ 内科疾患／腎炎、ネフローゼ疾患 p.242：参照。
　base：小青竜湯合麻杏甘石湯（熱証型）
　or 小青竜湯加附子（寒証型）

11. 夜尿症

　base：小建中湯

◆小建中湯『傷寒論』
<組成> 桂枝、芍薬、生姜、大棗、甘草、膠飴

　本方は、平滑筋の鎮痙作用がある芍薬甘草湯に生姜、桂枝を加えてお腹が冷えないようにした方剤である桂枝加芍薬湯に更に飴を加えた方剤である。本方を用いる type は膀胱の括約筋の緊張が強すぎるもので、頻尿でよく腹痛を訴える。就床後30分～2時間に少量の尿を漏らし一晩に何回も失敗するというものに用いる。一般に、小児の夜尿症は本方を用いる場合が多く、夜尿症の base の処方として用いられる。

【合方・加減方】
❶冷え症……寒がりでよだれが多く早朝多量の尿を漏らす者
　⇒＋苓姜朮甘湯合人参湯

　苓姜朮甘湯（＝乾姜、甘草、白朮、茯苓）も人参湯（＝乾姜、甘草、白朮、人参）も、どちらも内臓の冷えを温める乾姜が配合されているため冷えて起こる夜尿症の者に合方して用いられる。

❷膀胱括約筋の弱い者……尿意を催すと直ちに漏らす者
　⇒＋補中益気湯

◆補中益気湯『内外傷弁惑論』
<組成> 黄耆、人参、白朮、炙甘草、当帰、陳皮、升麻、柴胡、生姜、大棗

本方は、筋肉を丈夫にする黄耆を主薬とし、筋肉の緊張をよくするために升麻、柴胡が配合されている。これに体力を補い、食欲を進め消化吸収機能を亢めて元気にする人参、白朮、炙甘草が加わった処方である。
　黄耆、柴胡、升麻、枳殻(陳皮)などは筋肉のトーヌスを正常化させる升提作用があり、筋肉のアトニー状態(中気下陥)を改善する。

❸ねぼけて尿失禁する者……中枢の反応が鈍い者 ⇒ ＋葛根湯 or 麻黄湯

◆葛根湯『傷寒論』
＜組成＞ 麻黄、桂枝、葛根、芍薬、生姜、大棗、甘草
◆麻黄湯『傷寒論』
＜組成＞ 麻黄、桂枝、杏仁、甘草
　寝起きを良くし、頭をはっきりさせる麻黄を主薬とした方剤を用いる。

12. 起立性調節障害

　　base：苓桂朮甘湯

◆苓桂朮甘湯『傷寒論』
＜組成＞ 茯苓、桂枝、白朮、甘草
＜構造＞
①白朮、茯苓……利尿作用、胃内停水を除く作用。消化管や組織間の余分な水分を血中に引いて利尿する。
②桂枝、甘草、茯苓……心悸亢進を鎮静する。桂枝－甘草は強心利尿作用があり、心悸亢進や気の上衝を抑制する。茯苓も鎮静作用、利尿作用があり、これを助ける。桂枝は脳血流をよくして脳貧血を治す。
　本方は、起立性調節障害、低血圧症などで脳の血流が悪くなり、脳貧血を起こして立ちくらみしたり、心悸亢進するものを治す。

13. 日射病、熱中症、脱水症

　　base：白虎加人参湯

◆白虎加人参湯『傷寒論』
＜組成＞ 知母、石膏、甘草、粳米、人参
　本方の知母、石膏には強力な消炎解熱作用があり、粳米、人参は発汗に

よる脱水を防ぐ作用がある。高熱を出して体は熱く、発汗が盛んで、脱水のため、口渇して水を飲まんとする者に本方を冷服させる。

【合方・加減方】
胃内停水、口渇、尿不利 ⇒＋五苓散

◆五苓散『傷寒論』
＜組成＞ 白朮、茯苓、猪苓、沢瀉、桂枝

　口渇があって水をたくさん飲むが、その水が吸収されずに胃内停水の症状を呈し、口渇、尿不利の者は水が消化管にたくさんあるが血中に吸収されずに、脱水症状を起こしているのだから、白朮、茯苓で消化管の水を血中に引き入れ、猪苓、沢瀉で利尿してやるとよくなる。

<2> 症候別

1. 発 熱

⇒ カゼ症候群／重症の感冒 p.141：参照。

　base：小柴胡湯

◆小柴胡湯『傷寒論』
＜組成＞ 柴胡、黄芩、半夏、人参、生姜、大棗、甘草

　本方は、柴胡、黄芩という消炎解熱作用のある薬物に、半夏という鎮嘔制吐、鎮咳作用を持った薬物と人参、生姜、大棗、甘草という健胃薬の配合された処方である。発熱して、悪心、嘔吐のあるときに本方が用いられる。特に小児にこの症状が多く、熱があって乳や食べた物を吐くときに用いる。したがって、小児の熱性疾患には小柴胡湯を中心に加減合方を行う。

【合方・加減方】

❶高熱が持続するとき ⇒＋白虎加人参湯

◆白虎加人参湯『傷寒論』
＜組成＞ 知母、石膏、甘草、粳米、人参

　初発の太陽病の時期(脈浮、頭項強痛して悪寒する時期)には主に発汗療法を行う。しかし、この時期に治癒せずに熱が高く稽留し、悪寒がなくなり悪熱するようになって全身から発汗し、汗が出るため脱水して口渇し、水を飲んでも口渇が止まず、尿量減少して尿の色が濃くなったら、この時期は陽明病前期で、小柴胡湯に消炎解熱作用の強い知母、石膏を加えて用いる。エキス剤では、小柴胡湯合白虎加人参湯を用いる。

❷嘔吐、下痢……水様物の嘔吐、下痢があり尿量減少する者
　⇒＋五苓散

◆五苓散『傷寒論』
＜組成＞ 白朮、茯苓、猪苓、沢瀉、桂枝

　体内は脱水し、口渇して水分を飲みたがるが、消化管内には水分が過剰にあり、胃内停水を呈して水様物の嘔吐、下痢がみられ尿量減少するときは茯苓、白朮、沢瀉を加えて用いる。エキス剤では小柴胡湯合五苓散を用いる。

2. 咳嗽、喘鳴

⇒ 呼吸器疾患／閉塞性肺疾患 p.171：参照。

[base：小青竜湯]

◆小青竜湯『傷寒論』
<組成> 麻黄、桂枝、芍薬、細辛、乾姜、五味子、半夏、甘草
<構造>
①麻黄、桂枝、細辛……発汗解表作用、抗アレルギー作用。
②麻黄、甘草、芍薬……気管支拡張作用、気管支痙攣を除く作用。
③半夏、五味子……鎮咳、袪痰作用。
④乾姜、甘草……温裏、温肺作用。
　本方は、発汗解表、鎮咳、袪痰、抗アレルギー作用があり、感冒、気管支炎、気管支喘息などで咳嗽、喘鳴を来たすものの base の処方として用いられる。

【合方・加減方】
❶寒証……薄い痰、喘鳴あるとき　ex. 上気道炎、小児喘息
　⇒＋麻黄附子細辛湯
◆麻黄附子細辛湯『傷寒論』
<組成> 麻黄、細辛、附子
　本方の麻黄、細辛、附子は抗アレルギー作用、利水作用、発汗解表作用があり、寒証で、くしゃみ、鼻水、薄い痰、喘鳴のある者に用いて、体を温めて治療する。

❷熱証、黄～緑色の痰　ex. 下気道炎（＝気管支炎）、気管支喘息
　⇒＋麻杏甘石湯
◆麻杏甘石湯『傷寒論』
<組成> 麻黄、杏仁、甘草、石膏
　本方は、麻黄、石膏に消炎利水作用があり、特に石膏は消炎解熱作用が強い。このため、咽頭、扁桃の発赤、咳嗽、黄色の痰など炎症症状を伴うとき、小青竜湯合麻杏甘石湯を用いる。

❸痙攣性咳嗽 ⇒＋半夏厚朴湯
◆半夏厚朴湯
<組成> 半夏、厚朴、茯苓、紫蘇葉、生姜

本方の半夏は鎮咳作用があり、茯苓、生姜、紫蘇葉は利水作用がある。したがって、鎮咳祛痰剤として用いられる。特に、痰の量が多い湿痰の祛痰に用いられる。二陳湯加厚朴紫蘇葉と考えられる。厚朴には気管支筋の痙攣を止める作用があり、このため痙攣性咳嗽に用いられる。

3．嘔　吐

1) アセトン血性嘔吐症

悪心、嘔吐、腹痛などがあり、あくびを連発し、急激に脱力に陥りぐったりする者。

　　base：五苓散

◆五苓散『傷寒論』
<組成> 白朮、茯苓、猪苓、沢瀉、桂枝

本症の病態は脱水を示している。即ち、嘔吐による脱水症である。水分を補給しても胃腸内の水分が血中に吸収されないで嘔吐する。そして、体内は脱水しているという病態である。本方の白朮、茯苓、猪苓が消化管の水を血中に吸収し、脱水状態が改善される。桂枝は腎血流をよくし、沢瀉は血中の水分を腎臓で尿として排出する。

【合方・加減方】
アセトン血性嘔吐症（周期性嘔吐症）の予防……自家中毒の予防
　⇒＋柴胡桂枝湯

本方は、桂枝湯と小柴胡湯の合方で、風邪を引きやすい人や、軽い風邪を繰り返し腹痛を起こしたり、自家中毒を起こす子供などの体質改善に用いる。

2) 感染症（ex. 風邪等）で発熱あって嘔吐する者

　　base：小柴胡湯合半夏厚朴湯

発熱して悪心、嘔吐するときは、一般に小柴胡湯が用いられる。小柴胡湯の柴胡、黄芩が消炎解熱作用として働き、半夏、生姜に鎮嘔制吐作用があるため、小児の感染症で発熱ある者に適している。

悪心、嘔吐の強いときは更に半夏厚朴湯を合方する。半夏厚朴湯の半夏、

生姜、茯苓に鎮嘔制吐作用があるためである。

3) 食あたりによるとき

> base：平胃散加香附子縮砂藿香

> エキス剤：平胃散合半夏厚朴湯

◆平胃散加香附子縮砂藿香
<組成> 蒼朮、厚朴、陳皮、甘草、生姜、大棗、香附子、縮砂、藿香

　本方は、蒼朮が消化管の水を血中に吸収して下痢を止め、厚朴が腹痛を止める。更に、陳皮が食欲増進と健胃作用に働く、香附子、縮砂、藿香はお腹を温めて嘔吐を止める。エキス剤ならば平胃散合半夏厚朴湯を用いてもよい。

4) 血色が悪く、四肢倦怠感、易疲労感があるとき

> base：六君子湯加香附子縮砂藿香

> エキス剤：六君子湯合半夏厚朴湯

◆六君子湯加香附子縮砂藿香
<組成>
人参、白朮、茯苓、甘草、半夏、陳皮、生姜、大棗、香附子、縮砂、藿香

　本方は、四君子湯(＝人参、白朮、茯苓、甘草)が消化吸収機能を亢めて、食欲不振を改善して、貧血、四肢倦怠感、易疲労感を治す。

　陳皮は胃腸の蠕動を促進して食欲を増進させる。二陳湯(＝半夏、陳皮、茯苓、甘草)は粘液性炎症、胃カタルを治す。半夏、生姜、陳皮が嘔吐を治す。更に香附子、縮砂、藿香が鎮嘔制吐作用に働く。エキス剤ならば六君子湯合半夏厚朴湯を用いてもよい。

5) 水逆の嘔吐、口渇、尿不利　ex. 白色便下痢症

> base：五苓散

⇒ 胃腸型のカゼ／ロタウイルスによる急性胃腸炎 p.155：参照。

4. 下痢

1) 一般に

base：五苓散

◆五苓散『傷寒論』
<組成> 白朮、茯苓、猪苓、沢瀉、桂枝

本方は、白朮、茯苓、猪苓が消化管の過剰の水分を血中に吸収し、沢瀉は血中の水分を腎臓で尿として排出するのを助ける。桂枝は、腎血流をよくして利尿作用を助ける。以上の作用により消化管の過剰な水分を除き下痢を止める。

【合方・加減方】

❶発熱、嘔吐、水様便 or 腹中が冷えて下痢が続くとき ⇒＋人参湯

◆人参湯『傷寒論』
<組成> 乾姜、甘草、人参、白朮

本方は、乾姜、甘草が主薬であり、乾姜でお腹の冷えを温め、甘草が腹痛を治す。これにより、冷えによる腹痛、下痢を治す。人参、甘草は腹痛を止め、心下の痞えを緩める。白朮は利尿作用があり、消化管の水を血中に吸収して下痢を止めるのを助ける。発熱、嘔吐があっても、水様便のときはお腹が冷えているのであり、人参湯でお腹を温めてやると下痢が止まる。

❷白色便下痢症（水逆の嘔吐を伴う）で下痢が続くとき ⇒＋人参湯

白色便下痢症で水逆の嘔吐を繰り返しているときは五苓散がよく効く。五苓散で水逆の嘔吐は止まったが、下痢が続くというようなときはお腹が冷えているので人参湯でお腹を温めてやるのがよい。

❸風邪等、発熱、嘔吐を伴う感染性腸炎
　⇒＋藿香正気散 or 小柴胡湯合半夏厚朴湯
　⇒ 胃腸型のカゼ p. 151：参照。

2) 末梢循環障害を伴うとき

消化不良、中毒症で意識障害、痙攣、頻脈、顔面蒼白、四肢末端冷却、チ

アノーゼ等、末梢循環障害が認められるとき
　　base：四逆湯
◆四逆湯『傷寒論』
＜組成＞乾姜、甘草、附子
　本方は、乾姜、甘草で血液循環を促進して内臓を温める。四肢厥冷などの末梢循環障害を伴うときは、乾姜、附子を用いてショック、虚脱を治す。乾姜が全身の血液循環を促進し、附子は強心作用として働く。

3）平素から胃腸機能が弱く、下痢しやすい者

　　base：啓脾湯
　⇒ 内科疾患／急性腸炎／正気の虚の下痢 p.216：参照。

5. 便秘症

痙攣性便秘（コロコロ便）
　　base：小建中湯
◆小建中湯『傷寒論』
＜組成＞桂枝、芍薬、生姜、大棗、甘草、膠飴
　本方は、桂枝加芍薬湯に膠飴が加わった処方である。芍薬甘草湯が主薬であり、これは平滑筋の鎮痙作用があり、痙攣性の疼痛を治す。生姜、桂枝は芍薬がお腹を冷やすため、これを温めるために配合されている。痙攣性便秘の小児に平素から与えておくとよい。
【合方・加減方】
便が硬いとき ⇒ ＋大黄 or 桃核承気湯 ⇒ 内科疾患／便秘症 p.225：参照。

6. 腹　痛

反覆性臍疝痛を起こしやすい者。
　　base：小建中湯
　本方は、反覆性臍疝痛、痙攣性便秘、嘔吐などを起こしやすい筋緊張型の小児に平素から飲ませておくとよい。

【合方・加減方】
❶自家中毒を起こしやすい者 ⇒ ＋小柴胡湯
　自家中毒（アセトン血性嘔吐症）を起こしやすい者に平素から体質改善として飲ませておくとよい。
❷腹性てんかんを起こしやすい者 ⇒ ＋甘麦大棗湯
◆甘麦大棗湯『金匱要略』
＜組成＞ 甘草、大棗、小麦
　本方の甘草、大棗は抗痙攣作用、鎮静作用があるため、癲癇に用いられる。

7. 流涎

base：人参湯合苓姜朮甘湯

　流涎は寒がりで内臓の冷えた者に起こるから乾姜（甘草）で内臓を温め、白朮、茯苓で利尿することにより体内の湿を除いて治療する。

8. 体質改善

1）虚弱体質

　反覆性臍疝痛、痙攣性便秘、嘔吐などを起こしやすい小児。風邪を引きやすい者、アトピー性皮膚炎を起こしやすい小児等の体質改善。

base：小建中湯合補中益気湯

　小建中湯は反覆性臍疝痛、痙攣性便秘、嘔吐などを起こしやすい小児に平素から与えておくとよい。補中益気湯は風邪を引きやすい小児やアトピー性皮膚炎に罹りやすい小児の体質改善に用いられる。免疫系の機能を亢めると考えられる。小建中湯は一般に、筋緊張型の者に、補中益気湯は筋肉弛緩型の者に適合するが、この二つの体質を区別せずに、虚弱体質の者には小建中湯合補中益気湯を与えて体質改善するとよい。

2）解毒体質

　痛が高ぶりやすい、あるいは扁桃腺炎、扁桃周囲炎、咽頭炎、頭頚部の湿

疹などの再発を繰り返す者。
> base：柴胡清肝湯合補中益気湯

　解毒体質というのは、四物湯合黄連解毒湯（＝温清飲）を基本とした処方を用いて体質を改善しなければならない体質のことである。

　そして毒とは化膿性炎症のことである。炎症のことを漢方では熱と呼ぶが、化膿性炎症が熱毒で、これを治療することが清熱解毒である。

　幼児で中耳炎や扁桃腺炎、頸部淋巴腺炎、蓄膿症など化膿性炎症を起こしやすい者の体質改善に柴胡清肝散を用いる。食欲がなく、元気がない、顔色が青い場合には補中益気湯を合方して用いる。アトピー性皮膚炎（暗赤色、乾燥性皮疹）に用いて有効である。

3）痙攣性疾患、神経過敏性疾患を起こしやすい体質

　ex．神経性発熱、熱性痙攣、憤怒痙攣、てんかん、チック症、夜泣き、夜驚症。
> base：抑肝散加陳皮半夏

◆抑肝散加陳皮半夏「本朝経験方」
＜組成＞ 柴胡、茯苓、白朮、甘草、当帰、川芎、釣藤鈎、陳皮、半夏

　本方の主薬は釣藤鈎で、中枢性の鎮静、鎮痙作用と催眠作用がある。このため、本方は次のような疾患に応用される。

　ⓐ神経性の発熱……精神的興奮により発熱する者。

　ⓑ神経性痙攣……憤怒痙攣、熱性痙攣、歯ぎしり、チック症、パーキンソン氏症候群、てんかん。

　ⓒ不眠症……夜泣き、夜驚症。

【合方・加減方】
❶熱性痙攣を起こしやすい者 ⇒＋柴胡清肝湯

　よく発熱して熱性痙攣を起こしやすい体質の者は解毒体質の者によくみられる。このため、柴胡清肝散を合方して体質を改善する。

❷てんかん ⇒＋甘麦大棗湯

　てんかんの痙攣は抑肝散加陳皮半夏だけでは効果が少ないので、羚羊角、甘麦大棗湯といった抗痙攣作用のある薬物を加えて体質を改善する。

§ 外科疾患

1. 打撲、捻挫、外傷

1)急性期

　打撲、捻挫、外傷、骨折等による腫脹、瘀血の疼痛に。
　　base：治打撲一方 or 通導散合桂枝茯苓丸 or 桃核承気湯
◆治打撲一方「香川修庵経験方」
＜組成＞ 川骨、樸樕、川芎、桂枝、大黄、丁香、甘草
＜構造＞
①川骨……打撲の内出血による腫脹を除く(駆瘀血作用)。
②川芎、桂枝、丁香……血行をよくして駆瘀血剤の働きを助ける(活血)。
③樸樕……鎮痛作用。
④大黄……瀉下作用により瘀血の排出を助ける。
　本方は、専ら打撲による内出血の血腫を除くのに用いられる。
◆通導散合桂枝茯苓丸
＜組成＞
当帰、紅花、蘇木、木通、陳皮、厚朴、枳実、甘草、芒硝、大黄、桂枝、茯苓、桃仁、牡丹皮、芍薬
＜構造＞
①蘇木、紅花、桃仁、牡丹皮……打撲による血腫を除く(駆瘀血作用)。
②当帰、桂枝……血行をよくして駆瘀血薬の働きを助ける(活血作用)。
③大黄、芒硝、甘草……瀉下作用により瘀血の排除を助ける。
④枳実、厚朴、陳皮、芍薬、甘草……腸管の蠕動を正常にし、腹痛や腹部膨満を除く。
　通導散は打撲、挫傷を目的としてつくられた方剤であり、これに駆瘀血作用を強めるために桃仁、牡丹皮の入った桂枝茯苓丸を配合する。
◆桃核承気湯『傷寒論』
＜組成＞ 桃仁、桂枝、芒硝、大黄、甘草
　本方は、桃仁に駆瘀血作用が、桂枝に活血作用が、大黄、芒硝、(甘草)

に瀉下作用があり、打撲直後の皮下溢血、漿液の漏出による腫脹、疼痛に用いられる。

ex：頭部外傷では
  ⓐ**直後**　base：桃核承気湯
  ⓑ**数日経**　base：通導散加黄連桃仁牡丹皮

　エキス剤 ⇒ 通導散合桂枝茯苓丸合黄連解毒湯を用いる。黄連解毒湯は動脈性の出血を止血する作用がある。

2) 亜急性期以後

　　base：通導散合桂枝茯苓丸

【合方・加減方】
❶頭部外傷、開頭術後の後遺症（片麻痺）等に
　⇒＋疎経活血湯加紅花（エキス剤：**疎経活血湯**）
❷外傷性頚部症候群（むち打ち損傷）
　⇒＋疎経活血湯加紅花（エキス剤：**疎経活血湯**）

◆疎経活血湯『万病回春』加紅花
＜組成＞
当帰、川芎、芍薬、地黄、桃仁、牛膝、蒼朮、羌活、防已、茯苓、白芷、威霊仙、防風、竜胆、甘草、生姜、陳皮、紅花
＜構造＞
①当帰、川芎、芍薬、地黄（＝四物湯）……運動麻痺、筋肉の萎縮を防ぐ。
②蒼朮、防已、茯苓……体の湿や水滞を除いて痛みを治す。
③羌活、防風、白芷、威霊仙……皮膚、体表の知覚麻痺、疼痛を治す。
④桃仁、牛膝、紅花……うっ血、血行障害による痛みを治す（駆瘀血）。
⑤竜胆……消炎解熱作用。

　本方は、血行障害から来る運動麻痺、疼痛に用いる。老化や体力の低下はあまりなく、瘀血による疼痛に用いる。疎経活血湯加紅花で、頭部外傷、開頭術後の後遺症（片麻痺）などや、外傷性頚部症候群（むち打ち損傷）に用いられる。

❸ぎっくり腰、腰椎椎間板ヘルニア
　⇒＋調栄活絡湯（エキス剤：**桃核承気湯合四物湯**）

◆調栄活絡湯『証治準縄』
＜組成＞
当帰、桃仁、赤芍、川芎、紅花、地黄、桂枝、牛膝、羌活、大黄
＜構造＞
①当帰、川芎、赤芍、地黄(＝四物湯)……運動麻痺、骨、筋肉の萎縮を防ぐ(補血作用)。
②桃仁、赤芍、紅花、牛膝、大黄……うっ血、血行障害による痛みを治す(駆瘀血作用)。
③桂枝、羌活、当帰、川芎……体表の知覚麻痺、疼痛を治す(活血作用)。

　本方は、失力腰閃(ぎっくり腰)、跌撲瘀血(打撲、外傷の内出血)のため腰痛、便秘するものに用い、椎間板ヘルニア、腰部挫傷の主方である。

2. 肛門疾患

1) 痔核

ⓐ 一般に

```
base：秦艽防風湯　エキス剤 ⇒乙字湯合桂枝茯苓丸
```

◆秦艽防風湯『蘭室秘蔵』
＜組成＞
秦艽、防風、沢瀉、陳皮、柴胡、当帰、白朮、桃仁、甘草、黄柏、大黄、升麻、紅花
＜構造＞
①防風、当帰……体表の血行をよくして鎮痛する(活血作用)。
②秦艽、沢瀉、白朮……体の湿、水滞を除いて浮腫を治す。
③柴胡、升麻、黄柏、大黄……消炎作用。柴胡、升麻はアトニーを治す。
④桃仁、紅花……血腫(瘀血)を除いて血流をよくする(駆瘀血作用)。
⑤大黄……瀉下作用により瘀血の排除を助ける。

　本方は、各種痔核によく奏功する。特に、排便時疼痛のあるものや、痔手術後の疼痛などに用いられる。

◆乙字湯合桂枝茯苓丸
＜組成＞
柴胡、升麻、黄芩、甘草、当帰、大黄、桂枝、茯苓、牡丹皮、桃仁、芍薬
＜構造＞
①桂枝、当帰……体表の血行をよくして鎮痛する（活血作用）。
②茯苓……体の湿、水滞を除いて浮腫を治す（利水作用）。
③柴胡、升麻、黄芩、牡丹皮、大黄……消炎作用。柴胡、升麻はアトニーを治す(升提作用)。
④桃仁、牡丹皮……血腫(瘀血)を除いて血流をよくする(駆瘀血作用)。
⑤大黄……瀉下作用により瘀血の排除を助ける。
⑥芍薬、甘草……鎮痙作用があり、痙攣性の脱出を防ぐ。

　乙字湯合桂枝茯苓丸は処方の構造が秦芁防風湯に類似するため、各種の痔核に用いて、よく奏功する。
　痔疾には色々の種類がある。乙字湯は主に痔核に用いる。痔核は痔静脈の静脈瘤症候群である。痔静脈にうっ血を起こさせることがよくない。それに最大の原因は便秘だと考えられる。便秘は野菜の摂取量が少ないことが最大の原因で、便秘すれば、血液の粘度が上昇し、血が粘くなってうっ血が起きると考えられる。したがって大黄を上手に使うことが必要である。うまく排便して当帰で血流をよくすれば、痔核疾患はよくなる。
　痔核の場合は、桂枝茯苓丸のような駆瘀血剤と合方して用いる。そうすると、痔静脈のうっ血による脱出にも有効である。

【合方・加減方】
❶顔色悪く、四肢、腰部の冷える者 ⇒＋当帰芍薬散
◆当帰芍薬散『金匱要略』
＜組成＞ 当帰、川芎、芍薬、白朮、茯苓、沢瀉

　本方は、水滞(浮腫)があるために、下肢の血行が悪く、四肢、腰部が冷えて痔核の悪化している者に用いる。
　本方は、白朮、茯苓、沢瀉に利尿作用があり、体の湿、水滞を除去する。当帰、川芎は体表の血行をよくして冷えを温める。芍薬は平滑筋、骨格筋の鎮痙作用があり、痙攣性疼痛を治す。本方は、浮腫を除き、血行をよくして痔核を改善するために合方する。

❷出血……排便時、痔核から少量出血して、自覚症状のない者

⇒＋槐角丸 or 芎帰膠艾湯

◆槐角丸『和剤局方』
＜組成＞ 槐角、地楡、防風、黄芩、枳実、当帰
＜構造＞
①槐角、地楡……消炎止血作用。
②防風、当帰……体表の血行をよくして鎮痛する。
③黄芩……消炎作用。

　痔疾の出血の中で、その主なものは内痔核の出血である。軽症の場合および初期の出血は、主として痔静脈のうっ血による。このとき槐角丸を用いれば簡単に治る。

◆芎帰膠艾湯『金匱要略』
＜組成＞ 当帰、川芎、芍薬、地黄、阿膠、艾葉、甘草
＜構造＞
①当帰、川芎、芍薬、地黄（＝四物湯）、阿膠、艾葉……止血作用。
②当帰、川芎……体表の血行をよくし鎮痛する。

　痔静脈のうっ血による出血には槐角丸や芎帰膠艾湯で簡単に止まる。そしてこの両者を合方すれば更によい。

❸内痔核の腫脹、疼痛に ⇒＋麻杏甘石湯

◆麻杏甘石湯『傷寒論』
＜組成＞ 麻黄、杏仁、甘草、石膏
＜構造＞
①麻黄、石膏……利尿作用、抗炎症解熱作用。炎症性の浮腫を治す。
②麻黄、甘草、杏仁……利尿作用。

　本方は、痔静脈瘤の腫脹、疼痛によく効く。

ⓑ 大量の鮮紅色の痔出血

base：槐角丸合芎帰膠艾湯合黄連解毒湯

　もし大量に出血する場合は、静脈のうっ血に加え更に動脈性の充血を伴う出血と考えられる。出血はしても貧血を呈することは少なく脈も力がある。これは酒客（酒飲み）に多い。そして槐角丸や芎帰膠艾湯だけでは止まらない。更に黄連解毒湯を合方しなければならない。槐角丸合温清飲でもよい。

ⓒ 長期出血により貧血するもの

[base：芎帰膠艾湯合補中益気湯]

　出血が長期間続いて止まらないと、貧血になり、顔色が悪く蒼白になり、立ちくらみ、耳鳴り、脳貧血、心悸亢進、息切れ、易疲労、食欲不振等の症状が現れる。長期出血があって貧血して浮腫があったり、元気のない者は気虚の状態になっている。つまり消化吸収機能が落ちて食欲がなく元気のない状態になっているから、補中益気湯や加味四君子湯のような処方を用いて気虚の状態を改善しながら芎帰膠艾湯で止血する。

2) 脱肛……内痔核の脱出、または脱肛

[base：乙字湯]

◆乙字湯『勿誤薬室方函』
＜組成＞ 柴胡、升麻、黄芩、甘草、当帰、大黄
＜構造＞
①柴胡、升麻……肛門挙筋および直腸縦走筋の緩みを治し、肛門直腸を引き上げる(升提作用)。
②甘草……括約筋の痙攣性収縮を緩める(鎮痙鎮痛作用)。
③黄芩、大黄、柴胡、升麻……消炎作用。大黄には瀉下作用がある。
④当帰……うっ血を除き、血行をよくして痔核を治す(活血)。
　本方だけでも軽い内痔核の脱出、または脱肛に有効である。

【合方・加減方】
❶弛緩性の内痔核の脱出、または脱肛 ⇒ ＋補中益気湯
◆補中益気湯『内外傷弁惑論』
＜組成＞ 黄耆、人参、白朮、炙甘草、当帰、陳皮、升麻、柴胡、大棗、生姜

　括約筋の痙攣や緊張も弱くなっている場合は、脱出し易く還納しないが痛みは少ない。立っても、咳をしてもすぐに脱出し、指で押すとすぐに入る。入るが、またすぐに脱出する。これは老人、無力体質の者、長期にわたる下痢、体力の低下、小児、第Ⅲ度の内痔核などの場合にみられる。こんなときは柴胡、升麻だけでなく、黄耆、更に人参、白朮などを加え、体全体の働きをよくし、筋肉の力を強くしてやらねばならず、主として補中益気湯、提肛散などの処方が用いられる。

❷痙攣性の内痔核脱出、または脱肛

痙攣性の内痔核の脱出、または脱肛は痙攣性便秘のように直腸に大便がないのに便意があり、腹圧を加えて気張ると直腸肛門の粘膜が外へ飜出し、括約筋の痙攣のため入れようとしても入らず、指や手で還納せず、ドーナツ型に膨れて硬く痛みの甚だしい場合には、甘草だけでは緩める作用が不足するため芍薬を加える。芍薬、甘草、大棗で緩めるのである。それでこれらの薬物が入った方剤として当帰建中湯（＝桂枝加芍薬湯加当帰）、四逆散、加味逍遙散を用いることが多い。

ⓐ冷え症の者
⇒＋桂枝加芍薬湯加当帰（エキス剤：**桂枝加芍薬湯合当帰芍薬散**）

◆桂枝加芍薬湯加当帰
＜組成＞ 桂枝、芍薬、生姜、大棗、甘草、当帰

本方は、体に冷えのある者に用いる。当帰、桂枝、生姜はいずれも温める作用があり、芍薬の腹を冷やす作用を抑えるように働く。

ⓑ熱証型 ⇒＋四逆散
◆四逆散『傷寒論』
＜組成＞ 芍薬、甘草、柴胡、枳実

ⓒ心因性の者 ⇒＋加味逍遙散
◆加味逍遙散『和剤局方』
＜組成＞
柴胡、芍薬、甘草、当帰、白朮、茯苓、生姜、薄荷、牡丹皮、山梔子

加味逍遙散と四逆散は冷えがなく、共に痛の亢ぶるものに用いる。熱はあっても加味逍遙散は虚熱の方で、筋肉の発育も弱く力がない。

四逆散は皮下脂肪の発達がなくても、筋肉は硬く丈夫で、腹筋も硬く強い。四逆散は『傷寒論』の少陰病、四逆の剤で熱厥に用いる方剤である。熱邪が裏にあることで、陽気が内欝して四肢に行かないため四逆を現わす。したがって少陰、厥陰でなく陽明、少陽である。また、雑病としても、肝欝のため四肢の血行を阻害して手足の冷えがある。しかし、他覚的に冷たくても冷えを自覚することは少ない。

❸内痔核嵌頓の激痛 ⇒＋麻杏甘石湯
◆麻杏甘石湯『傷寒論』
＜組成＞ 麻黄、杏仁、甘草、石膏

本方は、麻黄に抗炎症解熱作用があり、麻黄、杏仁、甘草に利尿作用がある。麻黄、石膏は滲出性炎症による浮腫を治し、疼痛を治す。痔核で、ことに内痔核が脱出して嵌頓し、激しい痛みを訴える者に用いる。

❹外痔核の血栓性静脈炎による腫脹と激痛に ⇒ ＋桂枝茯苓丸合麻杏甘石湯

　桂枝茯苓丸の桃仁、牡丹皮でうっ血をとって、麻杏甘石湯の麻黄、石膏で血栓性静脈炎による炎症と腫脹をとる。外痔核の腫脹、疼痛のあるときにこれらを合方して用いるとよい。

3．裂肛

1）一般に

　base：四逆散

◆四逆散『傷寒論』
＜組成＞ 芍薬、甘草、柴胡、枳実

　本方の芍薬、甘草は鎮痙、鎮痛作用があり、排便時の便の刺激による反射的肛門括約筋の収縮による痛みを緩解する。柴胡は精神的イライラを鎮める作用があり、枳実は腸管の蠕動をスムーズにして排便を促す。

　以上の働きにより潰瘍形成を予防する作用がある。

2）肛門潰瘍一般に

　base：千金内托散※＋伯州散（外用：紫雲膏9＋伯州散1）
　（※エキス剤：十全大補湯合排膿散及湯）

◆千金内托散『万病回春』
＜組成＞
黄耆、人参、当帰、川芎、防風、桔梗、白芷、厚朴、肉桂、甘草、（金銀花）
＜構造＞
①黄耆、人参、当帰、川芎、肉桂……膿を醸成して流れ出すようにする（托法）。排膿後に肉芽を新生、増生し、潰瘍を癒合させる（補法）。
②桔梗……排膿作用。
③白芷、厚朴、防風……浸潤、浮腫を除き、消腫、鎮痛する。
④金銀花……抗化膿性炎症。

本方は、膿が成ってから用いることが多い。即ち炎症の病巣が限局し、炎症の勢いが鎮まり、全身性の熱もなく、局所の炎症も拡大傾向がなくなってから用いる。

◆伯州散「本朝経験方」
＜組成＞ 津蟹、反鼻、鹿角
＜主治＞ 「毒腫、膿ある者を治す」。

本方は、日本における陰証の癰ならびに慢性潰瘍の主要な方剤である。下腿潰瘍、凍瘡の潰瘍、結核性の瘻孔、寒性膿瘍、痔瘻をはじめ乳腺炎、中耳炎、カリエス、淋巴腺炎等の化膿性疾患の治療しにくいものに応用し、非常に有効な方剤で「外科倒し」という異名さえとっている。

その作用は
ⓐ排膿を促進させる。
ⓑ肉芽を増生して、潰瘍の治癒を促進させる。

反対に、炎症症状があるときに用いると、炎症を強くし、症状を悪化させるので、注意を要する。一般に、外癰の場合は初発に荊防敗毒散を用い、化膿すれば千金内托散または托裏消毒飲を、排膿が始まれば伯州散を兼用して速やかに治すことができる。もし、炎症増加の恐れがあれば千金内托散に金銀花を加えるとよいが、口が開いていればあまり心配はない。

◆外用：紫雲膏9＋伯州散1

下腿潰瘍や凍瘡には外用することも多く、紫雲膏と練り合わせて用いることが多い。

4. 肛門周囲炎、肛門周囲膿瘍

1) 初期

発熱、悪寒、肛門周囲の疼痛、発赤、腫脹のあるとき。炎症が限局して硬結となるまで。

　base：荊防敗毒散(外用：中黄膏)
　エキス剤：十味敗毒湯＋抗生物質

◆荊防敗毒散『万病回春』
＜組成＞ 独活、羌活、柴胡、前胡、桔梗、枳殻、川芎、茯苓、生姜、甘草、

荊芥、防風、金銀花、連翹、薄荷
＜主治＞
「癰疽疔腫、発背乳癰等の症、憎寒壮熱甚だしき者、頭痛拘急状、傷寒に似て一、二日から四、五日に至る者を治す。一、二剤にて即ちその毒衰える。軽き者は内に自ら消散す」。
＜構造＞
①荊芥、防風、独活、羌活、柴胡、前胡、薄荷、川芎、生姜……解表薬。脈浮、表証の時期に用いて癰腫が化膿しないうちに消散させる。
②金銀花、連翹……化膿性炎症を抑える。炎症を限局させ縮小させる。
③独活、羌活、茯苓……利湿作用。
④桔梗、枳殻、生姜、甘草……排膿作用。

　本方は、癰、疔、発背(Frunkel. Carbunkel)などの皮膚化膿症、乳腺炎に用いる薬方で、その主治が傷寒に似て、悪寒、発熱、脈が浮で、頭痛、項部や肩のこりなどの表証があり、発病の1～2日から4、5日位でまだ局所が充分化膿しない時期に用いる方剤である。1、2剤で病勢が衰え、軽症の者は化膿せず消散す……という。

◆外用：中黄膏「春林軒膏方」
＜組成＞ 黄柏、欝金、黄蝋、胡麻油
＜主治＞「化膿の有無を問わず、新久を論ぜず、熱と痛みと腫脹のあるとき、消炎に用いる」。

　黄柏は消炎、収斂作用があり、局所の充血を軽減する。湿疹、膿痂疹などの化膿にも洗条や湿布を行う。欝金はうっ血を除き、腫脹を消し、鎮痛作用がある。

2) 化膿期

　上記の時期が過ぎ、高熱、発汗、口渇あるとき、限局した硬結が軟化しはじめて膿瘍をつくるまで。

　base：大黄牡丹皮湯加金銀花敗醤根連翹（便秘型）
　（エキス剤：大黄牡丹皮湯合排膿散及湯＋抗生物質）
　or 腸癰湯加金銀花敗醤根連翹
　（エキス剤：腸癰湯合排膿散及湯＋抗生物質）

各論応用編／外科疾患

◆大黄牡丹皮湯『金匱要略』
＜組成＞ 大黄、牡丹皮、桃仁、冬瓜子、芒硝
◆腸癰湯『千金方』
＜組成＞ 桃仁、牡丹皮、冬瓜子、薏苡仁
＜構造＞
①桃仁、牡丹皮……血腫、腫瘤、内出血などを分解吸収する。
②冬瓜子、薏苡仁……消炎、利水、排膿作用。抗化膿性炎症。
③大黄、芒硝、（牡丹皮）……消炎、瀉下作用。
④金銀花、連翹、敗醬根……抗化膿性炎症。
　以上のような作用により、本方は限局した硬結が軟化しはじめて膿瘍をつくるまでの時期に用いられる。

3) 化膿期～排膿期

肛門周囲に膿瘍を形成したとき。

　base：千金内托散　　エキス剤：十全大補湯合排膿散及湯

【合方・加減方】
排膿が始まったら ⇒ ＋伯州散
外用：紫雲膏 9 ＋伯州散 1
　⇒ 外科／裂肛 p.315：参照。

4) 体質改善

再発を繰り返す者に対して。

　base：竜胆瀉肝湯＊＜一貫堂＞合防風通聖散

（＊代用エキス剤：温清飲 or 温清飲合竜胆瀉肝湯＜薛氏＞）

【合方・加減方】
一般に ⇒ ＋桂枝茯苓丸 or 大黄牡丹皮湯（便秘型）
　一般に炎症性疾患を繰り返し起こすもの、即ち慢性炎症性疾患に対しては温清飲の加減処方である竜胆瀉肝湯を用いて体質改善を行なう。そして食毒のある者にこの傾向があるため、高栄養価食品の過食による肥満、高コレステロール血症、動脈硬化など食毒より来るものは防風通聖散を合方して体質改善を行う。
　また慢性の肛門周囲炎や周囲膿瘍では、血腫、腫瘤、内出血等瘀血の病

態を伴うため、桂枝茯苓丸や大黄牡丹皮湯を合方する。

5)痔瘻

```
base：千金内托散合十全大補湯※＋伯州散
```
(※エキス剤：十全大補湯合排膿散及湯)
```
外用：紫雲膏9＋伯州散1
```
⇒ 外科／裂肛 p.315：参照。

　十全大補湯は四物湯合四君子湯加黄耆、肉桂であり、瘡瘍が気血虚弱によって腫痛して癒えず、あるいは潰瘍となって膿消え寒熱し、自汗盗汗し、食少なく体がだるく発熱して渇し、頭痛、眩暈して中風の状態に似たようになったものを治す。

　四物湯、四君子湯で気血を補い、黄耆、肉桂、当帰、川芎が膿を醸成し、肉芽の新生を促して、潰瘍の治療を促進させるのであり、一般に老化や体力の衰えによって潰瘍の治癒傾向の衰えた者に用いる。

6)肛門瘙痒症

```
base：乙字湯合消風散
```
◆乙字湯『勿誤薬室方函』
＜組成＞ 柴胡、升麻、当帰、黄芩、大黄、甘草
◆消風散『外科正宗』
＜組成＞
荊芥、防風、牛蒡子、蟬退、蒼朮、木通、石膏、知母、苦参、当帰、地黄、胡麻

　乙字湯は痔疾治療の方剤としてつくられたが、肛門周囲の瘙痒症によく効くことが経験的に知られている。

　柴胡、升麻、黄芩、大黄に抗炎症性の止痒作用があると考えられている。湿疹化したものには消風散を合方して用いる。消風散は、中枢性止痒薬としての蟬退に抗アレルギー性止痒薬の荊芥、防風、牛蒡子と滋潤作用のある当帰、地黄、胡麻、利湿作用のある蒼朮、木通、更に消炎作用のある石膏、知母、苦参、牛蒡子の配合された、湿疹による瘙痒症に非常に有効な方剤である。

§ 整形外科疾患

1. 肩こり、五十肩

1)一般に

> base：葛根加朮附湯 or 独活葛根湯
> エキス剤 ⇒ 葛根湯合苓桂朮甘湯加附子

◆葛根加朮附湯『方機』
＜組成＞葛根、麻黄、桂枝、芍薬、生姜、大棗、甘草、蒼朮、附子
＜構造＞
①葛根、芍薬、甘草……鎮痙鎮痛作用。肩こりを和らげる。
②麻黄、桂枝……発汗解表作用、鎮痛作用。
③蒼朮、附子、麻黄、甘草……利水作用。
④生姜、大棗、甘草……健胃作用。

　肩こり、五十肩は肩関節やその周囲組織の疼痛に浮腫を伴うことが多く、本方は、鎮痙鎮痛作用のある葛根湯に浮腫を除く作用のある蒼朮、附子が加わった処方であり、筋肉の水滞を伴う疼痛によく対応する。エキス剤では葛根湯合苓桂朮甘湯加附子に相当する。

◆独活葛根湯（＝葛根湯加独活地黄）
　本方は、鎮痙鎮痛作用のある葛根湯に更に湿、水滞を除く作用のある独活と消炎作用のある地黄が加わった処方で、肩こり、五十肩によく奏効する。

【合方・加減方】
❶慢性的肩こり（瘀血による）⇒＋桂枝茯苓丸 or 桃核承気湯
◆桂枝茯苓丸『金匱要略』
＜組成＞桂枝、茯苓、桃仁、牡丹皮、芍薬
◆桃核承気湯『傷寒論』
＜組成＞桂枝、桃仁、大黄、芒硝、甘草

　桂枝は、活血作用があり、体表の血行をよくして駆瘀血作用の働きを助ける。桃仁、牡丹皮は血腫、内出血、うっ血を除去する駆瘀血作用がある。大黄、芒硝は瀉下作用により瘀血の排除を助ける。肩こり、五十肩で慢性

の者は肩関節とその周囲組織にうっ血を伴っていることが多いため、桂枝茯苓丸や桃核承気湯を合方して、うっ血を除くことで肩こりが軽快することが多い。

❷瘀血によるしびれ、痛み　ex. 五十肩 ⇒＋疎経活血湯

◆疎経活血湯『万病回春』
＜組成＞
当帰、川芎、芍薬、地黄、桃仁、牛膝、蒼朮、羌活、防已、茯苓、白芷、威霊仙、防風、竜胆、甘草、生姜、陳皮
＜構造＞
①当帰、川芎、芍薬、地黄(＝四物湯)……運動麻痺や骨、筋肉の萎縮を防ぐ(補血作用)。
②蒼朮、防已、茯苓……体の湿や水滞を除いて痛みを治す(利水作用)。
③羌活、防風、白芷、威霊仙……皮膚、体表の知覚麻痺、疼痛を治す。
④牛膝、桃仁……うっ血、血行障害による痛みを治す(駆瘀血作用)。牛膝には、筋力の衰えを改善する作用もある。
⑤竜胆……消炎解熱作用。

本方は、血行障害からくる運動麻痺、疼痛に用いられる。比較的元気で食欲も体力もある者の、瘀血による疼痛に用いられる。

❸高血圧に伴う肩こり ⇒＋釣藤散

◆釣藤散『本事方』
＜組成＞
釣藤鈎、陳皮、半夏、茯苓、生姜, 甘草, 人参、菊花、防風、麦門冬、石膏
＜構造＞
①釣藤鈎……血圧降下作用、鎮静作用。脳血管拡張作用があり、イライラ、不眠を抑える作用がある。
②陳皮、半夏、茯苓、甘草(＝二陳湯)……体の湿を除いて浮腫、眩暈を治す。
③菊花、防風、石膏……鎮痙鎮静作用があり、頭痛、眩暈を治す。
＜応用＞
　脳動脈硬化から来る頭痛、肩こり、めまい、耳鳴り、不眠等に用いる。

❹血の道症に伴う肩こり
　⇒＋芎帰調血飲第一加減(エキス剤：当帰芍薬散合桂枝茯苓丸)
　本方は、当帰、川芎、烏薬、乾姜といった温薬(体を温める薬)と桃仁、

紅花、牛膝、延胡索といった活血化瘀薬が組み合わさった処方であり、血行をよくして体を温めながら、うっ血を除くことで肩こりを治療する。
　⇒ 産婦人科疾患／更年期障害（血の道症）p.336：参照。

2) 肩にしびれ感や運動麻痺のあるとき（冷えによる）

　base：烏薬順気散

◆烏薬順気散『和剤局方』
＜組成＞
麻黄、川芎、白芷、烏薬、陳皮、僵蚕、枳殻、桔梗、甘草、乾生姜
＜主治＞
「卒中風、手足かなわず、言語なえしおり、手足の骨節痛み、肩かいな麻し痛み、筋引きつり、及び脚気あゆむこと成りがたく、並びに婦人血風、老人の冷気を治す」。
＜構造＞
①烏薬……筋肉の痙攣性疼痛を緩和する。血行をよくし、血管を拡張して体を温める。冷えて痛む者に用いられる。
②僵蚕……筋肉の鎮痙作用がある。
③白芷、麻黄、川芎……表の血行をよくして、しびれ、痛みを治す。
④桔梗、枳殻……祛痰、排膿作用。
　本方は、烏薬と僵蚕を中心にして筋肉の痙攣を緩め、白芷、麻黄、川芎が体表の知覚麻痺を治す。
　雨が降りそうになるとき症状の悪化する者、身重のあるものは湿や痰によるもので、二朮湯や葛根加朮附湯を用いる。温めると良くなるのは寒によるもので、本方や五積散加減を用いて治療する。

3) 気うつによる、胃炎や胃潰瘍に伴う肩こり、背筋痛

　base：治肩背拘急方

◆治肩背拘急方「中山摂州方」
＜組成＞ 茯苓、青皮、香附子、烏薬、蒼朮、甘草
＜構造＞
①烏薬……筋肉の痙攣性疼痛を緩和する。血行をよくして、体を温める。冷えて痛むものを治す。

②香附子、烏薬、青皮……欝を治す(抗うつ作用)。
③莪朮……うっ血を治す。瘀血による疼痛を治す(駆瘀血)。
④茯苓……筋肉の浮腫による疼痛を治す(利水作用)。

　本方は、気うつによる肩こり、胃炎や胃潰瘍に伴う肩こり、背筋痛を治す方剤である。

2. 頸肩腕症候群

　　base：独活寄生湯加威霊仙
　　エキス剤：十全大補湯合疎経活血湯

◆独活寄生湯加威霊仙
＜組成＞
当帰、川芎、芍薬、地黄、人参、茯苓、甘草、生姜、独活、防風、秦艽、細辛、桂枝、桑寄生(or 続断)、杜仲、牛膝、威霊仙
＜構造＞
①当帰、川芎、芍薬、地黄(＝四物湯)……栄養を補い運動麻痺や骨、筋肉の萎縮を防ぐ(老化予防)。
②人参、茯苓、甘草(＝四君子湯去白朮)……消化吸収機能を亢めて元気にする。
③杜仲、牛膝、続断、桑寄生……骨、筋肉を強くする。
④独活、秦艽、細辛、茯苓、威霊仙……体の湿や水滞を除いて鎮痛する。
⑤当帰、川芎、桂枝、細辛、乾姜、防風……血行をよくして体を温め、寒や冷えによる疼痛、麻痺を改善する。
⑥威霊仙……骨棘を溶かして骨の変形を治す。

　本方は、頸椎の軟骨の変形により頸部の脊髄神経根、腕神経叢などが圧迫や刺激を受けて、首から肩、腕、手指にかけてしびれ感や疼痛、運動制限のあるものを治す。

　本方は、変形性膝関節症や骨粗鬆症による軟骨の変形を治療あるいは予防する効果があると考えられる。

3. 腰痛症

1) 冷えによるもの

> base：五積散

◆五積散『和剤局方』
＜組成＞
蒼朮、厚朴、陳皮、麻黄、桂枝、芍薬、白芷、川芎、半夏、桔梗、枳殻、茯苓、白朮、乾姜、甘草、当帰、大棗
＜構造＞
①当帰、川芎、桂枝、麻黄、白芷……血行を促進して外表を温める。
②乾姜、甘草……お腹を温める(温裏作用)。
③茯苓、蒼朮、厚朴……利水作用により、浮腫を除いて鎮痛する。
④半夏、陳皮、茯苓、甘草(二陳湯)……胃カタル、気管支カタルを治す。
⑤枳殻、厚朴、芍薬、甘草……腹痛、筋肉痛を治す。
⑥半夏、枳殻、桔梗……鎮咳、祛痰作用。

　本方は、冷えによる腰痛に用いられる。風呂に入るなど温まると楽になり、冷えると悪化する腰痛、腰股攣急等に用いられる。腰痛は冷えによって起こることが最も多く、本方は冷えによる腰痛のfirst-choiceの処方として用いられる。

【合方・加減方】
❶冷え、水滞のある者……水太りで腰が重いと訴える者 ⇒ ＋苓姜朮甘湯
◆苓姜朮甘湯『傷寒論』
＜組成＞ 茯苓、乾姜、白朮、甘草
　本方は、乾姜、甘草で内臓〜腰部を温め、白朮、茯苓で水滞を利水することにより腰痛を治す。

❷冷え症の者
　寒冷にさらされた後、腹痛、嘔吐、腹鳴、下痢、頻尿などあるとき(坐骨神経痛)⇒ ＋当帰四逆加呉茱萸生姜湯
◆当帰四逆加呉茱萸生姜湯『傷寒論』
＜組成＞ 当帰、桂枝、細辛、芍薬、木通、大棗、甘草、呉茱萸、生姜

＜構造＞
①当帰、桂枝、細辛……四肢、身体外表部を温める(温経作用)。
②芍薬、甘草……鎮痙鎮痛作用。腹痛、筋肉痛を治す。
③木通……利水作用。浮腫を除いて鎮痛する。
④呉茱萸、生姜、大棗…お腹を温め腹痛、嘔吐を治す(温裏作用)。
　本方は、寒冷刺激や血行障害によって起こる腰痛や坐骨神経痛を治す。

❸坐骨神経痛、筋肉痛 ⇒＋芍薬甘草附子湯
◆芍薬甘草附子湯
＜組成＞ 芍薬、甘草、附子
　芍薬、甘草は骨格筋に対して鎮痙鎮痛作用がある。附子は利水作用と冷えを温めて痛みを止める鎮痛作用がある。本方は、急性突発性の筋肉の疼痛を抑えて、坐骨神経痛や腰痛を治す。

❹ぎっくり腰、腰椎椎間板ヘルニア
　　⇒＋調栄活絡湯［エキス剤：桃核承気湯合四物湯］
◆調栄活絡湯『万病回春』
＜組成＞ 当帰、桃仁、赤芍、川芎、紅花、地黄、桂枝、牛膝、羌活、大黄
＜構造＞
①当帰、川芎、赤芍、地黄(＝四物湯)……運動麻痺、骨筋肉の萎縮を防ぐ。
②桃仁、赤芍、紅花、牛膝、大黄……うっ血、血行障害による痛みを治す。
③桂枝、羌活、当帰、川芎……血行をよくして、体表の知覚麻痺、疼痛を治す。
　本方は、失刀腰閃(ぎっくり腰)、跌撲瘀血(打撲、外傷の内出血)のため、腰痛、便秘する者に用い、椎間板ヘルニア、腰部挫傷の主方として用いられる。

❺慢性化、難治性で瘀血によるもの ⇒＋桂枝茯苓丸 or 桃核承気湯
◆桂枝茯苓丸『金匱要略』
＜組成＞ 桂枝、茯苓、牡丹皮、桃仁、芍薬
◆桃核承気湯『傷寒論』
＜組成＞ 桂枝、桃仁、大黄、芒硝、甘草
　桂枝は、活血作用があり、血行をよくして駆瘀血剤の働きを助ける。桃仁、牡丹皮は、血腫、内出血、うっ血等を除く作用(駆瘀血作用)があり、大黄、芒硝、(甘草)は瀉下作用により、除いた瘀血の排出に働く。

2) 老化現象によるもの

体力低下、水滞、水太り傾向で、冷感あり、慢性に経過するもの。

> base：独活寄生湯　エキス剤：十全大補湯合八味丸

◆十全大補湯＝四物湯合四君子湯加黄耆、肉桂
◆八味丸＝地黄、山薬、山茱萸、沢瀉、茯苓、牡丹皮、桂枝、附子
◆独活寄生湯『千金方』
＜組成＞
当帰、川芎、芍薬、地黄、人参、茯苓、甘草、生姜、独活、防風、秦艽、細辛、桂枝、桑寄生(or 続断)、杜仲、牛膝
＜構造＞
①当帰、川芎、芍薬、地黄、人参、茯苓、甘草(＝四物湯合四君子湯去白朮)……栄養と機能低下を補い、老化現象を予防する。
②杜仲、牛膝、続断、桑寄生……骨、筋肉を強くする。
③独活、秦艽、細辛、茯苓……体の湿や水滞を除去する（利水作用）。
④当帰、川芎、桂枝、細辛、乾姜、防風……血行をよくして体を温め、寒による疼痛、麻痺を改善する。

　本方は、中年以後の腰痛に対するfirst-choiceの処方である。本方を用いる腰痛は、中年以後に多く、慢性の経過をとり、体力が低下しており、冷えや湿を帯びる水太り傾向のもので、労働による疲労が加わったり、湿気と寒気に冒されて生じるものである。

　このような老化に対する処方には、六味丸、八味丸、四物湯、十全大補湯などがあり、日本の古方家は老化による軽度の腰痛に八味丸を用いる。軽症で単純な腰痛は、八味丸でも効果がある。それよりも重症の者に独活寄生湯を用いる。

3) 産後の障害 or 更年期障害によるもの

> base：芎帰調血飲第一加減　エキス剤：当帰芍薬散合桂枝茯苓丸

◆芎帰調血飲第一加減『万病回春』
＜組成＞
当帰、川芎、地黄、白朮、茯苓、陳皮、烏薬、香附子、牡丹皮、益母草、大棗、乾姜、甘草、芍薬、桃仁、紅花、牛膝、枳殻、木香、延胡索、肉桂

＜構造＞
①桃仁、牡丹皮、紅花、益母草、牛膝……血腫、内出血、腫瘤の瘀血を吸収する(駆瘀血作用)。
②当帰、川芎、芍薬、地黄(＝四物湯)……女性の生理不順、内分泌、自律神経の変調を治す。
③当帰、川芎、肉桂、乾姜……表裏を温めて血行をよくする。当帰、川芎は表を、肉桂、乾姜は裏を温める。
④延胡索、木香、烏薬……鎮痛作用。
⑤烏薬、香附子、枳殻、陳皮……健胃作用、理気作用(気滞、ストレスを治す)。

　本方は産後や更年期において、瘀血証をbaseとしてこれに冷えやstressを伴ってくる腰痛に用いられる。

4) 気うつ傾向で、こむら返りなどするとき

> base：三和散　エキス剤：九味檳榔湯合香蘇散

◆三和散『和剤局方』
＜組成＞
沈香、紫蘇葉、大腹皮、木香、陳皮、檳榔子、木瓜、羌活、白朮、川芎、生姜、甘草、(茯苓、縮砂)
＜構造＞
①檳榔子……逐水作用(瀉下、利尿作用)。
②大腹皮、白朮、沈香、紫蘇葉……利水作用。
③木香、陳皮、沈香、紫蘇葉、大腹皮、檳榔子…消化管の運動をよくして腹痛、腹部膨満を除く(理気止痛)。気うつを治す。

　本方は、利水作用が強力であり、水滞があってこのための筋肉の痙攣により腰痛するものを治す。

4. 変形性膝関節症

> base：独活寄生湯　エキス剤：十全大補湯合大防風湯

◆独活寄生湯『千金方』
＜組成＞
当帰、川芎、芍薬、地黄、人参、茯苓、甘草、生姜、独活、防風、秦艽、

細辛、桂枝、桑寄生(or 続断)、杜仲、牛膝
＜構造＞
①四物湯合四君子湯……栄養と機能低下を補い老化現象を予防する。
②杜仲、牛膝、続断、桑寄生……筋肉や骨を強くする。
③独活、秦艽、細辛、茯苓……体の湿や水滞を除去する。
④当帰、川芎、桂枝、細辛、乾姜、防風……血行をよくして体を温め寒による疼痛、麻痺を改善する。

　中年を過ぎると、脊柱および軟骨、筋膜、結合組織などの支持組織に老化現象が起きてくる。これに、風、寒、湿の外因が作用すると筋肉の疼痛、拘縮、運動障害、こわばり、動作がにぶい、関節の変形、浮腫、水腫、屈伸時の痛みなどの症状が発生する。本方は、これらの四肢の骨、関節、筋肉などの老化現象を予防、治療する。これにより、変形性膝関節症や骨粗鬆症による軟骨の変形、これに伴う疼痛等に応用される。

【合方・加減方】
❶関節の腫脹、疼痛
　❷関節に発赤、熱感がないもの ⇒ ＋防已黄耆湯
◆防已黄耆湯『金匱要略』
＜組成＞ 防已、黄耆、白朮、生姜、甘草、大棗
＜構造＞
①防已、白朮……利尿作用(下肢の浮腫を治す)。消炎鎮痛作用。
②黄耆……肌表の水をさばき、自汗、盗汗を治す。
③生姜、大棗、甘草……健胃作用。

　本方は、変形性膝関節症で、関節に水が溜まりやすい者、汗かきの者で関節にあまり発赤、熱感がないものに用いられる。
　❺関節に発赤、熱感、疼痛あるとき ⇒ ＋越婢加朮湯
◆越婢加朮湯『金匱要略』
＜組成＞ 麻黄、石膏、白朮、生姜、大棗、甘草
＜構造＞
①麻黄、石膏、白朮……利尿作用。滲出性炎症による浮腫を治す。石膏は消炎解熱作用がある。
②生姜、大棗、甘草……健胃作用。

　本方は、関節炎の炎症性水腫に用いられる。炎症の少ない関節水腫は防

已黄耆湯を用いる。あるいは両者を合方するなどして応用するとよい。
❷**慢性化、難治性のもの（瘀血による）**
　ⓐ**寒証型 ⇒＋桂枝茯苓丸加附子**
◆桂枝茯苓丸加附子
＜組成＞ 桂枝、茯苓、牡丹皮、桃仁、芍薬、附子
＜構造＞
①桃仁、牡丹皮、（赤芍）……血腫、腫瘤、内出血等を吸収してうっ血を除く。牡丹皮は消炎作用がある。
②桂枝……血管拡張作用。血行をよくし、駆瘀血作用を助ける。
③茯苓、附子……利尿、鎮痛作用。
　本方は、膝関節を打撲、捻挫、骨折等して、血腫、うっ血などがあり、慢性難治性となった変形性関節炎であまり炎症症状がなく、冷えると症状が悪化するという者に用いられる。
　ⓑ**熱証型 ⇒＋大黄牡丹皮湯**
◆大黄牡丹皮湯『金匱要略』
＜組成＞ 大黄、牡丹皮、桃仁、芒硝、冬瓜子
＜構造＞
①桃仁、牡丹皮……血腫、腫瘤、内出血等を分解吸収する。
②大黄、芒硝……分解吸収した血腫を瀉下により排出する。
③大黄、牡丹皮、冬瓜子……消炎作用。冬瓜子には利水作用がある。
　本方は、膝関節を打撲、捻挫、骨折等して血腫、うっ血などがあり、慢性難治性のもの、あるいは急性の場合でも炎症症状の強い者に用いる。

5. 骨粗鬆症、脊柱管狭窄症

　base：独活寄生湯
　エキス剤：十全大補湯合牛車腎気丸（腰〜下肢）
　十全大補湯合疎経活血湯（手足腰）、十全大補湯合大防風湯（膝腰）
　⇒ 腰痛症 p.324、変形性膝関節症 p.327：参照。

6. 腱鞘炎、弾撥指

[base：桃核承気湯]

◆桃核承気湯『傷寒論』
＜組成＞ 桃仁、桂枝、甘草、芒硝、大黄
＜構造＞
①桃仁……血腫、腫瘤、内出血等を吸収してうっ血を除く(駆瘀血作用)。
②桂枝……血管拡張作用。血行をよくして瘀血の吸収を助ける。
③大黄、芒硝、(甘草)……瀉下作用。吸収した瘀血を瀉下により排除する。甘草は瀉下による腹痛を治す。

　腱鞘炎も弾撥指も、その病態は瘀血が関与している。このため、本方がよく奏効する。

【合方・加減方】
治り難い慢性の者 ⇒＋調栄活絡湯
◆調栄活絡湯『万病回春』
＜組成＞ 当帰、桃仁、赤芍、川芎、紅花、地黄、桂枝、牛膝、羌活、大黄
＜構造＞
①当帰、川芎、赤芍、地黄(＝四物湯)……骨、筋肉の萎縮を防ぐ作用があり、運動麻痺を治す(補血作用)。
②桃仁、紅花、牛膝……血腫、腫瘤、内出血等を吸収してうっ血を除き、血行障害による痛みを治す(駆瘀血作用)。
③当帰、川芎、桂枝、羌活……血行をよくして瘀血の吸収を助ける（活血作用)。
④大黄……瀉下作用により、吸収した瘀血の排除を助ける。

　本方は、慢性で難治性の腱鞘炎、弾撥指に応用される。

§ 産婦人科疾患

<1> 婦人科疾患

1. 月経異常……月経不順、無月経等。

> base：芎帰調血飲第一加減　エキス剤 ⇒ 四物湯合桂枝茯苓丸

◆芎帰調血飲第一加減『万病回春』
<組成>
当帰、川芎、地黄、白朮、茯苓、陳皮、烏薬、香附子、牡丹皮、益母草、大棗、乾姜、甘草、芍薬、桃仁、紅花、牛膝、枳殻、木香、延胡索、肉桂
<構造>
①当帰、川芎、芍薬、地黄(＝四物湯)……内分泌、自律神経の変調を治す。女性の生理不順を治す。
②桃仁、牡丹皮、紅花、益母草、牛膝……血腫、内出血、腫瘤の瘀血を吸収する(駆瘀血作用)。
③当帰、川芎、肉桂、乾姜……表裏を温める。当帰、川芎は表を、肉桂、乾姜は裏を温める。当帰、川芎は活血作用があり、瘀血の吸収を助ける。
④延胡索、木香、烏薬……鎮痛作用。
⑤烏薬、香附子、枳殻、陳皮……健胃作用。気滞、stressを治す。

　本方は、四物湯をbaseとして女性の生理不順に広く応用される。更に駆瘀血薬や、血行をよくして体(表裏)を温める薬、鎮痛薬、健胃薬、気滞やstressを治す薬(理気健脾)等が配合されている。このため、一般の月経異常には芎帰調血飲第一加減で対応できる。

◆四物湯『和剤局方』
<組成> 当帰、川芎、芍薬、地黄

　月経異常に対して、日本では『万病回春』の加減がよく用いられる。エキス剤の四物湯をbaseの処方としてこれに加減して用いられる。四物湯には調経作用があり、無月経、月経不順、月経痛等に用いられる。

【合方・加減方】
❶月経が遅れる場合(寒証)……基礎体温が低く、月経周期の延長する者

桂枝、附子、呉茱萸、乾姜など温裏祛寒薬を加える(ex. 温経湯加減)。
　⇒＋苓姜朮甘湯
◆苓姜朮甘湯『金匱要略』
＜組成＞ 茯苓、白朮、乾姜、甘草
＜構造＞
①茯苓、白朮……利尿作用。
②乾姜、甘草……温裏作用。腰やお腹を温める。
　本方は、体に浮腫があり腰から下が冷える者に用いられる。
❷月経が早く来る場合（熱証）
　月経周期が短いものは熱証で、出血量が多いとき、黄連、黄芩といった消炎止血作用のある薬物を加える。⇒＋黄連解毒湯
◆黄連解毒湯『外台秘要』
＜組成＞ 黄連、黄芩、黄柏、山梔子
❸過少月経の場合 ⇒＋桃核承気湯(便秘型)or 桂枝茯苓丸
　月経血量が少なく月経痛のあるもの、月経周期が不安定で延長傾向のあるものなどは瘀血である。瘀血に対しては桃仁、紅花、牡丹皮などの駆瘀血薬を、腹痛に対しては鎮痛作用のある延胡索を、熱証を伴うときは清熱薬の黄連などを、寒証を伴うときは温裏祛寒薬の肉桂(桂枝)などを加える。
❹過多月経の場合 ⇒＋芎帰膠艾湯
◆芎帰膠艾湯『金匱要略』
＜組成＞ 当帰、川芎、芍薬、地黄、阿膠、艾葉、甘草
　過多月経のものに対しては止血作用のある四物湯に更に阿膠、艾葉を加えた本方を合方して用いる。
❺肥満者の月経不順（水太り type）⇒＋二陳湯
◆二陳湯『和剤局方』
＜組成＞ 陳皮、半夏、茯苓、甘草、生姜
　肥満(水太り)し、月経血量が少なく色が薄いものは湿盛で、半夏、天南星といった温化寒痰薬を加える。
❻肥満者(水太り)の月経痛 ⇒＋当帰芍薬散
◆当帰芍薬散『金匱要略』
＜組成＞ 当帰、川芎、芍薬、白朮、茯苓、沢瀉
　本方は、当帰、川芎、芍薬で平滑筋の痙攣痛である月経痛を治す。白朮、

茯苓、沢瀉で利水を図って水太りを治す。

❼精神的 stress を伴う場合 ⇒＋四逆散 or 加味逍遙散

◆四逆散『傷寒論』
＜組成＞ 柴胡、芍薬、枳実、甘草

◆加味逍遙散『和剤局方』
＜組成＞ 柴胡、芍薬、当帰、白朮、茯苓、生姜、甘草、薄荷、牡丹皮、山梔子
　精神的 stress を伴う場合は、香附子、烏薬、紫蘇葉、欝金、柴胡、青皮など気滞、stress を治す作用のある薬物を加える。

❽月経期の発熱、頭痛 ⇒＋小柴胡湯

◆小柴胡湯『傷寒論』
＜組成＞ 柴胡、黄芩、半夏、人参、生姜、大棗、甘草
　月経期間中の発熱には、柴胡、黄芩といった消炎解熱作用のある薬物を加える。卵巣、卵管、子宮などの炎症で発熱と下腹部痛があり、悪心を伴うときには小柴胡湯合桂枝茯苓丸 or 柴胡桂枝湯などを用いる。

2. 月経困難症

> base：芎帰調血飲第一加減　エキス剤 ⇒ 桂枝茯苓丸合当帰芍薬散

　本方は、内分泌、自律神経の変調を治す作用のある四物湯を base として、これに活血化瘀の薬物、温裏温経、鎮痛作用のある薬物、気滞 stress を治す薬物、健胃作用のある薬物などの配合された処方であり、月経困難症を治すのに用いられる。

◆桂枝茯苓丸合当帰芍薬散
＜組成＞ 桂枝、茯苓、牡丹皮、桃仁、芍薬、当帰、川芎、白朮、沢瀉
＜構造＞
①当帰、川芎、芍薬……平滑筋の鎮痙作用があり、月経痛を治す。
②桃仁、牡丹皮……血腫、腫瘤、内出血などを吸収してうっ血を除く（駆瘀血作用）。
③白朮、茯苓、沢瀉……利水作用。
④桂枝、当帰、川芎……温裏温経作用、活血作用。

　本方は、当帰、川芎、芍薬で月経痛を治し、桃仁、牡丹皮で瘀血を除いて、当帰、川芎、桂枝で血行をよくし、月経困難症を改善する。

【合方・加減方】
月経痛の激しいとき ⇒＋五積散合香蘇散

◆五積散 『和剤局方』
＜組成＞ 蒼朮、厚朴、陳皮、麻黄、桂枝、芍薬、白芷、川芎、半夏、桔梗、枳殻、茯苓、乾姜、甘草、当帰、大棗

　本方の当帰、川芎、桂枝、麻黄、白芷は外表部を温めて鎮痛する作用があり、肉桂、乾姜はお腹を温めて鎮痛する。また、厚朴、芍薬、甘草は平滑筋を鎮痙鎮痛して、腹痛や月経痛を治す作用がある。このため、五積散は冷えて起こる月経痛を軽快する働きがある。

◆香蘇散『和剤局方』
＜組成＞ 紫蘇葉、香附子、陳皮、甘草、生姜

　本方の香附子、紫蘇葉は気うつを治し、香附子、陳皮(枳殻)は気滞stressから来る疼痛を和らげる作用がある。

3. 月経前期症候群

　月経前緊張症……月経前にイライラ、怒りっぽく、頭痛、肩こり、乳房が脹って痛むなどと訴える者。

> base：加味逍遙散 or 柴胡桂枝湯合四物湯

◆加味逍遙散『和剤局方』
＜組成＞
柴胡、芍薬、甘草、当帰、白朮、茯苓、生姜、薄荷、牡丹皮、山梔子
＜構造＞
①柴胡、芍薬、(甘草)……精神的stressによる自律神経失調症を治す。
②当帰、芍薬……脳下垂体⇒卵巣、子宮に作用して、月経障害を調整する。
③薄荷……うつを治す。
④白朮、茯苓……利水作用(浮腫を治す)。茯苓は鎮静作用がある。
⑤牡丹皮、山梔子……怒りっぽい、イライラする、カーッとなるといった精神興奮を治す。

　本方は、月経前緊張症の精神症状改善に適する。

【合方・加減方】
月経前期浮腫……浮腫の強いとき ⇒＋五苓散

月経前期症候群は、浮腫を伴う月経前期浮腫と精神障害が主な月経前緊張症の両者を総称したものである。日常の診療で非常によくみられ30歳の終わりから40歳代が多い。有経の婦人がほぼ1カ月の周期で浮腫を呈する場合に最も多いのが 月経前期浮腫である。排卵のあと黄体ホルモンの多い時期に浮腫が生じ、月経とともに減少し、これを繰り返す。卵胞ホルモン、黄体ホルモンは塩分と水分を貯留し、ADHの分泌が高まるという説もある。

　逍遙散には利水の白朮、茯苓が配合されており、また四物湯のうちで浮腫を来たす恐れのある熟地黄が除かれているので、この状況に奏効する。浮腫の強い場合には五苓散を合方するとよい。

　なお、月経前にイライラして、怒りっぽくなり頭痛、肩こり、乳房が脹って痛むなどの精神症状を呈するものが月経前緊張症である。この状況には柴胡、芍薬、（甘草）で自律神経を鎮静し、当帰、芍薬で内分泌、自律神経を調節する。これらの薬物が配合された逍遙散が適合する。

　更にのぼせ、頬部の紅潮、目の充血、ひどく怒りっぽい、鼻出血、寒くなったりカーッと熱くなって汗が出る、不眠、よく目が覚めるなどの熱証（精神興奮）の強いときには山梔子、牡丹皮を加えた加味逍遙散を用いる。したがって本方では、四物湯のうちで上部の充血を助長する川芎は除かれている。

　月経前緊張症には柴胡桂枝湯、柴胡桂枝湯合四物湯、小柴胡湯合桂枝茯苓丸なども使用される。尾台榕堂は『類聚方広義』で柴胡桂枝湯を「婦人ゆえなく憎寒壮熱、頭痛、眩暈、心下支結、嘔吐、悪心、肢体酸軟あるいはまひ、欝欝として欠伸するもの、俗にこれを血の道という。この方によろし」と述べており、これを参考にして古方派の中にはこうした婦人の心身症に柴胡桂枝湯を応用するものも多かった。小柴胡湯合桂枝茯苓丸は、柴胡桂枝湯加桃仁牡丹皮茯苓に相当し、全く異なるように見える処方でも、よくみれば方意は似ているのである。これらの処方は柴胡、芍薬、甘草に自律神経を鎮静する作用があり、婦人の心身症に応用されたものである。月経が閉止するときには桃仁、紅花、牡丹皮、益母草などの駆瘀血作用のある薬物を、月経痛には当帰、芍薬を増量し延胡索、香附子を加えるなどの加減を行う。

4. 更年期障害（血の道症）

> base：芎帰調血飲第一加減
> エキス剤 ⇒ 四物湯加味方　ex. 四物湯合加味逍遙散

◆芎帰調血飲第一加減『万病回春』
＜組成＞
当帰、川芎、芍薬、地黄、益母草、牡丹皮、白朮、茯苓、陳皮、香附子、烏薬、乾姜、甘草、大棗、桃仁、紅花、牛膝、枳殼、木香、延胡索、肉桂
＜構造＞
①当帰、川芎、芍薬、地黄（＝四物湯）……女性の生理の不調、内分泌、自律神経系の変調を治す。
②当帰、川芎、肉桂……血管を拡張して血行をよくし、駆瘀血の作用を助ける（活血）。体表を温める（温経）。
③桃仁、紅花、牡丹皮、益母草、牛膝……瘀血（うっ血、血腫）を除く。
④延胡索、木香、烏薬……鎮痛作用。
⑤烏薬、香附子、枳殼、陳皮……健胃作用（理気健脾）。

　本方は、女性の生理の不調、内分泌、自律神経系の変調を治す四物湯をbaseとして活血化瘀、温裏温経、鎮痛、理気健脾の作用のある薬物が加わった方剤で、更年期障害、血の道症に広く応用される。

◆四物湯『和剤局方』
＜組成＞ 当帰、川芎、芍薬、地黄

　四物湯は、女性の生理の不調、内分泌、自律神経系の変調を治す基本処方である。エキス剤を用いるときは、更に下記の処方を病態に適合させて合方して使用する。

【合方・加減方】
❶体が熱くなったり寒くなったりして、午後になるとほてり、汗が出るもの
　⇒＋加味逍遙散

◆加味逍遙散『和剤局方』
＜組成＞
柴胡、芍薬、甘草、当帰、白朮、茯苓、生姜、薄荷、牡丹皮、山梔子
＜構造＞
①柴胡、芍薬、甘草……精神的stressによる自律神経失調症を治す。

②薄荷……憂うつ感を治す。
③茯苓……鎮静作用。精神的心悸亢進、不眠を治す。
④当帰、芍薬……下垂体、卵巣、子宮に作用して月経障害を調整する。
⑤牡丹皮、山梔子……怒りっぽい、イライラする、カーッとなるといった熱証を治す。
⑥茯苓、白朮……利水作用(浮腫を治す)。

　本方は、以上のような作用により更年期障害の代表的症状の者に用いられる。即ち、月経不順があり、体が熱くなったり、寒くなったりする者。午後になるとほてり、汗がでる、のぼせる、顔が熱い、めまい感、鼻出血等の症候を呈する者に用いる。

❷難治性 ⇒＋通導散合桂枝茯苓丸
◆通導散合桂枝茯苓丸
＜組成＞ 当帰、蘇木、紅花、木通、陳皮、厚朴、枳実、甘草、芒硝、大黄、桃仁、牡丹皮、桂枝、茯苓、芍薬
＜構造＞
①蘇木、紅花、桃仁、牡丹皮……血腫、腫瘤、内出血等を吸収して瘀血を除く。
②当帰、桂枝……血管を拡張して血行をよくし瘀血の排除を助ける。
③大黄、枳実、芒硝……瀉下作用により瘀血の排除を助ける。
④枳実、厚朴、陳皮、甘草、芍薬……枳実、陳皮で腸管の蠕動を促進して、ガスを排出して腹部膨満を除き、厚朴、甘草、芍薬で腹痛を治す。
⑤木通、茯苓……利水作用。

　難治性の者は、本方を用いて強力に瘀血を除くことにより治療する。本方を比較的長期間服用させて体質改善を行う。

❸顔面蒼白、水太り、冷え症で下痢しやすいとき ⇒＋当帰芍薬散合香蘇散
◆当帰芍薬散合香蘇散
＜組成＞ 当帰、川芎、芍薬、白朮、茯苓、沢瀉、紫蘇葉、香附子、陳皮、生姜、甘草
＜構造＞
①当帰、川芎、芍薬……内分泌、自律神経系の変調を治す。
②当帰、川芎……血行をよくして手足を温め冷え症を治す。
③白朮、茯苓、沢瀉……利水作用により体内の過剰な水分を排出して浮腫

(水太り)や下痢を治す。
④紫蘇葉、香附子……抗うつ作用。軽症のうつ症状を治す。
⑤紫蘇葉、陳皮、生姜、甘草……健胃作用。食欲を進める。
　本方は、浮腫があり、血行の悪い、冷え症の者、うつ傾向の者に用いられる。

❹心因傾向強いとき ⇒ ＋分心気飲加減

◆分心気飲加減「中島紀一経験方」
＜組成＞ 桂枝、羌活、独活、紫蘇葉、藿香、厚朴、香附子、枳実、陳皮、大腹皮、檳榔子、茯苓、灯心草、木通、半夏、前胡、桑白皮、生姜、芍薬、当帰、大棗、甘草
＜構造＞
①紫蘇葉、香附子、藿香……抗うつ作用。
②檳榔子、枳実、厚朴、芍薬、甘草……平滑筋の運動機能の異常を調整しジスキネジーを治す。
③半夏、前胡、桑白皮、厚朴、陳皮、茯苓、桔梗……鎮咳祛痰作用。心因性咳嗽を治す。
④大腹皮、檳榔子、茯苓、灯心草、木通……利水作用。浮腫を治す。
⑤桂枝、芍薬、生姜、大棗、甘草、厚朴、陳皮……鎮痙鎮痛作用。
　本方は、基本に広範な理気薬を配合し、更に病態の変化に対応する加減法を加えて用いれば、気剤の総司として用いることができる。。
　つまり、香蘇散(正気天香湯)、半夏厚朴湯、平胃散(不換金正気散および藿香正気散)、三和散、五積散、六欝湯、桂枝加芍薬湯、四逆散などの方意を含んでいる。そのため、次のような疾患に応用される。
　　ⓐ上部消化管機能異常症候群
　食道痙攣、噴門痙攣、食道低緊張、空気嚥下症、高緊張胃、逆流性食道炎、幽門および前庭部の痙攣、十二指腸からの逆流現象、幽門脱、胃アトニー等。
　　ⓑ胆嚢、胆道の機能異常……胆道ジスキネジー。
　　ⓒ過敏性腸症候群。
　　ⓓ呼吸困難……心因性咳嗽。
　　ⓔ下部尿路の機能異常……尿管ジスキネジー。
　　ⓕ子宮の痙攣。
　本方は、一般に気うつ、不安、緊張感、怒り、精神的葛藤などによって

起こる心因性の機能障害の改善に用いられる。

❺焦燥感、緊張感あるとき ⇒＋柴胡桂枝湯

◆柴胡桂枝湯『傷寒論』

＜組成＞ 柴胡、黄芩、半夏、人参、生姜、甘草、大棗、桂枝、芍薬

＜構造＞

①芍薬、甘草……平滑筋の痙攣による腹痛を緩解する。

②柴胡、黄芩……消炎解熱作用。軽度の炎症に有効である。

③柴胡、芍薬、甘草、大棗……精神的 stress を緩解する。

④半夏、生姜……鎮嘔制吐作用。

　本方は神経症、心身症、不眠、月経前期症候群、てんかん等に応用される。

❻不安感、恐怖感強く不眠傾向のもの ⇒＋柴胡加竜骨牡蛎湯

◆柴胡加竜骨牡蛎湯『傷寒論』

＜組成＞

桂枝、茯苓、牡蛎、竜骨、柴胡、黄芩、人参、半夏、生姜、大棗、大黄

＜構造＞

①桂枝、茯苓、竜骨、牡蛎……抗不安作用、鎮静作用、心悸亢進抑制作用　イライラ、不安感、不眠を治す。

②柴胡、半夏……鎮静作用。

③柴胡、黄芩……消炎解熱作用。

④半夏、生姜……鎮嘔制吐作用。

　本方は、不安神経症、対人恐怖症、高所恐怖症、強迫神経症、心臓神経症、不眠症などに用いられる。特に、驚きやすくて動悸しやすい神経症傾向の者に適する。

❼ヒステリー傾向の者 ⇒＋甘麦大棗湯

◆甘麦大棗湯『金匱要略』

＜組成＞ 炙甘草、浮小麦、大棗

　本方の甘草、大棗は鎮静鎮痙作用があり、ヒステリーを治す。

　⇒ 向精神作用／ヒステリーを治す作用、てんかんを治す作用 p.105：参照。

❽気うつ傾向の者 ⇒＋半夏厚朴湯合香蘇散

◆半夏厚朴湯合香蘇散

＜組成＞ 厚朴、紫蘇葉、半夏、茯苓、生姜、香附子、陳皮、甘草

　本方は、紫蘇葉、香附子、厚朴に抗うつ作用があり、半夏、茯苓に鎮静

作用がある。このため、気うつ傾向の者に用いられる。
　⇒ 向精神作用／抗うつ作用 p.104：参照。

5. 子宮内膜症

　　base：芎帰調血飲第一加減
　　エキス剤：当帰芍薬散合桂枝茯苓丸
　　　or 当帰芍薬散合大黄牡丹皮湯(便秘型)

◆芎帰調血飲第一加減『万病回春』
＜組成＞
当帰、川芎、地黄、芍薬、益母草、牡丹皮、白朮、茯苓、陳皮、香附子、烏薬、乾姜、甘草、大棗、桃仁、紅花、牛膝、枳殻、木香、延胡索、肉桂
＜構造＞
①桃仁、紅花、牡丹皮、牛膝、益母草…出血や血腫を吸収する(駆瘀血作用)。
②当帰、川芎、肉桂…血行をよくして駆瘀血薬の働きを助ける(活血作用)。
③当帰、川芎、芍薬、地黄(＝四物湯)…下垂体、卵巣、子宮系の内分泌を調整する。
④烏薬、香附子、枳殻、陳皮……健胃作用、理気作用(理気健脾)。

　子宮内膜症の漢方治療は、桃仁、赤芍、紅花、益母草のような出血を吸収する駆瘀血薬に、当帰、川芎、桂枝といった血行をよくして駆瘀血薬の働きを助ける薬物と、大黄のような大便に瘀血を排出する薬物とを配合して方剤の基本とし、痛みを除く延胡索、乳香、没薬、蒲黄、五霊脂などと、骨盤の癒着を治す鼈甲、亀板、穿山甲などの軟堅薬とを配合する。

　なお、寒証で体の冷えている人には、肉桂、乾姜、川芎、当帰など温経散寒の薬物を配合し、反対に炎症があったり熱証の人には黄芩、牡丹皮、芒硝、大黄、連翹、竜胆など清熱作用のある薬物を配合して治療する。

　つまり、本症に対しては芎帰調血飲第一加減を base の処方として用い、これを加減して治療する。芎帰調血飲第一加減の活血化瘀薬でチョコレート嚢腫や出血、血腫を吸収する。更に以下のような加減を行う。

【合方・加減方】
❶疼痛、生理痛に対して……化瘀止痛の薬物を配合する。
　⇒＋延胡索、乳香、没薬、五霊脂、蒲黄

❷骨盤内の臓器癒着に対して……軟堅薬を配合する。
　⇒＋鼈甲、穿山甲、亀板
❸月経過多に対して……止血薬を配合する。
　⇒＋田三七、蘇木、艾葉、阿膠、茴香、荊芥穂
❹寒証に対して……温裏温経薬を配合する。
　⇒＋肉桂、乾姜、当帰、川芎
❺熱証に対して……清熱薬を配合する。
　⇒＋黄芩、牡丹皮、芒硝、大黄、連翹、竜胆

6. 子宮筋腫

　base：通導散合桂枝茯苓丸加鼈甲（熱証型）
　or 芎帰調血飲第一加減※加鼈甲（寒証型）
（※代用エキス剤 ⇒ 当帰芍薬散合桂枝茯苓丸）

◆通導散合桂枝茯苓丸加鼈甲
＜組成＞ 当帰、紅花、蘇木、木通、枳実、厚朴、陳皮、芒硝、大黄、甘草、桂枝、茯苓、桃仁、牡丹皮、芍薬、鼈甲
＜構造＞
①蘇木、紅花、桃仁、牡丹皮……内出血、血腫等を吸収除去する（駆瘀血作用）。
②当帰、桂枝……血行をよくして瘀血の排除を助ける（活血作用）。
③大黄、芒硝、枳実……瀉下作用により瘀血の排除を助ける。
④蘇木、厚朴、芍薬、甘草……鎮痙鎮痛作用。
⑤鼈甲、芒硝……硬い腫瘤を軟らかくする。癒着を除く。

　桂枝茯苓丸は、出典の『金匱要略』では、妊娠初期の出血に用いるとなっている。また、妊娠早期出血の原因を癥瘕（ちょうか）であるという仮説をつくって用いている。そして西洋医学を学んだ医師はこの癥瘕を子宮筋腫と考えて、桂枝茯苓丸を応用した。

　桂枝茯苓丸を用いる治療法も有効で、子宮筋腫に無差別に用いても70%位有効である。煎剤とするときは生姜、甘草を加えて甲字湯とし鼈甲、芒硝、大黄を加えて用いる。これに通導散を少量加えて少し下す（1日1〜2回）程度に用いる。

熱証型には、通導散合桂枝茯苓丸加鼈甲を、寒証型には、芎帰調血飲第一加減加鼈甲を base の処方として用いる。

7. 子宮付属器炎（卵巣炎、卵管炎、卵管周囲炎、子宮内膜炎）

1) 初期……発熱、悪心、嘔吐、下腹部痛、帯下増加等あるとき。

　　base：小柴胡湯合桂枝茯苓丸

◆小柴胡湯合桂枝茯苓丸
＜組成＞
柴胡、黄芩、半夏、人参、甘草、生姜、大棗、桂枝、茯苓、桃仁、牡丹皮、芍薬
＜構造＞
①柴胡、黄芩、牡丹皮…消炎解熱作用。
②桃仁、牡丹皮……血腫、うっ血を除く（駆瘀血作用）。
③芍薬、甘草……鎮痛、鎮痙作用。
④半夏、生姜……鎮嘔制吐作用。
⑤人参、生姜、大棗、甘草……健胃作用。

　一般に、卵巣、卵管、子宮などの炎症で、発熱と下腹部痛があり、悪心を伴うときには、小柴胡湯合桂枝茯苓丸や柴胡桂枝湯を用いる。

2) 慢性化または再発を繰り返す者

　　base：竜胆瀉肝湯＊＜一貫堂＞合通導散合桂枝茯苓丸
　　＊代用キス剤 ⇒ 温清飲合竜胆瀉肝湯＜薛氏＞

◆竜胆瀉肝湯「一貫堂」
＜組成＞
黄連、黄芩、黄柏、山梔子、当帰、川芎、芍薬、地黄、連翹、薄荷、木通、防風、車前子、竜胆、沢瀉、甘草
＜構造＞
①黄連、黄芩、黄柏、山梔子、当帰、川芎、芍薬、地黄（＝温清飲）……消炎止血作用、慢性炎症性疾患を治す作用。
②連翹、薄荷、竜胆……消炎解熱作用。
③木通、車前子、沢瀉……利水作用。

④防風……疎風。

　竜胆瀉肝湯は、主に下焦の慢性炎症性疾患に用いられる。また、慢性炎症性疾患の体質改善剤として用いられる。通導散合桂枝茯苓丸は、駆瘀血作用があり、難治性の再発を繰り返す瘀血体質の体質改善に用いられる。

3）卵管炎で膿汁が卵管腔に貯留するとき

　　base：大黄牡丹皮湯加金銀花敗醬根連翹（＋抗生物質）
　　エキス剤 ⇒ 大黄牡丹皮湯合排膿散及湯＋抗生物質

◆大黄牡丹皮湯加金銀花敗醬根連翹
＜組成＞桃仁、牡丹皮、冬瓜子、大黄、芒硝、金銀花、敗醬根、連翹
＜構造＞
①大黄、牡丹皮、金銀花、敗醬根、連翹……消炎解熱、抗菌、抗化膿性炎症。
②桃仁、牡丹皮……血腫、腫瘤を分解吸収する。
③大黄、芒硝……瀉下作用により分解吸収した瘀血の排出を助ける。
④冬瓜子……消炎、排膿、利湿。

　大黄牡丹皮湯は、抗化膿性炎症と駆瘀血作用がある。このため、腸癰や肛囲膿瘍等に用いられる。化膿性炎症の強いときや膿汁の貯留するときには、更に抗化膿性炎症の作用を強くするために金銀花、敗醬根、連翹などの清熱解毒薬を配合したり、抗生物質等を併用して治療する。

8．骨盤腹膜炎、骨盤結合織炎
　⇒ 子宮付属器炎 p.342：参照。

1）初期……発熱、悪寒、悪心、嘔吐、下腹部痛、腰痛等あるとき。

　　base：小柴胡湯合黄連解毒湯合大黄牡丹皮湯

　子宮付属器炎（卵巣炎、卵管炎、卵巣周囲炎、子宮内膜炎等）で炎症の軽いときは小柴胡湯合桂枝茯苓丸で有効であるが、それより炎症の強い骨盤腹膜炎とか骨盤結合織炎といった場合は、消炎作用の強い黄連解毒湯を小柴胡湯に合方し、更に消炎、抗菌、排膿、駆瘀血作用を持った大黄牡丹皮湯を合方して用いる。

2) 慢性化したとき

> base：大黄牡丹皮湯加金銀花敗醬根連翹
> エキス剤 ⇒ 大黄牡丹皮湯合排膿散及湯

　大黄牡丹皮湯は、抗化膿性炎症と駆瘀血作用がある。このため、腸癰や、肛囲膿瘍等に用いられる。
　化膿性炎症の強いときには、抗化膿性炎症の作用のある、金銀花、敗醬根、連翹などの清熱解毒薬を配合する。
　化膿性炎症が慢性化して治りにくいのは、瘀血体質の者であり、このため駆瘀血作用のある、桃仁、牡丹皮と抗化膿性炎症作用のある大黄、牡丹皮の配合された大黄牡丹皮湯に更に、抗化膿性炎症の作用のある金銀花、敗醬根、連翹を加えて治療する。

9．子宮頚管炎、腟炎

　⇒ 子宮付属器炎 p.342：参照。

1) 初期……発赤、腫脹、疼痛、瘙痒感、帯下増加等あるとき。

> base：竜胆瀉肝湯*＜一貫堂＞合黄連解毒湯

（*代用エキス剤：温清飲合竜胆瀉肝湯＜薛氏＞）

　竜胆瀉肝湯＜一貫堂＞は、下焦の慢性炎症性疾患に用いられる。炎症症状の軽いときは、竜胆瀉肝湯単方でよいが、炎症症状の強いときには消炎解熱作用の強い黄連解毒湯などを合方して用いる。

2) 慢性化 or 再発を繰り返す者

> base：竜胆瀉肝湯*＜一貫堂＞合桂枝茯苓丸
> or 竜胆瀉肝湯*＜一貫堂＞合大黄牡丹皮湯(便秘症型)

（*代用エキス剤：温清飲合竜胆瀉肝湯＜薛氏＞）

　竜胆瀉肝湯＜一貫堂＞は、下焦の慢性炎症性疾患に用いられる。慢性化や再発を繰り返す者は、瘀血証体質の者であり、このため消炎作用と駆瘀血作用のある桂枝茯苓丸や大黄牡丹皮湯を合方して用いる。炎症症状の強いものや便秘傾向の者には大黄牡丹皮湯を合方して用いる。

10. 腟カンジダ症、腟トリコモナス症

⇒ 子宮付属器炎 p.342：参照。
悪臭を伴う帯下、外陰部瘙痒感 or 灼熱感あるとき。

[base：竜胆瀉肝湯＊＜一貫堂＞加金銀花山帰来茯苓陳皮大黄]
[エキス剤 ⇒ 竜胆瀉肝湯＊＜一貫堂＞合十味敗毒湯加大黄]

(＊代用エキス剤：温清飲合竜胆瀉肝湯＜薛氏＞)

本方は、下焦の慢性炎症性疾患に用いられる竜胆瀉肝湯＜一貫堂＞に抗化膿性炎症の作用のある金銀花と山帰来、消炎瀉下作用のある大黄、利水作用のある茯苓、抗カタル作用のある陳皮が加わった処方であり、化膿性の炎症に用いられる。

◆竜胆瀉肝湯合十味敗毒湯加大黄

本方は、下焦の慢性炎症性疾患に用いられる竜胆瀉肝湯＜一貫堂＞に、化膿性炎症を治す作用のある十味敗毒湯と消炎瀉下作用のある大黄が加わった処方で全体として化膿性炎症に用いられる。

11. 帯　下

1) 白色帯下

[base：当帰芍薬散合苓姜朮甘湯(or 人参湯)]

◆当帰芍薬散合苓姜朮甘湯(or 人参湯)
＜組成＞ 当帰、川芎、芍薬、白朮、茯苓、沢瀉、乾姜、甘草、(人参)
＜構造＞
①当帰、川芎……血行をよくし体表を温め冷えを治す（温経作用）。
②乾姜、甘草……内臓を温めて腹痛を治す（温裏作用）。
③白朮、茯苓、沢瀉……利水作用。

本方は、白色半透明の多量の帯下で臭気も膿色もない者で、水太りの冷え症の者に用いられる。本方で体の表裏を温めて、白色半透明の多量の帯下を利水することで治療する。

2) 黄色帯下

⇒ 子宮頸管炎、腟炎 p.344、腟カンジダ症、腟トリコモナス症 p.345：参照。

base：竜胆瀉肝湯＜一貫堂＞

（代用エキス剤：温清飲合竜胆瀉肝湯＜薛氏＞）

【合方・加減方】
❶子宮頸管炎、腟炎 ⇒ ＋黄連解毒湯
❷腟カンジダ症、腟トリコモナス症 ⇒ ＋十味敗毒湯加大黄

12. 陰部瘙痒症

⇒ 外科疾患／肛門疾患／肛門瘙痒症 p.319：参照。

base：乙字湯合消風散

13. 出血性メトロパシー

base：四物湯合桂枝茯苓丸 or 四物湯合通導散

　出血性メトロパシーは無排卵性機能性出血に相当し、排卵が障害され卵巣内に卵胞が長期間存続してエストロゲンが過剰に分泌され、これが子宮内膜を刺激して増殖肥厚させる。その後、一過性のエストロゲン低下による消退性出血を起こすと考えられている。

　これに対して四物湯は、内分泌系や自律神経系に作用してその機能異常を調整する作用がある。また、四物湯の地黄、芍薬に止血作用がある。子宮内膜の増殖肥厚は漢方でいう瘀血の病態であり、これに対して桂枝茯苓丸や通導散が用いられる。

14. 子宮脱（子宮ヘルニア）

base：補中益気湯

◆補中益気湯『内外傷弁惑論』
＜組成＞ 黄耆、人参、白朮、炙甘草、当帰、陳皮、柴胡、升麻、生姜、大棗

＜構造＞
①黄耆、柴胡、升麻……筋肉のトーヌスを正常化させる（升提作用）。
②黄耆、人参、白朮、炙甘草……消化吸収機能をよくして元気をつける。
③黄耆、当帰……自汗、盗汗を止める。血行をよくして肉芽の発育を促進して潰瘍を治す。
④陳皮、生姜、大棗……健胃作用。

　本方は、黄耆、柴胡、升麻に筋肉のトーヌスを正常にして、アトニー状態を改善する作用（升提作用）があり、子宮支持組織の弛緩による子宮の脱垂に用いられる。

15. 不妊症

　base：芎帰調血飲第一加減　エキス剤 ⇒ 当帰芍薬散合桂枝茯苓丸

◆芎帰調血飲第一加減『万病回春』
＜組成＞
当帰、川芎、地黄、芍薬、益母草、牡丹皮、白朮、茯苓、陳皮、香附子、烏薬、乾姜、甘草、大棗、桃仁、紅花、牛膝、枳殻、木香、延胡索、肉桂
＜構造＞
①当帰、川芎、芍薬、地黄（＝四物湯）……生理不順、内分泌、自律神経を調整する。
②桃仁、牡丹皮、紅花、益母草、牛膝……血腫、内出血、腫瘤等瘀血を吸収する。
③当帰、川芎、肉桂、乾姜……体の表裏を温める。
④延胡索、木香、烏薬……鎮痛作用。生理痛を治す。
⑤烏薬、香附子、枳殻、陳皮……健胃作用。気滞 stress を治す作用。

　本方は、生理不順や内分泌異常を治す四物湯を base とし、血腫、内出血、腫瘤など、子宮周辺のうっ血を除く作用のある駆瘀血薬を配合し、血行をよくして体表を温める当帰、川芎や内臓（子宮）を温める肉桂、乾姜を配合し、生理痛や腹痛を治す鎮痛作用のある延胡索、木香、烏薬、更に健胃作用、気滞 stress を治す作用のある烏薬、香附子、枳殻、陳皮を配合した処方であり、不妊症に対する第一選択の処方として、また不妊症の base の処方として用いられる。

<2> 産科疾患

1. 妊娠悪阻

> base：小半夏加茯苓湯 or 半夏厚朴湯＋縮砂

◆小半夏加茯苓湯『金匱要略』
＜組成＞ 半夏、生姜、茯苓
◆半夏厚朴湯『金匱要略』
＜組成＞ 半夏、生姜、茯苓、厚朴、紫蘇葉
＜構造＞
①半夏、生姜……鎮嘔、制吐作用。
②茯苓……利水作用、鎮静作用。

　妊娠悪阻には縮砂の生薬を歯で少しずつ嚙んでいると、悪心が消失してくる(制吐作用)。その後に小半夏加茯苓湯か半夏厚朴湯を一匙ずつ冷服させる。半夏は中枢性、末梢性の制吐作用があり、生姜は末梢性の制吐作用がある。このため半夏、生姜は悪心、嘔吐を治す基本方剤の一つである。茯苓は心下の水を血中に吸収して制吐作用を助けると同時に鎮静作用がある。

2. 安　胎

　出産するまで妊娠を持続し、途中で流早産をはじめ母子に異常が起きないようにする。習慣性流産や妊娠中毒の予防にも用いられる。

> base：紫蘇和気飲　エキス剤 ⇒ 当帰芍薬散合香蘇散

◆紫蘇和気飲『済世全書』
＜組成＞
紫蘇葉、当帰、川芎、芍薬、陳皮、大腹皮、香附子、甘草、生姜、葱白、大棗
＜構造＞
①当帰、川芎、芍薬……子宮の筋肉が痙攣して腹痛するのを治す(安胎作用)。
②大腹皮……利水作用、安胎作用。
③香附子、陳皮、生姜、紫蘇葉、甘草、大棗……健胃作用、制吐作用。香附子、紫蘇葉に抗うつ作用がある。
④紫蘇葉、陳皮、生姜、葱白……解表作用。

本方の主治に「胎前一切の病に宜しく加減して用ゆべし」とあり、病態に応じて加減を行えば、妊娠中の一切の病に対応できる処方である。
◆当帰芍薬散合香蘇散
＜組成＞
当帰、川芎、芍薬、白朮、茯苓、沢瀉、香附子、紫蘇葉、陳皮、甘草、生姜
＜構造＞
①当帰、川芎、芍薬……子宮の筋肉が痙攣して腹痛するのを治す(安胎作用)。
②白朮、茯苓、沢瀉……利水作用。白朮に安胎作用がある。
③香附子、陳皮、紫蘇葉、生姜、甘草……健胃作用、制吐作用、抗うつ作用。
④紫蘇葉、陳皮、生姜……解表作用。
　当帰芍薬散合香蘇散は、処方構造からみて紫蘇和気飲に類似する。

【合方・加減方】
❶栄養障害、体力低下のみられるとき(気虚)
　貧血、習慣性流産の予防、帝切手術の予定者、陣痛微弱、弛緩性出血の予防
　　⇒＋補中益気湯
◆補中益気湯『内外傷弁惑論』
＜組成＞
黄耆、人参、白朮、炙甘草、当帰、陳皮、升麻、柴胡、大棗、生姜
＜構造＞
①黄耆、人参、白朮、炙甘草……消化吸収機能をよくして、元気をつける。
②黄耆、柴胡、升麻……筋肉のトーヌスを正常化させる(升提作用)。アトニー状態を改善する。
③黄耆、当帰……自汗盗汗を止める。血行をよくして肉芽の発育を促進して潰瘍を治す。
④陳皮、生姜、大棗……健胃作用。
　本方は、虚弱者、アトニー体質の陣痛微弱や弛緩性出血の予防の目的も含めて使用する。また低タンパク血症や貧血の立ちくらみ、耳鳴り、心悸亢進あるいは妊娠浮腫、妊娠腎、妊娠中毒症などの予防と治療に紫蘇和気飲、エキス剤では当帰芍薬散合香蘇散などとともに用いられる。
❷妊娠浮腫or(妊娠時の下痢)⇒＋五苓散
◆五苓散『傷寒論』
＜組成＞白朮、茯苓、猪苓、沢瀉、桂枝

<構造>
①白朮、茯苓、猪苓、沢瀉……利尿作用。白朮、茯苓が組織間や体内の過剰の水を血中に吸収し猪苓、沢瀉が血中の水を腎臓で尿として排出する。
②桂枝……腎臓の血流をよくして利尿作用を助ける。

　本方は、妊娠時の浮腫や小腸性の下痢を治す。妊娠時の浮腫は当帰芍薬散で治る場合があるが、浮腫の強いときは五苓散を合方して用いる。

❸ **妊娠時の腹痛 ⇒ ＋桂枝加芍薬湯**
◆桂枝加芍薬湯『傷寒論』
<組成> 桂枝、芍薬、生姜、大棗、甘草
<構造>
①芍薬、甘草……鎮痙鎮痛作用(ブスコパン類似作用)。
②桂枝、生姜……温裏温経作用。芍薬がお腹を冷やすのを和らげる。
③生姜、大棗、甘草……健胃作用。

　妊娠時の腹痛はたいていは当帰芍薬散で治る場合が多いが、腹痛の強いときは桂枝加芍薬湯を合方して用いる。

❹ **妊娠時のめまい、立ちくらみ、心悸亢進に ⇒ ＋苓桂朮甘湯**
◆苓桂朮甘湯『傷寒論』
<組成> 白朮、茯苓、桂枝、甘草
<構造>
①桂枝、甘草、茯苓……強心利尿作用。心悸亢進を鎮静する。桂枝、甘草は心悸亢進、気の上衝を抑制し、茯苓には鎮静作用がある。また、桂枝は脳血流をよくして脳貧血を治す。
②茯苓、白朮……利尿作用。胃内停水を除く。消化管や組織間の余分な水を血中に引き浮腫を除く。

　本方は、以上の様な作用により、妊娠時のめまい、立ちくらみ（脳貧血）、心悸亢進を治す。

3. 切迫流産

　　base：芎帰膠艾湯

◆芎帰膠艾湯『金匱要略』
<組成> 当帰、川芎、芍薬、地黄、阿膠、艾葉、甘草

＜構造＞
①当帰、川芎、芍薬、地黄(＝四物湯)……調経作用(無月経、月経不順、月経痛を治す)。安胎作用(流産防止作用)。
②地黄、阿膠、艾葉……止血作用。

　本方は、もと婦人の性器出血の方剤で、婦人の性器出血、流早産の後で出血の止まらないとき、妊娠中の性器出血、切迫流産等に用いた(『金匱要略』)。妊娠中、腹痛と性器出血は流産の徴候であり、ことに陣痛様の腹痛になれば切迫流産である。切迫流産も遅きに失すれば薬物療法の範囲ではない。早い時期には本方が有効である。

【合方・加減方】
腹痛に対して ⇒＋桂枝加芍薬湯
　腹痛の強いときには桂枝加芍薬湯を合方して用いる。

4. 妊娠中の風邪

　base：参蘇飲

◆参蘇飲『和剤局方』
＜組成＞
紫蘇葉、前胡、葛根、半夏、桔梗、枳殻、木香、陳皮、茯苓、人参、甘草、生姜、大棗
＜構造＞
①半夏、前胡……鎮咳作用。
②桔梗、枳殻……袪痰(排膿)作用。
③紫蘇葉、葛根、陳皮、生姜……解表作用(頭痛、肩こり、筋肉痛、関節痛を治す)。
④人参、木香、陳皮、枳殻……健胃作用、理気作用。

　本方は、普通感冒(Common cold)に用いる代表的方剤である。妊娠中の風邪にも本方が base の処方として用いられる。

【合方・加減方】
❶発熱時……熱が高いとき ⇒＋小柴胡湯
◆小柴胡湯『傷寒論』
＜組成＞　柴胡、黄芩、半夏、生姜、人参、甘草、大棗

＜構造＞
①柴胡、黄芩……消炎解熱作用。
②半夏、生姜……鎮嘔、制吐、鎮咳(祛痰)作用。
③半夏、生姜、人参、甘草、大棗……健胃作用。

　炎症症状が強く熱の高いときは小柴胡湯を合方する。本方は、柴胡、黄芩という消炎解熱薬を主薬とし、これに鎮咳祛痰の半夏に、更に生姜、人参、甘草、大棗といった健胃薬の配合された処方である。なお、炎症症状強く、熱の高いときは本方を大量使用する必要がある。

❷浮腫の強いとき ⇒＋当帰芍薬散
◆当帰芍薬散『金匱要略』
＜組成＞ 当帰、川芎、芍薬、白朮、茯苓、沢瀉
＜構造＞
①当帰、川芎、芍薬……安胎作用(流産防止作用)。
②白朮、茯苓、沢瀉……利尿作用。組織間の余分な水分を血中に吸収して利尿することにより浮腫を治す。

　本方は、当帰、川芎、芍薬に安胎作用(流産防止作用)があり、白朮、茯苓、沢瀉に利尿作用がある。このため、妊娠中に風邪を引いて浮腫の強いときは本方を合方する。

❸咳嗽に対して ⇒＋麦門冬湯
◆麦門冬湯『金匱要略』
＜組成＞ 麦門冬、人参、半夏、甘草、粳米、大棗
＜構造＞
①半夏……鎮咳(祛痰)作用。
②麦門冬、人参、粳米、炙甘草……溶解性祛痰作用。滋潤作用(体の乾燥を防ぐ)。

　本方は、半夏という中枢性の鎮咳薬を主薬とした鎮咳剤(咳止め)である。麦門冬、人参、粳米、炙甘草は体内に水分を保ち脱水を防ぐ。半夏は体を乾かす作用があり、これを防ぐために入れられている。
　妊娠中の風邪による咳嗽に、参蘇飲だけでは止まらないときに本方を合方してよく奏効する。

5. 分娩異常疾患

> base：当帰芍薬散

◆当帰芍薬散『金匱要略』
＜組成＞ 当帰、川芎、芍薬、白朮、茯苓、沢瀉
＜構造＞
①当帰、川芎、芍薬……子宮筋が痙攣して腹痛するのを治す。安胎作用(流産防止作用)。
②白朮、茯苓、沢瀉……利尿作用(体内の過剰な水分を除く)。

　分娩(胎児娩出)の最大の原動力は子宮筋の収縮力であり、分娩異常はこの過度に拡張された羊水過多によって起こることが多い。
　本方はこの羊水過多を白朮、茯苓、沢瀉の利尿作用と、当帰、川芎、芍薬の安胎作用(流産防止作用)により予防する。

【合方・加減方】
❶**微弱陣痛** ⇒ ＋**平胃散**(頓服)or **五積散合香蘇散**(頓服)
◆平胃散『和剤局方』
＜組成＞ 蒼朮、厚朴、陳皮、炙甘草、生姜、大棗
◆五積散『和剤局方』
＜組成＞ 白芷、川芎、炙甘草、茯苓、当帰、肉桂、芍薬、半夏、陳皮、枳殻、麻黄、蒼朮、桔梗、乾姜、厚朴、大棗
◆香蘇散『和剤局方』
＜組成＞ 香附子、紫蘇葉、陳皮、炙甘草、生姜

　子宮筋の収縮を強くするのに当帰、川芎、枳殻、陳皮などが用いられる。芍薬、甘草、厚朴は、平滑筋の痙攣を緩める作用があり、子宮の収縮が強くなり過ぎるのを抑える作用がある。このために、微弱陣痛に対して平胃散や五積散合香蘇散を頓服として用いる。

❷**微弱陣痛、難産、弛緩出血の予防** ⇒ ＋**補中益気湯**
◆補中益気湯『内外傷弁惑論』
＜組成＞ 黄耆、人参、白朮、炙甘草、当帰、陳皮、升麻、柴胡、大棗、生姜
＜構造＞
①黄耆、人参、白朮、炙甘草……消化吸収機能をよくして元気をつける。

②黄耆、柴胡、升麻……筋肉のトーヌスを正常にしてアトニーを治す。
③黄耆、当帰……自汗、盗汗を治す。
④陳皮、生姜、大棗……健胃作用。

　弛緩出血は微弱陣痛により子宮が出産後に収縮しないための出血である。陣痛微弱や弛緩出血、難産を起こしやすい虚弱者やアトニー体質の者は妊娠中から本方を服用してこれらの疾患を予防する必要がある。

❸過強陣痛の予防 ⇒ ＋桂枝加芍薬湯 or 小建中湯
◆桂枝加芍薬湯 or 小建中湯『傷寒論』
＜組成＞ 桂枝、芍薬、生姜、大棗、甘草、(膠飴)
＜構造＞
①芍薬、甘草……鎮痙鎮痛作用。
②桂枝、生姜……お腹と体表を温める(温裏温経作用)。
③生姜、大棗、甘草……健胃作用。

　本方の主薬は芍薬、甘草で、これが子宮筋肉の鎮痙鎮痛に働く。芍薬はお腹を冷やす作用があるため桂枝、生姜でお腹を温める。このため、過強陣痛を起こしやすい者に本方を用いてこれを予防する。

6. 産後異常疾患

1) 産褥熱……発熱、悪寒、下腹部痛、腰痛、膿性帯下などあるとき。

　base：小柴胡湯合四物湯

◆小柴胡湯合四物湯
＜組成＞
柴胡、黄芩、半夏、生姜、大棗、甘草、人参、当帰、川芎、芍薬、地黄
＜構造＞
①当帰、川芎、芍薬、地黄(＝四物湯)……調経作用(月経異常、妊娠、産前産後、不正出血など内分泌、自律神経の失調を調整する作用)。
②柴胡、半夏……消炎解熱作用。
③半夏、生姜、人参、大棗、甘草……健胃作用。

　小柴胡湯合四物湯は月経異常や性器出血と熱病が同時にあるとき、例えば月経と熱病が重なって月経が止まると、これを熱入血室といって、瘀の

ように寒と熱が発作的に起きる。この熱状を目標に用いる。

　生理と熱病が重なって、昼は精神状態がはっきりしているが、夜になるとボンヤリして譫語があるようなときには、これも熱入血室と呼んで、小柴胡湯に地黄を加えて治す。即ち、出産、月経、妊娠などのとき、熱病に感染した場合に小柴胡湯合四物湯を用いる。この意味で産褥熱に用いる。

2) 産後疾患……気管支喘息、関節リウマチ、浮腫など。

　base：芎帰調血飲第一加減 or 芎帰調血飲
　代用エキス剤 ⇒ 当帰芍薬散合桂枝茯苓丸

◆芎帰調血飲、芎帰調血飲第一加減『万病回春』
<組成>
当帰、川芎、地黄、白朮、茯苓、陳皮、烏薬、香附子、牡丹皮、益母草、大棗、乾姜、甘草、(芍薬、桃仁、紅花、牛膝、枳殻、木香、延胡索、肉桂)
<主治>
「産後の諸病、気血虚損し、脾胃怯弱、悪露めぐらず、去血過多、飲食失節、怒気相冲、以て発熱、悪寒、自汗、口乾、心煩疼痛、脇肋脹満、頭暈眼花、耳鳴、口噤、不語昏痊等の症を治す」。
<構造>
①桃仁、牡丹皮、紅花、益母草、牛膝……血腫、内出血、腫瘤の瘀血を吸収する。
②当帰、川芎、芍薬、地黄(＝四物湯)……女性生理不順、内分泌異常を治す。
③当帰、川芎、肉桂、乾姜……表裏を温めて冷え症を治す。
④延胡索、木香、烏薬……鎮痛作用。
⑤烏薬、香附子、枳殻、陳皮……健胃作用、抗うつ作用、理気作用。

　女性は産後、関節リウマチ、気管支喘息、蕁麻疹をはじめ、数多くの病が発生する。しかも難治性である。これを予防するため産後直ちに芎帰調血飲を服用し、1～2ヵ月後から芎帰調血飲第一加減を用いる。

　西洋医学的にはあまり注目していないが、産後に発生する病気は非常に多い。それに気づいて早く治療を始めるほど結果がよい。その主役は駆瘀血薬である。古人は、よく産後の悪露尽きずといっている。これは現代医学の悪露が止まらないという意味ではなく、産後に出てしまわなければならない悪血、古血が体内に遺って排出されないという意味である。そのために病気が起きると考え、産後の瘀血といって、これを除けばよいと考え

た。瘀血を除くのに、桃仁、紅花、赤芍、益母草、牡丹皮などの駆瘀血剤の配合された芎帰調血飲第一加減を base の処方として用いるのである。

【合方・加減方】

❶子宮脱、脱肛（体力低下）⇒＋補中益気湯

◆補中益気湯『内外傷弁惑論』
＜組成＞ 黄耆、人参、白朮、炙甘草、当帰、陳皮、升麻、柴胡、生姜、大棗
＜構造＞
①黄耆、柴胡、升麻……筋肉のトーヌスを正常化させてアトニーを改善する。
②黄耆、人参、白朮、炙甘草……消化吸収機能をよくして元気をつける。
③黄耆、当帰……自汗、盗汗を止める。
④陳皮、生姜、大棗……健胃作用。

　子宮脱、脱肛は、黄耆、柴胡、升麻の升提作用（筋肉のトーヌスを正常化させてアトニー状態を改善する）を応用して症状の改善を図る。また、貧血による眩暈、体力消耗による気力、体力低下などには、本方の人参、黄耆、白朮、炙甘草などの補気薬で消化吸収機能をよくして元気をつけて治療する。

❷子宮復古不全、産後の腰痛 ⇒＋五積散

◆五積散『和剤局方』
＜組成＞
蒼朮、厚朴、陳皮、麻黄、桂枝、芍薬、白芷、川芎、半夏、桔梗、枳殻、茯苓、白朮、乾姜、甘草、当帰、大棗
＜構造＞
①当帰、川芎、枳殻、陳皮……子宮の収縮を強くし、遺残物の排出を促す。
②厚朴、芍薬、甘草……鎮痙、鎮痛作用あり、子宮筋の痙攣を緩める。
③桂枝、麻黄、白芷、当帰、川芎……末梢の血行を促進して外表を温める。
④乾姜、甘草……お腹を温める。
⑤半夏、陳皮、茯苓、蒼朮……胃カタル、気管支カタルを治す。
⑥半夏、枳殻、桔梗……鎮咳祛痰作用。

　分娩後、子宮は退縮し、もとの状態に復古する。悪露がいつまでも血性で胎盤や卵膜が遺残したり、羊水過多や多胎のため過大拡張を来たして復古不全が起こる。子宮復古不全の治療には子宮の収縮を強くし、子宮内の遺残物を下す作用のある芎帰湯（＝川芎、当帰）や五積散を合方して用いる。

❸便秘症、遺残物排出障害 ⇒ ＋桃核承気湯
◆桃核承気湯『傷寒論』
＜組成＞ 桂枝、桃仁、甘草、芒硝、大黄
＜構造＞
①桃仁……血腫、腫瘤、内出血等を吸収してうっ血を除く（駆瘀血作用）。
②桂枝……血管拡張作用。血行をよくして瘀血の吸収を助ける。
③大黄、芒硝……瀉下作用。吸収した瘀血を瀉下により排除する。
④甘草……大黄、芒硝の瀉下に伴う腹痛を治す。
　本方は、桃仁の駆瘀血作用により遺残物を排出する。桂枝、大黄、芒硝はこの駆瘀血作用を助ける働きがある。また、本方は、便秘症に対しても有効な処方である。

3)分娩後1年以上経過して発症した疾患

ex．関節リウマチ
　　base：通導散合桂枝茯苓丸

◆通導散合桂枝茯苓丸
＜組成＞
当帰、紅花、蘇木、木通、枳実、厚朴、陳皮、芒硝、大黄、甘草、桂枝、茯苓、桃仁、牡丹皮、芍薬
＜構造＞
①蘇木、紅花、桃仁、牡丹皮……内出血、血腫等を吸収除去する。
②当帰、桂枝……血管拡張作用。血行をよくして瘀血の吸収を助ける。
③大黄、芒硝、枳実……瀉下作用により瘀血の排除を助ける。
④蘇木、厚朴、芍薬、甘草……鎮痙鎮痛作用。
　産後1年以上経過して発症する関節リウマチ、気管支喘息、蕁麻疹、精神異常、その他の難病は難治性であり、瘀血の程度が重い重症のものが多い。このため通導散合桂枝茯苓丸を用いて強力に瘀血を排除して治療する必要がある。

7. 乳汁分泌不全

> base：葛根湯

　乳房が脹って、乳汁が出ず肩がこるようなときは葛根湯を用いて筋肉の緊張を除いてやるとよい。

【合方・加減方】
乳房が脹らず、乳汁が不足するとき ⇒ ＋蒲公英湯

◆蒲公英湯『方輿輗』
＜組成＞ 蒲公英、当帰、香附子、牡丹皮、山薬

　乳房が脹らず、乳汁が不足するときには、乳汁分泌促進作用のある蒲公英の配合された蒲公英湯や、牛乳、ぜんざい、麺類などの水分の多い飲食物を多くとらせ、葛根湯を服用させる。

8. 乳腺炎

1) 初期……発熱、悪寒、乳房の発赤、腫脹、疼痛あるとき。

> base：荊防敗毒散

> エキス剤 ⇒ 小柴胡湯合葛根湯（加桔梗石膏）

　⇒ 外科疾患／肛門疾患／肛門周囲炎 p.316：参照。

　乳腺炎の初期にエキス剤では、小柴胡湯合葛根湯を用いるが、炎症が進んで、葛根湯を化膿性炎症に使用するときは、消炎解熱作用のある石膏と排膿祛痰作用のある桔梗を加えて葛根湯加桔梗石膏として用いる。即ち、小柴胡湯合葛根湯加桔梗石膏として用いる。

2) 膿瘍形成期

> base：千金内托散合排膿散及湯

　⇒ 外科疾患／肛門疾患／肛門周囲膿瘍 p.318：参照。

9. 乳腺症……乳腺内に硬結、腫瘤があるとき。

> base：芎帰調血飲第一加減　エキス剤 ⇒ 当帰芍薬散合桂枝茯苓丸

乳腺症は、上皮の増殖性炎症と考えられ、漢方ではファイブローシスを伴う増殖性の炎症を示すときは、生地黄、牡丹皮、玄参などの清熱涼血薬に更に桃仁、紅花、蘇木、当帰尾といった駆瘀血薬を加えた処方が用いられる。
　この意味で、清熱涼血薬として地黄、牡丹皮を含み、駆瘀血薬として桃仁、紅花を含む芎帰調血飲第一加減がbaseの処方として用いられる。また、乳腺症は内分泌の異常とも関係があると考えられるため、これを調整する作用のある四物湯を含む本方がbaseの処方として有効である。

【合方・加減方】
月経前に乳房が脹り痛みの強くなるとき ⇒ ＋加味逍遙散
◆加味逍遙散『和剤局方』
＜組成＞
柴胡、芍薬、甘草、当帰、白朮、茯苓、生姜、薄荷、牡丹皮、山梔子
＜構造＞
①柴胡、芍薬、甘草……精神的stressによる自律神経失調症を治す。
②当帰、芍薬……下垂体、卵巣、子宮に作用して月経障害を調整する。
③薄荷……憂うつ感を治す作用。
④茯苓……鎮静作用。
⑤牡丹皮、山梔子……消炎止血作用。イライラ感を抑える。
⑥白朮、茯苓……利水作用。
　本方は、利水作用のある白朮、茯苓が配合されており、四物湯のうちで浮腫を来たす恐れのある地黄が除かれているので、月経前に乳房が脹って痛む者に適する。

§ 皮膚科疾患

1．湿疹、皮膚炎群

1）尋常性湿疹、接触性皮膚炎

一般に皮疹に対して。
base：消風散（湿潤型）or 当帰飲子（乾燥型）

ⓐ湿潤型

base：消風散

◆消風散『外科正宗』
＜組成＞
当帰、地黄、防風、蟬退、知母、苦参、胡麻、荊芥、蒼朮、牛蒡子、石膏、甘草、木通
＜構造＞
①苦参、知母、石膏、地黄……抗炎症作用、発赤、充血、熱感を治す。
②蒼朮、木通……利湿作用。湿潤、水疱を消退させる。
③当帰、地黄、胡麻……滋潤作用。落屑、皸裂などの皮膚の乾燥を治す。
④防風、荊芥、牛蒡子、蟬退……止痒作用。瘙痒性の皮疹を緩解させる。

　本方は、湿疹群、蕁麻疹群に対する代表処方である。湿疹類は病態が複雑で polymorphie（多様性）を呈するので、病態の変化に応じて①〜④の薬物の比率を加減して用いる。また病態に応じて次のような加減を行うべきである。

【合方・加減方】
❶炎症が激しく、局所の発赤、熱感が強いとき
　⇒＋黄連解毒湯 or 白虎加人参湯
　石膏を増量する。知母、石膏では消退しない炎症には黄芩、黄連、黄柏、山梔子、竜胆草などを加える。
❷化膿性炎症に ⇒＋十味敗毒湯

連翹、金銀花、忍冬藤、魚腥草、蒲公英などの抗化膿性炎症の薬物を加える。

❸漿液性丘疹(Seropapel)で始まり、組織学的には海綿状態(Status spongiosus)を呈し、水疱、びらん、結痂をつくる湿潤傾向の強いもの(貨幣状湿疹、自家感作性皮膚炎などはこの傾向が強い) ⇒ ＋越婢加朮湯

「湿」に属し、薏苡仁、独活、羌活、白芷、滑石、車前子、沢瀉、防已、茯苓、茵蔯蒿などの利湿薬を加える。

❹乾燥、落屑に ⇒ ＋四物湯 or 温清飲

当帰、胡麻などを増量するとともに鶏血藤、何首烏、女貞子、玄参、枸杞子などの潤燥薬を加える。

消風散は、痒みが強い(風)、湿潤傾向がある(湿)、発赤、熱感がある(熱)の三つを目標に用いる。

ⓑ 乾燥型

base：当帰飲子

◆当帰飲子『済生方』

＜組成＞
当帰、川芎、芍薬、地黄、白蒺藜、防風、荊芥、何首烏、黄耆、甘草

＜構造＞
①当帰、川芎、芍薬、地黄、何首烏……萎縮、老化した皮膚を回復させる。皮膚の乾燥、萎縮により生じた鱗屑、亀裂、皮脂欠乏を改善する。
②黄耆……皮膚の機能をよくする。表皮の萎縮を改善し、皮脂の分泌を促す。
③防風、荊芥、白蒺藜……止痒作用。

本方は、皮膚の老化を防ぐ作用のある四物湯(＝当帰、川芎、芍薬、地黄)を基本にして、皮膚を滋潤する本治の効能とともに、痒みを止める標治の薬物が配合されており、老人性皮膚瘙痒症、皮脂欠乏性皮膚炎等によく適合する。老人になり冬季に皮脂の分泌が悪くなり、皮膚に皺ができ、皮膚の老化が始まると四物湯や六味丸、八味丸などで皮膚の萎縮を防ぐ。皮脂の分泌が欠乏し、白色の落屑が始まり、瘙痒が起きるようになると本方を用いる。

湿疹、皮膚炎群に対しては、一般に消風散を base の処方として用いよく

奏効するが、本方は特に乾燥型の湿疹、皮膚炎群の base の処方として用いられる。

【合方・加減方】

❶発赤、充血、紅斑 ex. 日光皮膚炎 ⇒ ＋黄連解毒湯
◆黄連解毒湯『外台秘要』
＜組成＞ 黄連、黄芩、黄柏、山梔子
＜構造＞
①黄連、黄芩、黄柏、山梔子……充血、炎症を抑制し、出血を止める（消炎止血）。炎症性充血である充血性紅斑や紅暈を呈する皮膚炎（ex. 日光皮膚炎等）に対しては、黄連、黄芩、黄柏、山梔子などの清熱剤を配合した黄連解毒湯を合方して用いる。

❷水泡、ビラン、浮腫 ex. 貨幣状湿疹、自家感作性皮膚炎 ⇒ ＋越婢加朮湯
◆越婢加朮湯『金匱要略』
＜組成＞ 麻黄、石膏、白朮、生姜、大棗、甘草
＜構造＞
①麻黄、石膏、白朮……利尿作用、抗炎症作用。麻黄、石膏で滲出性炎症を治す。石膏が消炎解熱として作用する。
②生姜、大棗、甘草……健胃作用。
　主として血管から漿液性の滲出液の漏出する滲出性炎症により水泡、ビラン、浮腫を呈する湿潤傾向の強いもの（ex. 貨幣状湿疹、自家感作性皮膚炎等）では、石膏、知母、甘草、竹葉などの清熱降火薬を主薬とする方剤を用いる。エキス剤では越婢加朮湯を合方して用いる。

❸鱗屑、亀裂、乾燥 ex. 老人性乾皮症 ⇒ ＋四物湯 or 八味丸
◆四物湯『和剤局方』
＜組成＞ 当帰、川芎、芍薬、地黄
◆八味丸『金匱要略』
＜組成＞ 地黄、山茱萸、山薬、沢瀉、茯苓、牡丹皮、桂枝、附子

　老人の皮膚に代表される老人性乾皮症では、皮膚の乾燥、萎縮がある。皮脂腺の機能低下による皮脂欠乏症の変化による粃糠様の鱗屑や毛髪の艶がなくなりパサパサして脱落する。このような乾燥萎縮する病変を漢方では血虚という。このような現象は血が虚して肌膚を養うことができないためであると判断したのである。治療には真皮の血行をよくして皮膚の栄養

をよくし、皮脂の分泌を亢進させて皮膚を潤し、滑らかにし、乾枯した皮膚を蘇らせる。

補血潤燥薬としては、当帰、熟地黄、何首烏、胡麻、竜眼肉、枸杞子、阿膠、白芍薬などがあり、これらの生薬を配合して方剤をつくる。エキス剤では四物湯、六味丸、八味丸、当帰飲子などがある。

❹暗赤色で乾燥、鱗屑
⇒＋温清飲（＝四物湯＋黄連解毒湯）or 竜胆瀉肝湯＜一貫堂＞

◆温清飲『万病回春』
＜組成＞ 当帰、川芎、芍薬、地黄、黄連、黄芩、黄柏、山梔子
＜構造＞
①当帰、川芎、芍薬、地黄（＝四物湯）……補血、老化に伴う皮膚の栄養不足を補う。皮膚を潤す（潤燥）。
②黄連、黄芩、黄柏、山梔子（＝黄連解毒湯）……消炎解熱、止血作用。

炎症性変化による乾燥、粗造、鱗屑の生じることがある。乾癬やビダール苔癬など内部に炎症があって皮膚に乾燥性病変が生じる場合は、陰虚血熱による血燥である。こうした場合には当帰、地黄、胡麻などの潤燥の薬物と、血熱を除く清熱薬の黄連、黄芩、黄柏、山梔子などとを配合して用いる。エキス剤では温清飲を合方して用いる。

❺肥厚、苔癬化、ケロイド ⇒＋通導散合桂枝茯苓丸

◆通導散合桂枝茯苓丸
＜組成＞
当帰、紅花、蘇木、木通、枳実、厚朴、陳皮、芒硝、大黄、甘草、桂枝、茯苓、桃仁、牡丹皮、芍薬
＜構造＞
①蘇木、紅花、桃仁、牡丹皮……駆瘀血作用。牡丹皮は清熱涼血作用もある。
②当帰、桂枝……血行促進作用により瘀血の吸収を助ける。
③大黄、芒硝、枳実……瀉下作用により瘀血の排除を助ける。
④蘇木、厚朴、芍薬、甘草……鎮痙鎮痛作用。

炎症が慢性化して間葉系の反応が起こり、増殖性の炎症を来たすときは、牡丹皮、生地黄、玄参などの清熱涼血薬に、更に駆瘀血薬である桃仁、紅花、蘇木、当帰尾などを加えて治療する。また、ケロイドやファイブロージス（線維化）を起こすものは、瘀血である。

このため、炎症が慢性化して肥厚、苔癬化を来すものやケロイド、線維化を来すものに、エキス剤では通導散合桂枝茯苓丸を合方して治療する。

❻角化、小水疱 ex. 扁平疣贅、伝染性軟属腫
　⇒＋麻杏薏甘湯 or ヨクイニン

◆麻杏薏甘湯『金匱要略』
＜組成＞ 麻黄、杏仁、薏苡仁、甘草
＜構造＞
①薏苡仁……利水作用。消炎、排膿、皮膚の角化抑制作用。
②麻黄、杏仁、甘草……利水作用。体表部の浮腫を除く。

　ヨクイニンは、ウイルスを抑制し、リンパ球の腫瘍組織攻撃を助ける作用があるともいわれ、ヨクイニン単独で疣贅や伝染性軟属腫に応用されてよく効く。麻杏薏甘湯もヨクイニンが含まれているために扁平疣贅や伝染性疣贅に用いる。薏苡仁は、利水作用と消炎、排膿、角化抑制作用があるため、角化や小水疱を来たす皮膚疾患にも用いられる。

❼膿疱形成
　ⓐ炎症症状強いとき ⇒＋十味敗毒湯合黄連解毒湯

◆十味敗毒湯合黄連解毒湯
＜組成＞
防風、荊芥、独活、柴胡、桜皮、桔梗、川芎、茯苓、生姜、甘草、黄連、黄芩、黄柏、山梔子
＜構造＞
①荊芥、防風、独活、川芎……発汗解表、鎮痛、止痒作用。
②柴胡、桜皮、桔梗、甘草……消炎解熱、祛痰排膿作用。柴胡、桜皮に消炎作用が、桔梗、桜皮に祛痰排膿作用がある。
③黄連、黄芩、黄柏、山梔子……消炎解熱作用。
④独活、茯苓……利湿作用。

　細菌の感染による多核白血球の集合によって化膿するとき（化膿性炎症）、皮疹は膿疱、膿痂を持ち、これを「毒」「熱毒」という把え方をする。これには金銀花、忍藤、連翹、蒲公英のような抗化膿性炎症の薬物、即ち清熱解毒薬を主として配合する。また、石膏、薏苡仁も化膿性炎症によく効く、あるいは、黄連、黄芩などを配合した黄連解毒湯と合方してもよく効く。例えば、五味消毒飲、十味敗毒湯合黄連解毒湯などを合方して治療する。

ⓑ 硬結形成時 ⇒ ＋十味敗毒湯合排膿散及湯

◆十味敗毒湯合排膿散及湯
＜組成＞
防風、荊芥、独活、柴胡、桜皮、桔梗、川芎、茯苓、生姜、甘草、枳実、芍薬、大棗
＜構造＞
①荊芥、防風、独活、川芎……発汗解表、鎮痛、止痒作用。
②柴胡、桜皮、枳実、桔梗、芍薬、甘草……消炎解熱、祛痰排膿作用。柴胡、桜皮に消炎作用が、桜皮、桔梗、枳実、芍薬、甘草に祛痰排膿作用がある。
③独活、茯苓……利湿作用。

　本方は、桔梗、桜皮が祛痰排膿に働き、枳実、芍薬が排膿促進に働く。排膿散及湯は、化膿菌による膿瘍の排出を目的としてつくられた方剤であるが、化膿菌によらない非特異的な炎症性の浸潤や硬結を消散させる消炎剤としての作用もある。

❽主婦湿疹（手湿疹）、進行性手掌角皮症 ⇒ ＋加味逍遙散合四物湯

◆加味逍遙散合四物湯
＜組成＞
柴胡、芍薬、甘草、当帰、白朮、茯苓、生姜、薄荷、牡丹皮、山梔子、川芎、地黄
＜構造＞
①柴胡、芍薬、甘草、薄荷……精神的 stress による自律神経失調症を治す。
②当帰、川芎、芍薬、地黄（＝四物湯）……下垂体、卵巣、子宮に作用して月経障害など内分泌異常を治す。皮膚の乾燥、ザラザラ、粗造を治す。
③白朮、茯苓……利水作用。茯苓に鎮静作用がある。
④牡丹皮、山梔子……イライラ、興奮を治す。消炎作用。熱証を治す。

　内因性が強い場合、特に生理のころに悪化するタイプの主婦湿疹や手にできた湿疹、進行性手掌角皮症などで、発赤、充血、煩熱のある場合などに合方する。

❾炎症性角化症　ex. ビダール苔癬、乾癬 ⇒ ＋桂枝茯苓丸合温清飲

◆桂枝茯苓丸合温清飲
＜組成＞
桂枝、茯苓、牡丹皮、桃仁、芍薬、当帰、川芎、地黄、黄連、黄芩、黄柏、山梔子
＜構造＞
①当帰、川芎、芍薬、地黄（＝四物湯）……補血潤燥。皮膚の栄養を補い皮

膚の乾燥、萎縮、鱗屑を治す。
②黄連、黄芩、黄柏、山梔子（＝黄連解毒湯）……消炎解熱作用（清熱解毒）。
③桃仁、牡丹皮、地黄……消炎止血作用。増殖性炎症を治す。

　炎症性変化による乾燥、鱗屑には補血潤燥剤の四物湯に清熱剤の黄連解毒湯を合方した温清飲を用いる。このような慢性の炎症によって皮膚の肥厚を来たした状態（苔癬化）は増殖性病変であり、これには生地黄、牡丹皮、玄参などの清熱涼血薬に更に桃仁、紅花、蘇木、当帰尾などの駆瘀血薬を加えた桂枝茯苓丸が用いられる。つまり温清飲合桂枝茯苓丸を用いる。

2）アトピー性皮膚炎

ⓐ **外因**……湿疹、皮膚炎の皮疹に対して。

　　base：消風散（湿潤型／夏季増悪型）
　　or 十味敗毒湯（乾燥型／冬季増悪型）
　　or 消風散合十味敗毒湯（混合型）

◆消風散『外科正宗』
　⇒ 尋常性湿疹、接触性皮膚炎 p.360：参照。
◆十味敗毒湯『勿誤薬室方函』
＜組成＞ 荊芥、防風、独活、柴胡、桔梗、桜皮、川芎、茯苓、甘草
＜構造＞
①荊芥、防風、独活、柴胡……解表作用、止痒作用（抗アレルギー作用）。
②柴胡、桜皮、桔梗、川芎、甘草……消炎作用、排膿作用。柴胡、桜皮に消炎作用があり、桜皮、桔梗、川芎、甘草に排膿作用がある。
③独活、茯苓……利湿作用。

　本方は、化膿性炎症の初期に用いる処方であるが、抗アレルギー性止痒作用のある荊芥、防風、独活、柴胡と消炎作用のある柴胡、桜皮、更に排膿作用のある桔梗、桜皮、川芎、甘草の配合であるから、化膿、非化膿を問わず瘙痒の激しい炎症性の皮膚疾患に用いて有効である。また、本方は、消風散に比べて浮腫、湿潤傾向の少ない皮疹、乾燥型で冬季増悪する type に適する。

　アトピー性皮膚炎でエキス剤を用いる場合、皮疹を大別して、乾燥性皮

疹には、十味敗毒湯を、湿潤性の皮疹には消風散を用いる。体質的には皮膚に水分の多い乳児、水太りの体質の人は皮疹の湿潤傾向が強く夏季に増悪する。やせ型体質や、皮膚の水分が少ないカサカサした皮膚では乾燥型の皮疹を生じ、空気の乾燥する冬季に増悪する。

蕁麻疹のような膨疹、急性湿疹の湿潤型は湿潤性の皮疹であり、消風散を base の処方として用いる。

脂漏性皮膚炎やアトピー性皮膚炎の中で乾燥型のもの、苔癬化局面をつくるもの、痒疹型、毛疱性皮疹などは乾燥性皮疹であり、十味敗毒湯を base の処方として用いる。

しかし、アトピー性皮膚炎の場合は、湿潤型と乾燥型の混合したものが多く見られる。このような者には消風散合十味敗毒湯を用いる。そして、湿潤傾向が強く夏季に増悪するタイプには消風散を増量し、また乾燥傾向が強く冬季に増悪するタイプには十味敗毒湯を増量して用いる。このタイプには消風散合十味敗毒湯を base として、更に皮疹の状態に応じて「尋常性湿疹、接触性皮膚炎 p.360〜366」の合方処方を行なう。

【合方・加減方】
❶暗赤色で乾燥、鱗屑 ⇒ ＋温清飲
❷手湿疹、stress による者 ⇒ ＋加味逍遙散
❸水泡、びらん、浮腫 ⇒ ＋越婢加朮湯
❹発赤、充血、紅斑 ⇒ ＋黄連解毒湯

一般に、アトピー性皮膚炎の慢性の皮疹に対しては base に消風散を用いる。その上で乾燥性の皮疹や四肢屈部の病変(痒疹型)に対しては十味敗毒湯、温清飲などを、手、顔面などの皮疹(接触性皮膚炎型)には加味逍遙散、温清飲などを合方して治療する。

また急性病変として日光皮膚炎のように発赤、充血、紅斑などの見られるときは黄連解毒湯を、滲出性の水泡、びらん、浮腫などの見られるときは越婢加朮湯を合方して治療する。

外用薬：紫雲膏……ステロイド外用剤の使用を少しずつ減らしていくときに外用薬として紫雲膏を用いる。

ⓑ**内因**……体質改善を行う。

❶小児型

> base：補中益気湯

◆補中益気湯『内外傷弁惑論』
＜組成＞ 黄耆、人参、白朮、炙甘草、当帰、陳皮、升麻、柴胡、大棗、生姜
＜構造＞
①黄耆、当帰……皮膚の機能を亢めて、自汗盗汗を止め、肉芽の発育を促進して潰瘍を治す。血管拡張作用により皮膚の血行をよくする。
②黄耆、人参、白朮、炙甘草……消化吸収機能をよくして元気をつける。
③黄耆、柴胡、升麻……筋肉のトーヌスを正常化させる。アトニーを治す。
④陳皮、生姜、大棗……健胃作用。

　本方は小児型のアトピー性皮膚炎の体質改善剤として用いられる。本方は細胞性の免疫機能を亢めてアトピー性皮膚炎を改善すると考えられる。
　なお、本方は、成人のアトピー性皮膚炎の体質改善にも有効であるが、比較的大量使用しなければ効果がない。

❷成人型……真皮にうっ血があるもの。

> base：通導散

◆通導散『万病回春』
＜組成＞ 当帰、蘇木、紅花、木通、陳皮、厚朴、枳実、甘草、芒硝、大黄
＜構造＞
①蘇木、紅花……血腫、内出血、うっ血等の瘀血を吸収する(駆瘀血)。
②当帰……血管を拡張して血行をよくし瘀血の吸収を助ける(活血)。
③大黄、芒硝、枳実……瀉下作用により瘀血の排除を助ける。
④枳実、厚朴、陳皮、甘草……腸管の蠕動を調整する。
⑤木通……利水作用。

　本方は、成人型アトピー性皮膚炎の慢性型で真皮にうっ血がある者の体質改善剤として用いられる。

3）脂漏性皮膚炎

> base：十味敗毒湯

◆十味敗毒湯『勿誤薬室方函』
＜組成＞
防風、荊芥、独活、柴胡、桜皮、桔梗、川芎、茯苓、生姜、甘草
＜構造＞
①防風、荊芥、独活、川芎、生姜……発汗解表作用、鎮痛止痒作用。
②柴胡、桜皮、桔梗、甘草……消炎、排膿作用。
③独活、茯苓……利湿作用。

　脂漏性皮膚炎は、脂漏部位（被髪頭部、腋窩部、胸部、眉毛部、鼻唇溝など）に生ずる紅斑と落屑を主体とする発疹で、原発疹は毛囊中心性の小丘疹であり、毛包周囲の多核白血球、一部小円形細胞の細胞浸潤があり、癰、癤とは趣きを異にして化膿はしないが、一種の毛囊を中心とした毛囊周囲炎である。化膿菌が起炎菌であれ、非特異的なものであれ、毛囊炎、毛囊周囲炎には十味敗毒湯が有効である。

　また、脂漏性皮膚炎は表在性で、浅田宗伯のいう疥に当たる。これは小水疱、水疱、湿潤性のびらん面などをつくらない。乾燥性の湿疹である。この意味からも十味敗毒湯が有効である。

【合方・加減方】

❶発赤強いとき ⇒ ＋黄連解毒湯

◆黄連解毒湯『外台秘要』
＜組成＞ 黄連、黄芩、黄柏、山梔子

　発赤、炎症症状の強い場合は、黄連、黄芩、黄柏、山梔子といった消炎解熱作用（清熱剤）、充血性炎症を抑える作用のある薬物を配合した黄連解毒湯を合方する。

❷暗赤色、乾燥、鱗屑 ⇒ ＋温清飲（＝四物湯合黄連解毒湯）

　炎症症状（毛囊周囲炎）が慢性化して暗赤色、乾燥、鱗屑を伴うときは、陰虚血熱による血燥である。このような場合は、補血、潤燥の作用のある四物湯と清熱剤の黄連解毒湯の組み合わせから成る温清飲を合方する。

4) 皮脂欠乏性湿疹（老人性乾皮症）、老人性皮膚瘙痒症

> base：当帰飲子

◆当帰飲子『済生方』
＜組成＞ 当帰、川芎、芍薬、地黄、何首烏、黄耆、防風、荊芥、白蒺藜、甘草
＜構造＞
①当帰、川芎、芍薬、地黄、何首烏……萎縮し老化した皮膚を回復させる。皮膚の乾燥、萎縮より生じた鱗屑、亀裂、皮脂欠乏を改善する。
②黄耆……皮膚の機能をよくする。皮脂分泌をよくし皮脂欠乏を改善する。
③防風、荊芥、白蒺藜……止痒作用。

　老人の皮膚に代表される老人性乾皮症では、皮膚の乾燥、萎縮がある。皮脂腺の機能低下による皮脂欠乏症の変化により、粃糠様の鱗屑や毛髪の艶がなくなりパサパサして脱落する。このような乾燥、萎縮する病変を漢方では血虚という。このような現象は血が虚して肌膚を養うことができないためであると判断したのである。

　治療は真皮の血行をよくして皮膚の栄養をよくし、皮脂の分泌を亢進させて皮膚を潤し、滑らかにし、乾燥した皮膚を蘇らせる。この薬物が補血の潤燥薬である当帰、熟地黄、何首烏、胡麻、竜眼肉、枸杞子、阿膠、白芍などであり、これら生薬の配合された処方、例えば四物湯や八味丸を用いる。

　老人性皮膚瘙痒症では、皮脂の分泌が欠乏し、白色の落屑が始まり痒みを生じる。痒みのことを漢方では風と解釈して、この場合は血虚生風という。血が少なく皮膚を養えないため、乾皮症となり、痒みを生じるということである。

　したがって血を養う四物湯を基本に、更に何首烏を加え、黄耆で皮膚の機能をよくし、白蒺藜、荊芥、防風といった止痒薬を配合した当帰飲子のような処方を用いるのである。

　当帰飲子をbaseの処方として更に、皮疹に応じて次のような合方を行う。

【合方・加減方】
❶発赤、充血 ⇒ ＋黄連解毒湯
　貨幣状湿疹のように発赤、充血、びらんなど炎症症状の加わったときは、黄連解毒湯のような消炎作用のある処方を合方して用いる。

❷暗赤色で鱗屑 ⇒＋温清飲

慢性化して炎症性変化により暗赤色で鱗屑を生じることがある。このときは慢性炎症性の皮疹を治す作用のある温清飲を合方する。

❸湿疹（湿潤）、丘疹、瘙痒 ⇒＋消風散

湿疹化して皮疹が平坦でなく丘疹傾向を呈し、充血、発赤、腫脹、瘙痒を伴うときは風、湿、熱の皮疹を治す消風散を合方する。⇒ 尋常性湿疹、接触性皮膚炎 p.360：参照。

5）手湿疹（主婦湿疹、進行性指掌角皮症）

base：加味逍遙散

◆加味逍遙散『和剤局方』

＜組成＞
柴胡、芍薬、甘草、当帰、白朮、茯苓、生姜、薄荷、牡丹皮、山梔子

＜構造＞
①柴胡、芍薬、甘草……精神的 stress による自律神経失調症を治す。
②当帰、芍薬……下垂体、卵巣、子宮に作用して月経障害を調整する。
③茯苓、薄荷……鎮静作用。
④白朮、茯苓……利水作用。
⑤牡丹皮、山梔子……消炎作用、止血作用（発赤、充血、煩熱を抑える）。

手湿疹は、内分泌、自律神経失調症といった内因によるものが多く、これに対して加味逍遙散が用いられる。

本方の柴胡、芍薬、甘草が自律神経に働いて精神的 stress を緩解する。当帰、芍薬は下垂体、卵巣、子宮に作用して内分泌機能失調を改善する。このような作用があるため手湿疹に対して加味逍遙散が base の処方として用いられる。更に、皮疹に応じて次のような合方を行う。

【合方・加減方】

❶乾燥、亀裂 ⇒＋四物湯

乾燥、萎縮して亀裂を生じる病変を漢方では血虚という。これには皮膚の血行をよくして皮膚の栄養をよくする補血、潤燥薬の配合された四物湯を合方する。

❷熱感、発赤あるとき ⇒＋温清飲

軽度の発赤、充血には加味逍遙散でも効くが、発赤、充血、熱感の強い炎症症状を伴うものには四物湯に、更に清熱薬(黄連解毒湯)を配合して温清飲としてこれを合方する。

❸湿潤、丘疹、瘙痒 ⇒ ＋消風散

湿疹化した状況で皮疹が丘疹傾向を呈し、湿潤、浮腫、分泌傾向が強く瘙痒の強いときは消風散を合方する。

⇒ 尋常性湿疹、接触性皮膚炎 p.360：参照。

2. 蕁麻疹

1) 一般型(風熱型)

base：消風散

◆消風散『外科正宗』
<組成>
当帰、地黄、防風、蟬退、知母、苦参、胡麻、荊芥、蒼朮、牛蒡子、石膏、甘草、木通

<構造>
①苦参、知母、石膏、地黄……抗炎症作用。発赤、充血、熱感を治す。
②蒼朮、木通……利湿作用。湿潤、水疱を消退させる。
③防風、荊芥、牛蒡子、蟬退……止痒作用。
④当帰、地黄、胡麻……滋潤作用。落屑、皸裂など皮膚の乾燥を改善する。

本方は、蕁麻疹に対するファーストチョイスで、まず本方を用いて効果がなければ次の手を考えるというほどのものである。ただし、発赤が強く局所の熱感を伴う風熱型に用いる。汗をかき、暑いときに出たり、風呂に入って温まると出るといった type に用いる。

【合方・加減方】
❶浮腫、膨疹(風湿熱型)、クインケの浮腫 ⇒ ＋越婢加朮湯 or 五苓散

◆越婢加朮湯『金匱要略』
<組成> 麻黄、石膏、白朮、生姜、大棗、甘草

もし、膨疹のもりあがりが大であればそれは風熱のほかに湿もある。風湿熱型の蕁麻疹として血管透過性の亢進を抑えるとともに、利水作用のある麻黄、石膏の配合された越婢加朮湯を合方する。クインケの浮腫も病態は類似するため本方の合方が用いられる。麻黄が合わない者もいるので、その場合は五苓散を合方する。

❷発熱、熱感の強いとき ⇒＋黄連解毒湯
◆黄連解毒湯『外台秘要』
＜組成＞ 黄連、黄芩、黄柏、山梔子

　炎症が強い発赤、熱感が著明な場合(ex. 日光蕁麻疹など)は、黄連、黄芩、黄柏、山梔子といった、抗炎症作用のある薬物が配合された黄連解毒湯を合方する。

❸寝床に入り温まると発症し、発赤、瘙痒が激しいとき
　　⇒＋麻杏甘石湯合麻黄湯(≒大青竜湯)
◆麻杏甘石湯合麻黄湯
＜組成＞ 麻黄、桂枝、杏仁、甘草、石膏
＜構造＞
①麻黄、石膏……滲出性炎症を抑えて浮腫、膨疹を治す。利水作用。
②麻黄、桂枝……発汗解表作用。止痒作用。

　夜寝床に入ると猛烈に痒くなり、赤い膨疹が出て眠れないという者には大青竜湯(≒麻杏甘石湯合麻黄湯)を用いる。大青竜湯は表寒裏熱、つまり熱が裏から表に通らず、したがって発汗できずに煩躁する者に用いる。麻黄、石膏で滲出性炎症を抑えて浮腫、膨疹を治すとともに、麻黄、桂枝で発汗解表して痒みを除く作用がある。

2)寒冷蕁麻疹(風寒型)

　　base：麻黄附子細辛湯 or 桂麻各半湯
◆麻黄附子細辛湯『傷寒論』
＜組成＞ 麻黄、細辛、附子
◆桂麻各半湯『傷寒論』
＜組成＞ 麻黄、桂枝、杏仁、芍薬、生姜、大棗、甘草

　白色蕁麻疹、寒冷蕁麻疹は、麻黄附子細辛湯が最も有効で、それがなけ

れば麻黄湯と桂枝湯の合方である桂麻各半湯を用いる。

　赤色蕁麻疹、温熱型蕁麻疹に麻黄、石膏を配合した越婢加朮湯のような処方が有効であるのに比べて、白色蕁麻疹、寒冷蕁麻疹は麻黄、桂枝、附子、細辛などの表を温める温性の祛湿作用のある薬物を配合して用いて有効である。なお、麻黄、附子、細辛には抗アレルギー作用がある。

3) 食餌性蕁麻疹

　　base：茵蔯蒿湯合小柴胡湯 or 茵蔯蒿湯合大柴胡湯

◆茵蔯蒿湯合小柴胡湯
＜組成＞
茵蔯蒿、山梔子、大黄、柴胡、黄芩、半夏、人参、生姜、大棗、甘草
＜構造＞
①茵蔯蒿……消炎、利尿、利胆作用（清熱利湿）。
②柴胡、黄芩、山梔子、大黄、茵蔯蒿……消炎作用。
③半夏、生姜……止嘔作用。
④人参、生姜、大棗、甘草……健胃作用。

　食中毒などの後に起きた蕁麻疹の場合、一般には茵蔯蒿湯合小柴胡湯や大柴胡湯を用いる。これは湿熱を治す清熱利湿薬である茵蔯蒿に、抗炎症作用のある柴胡、黄芩、山梔子、大黄が含まれており、祛風の薬物は辛涼解表薬の柴胡しか含まれていないため止痒作用は弱いが、本症は湿熱としての性格が強いため本方が用いられる。

【合方・加減方】
魚介類によるとき ⇒ ＋香蘇散
◆香蘇散『和剤局方』
＜組成＞ 香附子、紫蘇葉、陳皮、生姜、甘草
　魚介類でサバなどよって起きた蕁麻疹には紫蘇葉が有効で、香蘇散に紫蘇葉を多量に加えて用いる。

4) 心因性蕁麻疹……瘙痒を伴う一過性の赤色膨疹。

　　base：加味逍遙散 or 大柴胡湯合黄連解毒湯

◆加味逍遙散『和剤局方』
＜組成＞
柴胡、芍薬、甘草、当帰、白朮、茯苓、生姜、薄荷、牡丹皮、山梔子
◆大柴胡湯合黄連解毒湯
＜組成＞
柴胡、芍薬、黄芩、半夏、枳実、生姜、大棗、大黄、黄連、黄柏、山梔子

　精神的stressによる蕁麻疹の場合、"うつ"でなることはあまりみられず緊張、イライラ、興奮を伴うことが多い。このため、最もよく用いるのは加味逍遙散や大柴胡湯合黄連解毒湯である。柴胡、芍薬、甘草が自律神経に働いて精神的stressを緩解する。黄連、山梔子はイライラ、興奮を治す鎮静作用がある。この二つの組み合わせにより心因性蕁麻疹に用いられる。

5）薬剤性蕁麻疹

⇒蕁麻疹／一般型（風熱型）p.372：参照。
base：消風散合越婢加朮湯合黄連解毒湯

　薬剤性の蕁麻疹、薬疹の場合は、消風散合越婢加朮湯に黄連解毒湯を併用する。重症にはステロイド剤の注射を行う。蕁麻疹は皮膚に生ずる瘙痒を伴った一過性の表在性限局性の浮腫である。多くは突然に、境界の明瞭な僅かに隆起した膨疹を生じ数時間で消退する。膨疹の形状や大きさは様々で融合して大きくなり、また円形、楕円形、地図状のいろんな形や配列をなし、色調も多くは赤色であるが、色調が淡紅色、白色膨疹、水疱性、出血性のものもある。紅暈を伴った白色の膨疹もある。

　蕁麻疹は普通、消風散をbaseとして用いる。膨疹は毛細血管の透過性亢進による血漿の滲出による。これには麻黄、石膏の配合された越婢加朮湯が用いられる。また、発赤、熱感の強いときは抗炎症作用の薬物の配合された黄連解毒湯を併用する。

6）コリン型蕁麻疹

⇒蕁麻疹／一般型（風熱型）p.372：参照。
base：消風散合温清飲合加味逍遙散

コリン型蕁麻疹も温熱型の蕁麻疹であるから発斑に対しては、消風散がよく効く。充血、発赤を伴うものには温清飲を合方する。特に、慢性（炎症）型には慢性炎症を緩解させる作用のある温清飲を合方する必要がある。コリン型で感情亢進のある者は、発斑の出ていないときや不応期は精神的stressを緩解させる作用のある柴胡、芍薬、甘草とイライラ、興奮を抑える牡丹皮、山梔子の配合された加味逍遙散を服用させる。

3. 痒疹群

1) 急性型……昆虫刺咬症、小児ストロフルス。

　　base：消風散合越婢加朮湯 or 消風散合麻黄附子細辛湯

◆消風散『外科正宗』
＜組成＞
当帰、地黄、防風、蝉退、知母、苦参、胡麻、荊芥、蒼朮、牛蒡子、石膏、甘草、木通
＜構造＞
①防風、荊芥、牛蒡子、蝉退……止痒作用。
②苦参、知母、石膏、地黄……抗炎症作用。発赤、充血、熱感を治す。
③蒼朮、木通……利湿作用。湿潤、水疱を消退させる。
④当帰、地黄、胡麻……滋潤作用。皮膚の乾燥を改善する。

　急性痒疹(pururigo acuta)は、大部分が小児を侵す小児ストロフルス(sutrophulus infantum)で虫刺後に生ずる蕁麻疹様丘疹である。紅斑、膨疹、漿液性丘疹に始まり直ちに充血性丘疹となる。半米粒大～留針頭大の漿液性丘疹が蕁麻疹性の基底の上にできる。したがって、基本的には消風散を中心として加減すればよい。
　一般に病像は、急性炎症で滲出が強く、水疱や浮腫のように湿の多いことが常である。このため利湿の薬物でしかも滲出性炎症を抑える作用のある麻黄、石膏を加える。エキス剤では越婢加朮湯を合方する。瘙痒の激しい場合には、止痒作用と抗アレルギー作用のある麻黄附子細辛湯を用いて著効がある。

2) 慢性型……尋常性痒疹、固定蕁麻疹（結節性痒疹）。

[base：消風散合越婢加朮湯]

　痒疹結節は、瘙痒を伴い、真皮の上層を中心にした炎症像を呈するものである。そこで基本方剤としては消風散を中心に加減すればよい。病像が急性炎症像を伴って滲出が強く水疱や浮腫のように湿の多いときは利湿の薬物である麻黄、石膏を加える。エキス剤では越婢加朮湯を合方する。

【合方・加減方】
❶肥厚、苔癬化 ⇒ ＋通導散合桂枝茯苓丸
　⇒ 尋常性湿疹、接触性皮膚炎／乾燥型／肥厚、苔癬化、ケロイド p.363：参照。

　慢性化したもので、真皮の結合組織の増殖、表皮突起の延長、角質増殖などを示すときは慢性増殖性炎症の像であるため、牡丹皮、生地黄、玄参、などの清熱涼血薬に、更に桃仁、紅花、蘇木、当帰尾など駆瘀血薬の配合された通導散合桂枝茯苓丸を合方する。

❷膿疱形成時 ⇒ ＋排膿散及湯加薏苡仁
◆排膿散及湯加薏苡仁
＜組成＞ 枳実、芍薬、桔梗、生姜、大棗、甘草、薏苡仁
＜構造＞
①桔梗、枳実、芍薬……祛痰、排膿作用。
②薏苡仁……抗化膿性炎症。利湿、排膿作用。
③生姜、大棗、甘草……健胃作用。
　本方は、化膿菌による膿疱の形成時、膿を排出する。

4．皮膚瘙痒症

1) 老人性皮膚瘙痒症

　⇒ 老人性皮膚瘙痒症 p.370：参照。
[base：当帰飲子]

2) 肛門瘙痒症、外陰瘙痒症 ⇒ 肛門瘙痒症 p.319：参照。

　base：消風散
【合方・加減方】
❶一般に ⇒ ＋乙字湯
❷腟真菌症による外陰瘙痒症
　⇒ ＋竜胆瀉肝湯＜一貫堂＞ or 温清飲合竜胆瀉肝湯＜薛氏＞

5．炎症性角化症

⇒ 尋常性湿疹、接触性皮膚炎／乾燥型／肥厚、苔癬化、ケロイド p.363：参照。
扁平苔癬、乾癬、毛孔性紅色粃糠疹
　　base：通導散合桂枝茯苓丸
　炎症性角化症は炎症が慢性化して、間葉系の細胞の反応が起こり、表皮の肥厚、角質の増殖を伴った増殖性の炎症病変を示す。
　増殖性炎症に対しては、生地黄、牡丹皮、玄参などの清熱涼血薬に更に桃仁、紅花、蘇木、当帰尾などの駆瘀血薬を配合して方剤をつくる。エキス剤では通導散合桂枝茯苓丸を base として用いる。
【合方・加減方】
❶扁平苔癬 ⇒ ＋薏苡仁
　扁平苔癬における基底層と真皮上層の慢性炎症に対して通導散合桂枝茯苓丸が用いられる。
　薏苡仁には利水、抗炎症、排膿、皮膚の角化抑制などの作用があり、これに加味して用いる。
❷乾癬、毛孔性紅色粃糠疹 ⇒ ＋黄連解毒湯 or 温清飲
　乾癬や毛孔性紅色粃糠疹は扁平苔癬に比べて発赤や炎症症状が強い。角質の増殖に対しては通導散合桂枝茯苓丸が有効であるが、これだけでは治らない。本症は、充血、発赤、熱感などの炎症所見が強いため黄連、黄芩、黄柏、山梔子、石膏、知母、連翹、金銀花、苦参などの清熱薬を更に加えなければならない。エキス剤では黄連解毒湯を合方する。

慢性化した慢性炎症型には更に生地黄、牡丹皮、玄参といった清熱涼血薬を加えなければならない。エキス剤では黄連解毒湯に四物湯を合方した温清飲を用いる。

❸乾癬の食毒改善 ⇒＋防風通聖散
　⇒ 内科疾患／動脈硬化症 p.193：参照。
◆防風通聖散『黄帝内経宣明論方』
＜組成＞
麻黄、防風、薄荷、荊芥、連翹、山梔子、黄芩、滑石、大黄、芒硝、石膏、桔梗、甘草、白朮、当帰、川芎、芍薬、生姜

　乾癬の治療には薬物療法や局所療法のほかに、肉類などの蛋白質、脂質の摂取を制限することが必要である。これら食毒に対する代表的な方剤が防風通聖散である。

　防風通聖散は、大黄、芒硝、甘草という承気湯を含んでいるから大便や胆汁を通して食毒を排出する。麻黄、荊芥、防風、薄荷などで発汗により余分な物を排出する。更に、滑石、山梔子は利尿作用により尿に排出する。桔梗は祛痰作用により気道から体外に排出する。このように体内の食毒や余分な物を体外に排出するといった作用がある。

　更に、乾癬の原因として代謝障害説があり、特に高コレステロール血症、高脂血症などが重視されている。これらの代謝障害を改善するのに防風通聖散が用いられる。

6. 遺伝性角化症

魚鱗癬、毛孔苔癬
　base：通導散合桂枝茯苓丸

　角質の増殖に対しては漢方では瘀血の病態とみなして駆瘀血剤を用いる。特に、瘀血の程度の強いものに本方を用いる。
【合方・加減方】
❶魚鱗癬 ⇒＋防風通聖散
　防風通聖散には代謝改善作用や老廃物、食毒を排出する作用がある。
❷毛孔性苔癬 ⇒＋薏苡仁

本症は、若い女性の上腕伸側、肩部、臀部に粟粒大までの毛孔一致性の角化性丘疹が多発する。毛孔の角質層が増殖して円錐形になる。毛包の内部は毛髪がコルク栓抜きのように湾曲して外部に出ることができない。ちょうど尋常性痤瘡の面皰の代わりに毛が渦巻きになった状態である。即ち面皰はなく、角質増殖だけが見られる。

　これは、漢方では瘀血の病態であり、毛孔の角化に対して駆瘀血剤を使用する。桂枝茯苓丸加大黄薏苡仁や通導散合桂枝茯苓丸加薏苡仁などを用いて治療する。

7. 膠原病

強皮症(PSS)、全身性エリテマトーデス(SLE)
　　base：通導散合桂枝茯苓丸

【合方・加減方】
❶限局性 or 汎発性強皮症 ⇒ ＋薏苡仁
❷全身性エリテマトーデス(SLE) ⇒ ＋温清飲 or 竜胆瀉肝湯＜一貫堂＞
　⇒ 内科疾患／膠原病 p.280：参照。

8. 疣　贅

伝染性軟属腫、青年性扁平性疣贅、尋常性疣贅、老人性疣贅
　　base：麻杏薏甘湯 or 薏苡仁
◆麻杏薏甘湯『金匱要略』
＜組成＞ 麻黄、杏仁、薏苡仁、甘草
　薏苡仁はウイルスを抑制する作用があるといわれ、またリンパ球の腫瘍組織攻撃を助ける作用があるともいわれる。薏苡仁単独で疣贅や伝染性軟属腫に応用される。
【合方・加減方】
伝染性軟属腫、老人性疣贅(体力、免疫力低下) ⇒ ＋補中益気湯

◆補中益気湯『内外傷弁惑星論』
<組成>
　黄耆、人参、白朮、炙甘草、当帰、陳皮、升麻、柴胡、大棗、生姜

　補中益気湯に含まれる黄耆、人参、白朮、炙甘草といった補気薬が消化吸収機能を亢め、疲労、体力低下、免疫力低下を改善すると考えられている。

9. 痤瘡(にきび)

　base：荊芥連翹湯

◆荊芥連翹湯『万病回春』
<組成>
黄連、黄芩、黄柏、山梔子、当帰、川芎、地黄、芍薬、連翹、荊芥、薄荷、防風、柴胡、白芷、桔梗、枳殻、甘草
<構造>
①当帰、川芎、芍薬、地黄(＝四物湯)……内分泌の異常を調整する。
②黄連、黄芩、黄柏、山梔子(＝黄連解毒湯)……消炎解熱作用。
③連翹……抗化膿性炎症。
④桔梗、白芷、枳殻、芍薬、甘草……排膿作用。
⑤薄荷、柴胡、防風、荊芥……解表作用、鎮痛作用。

　本方は、膿疱性痤瘡を治療するためのbaseとなる処方である。膿疱性痤瘡になるものは、体質的に一貫堂医学の解毒体質者に多い。即ち皮膚色は浅黒く皮膚のキメが荒い。小児期から中耳炎、鼻炎、蓄膿症、扁桃腺炎など身体上部の炎症性疾患に罹患しやすい。

　痤瘡は炎症を起こして膿疱を形成する。これに荊芥連翹湯を用いる。荊芥連翹湯は解毒体質者に用いる方剤であり、柴胡四物湯(＝小柴胡湯合四物湯)に抗炎症剤の黄連解毒湯を加えた処方とみることもできる。

　つまり内分泌のアンバランス調整に働く柴胡四物湯に更に消炎と排膿の作用が加わった処方で面疱と同時に膿疱に対する抗化膿性炎症の方剤であり、広く痤瘡の基本処方として用いられる。

【合方・加減方】
❶毛嚢炎(膿疱性痤瘡)に対して ⇒＋排膿散及湯

◆排膿散及湯『金匱要略』「吉益東堂方」
＜組成＞桔梗、枳実、芍薬、生姜、大棗、甘草
＜構造＞
①桔梗、枳実、芍薬、甘草……排膿作用。祛痰作用。
②生姜、大棗、甘草……健胃作用。
　膿疱を形成するものに対しては本方を用いて更に強力に排膿を行い治療する。

❷膿疱形成（発赤、充血、熱感の強いとき）⇒＋十味敗毒湯合黄連解毒湯
　⇒ 尋常性湿疹、接触性皮膚炎／乾燥型／膿疱形成 p.364：参照。
　化膿性炎症が強い場合は、更に抗化膿性炎症の作用のある連翹、金銀花を、あるいは、黄連、黄芩、黄柏、山梔子、桔梗、桜皮などを配合して用いる。エキス剤では黄連解毒湯や十味敗毒湯を配合する。

❸内分泌のアンバランスによる（非化膿性）……面皰、尋常性痤瘡
　⇒＋小柴胡湯合四物湯 or 小柴胡湯合桂枝茯苓丸加大黄薏苡仁
　面皰の形成は思春期の男女性ホルモンの不均衡による皮脂の分泌異常によるものである。そこで柴胡四物湯を用いて内分泌の異常を調整することが面皰や尋常性痤瘡治療の基本となる。
　次にニキビ桿菌などによるリパーゼの作用で毛包が角化し、皮脂の排出障害が起きる。これに対して小柴胡湯の柴胡、黄芩が菌の抑制作用を持つと考えられる。更に、薏苡仁と桂枝茯苓丸加大黄が角化を消失または予防させるよう働く。

❹月経前増悪型 ⇒＋加味逍遙散
◆加味逍遙散『和剤局方』
＜組成＞
柴胡、芍薬、甘草、当帰、白朮、茯苓、生姜、薄荷、牡丹皮、山梔子
＜構造＞
①柴胡、芍薬、甘草……自律神経中枢に働いて調整する。
②薄荷……うつ症状を治す。
③茯苓……鎮静作用。
④当帰、芍薬……下垂体、卵巣、子宮に働いて月経障害を調整する。
⑤白朮、茯苓……利水作用。
⑥牡丹皮、山梔子……消炎作用。イライラ興奮を治す。

女性の場合、痤瘡は多少に関わらず月経前には増悪するものである。しかし本症は皮疹の滲出傾向が強くみずみずしい。そして中に面疱が認めにくいものもある。圧出しても油性の面疱が出ずに水様のものが少し出て、その跡の痤瘡は赤くなる。月経前1週間位に既存の丘疹が大きく増悪してくる。治療は柴胡四物湯でもよいが、加味逍遙散がよく応ずる。月経前期症候群に加味逍遙散を使用して効くように、本症にも加味逍遙散がよく効く。薬物の内容は(柴胡四物湯と)少し異なるが、その方意は似ている。

❺毛包の角化、ケロイド(瘢痕)⇒＋通導散合桂枝茯苓丸加薏苡仁

　毛包の角化は漢方的には瘀血である。毛孔性苔癬もやはり同じである。ケロイドや瘢痕も瘀血であると考えられる。痤瘡もあとに瘢痕を残すのが悩みの種である。通導散合桂枝茯苓丸加薏苡仁を服用して瘀血を除き、紫雲膏を外用して瘢痕を治療する。

❻発育不全型(寒証型)
　⇒＋五積散加薏苡仁 or 当帰芍薬散加薏苡仁

◆五積散『和剤局方』
＜組成＞
白芷、川芎、炙甘草、茯苓、当帰、肉桂、芍薬、半夏、陳皮、枳殻、麻黄、蒼朮、桔梗、乾姜、厚朴、大棗

◆当帰芍薬散
＜組成＞
当帰、川芎、芍薬、白朮、茯苓、沢瀉

　本症は面疱も小さく、発赤、充血、化膿などの炎症所見に乏しい、いつまでたっても大きくなりにくい発育がよくない痤瘡である。虚弱で手足が冷たく冷え症、顔面も赤みの乏しい皮膚である。これには当帰芍薬散加薏苡仁または五積散加薏苡仁などを用いる。

　五積散は乾姜、肉桂などで体を温め、麻黄、桂枝、白芷などで発表し、当帰、芍薬で皮膚の血行をよくし分泌作用を活発にして面疱が排出されやすくする。当帰、川芎、芍薬は四物湯去地黄で内分泌の機能をよくする。いずれの処方も内分泌の機能をよくし、冷え症を治し、元気にして面疱を治すように薬物が配合されている。

10. 酒皶

> base：葛根紅花湯　エキス剤 ⇒ 温清飲合桂枝茯苓丸加大黄

◆葛根紅花湯『方輿輗』
<組成> 大黄、黄連、山梔子、芍薬、地黄、葛根、紅花、甘草
<構造>
①大黄、黄連、山梔子……充血、炎症を治す(消炎止血作用)。
②紅花、(大黄)……うっ血、血行障害を治す(駆瘀血作用)。
③芍薬、地黄……止血作用。出血性炎症を抑える。
④葛根……酒毒を消す。

　本方は、温清飲(＝黄連解毒湯合四物湯)から黄芩、黄柏、当帰、川芎を除き大黄を加え、更にに葛根と紅花を配合したものである。

　酒皶は真皮毛細血管の拡張が著名で血管周囲、脂腺の周囲に円形細胞の浸潤がみられ、また膿瘍を形成する。鼻や頬などに充血とうっ血によって紫色の紅斑が生じて腫脹し、その中に、皮脂腺の肥大による痤瘡様の発疹を生じる。これに対して黄連解毒湯や黄連、黄芩、山梔子、大黄などで充血や炎症を抑制し、化膿性炎症、膿瘍が加わると連翹、金銀花、荊芥、防風、白芷などを加え、更にうっ血、血行障害のあるときは紅花を加えて瘀血を除くなどして治療する。

1) 第一期……紅斑と脂漏を生じ毛細血管の拡張を伴うもの。

> base：温清飲合桂枝茯苓丸加大黄

　本方は、黄連解毒湯加大黄で充血、炎症を抑制し、四物湯で内分泌を調整し、出血性炎症を抑え、桂枝茯苓丸加大黄でうっ血、血行障害を除いて治療する。

2) 第二期～第三期

　第一期に更に丘疹、膿疱などを伴うものが第二期であり、更に結合組織の増殖を起こして結節状に隆起し、互いに融合して凹凸不整の腫瘤をつくったものが第三期である。

> base：荊芥連翹湯合防風通聖散合通導散(便秘型)

> or：荊芥連翹湯合防風通聖散合桂枝茯苓丸

　第二期には温清飲に化膿性炎症を抑える連翹、金銀花や発表作用のある荊芥、防風、白芷などの薬物を加えた荊芥連翹湯のような処方を base に用いる。第三期には結合組織の増殖が著明で慢性肉芽性炎症の像になる。これには、通導散加桃仁牡丹皮など強力な駆瘀血剤を合方して治療する。また食毒を除くために防風通聖散を合方して臓毒体質を改善する。本症は酒皶といわれるようにある種の体質のものがアルコールの過剰摂取により発病することが多い。このためアルコールの摂取を中止させる必要がある。

11．膿皮症（皮膚化膿症）

1）初期

　癰、癤で発熱、悪寒、局所熱感、発赤、腫脹、自発痛、圧痛あるとき。
⇒ 外科／肛門周囲炎、肛門周囲膿瘍 p.316：参照。
⇒ 皮膚科／痤瘡／膿疱形成 p.382：参照。

> base：荊防敗毒散　エキス剤 ⇒ 十味敗毒湯

◆荊防敗毒散『万病回春』
＜組成＞
荊芥、防風、羌活、独活、柴胡、前胡、川芎、桔梗、枳殻、茯苓、炙甘草、生姜、薄荷、連翹、金銀花
＜構造＞
①荊芥、防風、独活、羌活、柴胡、前胡、薄荷、川芎、生姜……解表作用。表証の時期に用いて、膿腫が化膿しないうちに消散させる。
②桔梗、枳殻、生姜、甘草……排膿散及湯のようなもので祛痰排膿する。
③独活、羌活、茯苓……利湿作用。
④金銀花、連翹……化膿性炎症を抑える。炎症を限局し、縮小させる。
　本方は、癰、疔などの皮膚化膿症、乳腺炎に用いる処方で、悪寒、発熱、脈浮、頭痛、肩こりなどの表証がある時期に用いる。

◆十味敗毒湯『勿誤薬室方函』
＜組成＞
防風、荊芥、独活、柴胡、桜皮、桔梗、川芎、茯苓、生姜、甘草

　十味敗毒湯は、荊防敗毒散から前胡、羌活、薄荷、枳殻を除き、桜皮を加えた者である。方意は荊防敗毒散も十味敗毒湯も同じである。

【合方・加減方】

❶初期……悪寒がなくなり、局所に炎症が限局して、滲潤、硬結をつくるとき ⇒＋葛根湯加桔梗石膏

　葛根湯を化膿性炎症に使用するときは消炎作用のある石膏と祛痰排膿作用のある桔梗を加え葛根湯加桔梗石膏として用いる。

❷炎症症状（発赤、充血、熱感等）強いとき ⇒＋黄連解毒湯

　化膿性炎症で炎症症状（発赤、充血、熱感等）強いとき、一般には金銀花、連翹、忍藤、蒲公英といった抗化膿性炎症の薬物、即ち清熱解毒薬を主として配合する。また、石膏、薏苡仁も化膿性炎症によく効く。更に、黄連、黄芩などを配合した黄連解毒湯も有効である。あるいは、抗生物質を併用してもよい。

❸硬結形成時……排膿前、排膿不充分のとき ⇒＋排膿散及湯

◆排膿散及湯『金匱要略』「吉益東洞方」
＜組成＞ 桔梗、枳実、芍薬、生姜、大棗、甘草

　本方は、桔梗が祛痰排膿に働き、枳実、芍薬が排膿促進に働く。

❹外用 ⇒＋中黄膏

◆中黄膏「春林軒膏方」
＜組成＞ 黄柏、欝金、黄蝋、胡麻油

　黄柏は消炎と収斂作用があり、局所の充血を軽減する。欝金はうっ血を除き、腫脹を消し、鎮痛作用がある。

2) 化膿〜排膿期

　発赤、腫脹した患部が限局し始める時期〜排膿し始める時期。
⇒ 外科疾患／肛門疾患／裂肛 p.315：参照。

　base：千金内托散
　エキス剤 ⇒ 十全大補湯合排膿散及湯
　or 桂枝加芍薬湯加当帰黄耆合排膿散及湯

◆千金内托散『万病回春』
<組成> 黄耆、人参、当帰、川芎、防風、桔梗、白芷、厚朴、肉桂、甘草
<構造>
①黄耆、人参、当帰、川芎、肉桂……膿を醸成して流れ出すようにする（托法）。排膿後に肉芽を新生、増生し、潰瘍を癒合させる（補法）。
②桔梗……排膿作用、祛痰作用。
③白芷、厚朴、防風……浸潤、浮腫を除き、消腫、鎮痛する。

　本法は、膿が成ってから用いることが多い。即ち炎症の病巣が限局し、炎症の勢いが鎮まり、全身性の熱もなく、局所の炎症も拡大傾向がなくなってから用いる。

◆十全大補湯『和剤局方』
<組成>
黄耆、肉桂、人参、当帰、川芎、白朮、茯苓、炙甘草、芍薬、地黄

◆桂枝加芍薬湯加当帰黄耆(帰耆建中湯)
<組成>
黄耆、当帰、桂枝、芍薬、生姜、大棗、甘草

　皮膚化膿症は初め荊防敗毒散や十味敗毒湯といった処方で発汗療法(解表法)に炎症を抑える黄連解毒湯のような清熱の薬を加えて、消法といって化膿させずに散らす方法をとる。化膿してきて膿が溜まってくると、托法といって膿を限局させて排膿させるという方法をとる。このときに千金内托散が用いられる。この場合、川芎、当帰、黄耆、肉桂などの薬物に膿を醸成軟化させて表面に押し出す作用(托法)と、排膿後に肉芽を新生、増殖して潰瘍を癒合させる作用(補法)とがある。

【合方・加減方】
❶排膿不充分で硬結形成するとき ⇒ ＋排膿散及湯
◆排膿散及湯『金匱要略』「吉益東洞方」
<組成> 桔梗、枳実、芍薬、生姜、大棗、甘草
　桔梗、枳実、芍薬が排膿促進に働く。

❷排膿が始まれば ⇒ ＋伯州散
◆伯州散「本朝経験方」
<組成> 津蟹、反鼻、鹿角
　伯州散は排膿を促進させるとともに肉芽を増生して、潰瘍の治癒を促進

させる作用がある。排膿が始まって口が開いているものに用いる。皮膚化膿症は、初発に荊防敗毒散を用いる。そして、化膿すれば千金内托散を用い、排膿が始まれば伯州散を兼用して、速やかに治すことができる。

3) 癤腫症（フルンクロージス）

癤が身体各所に多発し、長期間治癒と新生を繰り返すとき。

base：十味敗毒湯

◆十味敗毒湯『勿誤薬室方函』
<組成> 防風、荊芥、独活、柴胡、桜皮、桔梗、川芎、茯苓、生姜、甘草
<構造>
①荊芥、防風、独活、川芎、生姜……発汗解表作用。
②柴胡、桜皮……消炎解熱作用。
③桔梗、桜皮、甘草……排膿作用、祛痰作用。
④独活、茯苓……利湿作用。

　本方は、癰、癤の敗毒療法に用いられる。敗毒療法とは、初期で炎症と腫脹が認められ硬結や浸潤はあるが、まだ膿瘍をつくっていない時期に主に発汗薬を中心として発汗療法により化膿させずに消炎させる治療法をいう。本方は、癰、癤といった毛囊をはじめとする皮膚の化膿性疾患の初期に用いる方剤として作られた。癤腫症で癤が身体各所に多発し再発するものに、再発しなくなるまで服用させる。

4) 尋常性毛瘡

⇒ 皮膚科／膿皮症（皮膚化膿症）／初期 p.385：参照。

base：荊防敗毒散　エキス剤 ⇒ 十味敗毒湯

　これは毛包炎で成人男子の須毛部（鼻下、顎、頬等）に発生する。一種の化膿性炎症でボックハルト膿痂疹や癤と似ている。膿疱性痤瘡との違いは面皰がないこととと毛孔の角化がないことである。癤腫症と同じで再発を繰り返して難治である。抗生物質より漢方治療がよい。治療は癤腫症と同じである。荊防敗毒散や十味敗毒湯を基本処方として用いる。

【合方・加減方】
❶炎症の強いとき ⇒ ＋黄連解毒湯

化膿性炎症で炎症症状(発赤、充血、熱感等)の強いときは消炎作用のある黄連解毒湯を合方する。

❷難治性、再発を繰り返すとき
　base：荊芥連翹湯合防風通聖散合補中益気湯

　本方は、荊芥連翹湯で解毒体質の改善を行い、防風通聖散で食毒による臓毒体質の改善を行う。補中益気湯は免疫力を亢める作用がある。

5) 汗腺膿瘍(あせものより)、伝染性膿痂疹

　base：荊防敗毒散合補中益気湯＋抗生物質
　or 十味敗毒湯合補中益気湯＋抗生物質

　治療は膿皮症(皮膚化膿症)に準ずる。このため、荊防敗毒散あるいは十味敗毒湯と抗生物質を併用する。ただし、これらの疾患は患者の免疫力が低下したときに発症する。このため、消化吸収機能を亢め体力を増強して免疫力を亢める目的で、更に補中益気湯を合方して用いる。

12. 帯状ヘルペス

1) 初期

　紅暈を伴う小水疱が帯状に配列、群生するとき。
　base：桃核承気湯合越婢加朮湯

◆桃核承気湯合越婢加朮湯
＜組成＞桃仁、桂枝、甘草、芒硝、大黄、麻黄、石膏、大棗、生姜、白朮
＜構造＞
①桃仁……血腫、腫瘤、内出血など瘀血を吸収してうっ血を除く。
②桂枝……血行をよくして瘀血の吸収を助ける。
③大黄、芒硝……吸収した瘀血を瀉下により排除する。
④麻黄、石膏、白朮……消炎利水作用。滲出性炎症を治す。
⑤生姜、大棗、甘草……健胃作用。

　帯状疱疹による神経痛様疼痛はうっ血、血行障害に基づく瘀血の病態に

伴う痛みである。これに対して桃核承気湯が瘀血による疼痛を除くように働く。紅暈を伴う小水疱に対しては越婢加朮湯の麻黄、石膏が消炎利水してこれを治すように働く。

【合方・加減方】
紅斑、発赤を伴うとき ⇒ ＋黄連解毒湯

　紅斑、発赤を伴うような充血性炎症の強いときには黄連、黄芩、山梔子などの清熱剤を配合した黄連解毒湯を合方する。

2) 亜急性期以後

　膿疱化し、びらん、壊死性痂皮形成し、神経痛様疼痛が残るとき。

　　base：竜胆瀉肝湯＜一貫堂＞合通導散

　水疱内容の膿疱化、びらん、結痂、水疱内部出血、壊死性痂皮形成等亜急性の炎症性皮膚疾患に対しては、慢性炎症性疾患に用いる温清飲やその加減処方である竜胆瀉肝湯を用いる。

　また、本症は通常瘢痕を持って治癒するが、老人ではいつまでも神経痛様疼痛の残ることがあり、これは瘀血の重症型であるとの考えから通導散を用いてこの難治性の瘀血を排除する必要がある。

【合方・加減方】
❶神経痛様疼痛に対して ⇒ ＋麻黄附子細辛湯
◆麻黄附子細辛湯『傷寒論』
＜組成＞ 麻黄、附子、細辛

　麻黄附子細辛湯の麻黄、細辛は辛温解表薬で体表部を温めると同時に鎮痛作用がある。特に細辛は局所麻酔作用による鎮痛作用がある。また、附子にも祛寒止痛の作用があり、帯状疱疹の神経痛様疼痛に用いられる。

❷体力低下、免疫力低下に対して ⇒ ＋補中益気湯
◆補中益気湯『内外傷弁惑論』
＜組成＞
黄耆、人参、白朮、炙甘草、当帰、陳皮、升麻、柴胡、生姜、大棗

　帯状疱疹は、体力低下、免疫力低下時に発症することが多い、特に老人では、この傾向が強い。難治性の者や神経痛様疼痛がなかなかとれない者に対して本方の黄耆、人参、白朮、炙甘草などの補気薬が消化吸収機能を亢めてエネルギー代謝を改善し、これにより体力低下、免疫力低下を改善

する作用がある。
❸外用 ⇒ 紫雲膏
◆紫雲膏「春林軒膏方」
＜組成＞ 当帰、紫根、胡麻油、ミツロウ

　帯状疱疹は瘀血による疼痛である。このため、当帰、紫根といった活血化瘀の薬物を含んだ紫雲膏が外用薬として用いられ奏効する。

13. その他の皮膚病変

1) 褥瘡（床ずれ）

> base：十全大補湯＋（伯州散）

◆十全大補湯『和剤局方』
＜組成＞
当帰、川芎、芍薬、地黄、人参、白朮、茯苓、甘草、黄耆、肉桂
＜構造＞
①人参、白朮、茯苓、甘草（＝四君子湯）、黄耆……補気作用。消化吸収機能を亢めてエネルギー代謝を亢める。
②当帰、川芎、芍薬、地黄（＝四物湯）……補血作用。肉体、物質、栄養を補う。
③当帰、川芎、肉桂、黄耆……肉芽の増殖を促進して、難治性潰瘍を治す。
　本方は、四物湯と四君子湯に黄耆、肉桂が入った処方である。
　当帰、川芎、肉桂で血行をよくし、黄耆、人参で元気をつけて全身的治癒能力を亢める。更に黄耆、肉桂、当帰、川芎が膿を醸成し、肉芽の新生を促して潰瘍の治癒を促進する。

> or 補中益気湯合芎帰調血飲第一加減＋（伯州散）

> エキス剤 ⇒ 補中益気湯合四物湯合桂枝茯苓丸＋（伯州散）

　本方は、補中益気湯が四君子湯加黄耆を含み、芎帰調血飲第一加減が四物湯加肉桂を含むために十全大補湯に類似する。更に芎帰調血飲第一加減は桃仁、牡丹皮、紅花、益母草、牛膝といったうっ血、血瘀を除く作用のある駆瘀血薬も含まれているため、褥瘡の治療により一層適合すると考え

られる。

[外用：紫雲膏9＋伯州散1]

　褥瘡には、紫雲膏と伯州散を9：1位の比率で混ぜて、外用する。褥瘡は血流障害があるため虚血、うっ血、血瘀等が絡んでいるため、内服には十全大補湯や帰耆建中湯(＝桂枝加芍薬湯加当帰黄耆)を使って伯州散を兼用する。局所には紫雲膏9＋伯州散1を外用して治療する。

2) 凍　瘡

[base：当帰四逆加呉茱萸生姜湯合桂枝茯苓丸]

◆当帰四逆加呉茱萸生姜湯合桂枝茯苓丸
＜組成＞
当帰、桂枝、細辛、芍薬、木通、大棗、甘草、呉茱萸、生姜、茯苓、
牡丹皮、桃仁
＜構造＞
①当帰、桂枝、細辛……四肢身体外表を温める。末梢血管を拡張して血流をよくする。
②芍薬、甘草……鎮痙鎮痛作用。腹痛、骨格筋の痙攣を治す。
③木通、茯苓……利水作用。
④呉茱萸、生姜、大棗……お腹を温めて腹痛、嘔吐を治す。
⑤桃仁、牡丹皮……うっ血、血行障害を治す(駆瘀血作用)。

　本症は、寒冷に対する静脈の循環障害で、寒冷の刺激により血流障害を起こし、静脈血管の中で血液が凝固し、その末梢がうっ血する。暖まると動脈血の血行がよくなり、静脈に血栓があるため、その末梢はうっ血が強くなり、血管が拡張して血液成分が漏出して浮腫を生じ痒みを自覚するようになる。

　当帰四逆加呉茱萸生姜湯は当帰、桂枝、細辛が末梢血管を拡張して血流をよくする。木通は利水作用があり、浮腫を除く、指趾が紫色を呈する場合にはうっ血を伴うので、桃仁、牡丹皮などの活血化瘀薬を含んだ桂枝茯苓丸を合方する。

3）静脈瘤症候群

⇒ 循環器疾患／血栓性静脈炎、静脈瘤症候群 p.197：参照。
base：芎帰調血飲第一加減　エキス剤 ⇒ 当帰芍薬散合桂枝茯苓丸

【合方・加減方】
浮腫、疼痛 ⇒ ＋麻杏甘石湯

4）多汗症（腋臭症）

base：防已黄耆湯

◆防已黄耆湯『金匱要略』
＜組成＞防已、黄耆、白朮、生姜、甘草、大棗
＜構造＞
①防已、白朮……利尿作用。
②黄耆……止汗作用。肌表の水をさばき自汗、盗汗を治す。
③生姜、大棗、甘草……健胃作用。

　汗かきには桂枝加黄耆湯、黄耆建中湯などを同じく用いるが、本方は、浮腫、水太りのものによい。腋臭（わきが）にも用いる。ただし腋の発汗でも精神性の発汗には効果がない。精神性発汗（特に手のひらや足のうらの発汗がみられる）には、竜胆瀉肝湯＜一貫堂＞や荊芥連翹湯を用いる。

5）尋常性白斑、円形脱毛症（たいわん坊主）

base：大柴胡湯去大黄合加味逍遙散

◆大柴胡湯去大黄合加味逍遙散
＜組成＞
柴胡、芍薬、黄芩、半夏、枳実、生姜、大棗、甘草、当帰、白朮、茯苓、薄荷、牡丹皮、山梔子
＜構造＞
①柴胡、芍薬、甘草……精神的 stress による自律神経失調症を治す。
②薄荷……憂うつ感を治す（抗うつ作用）。
③茯苓……鎮静作用。心悸亢進、不眠を治す。

④牡丹皮、山梔子……鎮静作用。イライラ、興奮を治す。
⑤当帰……血流促進作用。
⑥白朮、茯苓、半夏……利水作用。

　本症は、精神的stressからくる自律神経障害によって起こると考えられる。これに対して大柴胡湯去大黄合加味逍遙散を用いる。本方の柴胡、芍薬、甘草は自律神経調整作用があると考えられる。薄荷には、抗うつ作用があり、茯苓、牡丹皮、山梔子などに鎮静作用がある。これらの薬物が精神的stressを改善するのに有効である。また、当帰には、血流改善作用があり、牡丹皮には駆瘀血作用がある。白朮、茯苓、半夏、（生姜）に利水作用がある。これらの薬物の作用により患部の浮腫を除いて血行をよくし本症の病態を改善する。

　本方で効かないものは、瘀血の病態が強いので駆瘀血薬の桂枝茯苓丸を合方して大柴胡湯去大黄合桂枝茯苓丸などを用いる。なお本症は、治療に抗するものが多く比較的長期服用を必要とする。

6) 結節性紅斑様発疹

　⇒ 内科／膠原病（類似疾患）ex. ベーチェット病 p.286：参照。
　base：荊芥連翹湯合越婢加朮湯

　本症の病態は、滲出性炎症と出血性炎症を主体とする。炎症性の急性に起きる出血は三黄瀉心湯や黄連解毒湯といった清熱薬でよく止まるが、一般にはこれに生地黄、牡丹皮、玄参、紫根といった清熱涼血薬を加えて、炎症性出血を止血する。

　エキス剤では適当なものがないので、黄連解毒湯に芎帰膠艾湯とか四物湯を合方して温清飲加減として用いることが多い。荊芥連翹湯も温清飲加減の処方であり、出血性炎症に対して用いられる。

　また、本症は皮下脂肪組織の分葉間隔壁、脂肪細胞間にリンパ球、好中球等の白血球の浸潤がみられ、小血管壁の炎症性細胞浸潤がみられる。これは滲出性炎症の像であり、麻黄、石膏がこの滲出性炎症を抑える。エキス剤としては麻黄、石膏を含んだ越婢加朮湯が用いられる。

§ 泌尿器科疾患

⟨1⟩ 尿路感染症

1．腎盂腎炎

1）急性期

悪寒、発熱、悪心、嘔吐、腰痛等あるとき。

> base：小柴胡湯（＋抗菌剤）

◆小柴胡湯『傷寒論』
＜組成＞ 柴胡、黄芩、半夏、人参、生姜、大棗、甘草
＜構造＞
①柴胡、黄芩……消炎解熱作用。往来寒熱を治す。
②半夏、生姜……鎮嘔制吐作用。半夏は鎮咳作用もある。
③人参、生姜、大棗、甘草…健胃作用。

腎盂炎、胆のう炎、産褥熱等の深部臓器の化膿性炎症では、弛張熱がよくみられる。この熱型のものに本方は用いられる。あるいは、加味柴苓湯（＝柴胡、黄芩、半夏、茯苓、沢瀉、滑石、甘草、忍冬藤、金銭草）など小柴胡湯の変方が用いられる。

【合方・加減方】
❶高熱のとき ⇒＋知柏地黄丸
❷頻尿、排尿痛あるとき ⇒＋五淋散合猪苓湯
　⇒ 膀胱炎、尿道炎 p.396：参照。

2）慢性症

再発を繰り返す者。

> base：竜胆瀉肝湯＜一貫堂＞合桂枝茯苓丸

本症の慢性化した者、または再発を繰り返す者は、慢性炎症性疾患を治療する base 処方の温清飲の加減処方である竜胆瀉肝湯＜一貫堂＞を用いて体質改善を図る必要がある（比較的長期服用する必要がある）。

また、炎症の慢性化は瘀血症候群を伴うことが多く、増殖性炎症の病像を呈する。増殖性炎症に対しては、生地黄、牡丹皮、玄参などの清熱涼血薬と桃仁、紅花、蘇木、当帰尾といった駆瘀血薬を合わせて配合した処方を用いて治療する。エキス剤では、桂枝茯苓丸や通導散合桂枝茯苓丸を合方して用いる。

【合方・加減方】
体力低下の者 ⇒ ＋補中益気湯

◆補中益気湯『内外傷弁惑論』
＜組成＞ 黄耆、人参、白朮、炙甘草、当帰、陳皮、升麻、柴胡、生姜、大棗

体力低下して治癒力の乏しい気虚の者は、人参、黄耆、白朮、炙甘草など補気薬を配合した本方を合方し、エネルギー代謝を改善して体力を補う必要がある。

2. 膀胱炎、尿道炎

1) 急性期

頻尿、排尿痛、残尿感、尿混濁などがあるとき。

base：五淋散（＋抗菌剤）
or 竜胆瀉肝湯*＜一貫堂＞合猪苓湯（＋抗菌剤 or 抗生物質）
*代用エキス剤：温清飲 or 温清飲合竜胆瀉肝湯＜薛氏＞

◆五淋散『和剤局方』
＜組成＞
山梔子、黄芩、芍薬、甘草、当帰、地黄、茯苓、車前子、滑石、沢瀉、木通
＜構造＞
①山梔子、黄芩、生甘草……消炎作用。
②芍薬、甘草、当帰……鎮痙鎮痛作用。
③沢瀉、滑石、茯苓、木通、車前子……利尿作用、消炎利水作用。

下部尿路の炎症を抑える薬の代表的なものは山梔子であり、これに竜胆、黄連、石膏、黄芩などを加えて用いる。五淋散には山梔子と黄芩が入っている。更に炎症を抑えて小便を出す薬である篇蓄、瞿麦、冬葵子、木通、車前子、茵蔯蒿、滑石と淡滲利水薬である茯苓、白朮、沢瀉、猪苓などを

加えて尿量を増やしてやる。これは、尿量を増加させて尿の浸透圧を下げ、膀胱粘膜の刺激を弱めるためである。

　水をたくさん飲んで小便の量を増やして、しかも炎症を抑えるのに上のような薬を用いる。更に効かせるためには抗菌剤や抗生物質を併せて使わなけれならない。

　膀胱炎では、後部尿道から膀胱三角部にかけて炎症性の刺激があると痙攣が起きて頻尿になったり、尿が淋瀝する。そこで、痙攣を取るために芍薬、甘草を入れる。この意味で、五淋散には芍薬甘草湯が配合されている。

　発熱性疾患を伴う膀胱炎では、葛根湯や麻黄湯などで発汗法を行なうと尿が濃縮して高浸透圧となり、症状が増悪して血尿が現れたりする。このようなときは発汗法は禁忌であり、小柴胡湯を基礎にした和解法で対処する。膀胱炎には猪苓湯を、血尿には四物湯、芎帰膠艾湯を合方するなどして治療する。

◆竜胆瀉肝湯合猪苓湯
＜組成＞
当帰、川芎、芍薬、地黄、黄連、黄芩、黄柏、山梔子、連翹、薄荷、木通、防風、車前子、甘草、竜胆、沢瀉、猪苓、茯苓、滑石、阿膠
＜構造＞
①山梔子、黄連、黄芩、黄柏、竜胆、(連翹)……消炎作用。
②木通、車前子、沢瀉、猪苓、茯苓、滑石……利尿作用、消炎利水作用。
③芍薬、甘草、当帰……鎮痙鎮痛作用。
④当帰、川芎、芍薬、地黄、阿膠……止血作用。

　五淋散も竜胆瀉肝湯も処方内容は類似しているが、竜胆瀉肝湯には筋の痙攣を止める芍薬、甘草の配合量が少ない。このため、竜胆瀉肝湯を膀胱炎に使うときは、頻尿や痛みが強ければ芍薬甘草湯を、利尿作用を強くして尿量を増やすために猪苓湯を合方したりして治療する。

　泌尿器科において急性炎症の場合には抗生物質や抗菌剤が非常に有効で、まず漢方方剤を用いることはない。しかし、漢方方剤を併用すると対症療法としても非常に有効である。

【合方・加減方】
❶血尿 ⇒＋芎帰膠艾湯

◆芎帰膠艾湯『金匱要略』
＜組成＞ 当帰、川芎、芍薬、地黄、阿膠、艾葉、甘草

　出血に対しては止血作用のある生地黄、牡丹皮、赤芍、蒲黄、茅根などを配合する。エキス剤では芎帰膠艾湯や、猪苓湯合四物湯、温清飲などを合方する。

❷炎症症状強いとき（排尿痛、膿尿など）⇒＋黄連解毒湯

◆黄連解毒湯『外台秘要』
＜組成＞ 黄連、黄芩、黄柏、山梔子

　下部尿路の消炎の主薬は山梔子であり、これに竜胆、黄連、黄芩、石膏などを配合する。エキス剤では黄連解毒湯、竜胆瀉肝湯、五淋散などを合方する。

❸膿性分泌物、尿混濁 ⇒＋金銀花、山帰来、茯苓、陳皮

　膿尿など化膿に対しては連翹、金銀花、蒲公英、山帰来などの抗化膿性炎症作用のある薬物を配合して治療する。処方としては八味帯下方や香川解毒剤などを用いる。あるいは抗菌剤や抗生物質などを併用する。

2) 慢性症

　再発を繰り返す者。

> base：五淋散合竜胆瀉肝湯＜一貫堂＞
> or 五淋散合温清飲合竜胆瀉肝湯＜薛氏＞

　慢性および再発を繰り返す膀胱炎などは、抗生物質が無効な場合、中止すると再燃することがある。

　小児では先天的なanomaliesに注意する必要がある。男子では、前立腺炎、精嚢腺炎、女子は性器疾患との関連に注意しなければならない。また、糖尿病、痛風といった代謝異常にも配慮が必要である。

　老人は、前立腺肥大その他の原因によって排尿障害を起こしやすく、尿が混濁し、白血球、赤血球をみる。細菌の検出されることもある。しかも無自覚であることが多い。

　漢方方剤を運用するのは、慢性で治癒しにくく、また抗生物質を与えると一時尿がきれいになるが、中止すれば再燃する場合であり、まず五淋散を用いる。生薬を用いて加減できれば一方でもよいのであるが、既製のエキス剤ではその病態に応じて合方兼用の必要がある。

一貫堂医学では、解毒体質者は基本的に、痩せ型、筋肉質、色は浅黒く汚い。皮膚は粗で、腹筋の緊張は強く、くすぐったがりで腹診を拒否する傾向があり、手掌足蹠は湿潤する。性病、尿路感染症に罹患しやすく、結核になりやすい傾向があり、幼児は中耳炎、扁桃腺炎等に罹患しやすい体質である。慢性化または再発を繰り返す者のうち、解毒体質者には竜胆瀉肝湯を用いて体質改善する必要がある。

【合方・加減方】
❶体力低下、緑膿菌感染症 ⇒＋補中益気湯
◆補中益気湯『内外傷弁惑論』
＜組成＞
黄耆、人参、白朮、当帰、陳皮、柴胡、升麻、甘草、生姜、大棗

　体力低下して緑膿菌感染症等に対して治癒力の乏しい者には補益薬である黄耆、人参、白朮、甘草、大棗などを配合した処方である補中益気湯、六君子湯、十全大補湯などで体力を補う治療を併用して行わねばならない。
　ただし炎症性疾患に桂枝、附子、乾姜などの温熱薬を用いると炎症を増悪させることがあるので、それに対する注意、配慮が望ましい。

❷真菌症およびトリコモナス尿道炎
　　⇒＋大黄牡丹皮湯加金銀花山帰来茯苓陳皮
　　　（エキス剤：**大黄牡丹皮湯＋抗生物質** or **抗菌剤**）
◆大黄牡丹皮湯加金銀花山帰来茯苓陳皮
＜組成＞
桃仁、牡丹皮、冬瓜子、大黄、芒硝、金銀花、山帰来、茯苓、陳皮
＜構造＞
①桃仁、牡丹皮……血腫、腫瘤、内出血等を分解吸収する(駆瘀血作用)。
②大黄、芒硝（陳皮）……瀉下作用。吸収した瘀血を瀉下により排出する。
③大黄、牡丹皮……消炎作用。
④金銀花、山帰来……抗化膿性炎症。
⑤冬瓜子、茯苓……利尿作用。冬瓜子には消炎、排膿作用もある。

　本症には、一貫堂の竜胆瀉肝湯が最もよく効く。これに八味帯下方（当帰、川芎、茯苓、木通、陳皮、山帰来、金銀花、大黄）や大黄牡丹皮湯(桃仁、牡丹皮、冬瓜子、大黄、芒硝)のような駆瘀血薬を併用する。真菌症は、腟、外陰を含めて速やかに治る。外陰から皮膚に及ぶ者は消風散を併

用する。トリコモナスの場合、炎症は治癒してもトリコモナスは長く生存するので長期の服用が必要である。

❸ 間質性膀胱炎……頻尿、膀胱充満時痛、排尿痛、血尿などあるとき
　⇒＋猪苓湯合芍薬甘草湯合芎帰調血飲第一加減
　　（エキス剤：猪苓湯合芍薬甘草湯合四物湯合桂枝茯苓丸）

　本症は、本態不明で慢性に経過し、難治性で、膀胱粘膜は発赤し、出血斑、限局性の出血性肉芽、浅い潰瘍を生じ、瘢痕を残す。進行すると粘膜下組織、筋層、漿膜に至る線維化が起こる。本症に対しては、対症療法として慢性炎症に対して五淋散、竜胆瀉肝湯＜一貫堂＞を用い、血尿に対しては、猪苓湯合四物湯を、頻尿、排尿痛に対しては、芍薬甘草湯をというように病態に応じて合方して治療する。

　また本症は、漢方でいう瘀血症候群であるから、原因的には通導散、芎帰調血飲第一加減、桂枝茯苓丸、折衝飲などを併用する。一般に、瘀血症候群に対しては桃仁、紅花、牡丹皮などを配合する。炎症の慢性化も瘀血症候群を伴い、増殖性炎症や癒着、瘢痕のケロイド化も瘀血に属する。したがって治療の遷延する場合は駆瘀血剤の投与が必要である。

❹ 膀胱周囲炎……発熱、悪寒、下腹部痛、圧痛、硬結、膀胱充満時痛、膿尿等
　⇒＋大黄牡丹皮湯加金銀花山帰来茯苓陳皮
　　（エキス剤：大黄牡丹皮湯＋抗生物質 or 抗菌剤）

　膀胱周囲組織、つまり前立腺、精嚢腺等の実質臓器の炎症、卵巣、卵管などの付属器および骨盤内の炎症は漢方的には癰で、しかも内癰である。
　⇒内科疾患／虫垂炎 p.228、外科疾患／肛門周囲炎 p.316、婦人科疾患／子宮付属器炎 p.342：参照。

　本症も腸癰と同じように、大黄牡丹皮湯、騰竜湯を主として炎症症状の強いときには竜胆瀉肝湯を合方し、化膿には八味帯下方（当帰、川芎、茯苓、木通、陳皮、山帰来、金銀花、大黄）を、骨盤内の癒着などには鼈甲、芍薬、紫根などを通導散、桂枝茯苓丸、芎帰調血飲第一加減などに加えて合方する。軽症には五淋散に桂枝茯苓丸を合方して治療する。

⟨2⟩ 排泄障害

1. 外傷…尿閉

> base：桃核承気湯

◆桃核承気湯『傷寒論』
＜組成＞ 桃仁、桂枝、甘草、芒硝、大黄
＜構造＞
①桃仁……血腫、腫瘤、内出血等を吸収してうっ血を除く。
②桂枝……血行をよくして瘀血の吸収を助ける。
③大黄、芒硝……瀉下作用により吸収した瘀血を排除する。
④甘草……瀉下作用に伴う腹痛を治す。

　外傷の多くは外科処置が必要である。しかし会陰部の挫傷による血腫のため、尿道が圧迫されて尿閉を起こすことがある。この場合、治打撲一方、通導散、桃核承気湯などで瀉下させると血腫は速やかに吸収されて尿閉は治る。

2. 尿道狭窄

　⇒ 膀胱炎、尿道炎 p.396：参照。

> base：五淋散合猪苓湯合桂枝茯苓丸

　本方は、慢性膀胱炎、慢性尿道炎により尿道狭窄を来たすものに用いられる。慢性の膀胱炎、尿道炎に対しては、五淋散合猪苓湯が用いられる。
　瘀血症候群に対しては、桃仁、紅花、牡丹皮など駆瘀血薬を配合するか、桂枝茯苓丸、通導散合桂枝茯苓丸などを併用する。炎症の慢性化も瘀血症候群で、増殖性炎症、癒着、瘢痕のケロイド化も瘀血に属する。したがって治療の遷延する場合、また尿道の狭窄などの予防に対しても、尿道狭窄の機械的拡張や切開と同時に予め駆瘀血剤の投与が必要である。

3. 前立腺肥大症、慢性前立腺炎症候群

> base：大黄牡丹皮湯加蒼朮薏苡仁甘草(＝謄竜湯)

> エキス剤 ⇒ 大黄牡丹皮湯合腸癰湯

◆大黄牡丹皮湯加蒼朮薏苡仁甘草
＜組成＞桃仁、牡丹皮、冬瓜子、大黄、芒硝、蒼朮、薏苡仁、甘草
＜構造＞
①桃仁、牡丹皮……血腫、腫瘤、内出血等を分解吸収する。
②大黄、芒硝……分解吸収した血腫を瀉下により排出する。
③大黄、牡丹皮……消炎作用。
④冬瓜子、薏苡仁……消炎、抗化膿性炎症、利湿作用。
⑤蒼朮……利尿作用。

　前立腺肥大症は、内腺の増殖によるものである。内分泌が関与していると考えられる。病理学的には平滑筋性、膠質繊維性、腺性の混合型が最も多いといわれる。これからみると一応瘀血症候群と判断される。瘀血症候群に対しては桃仁、紅花、牡丹皮等の生薬を配合した桂枝茯苓丸や大黄牡丹皮湯を用いる。

　本症の治療には、大黄牡丹皮湯に蒼朮、薏苡仁、甘草を加えた謄竜湯をbaseの処方として用いる。謄竜湯は桃仁、牡丹皮、冬瓜子、薏苡仁等の駆瘀血薬を含んだ消炎性駆瘀血剤である。したがって慢性の前立腺炎にも前立腺肥大症にもよい方剤である。前立腺肥大症には鼈甲、赤芍、紫根、三稜、莪朮など増殖を抑える薬物を配合する。

【合方・加減方】
❶頻尿、残尿感 ⇒ ＋猪苓湯
❷夜間頻尿 ⇒ ＋八味丸
❸尿線無力、排尿力減退 ⇒ ＋補中益気湯
❹難治性 ⇒ ＋通導散合桂枝茯苓丸

　前立腺肥大症、慢性前立腺炎症候群には謄竜湯をbaseとし、自覚症状の頻尿、夜間多尿、尿線無力等に対し、それぞれ猪苓湯、八味丸、補中益気湯、清心蓮子飲などを、難治性の者には通導散合桂枝茯苓丸を配合する。特に頻尿、夜間頻尿を訴えるものには猪苓湯合八味丸を用いる。

4．尿路結石

1)疼痛時……側腹部痛、胃部痛

> base：猪苓湯

◆猪苓湯『傷寒論』
＜組成＞ 猪苓、茯苓、沢瀉、滑石、阿膠
＜構造＞
①猪苓、沢瀉、茯苓……利尿作用。
②滑石……消炎利尿作用。
③阿膠……止血作用。脱水を防ぐ作用。

　尿路結石には猪苓湯を base の処方として用いる。猪苓、沢瀉、茯苓、滑石に利尿作用があり、水分を多量に摂取させて、尿量を増加させて、浸透圧を低下させ、炎症や粘膜の刺激を減少させるとともに結石排出を促進する。更に滑石は消炎作用があり炎症を抑え、阿膠には止血作用と利尿過多による脱水を防ぐ作用がある。

【合方・加減方】
❶疼痛に対して ⇒＋芍薬甘草湯 or 大建中湯
◆芍薬甘草湯『傷寒論』
＜組成＞ 芍薬、甘草
◆大建中湯『金匱要略』
＜組成＞ 乾姜、蜀椒、人参、膠飴

　痙攣性の疼痛に対しては芍薬、甘草や蜀椒を用いて尿管の蠕動亢進や痙攣を抑制し痛みを止める。熱証型には、芍薬甘草湯を用い、寒証型には大建中湯を用いる。

❷血尿に対して ⇒＋芎帰膠艾湯 or 四物湯
◆芎帰膠艾湯『金匱要略』
＜組成＞ 当帰、川芎、芍薬、地黄、阿膠、艾葉、甘草
◆四物湯『和剤局方』
＜組成＞ 当帰、川芎、芍薬、地黄

　血尿に対しては、止血作用のある薬物である生地黄、牡丹皮、赤芍薬、蒲黄、茅根、小薊などを配合するが、エキス剤では四物湯や芎帰膠艾湯を

用いて止血する。

2)体質改善

> base：竜胆瀉肝湯＜貫堂＞合猪苓湯

> 代用エキス剤：温清飲合竜胆瀉肝湯＜薛氏＞合猪苓湯

　尿路結石は尿が濃縮されて析出してくることにより出来ることが多い。こういう傾向の者は一貫堂の解毒体質の者に多くみられ、この解毒体質の者の体質改善に竜胆瀉肝湯が用いられる。

　また猪苓湯は尿量を増加させて尿の濃縮を防ぐ作用がある。このため、尿路結石のできやすい体質の者には普段から竜胆瀉肝湯合猪苓湯と水分の補給をかかさぬように与えておく必要がある。

　本方は利尿、鎮痛、鎮痙、消炎、止血等の作用がある。結石溶解のためには金銭草を多量に加えて用いる方が効果がよい。ex．二金排石湯（排石湯）

<3> 下部尿路の機能障害

1. 膀胱尿管逆流現象

base：柴胡桂枝湯 or 四逆散

◆柴胡桂枝湯『傷寒論』
<組成> 柴胡、芍薬、甘草、黄芩、半夏、人参、生姜、大棗、桂枝
◆四逆散『傷寒論』
<組成> 柴胡、枳実、芍薬、甘草

　膀胱から尿管への逆流現象は、炎症やそのほかの原因によって続発的に起きる。原発性は女児に多い。いずれも一種の膀胱尿管のジスキネジーと考えられる。枳実、枳殻、烏薬、木香など蠕動を正常にして逆流を防ぐ薬物（理気薬）と芍薬、甘草で平滑筋の痙攣や過緊張を除き、柴胡、芍薬で自律神経を鎮静して緊張、イライラを静めて本症を治すようにする。方剤としては柴胡桂枝湯や四逆散を用いる。

【合方・加減方】
発育不良のため膀胱三角部の筋層が薄弱な者 ⇒ ＋六味丸合補中益気湯
　六味丸は地黄、山茱萸で腎陰の不足を補い小児の筋肉、骨、神経等の発育不良を改善する。補中益気湯は黄耆、人参、白朮、炙甘草などの補気薬により消化吸収機能を亢めて体力を補い、機能回復を良くする目的で合方して用いられる。

2. 神経因性膀胱

　神経の損傷などにより発生する。神経因性膀胱では、脊髄および神経の損傷、先天的欠損そのものは漢方の適応ではない。機能の回復などに併用すればよい。

1) 先天性

base：六味丸合補中益気湯

　先天性の障害は腎虚であり、六味丸で腎陰の不足を補って治療する。補

中益気湯は補気剤として体力を補い、機能回復をよくする目的で六味丸と合方して長期に服用させて治療する。

2) 後天性

ⓐ **外傷性** ⇒ 外傷(尿閉)p.401：参照。

> base：治打撲一方 or 通導散

外傷性の場合は治打撲一方や通導散などの駆瘀血剤を試みる。

ⓑ **慢性化**

> base：疎経活血湯

◆疎経活血湯
＜組成＞
当帰、川芎、芍薬、地黄、蒼朮、茯苓、桃仁、牛膝、防已、羌活、威霊仙、防風、白芷、竜胆、陳皮、甘草、生姜

本方は、四物湯(＝当帰、川芎、芍薬、地黄)で運動麻痺、骨、筋肉、神経の老化や萎縮を防ぎ、桃仁、牛膝の駆瘀血薬等で血行をよくして治療する。

3. 無緊張膀胱

1) 脊髄振盪直後……尿閉、尿失禁

⇒ 外傷(尿閉)p.401：参照。
> base：桃核承気湯

本症は、瘀血であるから、桃核承気湯で瀉下させると血腫は速やかに吸収されて尿閉、尿失禁は治る。

2) 術後、脊髄麻痺……膀胱尿管逆流、残尿量増加、尿失禁など

> base：補中益気湯

【合方・加減方】
❶利尿障害 ⇒ ＋八味丸

❷**慢性難治性** ⇒＋通導散合桂枝茯苓丸

　脊髄麻痺の後、手術後、膀胱まひ、尿失禁などを来たすものは、補中益気湯を用いる。また、子宮癌や直腸癌の手術後にも補中益気湯を用いる。補中益気湯は黄耆、人参、白朮、炙甘草などの補気薬が含まれているため、消化吸収機能を亢めて体力を補い、機能回復をよくする。これに更に利尿作用を亢める意味で沢瀉、茯苓を含み、神経機能を亢める意味で地黄、山茱萸を含む八味丸を合方する。

　また、慢性難治性のものには、血行障害や瘀血を除く意味で桂枝、桃仁、牡丹皮、当帰、蘇木、紅花などを含む通導散合桂枝茯苓丸を合方する。

3)脳血栓、脳出血等脳卒中後の無抑制神経因性膀胱

⇒ 内科疾患／脳血管障害 p.261：参照。

　base：続命湯 or 疎経活血湯 or（越婢加朮湯合当帰芍薬散加紅参末）

◆続命湯『金匱要略』
＜組成＞麻黄、石膏、乾姜、甘草、当帰、人参、桂枝、川芎、杏仁

◆疎経活血湯『万病回春』
＜組成＞
当帰、川芎、芍薬、地黄、蒼朮、茯苓、桃仁、牛膝、防已、威霊仙、羌活、防風、白芷、竜胆、陳皮、甘草、生姜

　続命湯は、当帰、川芎、桂枝に脳の血流をよくして脳の血行障害を改善する作用があり、麻黄、石膏、杏仁に利水作用がある。これらの作用により脳浮腫を治し、脳血栓や脳出血等の後遺症を改善する。更に人参、炙甘草には気力、体力の回復を助ける作用がある。このため、脳出血、動脈硬化等による無抑制神経因性膀胱に用いられる。

　疎経活血湯は四物湯の当帰、川芎が脳の血流を改善し、芍薬、地黄が出血を止める作用がある。また桃仁、牛膝といった駆瘀血剤で血腫を除き、蒼朮、防已、茯苓、威霊仙で脳浮腫を改善し、全体として比較的体力のある者の脳出血、動脈硬化による無抑制神経因性膀胱に用いられる。

4. 膀胱機能障害

これは神経の損傷等によって発生する神経因性膀胱とは異なる。婦人の過敏性膀胱とか心因性膀胱機能障害、幼時の排尿調節機能の確立遅延、老化による機能低下を含めた広い常識的な漢方的考え方を入れた範疇である。これは進み過ぎる時計、遅れる時計などに似ている。

1) 緊張亢進型（過敏膀胱、膀胱神経症）

頻尿、排尿痛、残尿感などの膀胱炎の症状があって、尿は清澄で異常が認められない過敏膀胱のようなもの。

base：桂枝加芍薬湯 or 四逆散

◆桂枝加芍薬湯『傷寒論』
＜組成＞ 桂枝、芍薬、甘草、生姜、大棗
◆四逆散『傷寒論』
＜組成＞ 柴胡、枳実、芍薬、甘草

本症に対しては膀胱や括約筋の緊張や痙攣を緩める芍薬甘草湯を中心に、木香、烏薬、香附子などを配合して治療する。

【合方・加減方】
❶冷えによるとき ⇒ ＋苓姜朮甘湯合当帰芍薬散
◆苓姜朮甘湯合当帰芍薬散
＜組成＞ 茯苓、乾姜、白朮、甘草、当帰、川芎、芍薬、茯苓、沢瀉

新陳代謝が低下している者、冷え症の者、これが外環境の寒冷の作用を受けて発病する場合には手足や腰などが冷える。これらの者は、尿量が多く尿は薄く色も白い。体を温めると症状は軽快し、冷えると症状が悪化する。

このときは芍薬甘草湯に乾姜、肉桂、附子、当帰、茴香、延胡索といった体を温める薬物を配合して治療する。

エキス剤では桂枝加芍薬湯に当帰、乾姜を加えたり、当帰建中湯、当帰芍薬散、苓姜朮甘湯、真武湯などを選び症状に応じて合方する。

このタイプの夜尿症には小建中湯合苓姜朮甘湯を用いて治療する。

❷熱によるとき ⇒ ＋五淋散合猪苓湯　⇒ 膀胱炎、尿道炎 p.396：参照。

もし冷えを伴わず、手足は温かく、尿量は少なく、尿は濃く色が赤く、

口が渇き、顔色も赤く、脈が数である場合には炎症はなくても、利尿薬、鎮痙薬に新陳代謝を落とす消炎解熱薬を配合して方剤をつくる。エキス剤では猪苓湯、五淋散がその代表方剤である。

❸イライラ、緊張感等神経症状強いとき ⇒＋加味逍遙散

◆加味逍遙散『和剤局方』
＜組成＞柴胡、芍薬、甘草、当帰、白朮、茯苓、生姜、薄荷、牡丹皮、山梔子

　泌尿生殖器系は心理的な影響を受けやすい。したがって機能異常には心因性のものが多く合併している。特にイライラ緊張感の強いタイプには柴胡、芍薬、青皮など自律神経鎮静作用のある薬物の配合された加味逍遙散や四逆散が用いられる。そのほか不安、抑うつには、紫蘇葉、香附子、厚朴、薄荷など抗うつ作用のある薬物の配合された香蘇散や分心気飲を用いる。

　また怒りっぽく興奮しやすい者には鎮静作用のある黄連、山梔子などの配合された竜胆瀉肝湯＜一貫堂＞のような処方を用いる。

　ヒステリーの転換反応には、それを抑える作用のある甘草、大棗の配合された甘麦大棗湯を用いる等々、それぞれの症状に応じて処方を応用する。

2）緊張低下型（膀胱アトニー）

　本症は尿線無力、排尿時間の延長、遷延性排尿、二段排尿（膀胱頸部閉塞や膀胱憩室によらない）、余瀝、怒責、起立、腹圧などによる失禁など排尿無力による。

　base：補中益気湯

◆補中益気湯『内外傷弁惑論』
＜組成＞黄耆、人参、白朮、当帰、陳皮、大棗、甘草、柴胡、生姜、升麻

　本症には筋肉の緊張をよくする黄耆、升麻、柴胡、枳実に体力を増強させる人参などを配合して方剤をつくる。代表的なものに補中益気湯や参耆湯がある。このタイプの夜尿症には**参耆湯**（黄耆、人参、升麻、陳皮、白朮、茯苓、当帰、地黄、桂枝、益智、生姜、大棗、甘草）を用いる。

　筋力の低下があり、口渇、咽乾、手足や胸がほてりイライラして、尿は濃く、塩類の析出で混濁するときは、人参、黄耆で筋力を補い黄耆、地骨皮、蓮子で熱を抑え、麦門冬、地骨皮で体内の脱水を抑える。代表処方に**清心蓮子飲**（蓮肉、麦門冬、茯苓、人参、車前子、黄芩、黄耆、地骨皮、甘草）

がある。
【合方・加減方】
❶老人で夜間頻尿、神経反射低下 ⇒＋八味丸
　老人は老化現象のため反射や神経機能が退化する。幼時の排尿調節機構が充分確立するのは3〜4才位である。それが遅れることがある。このように神経機能の悪いのは小児では主に六味丸、老人の多くは八味丸を用いる。いずれも機能低下を補うため補中益気湯と合方する。六味丸や八味丸で下痢や食欲不振を起こす場合には補中益気湯よりも六君子湯を合方する。
❷冷えによるとき ⇒＋苓姜朮甘湯 or 当帰芍薬散など

<4> 生殖器疾患

1. 精巣炎、精巣上体炎、精管精嚢炎、前立腺炎、前立腺周囲炎

> base：竜胆瀉肝湯＜一貫堂＞ or 温清飲合竜胆瀉肝湯＜薛氏＞

◆竜胆瀉肝湯「一貫堂」
<組成>
黄連、黄芩、黄柏、山梔子、当帰、川芎、芍薬、地黄、連翹、薄荷、木通、防風、車前子、竜胆、沢瀉、甘草
<構造>
①黄連、黄芩、黄柏、山梔子、竜胆、(連翹)……消炎作用。
②当帰、川芎、芍薬、地黄(＝四物湯)……止血作用。
③木通、車前子、沢瀉……利尿作用。
④防風、薄荷……解表作用。

　泌尿・生殖器系の慢性炎症に対しては、一般に「一貫堂」の竜胆瀉肝湯をbaseの処方として用いる。竜胆瀉肝湯は黄連解毒湯と四物湯の合方である温清飲をbaseとした処方で、慢性の炎症や、性器出血等に用いられる。竜胆瀉肝湯に肛囲膿瘍とか腸癰に対する大黄牡丹皮湯や騰竜湯を合方して用いると、下焦全般の炎症に対して治療することができる。

【合方・加減方】
❶急性期……発熱、腫脹、局所痛、圧痛または会陰部痛、腰痛、頻尿、排尿障害等あるとき ⇒＋小柴胡湯合黄連解毒湯
　急性期の炎症症状の強いときには小柴胡湯の柴胡、黄芩や黄連解毒湯の黄連、黄芩、黄柏、山梔子などの消炎解熱剤を併用する。
❷尿道より膿汁排出するとき ⇒＋大黄牡丹皮湯加金銀花連翹敗醬根（エキス剤：**大黄牡丹皮湯＋抗生物質 or 抗菌剤**）
　⇒ 内科疾患／虫垂炎 p.228：参照。
◆大黄牡丹皮湯加金銀花連翹敗醬根
<組成> 桃仁、牡丹皮、冬瓜子、大黄、芒硝、金銀花、連翹、敗醬根
<構造>
①大黄、牡丹皮、冬瓜子、金銀花、連翹、敗醬根……抗化膿性炎症。

②桃仁、牡丹皮……血腫、腫瘤、内出血等瘀血を分解吸収する。
③大黄、芒硝……瀉下作用。瀉下により瘀血の排出を助ける。

　前立腺炎、精嚢腺炎等の実質臓器の炎症、卵巣、卵管などの付属器および骨盤内の炎症は漢方的には癰で、しかも内癰である。腸癰と同じように大黄牡丹皮湯、騰竜湯、腸癰湯、薏苡附子敗醬散、五淋散などを用いる。

　化膿菌の感染による多核白血球の集合によって化膿して膿汁等排出するときは、金銀花、連翹、敗醬根といった抗化膿性炎症の薬物、即ち清熱解毒剤を配合する。

❸ 慢性化して再発する者
　　⇒＋大黄牡丹皮湯加蒼朮薏苡仁甘草（＝騰竜湯）合桂枝茯苓丸
　　（エキス剤：**大黄牡丹皮湯合腸癰湯合桂枝茯苓丸**）

　慢性化して再発する者は瘀血症候群であり、騰竜湯合桂枝茯苓丸のような処方を合方して体質改善と称して長期に服用させて治療する。

2. 前立腺肥大症

　⇒ 排泄障害／前立腺肥大症 p.402：参照。

3. 陰嚢水腫（特発性）

　　　base：五苓散合半夏厚朴湯

◆五苓散合半夏厚朴湯
＜組成＞ 桂枝、白朮、茯苓、猪苓、沢瀉、半夏、厚朴、紫蘇葉、生姜
＜構造＞
①白朮、茯苓、猪苓、沢瀉、紫蘇葉、半夏、生姜…利水作用。浮腫を除く。
②桂枝……血管を拡張して利水作用を助ける。
③半夏、厚朴……鎮咳祛痰作用、利水作用。

　五苓散合半夏厚朴湯は利水作用があり、陰嚢水腫に用いられる。半夏厚朴湯の半夏、厚朴は鎮咳祛痰作用があり気管支喘息等に応用される。このほか半夏厚朴湯には利水作用があり、喉頭や声帯の浮腫による嗄声等に用いられる。また、この利水作用を利用して陰嚢水腫を治療する。

§ 耳鼻咽喉科疾患

<1> 感染および炎症性疾患

1. 扁桃炎、扁桃周囲炎、咽頭炎

1) 急性期……発熱、頭痛、咽頭痛(扁桃、咽頭発赤あるとき)

```
  base：駆風解毒湯加桔梗石膏
  エキス剤 ⇒ 葛根湯加桔梗石膏
```

◆駆風解毒湯加桔梗石膏『万病回春』
＜組成＞ 防風、羌活、連翹、荊芥、牛蒡子、甘草、桔梗、石膏
＜構造＞
①防風、荊芥、羌活……発汗解表作用、発熱に伴う表証を治す。
②連翹、牛蒡子、甘草、石膏……消炎解熱作用、抗化膿性炎症。
③桔梗、甘草……祛痰排膿作用。

　駆風解毒湯は『万病回春』咽喉篇にあって痄腮腫痛に用いる方剤とされている。痄腮腫痛とは急性耳下腺炎のことである。本方に桔梗石膏を加えると扁桃、扁桃周囲、咽頭等上部気道とその周辺の炎症性浮腫によく効く。

◆葛根湯加桔梗石膏
＜組成＞ 麻黄、葛根、桂枝、芍薬、生姜、大棗、甘草、桔梗、石膏
＜構造＞
①麻黄、桂枝、葛根……発汗解表作用、発熱に伴う表証を治す。
②石膏……消炎解熱作用。
③桔梗、甘草……祛痰排膿作用。
④生姜、大棗、甘草……健胃作用。

　浅田宗伯の『方函口訣』に「駆風解毒湯原時毒の痄腮腫痛を治す。然れども此症大抵は葛根湯加桔梗石膏にて宜し。若し硬腫久しく散ぜざる者は此方に桔梗石膏を加えて用うべし」とあるように、エキス剤を用いるときは本方で代用できる。

　一般に清熱解毒の金銀花、連翹、芦根などは化膿性炎症に奏効する。石

膏も消炎作用があり、非化膿性、化膿性の炎症に効果がある。葛根湯を化膿性炎症に使用するときには石膏と排膿祛痰作用のある桔梗を加え葛根湯加桔梗石膏として用いる。

本方の清熱剤としての特徴は主として上半身、特に頭部、顔面の急性、慢性の化膿性あるいは非化膿性炎症に奏効することである。

【合方・加減方】

❶胃腸障害があるとき ⇒＋小柴胡湯 or 大柴胡湯

◆小柴胡湯『傷寒論』
＜組成＞ 柴胡、黄芩、半夏、人参、生姜、大棗、甘草

◆大柴胡湯『傷寒論』
＜組成＞ 柴胡、黄芩、半夏、芍薬、枳実、大黄、生姜、大棗

麻黄、葛根で食欲がなくなり、悪心や胃部停滞感を起こす胃の弱い者には小柴胡湯を合方するとよい。葛根湯が適応する状態で悪心があれば半夏を加えた葛根加半夏湯を用いることになっている。このとき、エキス剤では小柴胡湯を合方する。また口が苦い、唾液が粘る、悪心などの胃症状を伴うときにも小柴胡湯を合方する。便秘傾向のときには大柴胡湯を合方する。

❷炎症症状強いとき ⇒＋小柴胡湯合黄連解毒湯

発熱性疾患に対する小柴胡湯の主薬は消炎解熱の柴胡、黄芩である。軽度の炎症には柴胡、黄芩は少量でよい。しかし発熱や炎症が強いときには大量の使用が必要で、更に石膏、知母、黄連、山梔子、竜胆、連翹、金銀花などの消炎作用や消炎解熱作用を持つ清熱薬を加えなければならない。

エキス剤では更に黄連解毒湯（黄連、黄芩、黄柏、山梔子）などを合方する。

2) 慢性咽頭炎

base：清涼散加減

◆清涼散加減『万病回春』
＜組成＞
桔梗、山梔子、連翹、黄芩、防風、枳殻、黄連、当帰、生地黄、甘草、薄荷、山豆根、白芷、灯心草、玄参、牛蒡子、栝呂根、麦門冬、人参、生姜
＜構造＞
①山梔子、黄連、黄芩、玄参、地黄、牛蒡子……消炎解熱作用。

②連翹、山豆根……抗化膿性炎症。
③防風、白芷、薄荷、牛蒡子……発汗解表作用、鎮痛作用。
④桔梗、枳殻、甘草……祛痰排膿作用。
⑤栝呂根、麦門冬、人参……抗脱水作用（潤燥作用）。

　本方は炎症性の咽喉部の疼痛、腫脹に用いられる代表的方剤で潤燥性抗炎症剤として慢性咽頭炎に用いられる。小柴胡湯を合方して急性咽頭炎や扁桃炎、扁桃周囲炎リンパ腺腫、また胃弱者の慢性咽頭炎に用いられる。

3) 慢性反復性扁桃炎

[base：柴胡清肝湯 or 荊芥連翹湯]

　本症は緩解期には著名な症状を認めないことが多い、しかし、しばしば上気道炎反復の原因となり、長く続く咳嗽、微熱、更には病巣感染の原因となり、全身疾患を引き起こす。このため、慢性炎症性疾患を治すのに用いられる温清飲加減の処方である柴胡清肝散や荊芥連翹湯を用いて体質を改善する必要がある。

【合方・加減方】
❶炎症症状強いとき ⇒ ＋桔梗石膏
　石膏は消炎に、桔梗は祛痰排膿に効く。
❷体力のない者 ⇒ ＋補中益気湯
　体力のない者、風邪を引いてすぐに扁桃炎を起こす者に本方を合方して用いる。

2. 耳下腺炎

⇒ 耳鼻咽喉科疾患／扁桃炎、扁桃周囲炎、咽頭炎 p.413、小児科疾患／流行性耳下腺炎 p.293：参照。

[base：駆風解毒湯(加桔梗石膏)　エキス剤 ⇒ 葛根湯加桔梗石膏]

【合方・加減方】
❶腫脹硬く治らないとき ⇒ ＋桔梗石膏
❷胃腸障害 ⇒ ＋小柴胡湯

3. 外耳炎

⇒ 皮膚科疾患／膿皮症(皮膚化膿症)p.385：参照。

base：葛根湯

【合方・加減方】
炎症症状あるとき or 耳痛に ⇒ ＋排膿散及湯 or 桔梗石膏

　本症は外耳道軟骨部皮膚の耳垢腺、皮脂腺の化膿菌の感染によることが多い。初発には葛根湯を用いて発汗解表することで治癒するが、化膿性炎症を伴って耳痛のあるときには排膿散及湯を合方する。

　化膿性炎症の強いときは石膏を用いて消炎し、排膿祛痰作用のある桔梗を加えた桔梗石膏を加えて用いる。

4. 中耳炎

1) 急性期……発熱、鼓膜の発赤、耳痛、膿性耳漏あるとき

base：葛根湯

【合方・加減方】
❶膿性耳漏 ⇒ ＋桔梗石膏

　葛根湯を化膿性炎症に使用するときには、消炎作用があり、非化膿性 or 化膿性炎症を問わず炎症を抑える作用のある石膏と排膿祛痰作用のある桔梗を加えて葛根湯加桔梗石膏として用いる。

　主として上半身特に頭部、顔面の急性、慢性の化膿性あるいは非化膿性炎症によく奏効する。即ち中耳炎、鼻炎、副鼻腔炎、扁桃炎、扁桃周囲炎、眼の炎症、歯齦の化膿性炎症、咽頭炎、上気道炎などに広く用いられる。

❷希薄な膿性耳漏 ⇒ ＋薏苡仁

　葛根湯を化膿性炎症に使用するときは、金銀花、連翹、薏苡仁などを配合してもよい、薏苡仁は薄い膿で量が多いときに、石膏は膿が濃厚なときに用いる。

❸胃腸障害 ⇒ ＋大柴胡湯 or 小柴胡湯

　胃が弱く葛根湯などで食欲がなくなったり、口が苦いなどの症状のあるものは、消炎作用のある柴胡、黄芩と胃薬である半夏、生姜、大棗、甘草

などの配合された大・小柴胡湯を合方して用いる。便秘症の者には瀉下作用のある大黄、枳実の配合された大柴胡湯を合方する。

2) 慢性期

ⓐ 鼓膜穿孔、難聴、耳漏等のあるとき

> base：大・小柴胡湯

【合方・加減方】
❶膿性耳漏 ⇒ ＋桔梗石膏 or 薏苡仁
　炎症が慢性化して膿が濃くなく炎症の強くない者に小柴胡湯加桔梗石膏を用いる。炎症の強いときには大量使用する必要がある。膿が薄く量が多いときは薏苡仁を配合して小柴胡湯加薏苡仁として用いる。
❷膿汁排出不充分のとき ⇒ ＋排膿散及湯
◆排膿散及湯『金匱要略』「吉益東洞方」
＜組成＞ 枳実、芍薬、桔梗、生姜、大棗、甘草
　膿汁排出不充分のときは枳実、桔梗、芍薬といった排膿作用のある薬物の配合された排膿散及湯を用いて排膿して治療する。

ⓑ 膿性、粘液性耳漏が止まらない者

　⇒ 外科疾患／裂肛 p.315、痔瘻 p.319：参照。

> base：千金内托散＋伯州散

> エキス剤 ⇒ 十全大補湯合排膿散及湯＋伯州散

◆千金内托散『万病回春』
＜組成＞
黄耆、人参、当帰、川芎、防風、桔梗、白芷、厚朴、肉桂、甘草
＜構造＞
①黄耆、当帰、川芎、肉桂……膿を醸成して流れ出すようにする(托法)。排膿後に肉芽を新生、増生し、潰瘍を癒合させる(補法)。
②桔梗……祛痰、排膿作用。
③白芷、厚朴、防風……浸潤、浮腫を除き消腫、鎮痛する。
　本方は体力のない治癒力の衰えた慢性中耳炎で膿性または粘液性耳漏が

止まらないときに用いられる。黄耆、人参は消化吸収を亢進して体力や治癒力を亢める。一般に、化膿性炎症を抑えるために、本方に金銀花を加えて用いる。また、伯州散を合方して排膿を促進し、肉芽の増生を盛んにして潰瘍の治癒を促進させる。

◆十全大補湯『和剤局方』
＜組成＞
人参、黄耆、白朮、当帰、茯苓、地黄、川芎、芍薬、肉桂、甘草
＜構造＞
①黄耆、当帰、川芎、肉桂……膿を醸成し肉芽の増殖を促進して潰瘍を治す。
②人参、白朮、茯苓、甘草、黄耆……消化吸収機能を亢めて元気をつける。
③当帰、川芎、芍薬、地黄……老化を防いで栄養を補う（補血作用）。

　本方は体力のない治癒力の衰えた慢性中耳炎で膿性または粘液性耳漏が止まらないときの base の処方として用いられる。

【合方・加減方】
❶排膿不充分のとき ⇒＋排膿散及湯
　本方は枳実、桔梗、芍薬といった排膿作用の薬物が配合されているため排膿の不充分なときに合方して用いる。

❷体力、治癒力の低下しているとき ⇒＋補中益気湯
◆補中益気湯『内外傷弁惑論』
＜組成＞
黄耆、人参、白朮、炙甘草、当帰、陳皮、升麻、柴胡、大棗、生姜
＜構造＞
①黄耆、当帰……肉芽の発育を促進し、潰瘍を治療する。
②黄耆、人参、白朮、炙甘草……消化吸収機能を良くし元気をつける。

　千金内托散や十全大補湯は体力低下を補う意味で黄耆、人参が配合されているが、更に体力、治癒力の低下した者に補中益気湯を合方する。

[C] **再発を繰り返す者**……慢性化要因への対策が必要

　　　base：柴胡清肝湯(小児) or 荊芥連翹湯(成人)

　本症は解毒体質（一貫堂）にみられる中耳炎で反復再発する者である。これには慢性炎症性疾患の体質改善剤として四物湯合黄連解毒湯（＝温清飲）を base とした加減方である柴胡清肝散や荊芥連翹湯を長期に服用して

治療する。

【合方・加減方】
❶膿性耳漏 ⇒＋桔梗石膏 or 薏苡仁
　膿の濃いときは消炎作用の強い石膏を含んだ桔梗石膏を用いる。膿の薄いときは薏苡仁を配合して治療する。
❷胃腸障害 ⇒＋大柴胡湯 or 小柴胡湯
　本方の半夏、生姜は制吐、鎮嘔作用を持ち、人参、半夏、生姜、大棗、炙甘草は消化吸収促進に働く。また、柴胡、甘草は胸脇部の脹った痛みや鈍痛に有効である。更に、柴胡、黄芩は胃腸障害を起こさない消炎解熱薬であるから、本方は軽度の炎症を伴う胃腸疾患に用いられる。
❸瘀血、難治性 ⇒＋桂枝茯苓丸 or 桃核承気湯合大黄牡丹皮湯（便秘症）
　再発を繰り返し難治性の者は瘀血によることがある。これには駆瘀血剤である桂枝茯苓丸や便秘症の者では桃核承気湯合大黄牡丹皮湯を用いて治療する。
❹老人、体力のない者 ⇒＋補中益気湯 or 十全大補湯
　気力、体力の低下した者には黄耆、人参、白朮、炙甘草などの補気薬の配合された補中益気湯や十全大補湯を用いて治癒力を補う。

3) 滲出性中耳炎

ⓐ カゼ、上気道炎に伴う耳管閉塞（耳管狭窄症）

　base：小柴胡湯

【合方・加減方】
❶上気道炎の後起きる者 ⇒＋香蘇散
◆小柴胡湯合香蘇散（＝柴蘇飲）
＜組成＞
柴胡、黄芩、半夏、人参、生姜、大棗、甘草、香附子、紫蘇葉、陳皮
　滲出性中耳炎で初期の発熱とか、カゼの症状があるときは柴蘇飲といって本方を用いる。柴胡、黄芩で炎症を抑え、半夏、生姜、紫蘇葉が利水に働き滲出を抑える。
❷滲出液貯留 ⇒＋苓桂朮甘湯 or 五苓散

◆苓桂朮甘湯『傷寒論』
＜組成＞ 白朮、茯苓、桂枝、甘草
◆五苓散『傷寒論』
＜組成＞ 白朮、茯苓、猪苓、沢瀉、桂枝

　滲出液の貯留するものには白朮、茯苓、猪苓、沢瀉といった利水作用のある薬物と、血行を良くして利水作用を助ける働きのある桂枝とを配合した苓桂朮甘湯や五苓散を合方する。

b 扁桃腺、アデノイド肥大があって滲出性症状再発を繰り返す者

[base：柴胡清肝散合小柴胡湯]

　扁桃腺、アデノイド肥大があって滲出性症状再発を繰り返す者は解毒体質の小児に多い。解毒体質改善のために柴胡清肝散を用いる。一般に小柴胡湯を合方すると胃腸障害を起こしにくく、またカゼの予防としても効果がある。

【合方・加減方】
難治性の者 ⇒ ＋桂枝茯苓丸 or 桃核承気湯合大黄牡丹皮湯（便秘症）

　慢性難治性で増殖性炎症を伴い、耳管狭窄を来したものは瘀血症候群であるから、桃仁、牡丹皮など、駆瘀血薬の配合された桂枝茯苓丸や桃核承気湯合大黄牡丹皮湯を合方し、長期に服用させて治療する。

c アレルギー性

　⇒ 鼻炎／アレルギー性鼻炎 p.422：参照。
　現在最も多くみられる type である。

[base：小青竜湯]

【合方・加減方】
❶**寒証型 ⇒ ＋麻黄附子細辛湯 or 苓甘姜味辛夏仁湯**

　アレルギー性の滲出性中耳炎寒証型には小青竜湯合麻黄附子細辛湯がよく効く。麻黄、細辛、附子に抗アレルギー作用があるためである。滲出液の貯留に対しては茯苓、五味子、桂枝などの含まれる苓桂味甘湯がよく効くがエキス剤では苓甘姜味辛夏仁湯で代用する。

❷**熱証型 ⇒ ＋麻杏甘石湯**

◆麻杏甘石湯『傷寒論』

＜組成＞麻黄、石膏、杏仁、甘草

　滲出性の炎症に麻黄、石膏の組み合わさった麻杏甘石湯を用いて滲出液の貯留を除くのに用いられる。麻黄、石膏には消炎作用と利水作用があり、滲出液が多量に溜まったものに本方を用いる。

5．鼻炎

1）急性鼻炎

> base：葛根湯加辛夷川芎

◆葛根湯加辛夷川芎「本朝経験方」
＜組成＞
葛根、桂枝、麻黄、芍薬、生姜、大棗、甘草、辛夷、川芎
＜構造＞
①麻黄、桂枝……発汗解表作用、鎮痛作用。
②芍薬、甘草、葛根……鎮痙鎮痛作用。葛根に消炎解表作用がある。
③川芎……排膿作用。頭痛を止める作用（鎮痛作用）。
④辛夷……鼻粘膜の炎症性浮腫を消退させて鼻閉を緩解する。
⑤生姜、大棗、甘草……健胃作用。

　急性鼻炎や急性期の副鼻腔炎にはbaseの処方として葛根湯加辛夷川芎を用いる。本方は辛夷が鼻粘膜の炎症性浮腫を消退させて鼻閉を緩解させ、川芎が排膿作用と頭痛を止める作用を持ち、鼻閉、頭痛に効果がある。

【合方・加減方】
❶粘液性鼻漏 ⇒ ＋桔梗石膏
　膿性鼻汁が多量に出るときには、一般には葛根湯加辛夷川芎に桔梗石膏を加えて用いる。大便が硬いとき、便秘を伴うときには大黄を加えて用いる。大黄と川芎とを組み合わせると芎黄散で、人体上部ことに頭部顔面の炎症が強いときに、大便の硬軟、便秘に関係なく配合して治療する。一般に急性期に膿が鼻腔に出る場合、とにかく一度膿を出すということが重要である。

❷水様性鼻漏 ⇒ ＋薏苡仁
　膿が薄く量が多いときは、薏苡仁を配合して治療する。

2) 慢性鼻炎

[base：荊芥連翹湯]

慢性炎症性疾患に対しては一般に、四物湯と黄連解毒湯の合方である温清飲を base の処方として治療する。慢性鼻炎は解毒体質の者に多くみられ、これに対して解毒体質の体質改善剤である温清飲を base に含む荊芥連翹湯を用いて長期に服用させ治療する。

【合方・加減方】

❶粘膜の腫脹、肥厚（肥厚性鼻炎）
　⇒＋桂枝茯苓丸 or 桃核承気湯合大黄牡丹皮湯（便秘症）

慢性鼻炎で鼻粘膜が腫脹、肥厚して鼻閉が生じて嗅覚がなくなり肥厚性鼻炎を呈したら、粘膜下の結合組織の増殖が主な病態であるから、増殖性炎症を抑えるために、生地黄、牡丹皮、玄参などの清熱涼血薬と桃仁、紅花、蘇木などの駆瘀血薬とを配合した処方で治療する必要がある。エキス剤では桂枝茯苓丸や便秘傾向の者は桃核承気湯合大黄牡丹皮湯を用いる。

❷うっ血性鼻炎 ⇒＋桂枝茯苓丸合四物湯

うっ血性鼻炎で鼻粘膜が紫色で平滑なときは、活血薬の当帰、川芎と駆瘀血薬の桃仁、紅花、蘇木などとを配合した桃紅四物湯（当帰、川芎、芍薬、地黄、桃仁、紅花）や桂枝茯苓丸合四物湯を合方し、活血祛瘀によりうっ血を除いて治療する必要がある。

3) アレルギー性鼻炎

[base：小青竜湯]

【合方・加減方】

❶くしゃみ、鼻水、鼻粘膜蒼白（寒証型）
　⇒＋麻黄附子細辛湯（＝麻黄、附子、細辛）or 附子末

◆小青竜湯加附子（or 小青竜湯合麻黄附子細辛湯）

＜組成＞ 麻黄、桂枝、芍薬、細辛、乾姜、五味子、半夏、甘草、附子
＜構造＞
①麻黄、桂枝、細辛……発汗解表作用、利水作用、抗アレルギー作用（体の表を温める作用：温経作用）。
②麻黄、細辛、附子……抗アレルギー作用、利水作用。

③麻黄、半夏、五味子……鎮咳祛痰作用。麻黄に気管支拡張作用がある。
④乾姜、甘草……体の内部を温める作用(温裏作用、温肺作用)。
⑤半夏、乾姜、甘草……鎮嘔、健胃作用。

　一般にアレルギー性鼻炎の者はくしゃみ、鼻水が出て、鼻粘膜蒼白の寒証型の者が多い。これには小青竜湯加附子、小青竜湯合麻黄附子細辛湯がよく奏効する。乾姜、桂枝、細辛、附子に体を温める作用があり、鼻〜気道の寒証に、くしゃみ、鼻水など、アレルギー症状に用いてよく効く。

　麻黄附子細辛湯は「少陰病、脈微細、ただ寝んと欲す」などに用いるといわれるが、臨床上最もよく使用するのはくしゃみ、鼻水の出る感冒やアレルギー性鼻炎である。虚実や体格などに関係なく非常によく奏効する。

　麻黄附子細辛湯単方では胃薬の配合が無い。小青竜湯には半夏、乾姜、甘草などの鎮嘔、健胃薬が配合されているため長期に服用させる場合は小青竜湯加附子や小青竜湯合麻黄附子細辛湯を用いる方がよい。

　アレルギー性鼻炎の発作時には小青竜湯加附子(3〜5g)を温かいお湯で頓用させる。5〜15分で薬が効いてくる。約4時間有効である。薬効が切れてまた発作が起きたら頓用させる。発作を抑えるのに1回2.5gを1日3回服用させても意味がない。

❷鼻閉、鼻粘膜発赤、腫脹(熱証型)⇒＋麻杏甘石湯

◆麻杏甘石湯『傷寒論』
＜組成＞ 麻黄、石膏、杏仁、甘草

　アレルギー性鼻炎も発病当初は、クシャミ、鼻水、涙が噴き出す症状(寒証型)で始まることが多いが、長く治らないと分泌物は少なくなり、粘膜が浮腫状に赤く腫れて鼻閉を訴えるようになる(熱証型)。

　麻黄附子細辛湯はクシャミ、鼻水で始まる寒証型によく効く。クシャミ、鼻水は寒い風に当たるとかクーラーで冷えた部屋に居ると増悪し、温まると軽くなる。反対に鼻閉を訴える熱証型は温かい部屋に入るとか、寝て布団を覆い体が温まると症状が強くなり、冷たい空気を吸うと軽くなる。

　この熱証型は麻杏甘石湯がよく効く。麻黄、石膏に炎症性の浮腫を治す作用(消炎利水作用)があるためである。実際の臨床ではこの熱証型は少なく、寒熱混合型となることが多い。このため小青竜湯と麻杏甘石湯を合方して用いることが多い。

3）体質改善

[base：当帰芍薬散合補中益気湯]

アレルギー性鼻炎を起こしてくる者は、甘味料の摂り過ぎにより体に水滞と冷えを伴うことが多い。当帰芍薬散（当帰、川芎、芍薬、白朮、茯苓、沢瀉）を用いてこの水滞と冷えを除くことが必要である。当帰、川芎は血行を良くして体の体表部を温めて冷え症を治し、白朮、茯苓、沢瀉は利尿作用があり、体内の過剰な水分を尿に排出して水滞（浮腫）を治す。

補中益気湯（人参、黄耆、白朮、当帰、陳皮、柴胡、升麻、炙甘草、生姜、大棗）は黄耆、人参、白朮、炙甘草といった補気薬が消化吸収機能を亢めてエネルギー代謝を改善し、更にアレルギーに対する免疫異常を改善する作用があると考えられている。

このため、アレルギー性鼻炎を起こしやすい者に対しては、普段から果物、ジュース、ビール等（甘味料）の摂取を控えさせ、当帰芍薬散合補中益気湯を長期に服用させて体質改善を図る必要がある。

6．慢性副鼻腔炎

1）蓄膿型（鼻漏型）

⇒ 鼻炎／急性鼻炎 p.421：参照。

[base：葛根湯加辛夷川芎＋桔梗石膏]

一般に、膿が鼻腔に出る者や蓄膿型は、とにかく一度膿を出してやるということが重要であり、それに上記処方を用いる。

2）ポリープ型（鼻閉型）

[base：辛夷清肺湯]

◆辛夷清肺湯『外科正宗』
＜組成＞
辛夷、枇杷葉、知母、百合、黄芩、山梔子、麦門冬、石膏、升麻、甘草
＜構造＞
①知母、石膏、山梔子、升麻、枇杷葉……消炎解熱作用（清熱）。
②百合、麦門冬……潤燥滋潤。

③辛夷……鼻粘膜の炎症性浮腫を消退させて鼻閉を緩解する。

　本方は、炎症が強くて鼻閉のあるときに用いる。鼻漏で膿が主になってはいない、鼻閉と頭痛や鼻の疼痛が主症状の者に用いる。

　本方は、葛根湯などを使う状態よりも、全身局所ともに炎症症状が強い副鼻腔炎で、強い発赤、充血、疼痛、腫脹がある場合に用いる。膿も濃厚で粘稠のものに用いる。

　辛夷は鼻閉を治療する目的で用いられる。石膏、知母、黄芩、山梔子、升麻、枇杷葉といった清熱の薬物と辛夷の組み合わせをbaseとして百合、麦門冬といった潤燥、つまり滋潤する薬物を配合した処方である。

【合方・加減方】
難治の者 ⇒＋桂枝茯苓丸 or 桃核承気湯合大黄牡丹皮湯（便秘症）

　本症は増殖性の炎症を伴って鼻粘膜の肥厚を来たすことが多く、これは瘀血であるとの判断から桂枝茯苓丸や桃核承気湯合大黄牡丹皮湯を用いて治療する。

3) 体質改善

　⇒ 鼻炎／慢性鼻炎 p. 422：参照。

　　base：荊芥連翹湯

　慢性副鼻腔炎は膿が鼻腔に出る場合はとにかく一度、葛根湯加辛夷川芎に桔梗石膏を加えて膿を出して、好転した時期に本方を長期に服用させて体質を改善し、再発を予防する。

　本方は、慢性炎症を治す作用のある温清飲をbaseとした処方であり、耳、鼻、咽喉などの慢性炎症性疾患の体質改善に用いられる。

【合方・加減方】
❶再発を繰り返す者 ⇒＋葛根湯加辛夷川芎合桂枝茯苓丸

　再発を繰り返して鼻閉や鼻漏などの症状ある者には、葛根湯加辛夷川芎のような処方を用いて、鼻閉や頭痛や膿を止めてから体質改善と称し荊芥連翹湯を飲ませて治療する。

　慢性化して増殖性炎症を伴い鼻粘膜の肥厚を来たす者には、清熱涼血薬の玄参、地黄、牡丹皮などを用いて消炎止血し、更に駆瘀血薬の桃仁、紅花、蘇木、当帰尾などを用いて粘膜の増殖、肥厚、繊維化を抑えて治療する。この意味で桃仁、牡丹皮の配合された桂枝茯苓丸を用いて治療する。

❷**体力低下、正気の虚した者 ⇒＋補中益気湯**

　食欲がない、元気がないなど、気力、体力の低下があり、カゼを引きやすいなどの者は、補気薬の黄耆、人参、白朮、炙甘草などの配合された補中益気湯を合方して消化吸収機能を亢進し、病気に対する抵抗力を亢めて治療する必要がある。

⟨2⟩ その他の耳鼻咽喉科疾患

1．鼻出血

1)急性期(特発性)

```
base：加味犀角地黄湯
```
```
エキス剤 ⇒ 三黄瀉心湯 or 黄連解毒湯(冷服させる)
```

◆加味犀角地黄湯
<組成> 犀角、地黄、赤芍、牡丹皮、黄連、黄芩、当帰、(茅根)
<構造>
①犀角、地黄、牡丹皮、茅根……止血作用、消炎作用(清熱涼血止血)。主に静脈性の出血を止める。
②黄連、黄芩……充血性炎症を抑制して止血する。主に動脈性の出血を止める。
③当帰、赤芍、地黄……補血作用、止血作用。
④牡丹皮、赤芍……駆瘀血作用。

　本方の主治に「上焦の火盛にして、口舌に瘡を生じ、発熱或いは血熱妄行による吐血、衄血、咳血、下血等の症を治す」とある。清熱涼血止血の方剤であり、血熱の実熱の出血に幅広く用いられる。
　犀角地黄湯(犀角、地黄、赤芍、牡丹皮)を一種の止血剤として応用するとき、熱病の出血ではないので犀角は除いて、生地黄、牡丹皮、赤芍を止血薬として用いる。それに、三黄瀉心湯(黄連、黄芩、大黄)や黄連解毒湯(黄連、黄芩、黄柏、山梔子)のような動脈性の出血を抑える作用のある薬物や処方を合方して加味犀角地黄湯として用いる。例えば、内出血等の場合には出血した血液が瘀血になって留滞するので、清熱涼血薬だけで止血すると後に瘀血が残るため、牡丹皮、赤芍などの活血化瘀の作用のある薬物を用いて止血すると同時に散瘀して治療する。
　つまり、犀角地黄湯は清熱涼血止血と活血化瘀の両方の作用がある。エキス剤でこれに類似した処方を作ろうとすれば温清飲合桂枝茯苓丸となる。

◆三黄瀉心湯『金匱要略』
＜組成＞ 黄連、黄芩、大黄
◆黄連解毒湯『外台秘要』
＜組成＞ 黄連、黄芩、黄柏、山梔子

　黄連、黄芩は共に清熱瀉火の作用があり、気分の実熱に用いられる。しかし、清熱解毒の作用もあり、燥かす性質があるため湿熱に用いられる。黄連は鎮静作用があり、中枢的に血管を収縮させて止血する作用があると考えられる。末梢の血管が拡張充血して出血するときによく効く。大黄も血分の熱を瀉し、三者共に血熱の出血に用いる。

　黄連解毒湯、三黄瀉心湯は共に止血作用がある。ただし適応する出血状態は鮮紅色、大量で勢いよく出るもので動脈性の出血と考えられる。また出血はしても貧血を呈することは少なく脈にも力がある。怒ったり興奮していることも多く、飲酒を好む（酒客）ことによる出血もこの状況を呈することが多い。

　三黄瀉心湯は吐血、鼻出血など上部の出血に、黄連解毒湯は下血、血尿など下部の出血に用いる習慣がある。いずれも冷やして服用させる。

【合方・加減】
❶急性で止まらぬとき ⇒＋桃核承気湯
◆桃核承気湯『傷寒論』
＜組成＞ 桃仁、桂枝、甘草、芒硝、大黄

　急性で出血の止まらないときは静脈性のうっ血によることが多い。このときに桃核承気湯を用いる。本方は桃仁の破血逐瘀の作用が主役で、桂枝の作用を借りて活血的、即ち血流を良くしてうっ血を除くと同時に、出血させ瀉血してうっ血を除く破血逐瘀の作用を利用する。大黄は破血された血を逐う助けをし、桂枝は血流を良くしてこれを助ける。芒硝は大黄を助けて瀉下作用を、甘草は諸薬の峻を抑えてこれを和す。

❷反復性の出血 ⇒＋芎帰膠艾湯
◆芎帰膠艾湯『金匱要略』
＜組成＞ 当帰、川芎、芍薬、地黄、阿膠、艾葉、甘草

　反復性の出血には血虚の止血剤の代表である芎帰膠艾湯を合方して用いる。本方は、四物湯に阿膠、艾葉といった止血作用のある薬物が加わった処方であり、血虚の出血いかんにかかわらず、あらゆる出血（瘀血以外）に

盲目的に用いて有効である。黄連解毒湯系の薬物が血管収縮に働いて止血するのに対して、四物湯系の薬物は凝固系に働いてそのメカニズムを改善して止血すると考えられる。

2）再発するもの……小児の反復性出血の予防と治療

[base：柴胡清肝湯合桂枝茯苓丸]

子供の反復性の出血に対して、止血作用のある四物湯と黄連解毒湯を合方した温清飲の配合された柴胡清肝湯を用い、体質改善といって長期に服用させる。子供の鼻出血は血熱（充血性）による出血が主となるため黄連解毒湯単独で有効であるが、体質改善といって長期に服用させるために四物湯の加わった柴胡清肝湯のような穏やかな処方を用いる。

長期に出血を繰り返すときには静脈性のうっ血を伴ってくることが多いので、駆瘀血剤である桂枝茯苓丸のような処方でうっ血を除いて止血する。

3）月経時の代償出血

[base：温清飲合桂枝茯苓丸]

温清飲の中の四物湯（当帰、川芎、芍薬、地黄）の赤芍、生地黄が主として凝固系の方に作用して止血するのに対して、黄連解毒湯（黄連、黄芩、黄柏、山梔子）の黄連、黄芩、山梔子は血管を収縮して止血すると考えられる。

また月経時の代償出血は瘀血を伴っていると考えられるので、駆瘀血剤の桂枝茯苓丸を合方して用いる。

【合方・加減方】
体質改善 or 予防 ⇒ ＋加味逍遙散 or 小柴胡湯合四物湯
◆加味逍遙散『和剤局方』
＜組成＞
柴胡、芍薬、当帰、白朮、茯苓、生姜、甘草、薄荷、牡丹皮、山梔子
◆小柴胡湯合四物湯
＜組成＞
柴胡、黄芩、半夏、人参、生姜、大棗、甘草、当帰、川芎、芍薬、地黄

月経時の代償出血を起こす者に対して、柴胡、芍薬、甘草といった精神的 stress を緩解し、自律神経の機能を調整する作用のある薬物と、当帰、

川芎、芍薬、地黄といった下垂体、卵巣、子宮系に作用して月経障害を調整する作用のある薬物、更に、山梔子、牡丹皮、地黄などの清熱止血作用のある薬物とを配合した加味逍遙散 or 小柴胡湯合四物湯のような処方が体質改善、あるいは予防の目的で用いられる。

2. 乳児の鼻閉塞

base：麻黄湯

◆麻黄湯『傷寒論』
＜組成＞ 麻黄、杏仁、桂枝、甘草
＜構造＞
①麻黄、甘草、杏仁……利水作用。身体の浮腫、関節の水腫、気道粘膜の浮腫、痰、鼻粘膜の浮腫を除く。
②麻黄、桂枝……発汗解表作用。

　本方は乳児の鼻塞で乳が呑めないときに服ますと一服で通って乳を飲むことができるようになる。気道や鼻粘膜の充血の強くないものは本方でよいが、充血発赤の強いときは麻杏甘石湯を用いる。

3. 嗄声、失声

base：小柴胡湯

◆小柴胡湯『傷寒論』
＜組成＞ 柴胡、黄芩、半夏、人参、生姜、大棗、甘草

　本症は急性または慢性の喉頭炎が原因疾患となることが多い。小柴胡湯の柴胡、黄芩に消炎作用があり、喉頭炎に有効に作用すると考えられる。

【合方・加減方】
❶声帯の浮腫による者 ⇒ ＋半夏厚朴湯
◆半夏厚朴湯『金匱要略』
＜組成＞ 半夏、厚朴、紫蘇葉、茯苓、生姜

　本方の半夏、茯苓、生姜、紫蘇葉、厚朴に利水作用があり、声帯の浮腫を治す。嗄声、失声は声帯の浮腫を伴うことが多く、半夏厚朴湯を合方して用いて有効なことが多い。

❷声帯の炎症 ⇒＋小陥胸湯合排膿散及湯

◆柴陥湯合排膿散及湯
＜組成＞
柴胡、黄芩、半夏、人参、生姜、大棗、甘草、黄連、栝呂仁、枳実、芍薬、桔梗
＜構造＞
①柴胡、黄芩、黄連、栝呂仁……消炎解熱作用。
②桔梗、枳実、栝呂仁……祛痰排膿作用。
③半夏、生姜……鎮嘔、制吐作用、鎮咳作用。
④生姜、大棗、甘草、人参……健胃作用。

　声帯粘膜の発赤、腫脹、喉頭部の熱感、瘙痒感など炎症症状の強いときには小柴胡湯に小陥胸湯（黄連、栝呂仁、半夏）を合方した柴陥湯を用いる。黄連、栝呂仁には抗炎症作用がある。更に排膿散及湯を合方すると小柴胡湯に桔梗、枳実、栝呂仁という祛痰排膿の薬物を加味したことになり化膿性炎症を抑えるのに有効である。

　炎症が強く疼痛のあるときは排膿散及湯の代わりに桔梗石膏を加えて用いる。

❸咳嗽による ⇒＋麦門冬湯加桔梗玄参紫苑（エキス剤：麦門冬湯）

◆麦門冬湯加桔梗玄参紫苑
＜組成＞ 麦門冬、半夏、人参、甘草、粳米、大棗、桔梗、玄参、紫苑
＜構造＞
①半夏……鎮咳作用、鎮嘔作用。
②桔梗、紫苑……祛痰作用。
③麦門冬、人参、甘草、粳米、大棗……滋潤作用。気道を潤す作用。
④玄参……消炎作用、潤燥作用。

　咳嗽の続発によって本症を来たすものは本方を用いる。麦門冬湯は半夏が多量に入った止咳薬である。痰が少量で切れにくく、体内も潤いがないから咳込むという者に麦門冬、粳米、人参、甘草を加えて潤すようにした処方である。痰が多くてゴロゴロいうときの咳には使わない。

　炎症に伴う咳の場合には消炎作用のある薬物である竹葉、石膏を加えた**竹葉石膏湯**のような処方として用いる。エキス剤ならば**麦門冬湯加桔梗石膏** or **麦門冬湯合白虎加人参湯**を用いる。

半夏は鎮咳作用を目的に組み込まれており、残りの薬物が潤燥の作用があるから痰の切れにくい咳に用いる方剤である。潤燥薬は半夏の燥性を抑える意味で配合されているとも考えられる。本方は麦門冬湯に祛痰作用の桔梗、紫苑と消炎作用の玄参を加えた処方である。

4．咽喉頭異常感症（咽中炙臠）

[base：半夏厚朴湯]
◆半夏厚朴湯『金匱要略』
＜組成＞ 半夏、厚朴、紫蘇葉、茯苓、生姜

本症は食道の一部の痙攣性収縮によると考えられる。本方の厚朴に、食道から直腸までの消化管に対して緊張や痙攣を弛める作用がある（鎮痙作用）。また本症は心因性傾向が強い機能的疾患で、一種の食道の機能異常であるため、向精神作用のある半夏、紫蘇葉、厚朴、茯苓などを配合した半夏厚朴湯が用いられる。
⇒ 内科疾患／消化器疾患／咽喉頭異常症 p.201：参照。

5．眩 暈

⇒ 内科疾患／自律神経疾患 or 機能異常疾患／めまい p.274：参照。
[base：苓桂朮甘湯 or 半夏白朮天麻湯]
【合方・加減方】
❶メニエール病 ⇒＋防風通聖散去麻黄芒硝加菊花縮砂
❷高血圧症、脳動脈硬化症 ⇒＋釣藤散

眩暈は大きく二つに別けられる。

1)平衡障害……回転性、浮動性

ⓐ中枢性……脳腫瘍、脳出血、脊髄小脳変性症等
ⓑ内耳性……メニエール病、良性発作性頭位眩暈症
　①メニエール病……内リンパ水腫

回転性眩暈、耳鳴、難聴、発作性で反復する。発作は 30 分～半日位続く。発作時は**苓桂朮甘湯、沢瀉湯、五苓散、当帰芍薬散**などの利水剤を用いる。非発作時は防風通聖散去麻黄芒硝加菊花縮砂を長期に服用して治療する。

②良性発作性頭位眩暈症

ある頭位をとったときにめまいが起きる。耳鳴、難聴など蝸牛角症状はない。

base：苓桂朮甘湯 or 半夏白朮天麻湯

2) 循環障害

ⓐ 頚性眩暈

base：苓桂朮甘湯

ⓑ 起立性調節障害

base：苓桂朮甘湯

ⓒ 脳循環障害…高血圧、脳動脈硬化によるもの

base：釣藤散

6. 鼾（いびき）、無呼吸発作（気道閉塞型）

base：補中益気湯合半夏厚朴湯

◆補中益気湯『内外傷弁惑論』

＜組成＞ 黄耆、人参、白朮、炙甘草、当帰、陳皮、升麻、柴胡、大棗、生姜

◆半夏厚朴湯『金匱要略』

＜組成＞ 半夏、厚朴、茯苓、紫蘇葉、生姜

補中益気湯の柴胡、升麻の升提作用により、舌沈下を改善し、半夏厚朴湯の利水作用により、舌および気道粘膜の浮腫を除く。

§ 眼科疾患

1. 麦粒腫

> base：荊防敗毒散 エキス剤 ⇒ 十味敗毒湯

◆荊防敗毒散『万病回春』
＜組成＞
防風、荊芥、羌活、独活、柴胡、前胡、薄荷、連翹、桔梗、枳殻、川芎、茯苓、金銀花、甘草、生姜
＜構造＞
①防風、荊芥、独活、羌活、柴胡、前胡、薄荷、川芎、生姜……発汗解表作用。脈浮、表証の時期に用いて癰腫が化膿しないうちに消散させる。
②金銀花、連翹……化膿性炎症を抑える。炎症を限局し、縮小させる。
③桔梗、枳殻、生姜、甘草、前胡……祛痰排膿作用。
④独活、羌活、茯苓……利湿作用。

　本方は癰、疔、発背などの皮膚化膿症、乳腺炎等に用いる薬方で、その主治が傷寒に似て、悪寒、発熱、脈浮、頭痛、項部や肩のこりなど表証があるものの発病1～2日から4～5日位でまだ局所が充分化膿しない時期に用いる方剤である。1～2剤で病勢が衰え、軽症のものは化膿せずに消散する。

◆十味敗毒湯『勿誤薬室方函』
＜組成＞
柴胡、桔梗、防風、川芎、桜皮、茯苓、独活、荊芥、甘草、生姜
＜構造＞
①荊芥、防風、独活、川芎、生姜……発汗解表作用。
②柴胡、桜皮……消炎解熱作用。
③桔梗、甘草、桜皮……祛痰排膿作用。
④独活、茯苓……利湿作用。

　本方は荊防敗毒散が原方であると考えられる。いずれも敗毒を目的として作られた処方である。

「敗毒法」はまだ初期で炎症と腫脹が認められ、硬結や浸潤はあるが、まだ膿瘍をつくっていない時期に、主として発汗薬を中心に発汗療法によって化膿させずに消散させる治療法である。このとき、抗生物質を併用すると非常に有効である。

【合方・加減方】

❶初期、眼瞼に発赤、腫脹、疼痛、異物感等あるとき ⇒＋葛根湯

◆葛根湯『傷寒論』

＜組成＞ 麻黄、桂枝、葛根、芍薬、生姜、大棗、甘草

　発熱、悪寒など表証を伴うときは、麻黄、桂枝などの辛温解表薬を含む辛温解表剤である葛根湯を合方して発表してやるほうが効果がよい。

❷膿瘍を形成したとき ⇒＋排膿散及湯

◆排膿散及湯『金匱要略』「吉益東洞方」

＜組成＞ 桔梗、枳実、芍薬、生姜、大棗、甘草

　膿瘍を形成したときには排膿作用のある桔梗、枳実、芍薬の配合された本方を合方して強力に排膿を促す。

❸再発を繰り返すとき ⇒＋荊芥連翹湯合桂枝茯苓丸

　再発を繰り返すものは解毒体質（一貫堂）の者に多く、これは慢性炎症性疾患を起こしやすい体質の者であるから、慢性炎症を治す作用のある温清飲の配合された荊芥連翹湯で体質を改善する必要がある。

　また慢性炎症性疾患は増殖性炎症を伴って起こってくるので、増殖性炎症を抑える作用のある生地黄、牡丹皮、玄参などの清熱涼血薬と桃仁、紅花、蘇木、当帰尾の駆瘀血薬とを合わせた桂枝茯苓丸（＝桂枝、茯苓、桃仁、牡丹皮、芍薬）のような処方を合方して治療する。便秘傾向の者には更に大黄を加えて用いる。

2. 霰粒腫

　base：排膿散及湯合桂枝茯苓丸

　本症は眼板内のマイボーム腺の非細菌性の慢性肉芽腫性炎症である。排膿散及湯は膿を外へ排出する作用のほかに、浮腫、浸潤、硬結を消散させる作用があり、本症に有効である。また慢性肉芽腫性炎症は瘀血症候群であり、桂枝茯苓丸が適合する。尚、便秘傾向の者には更に大黄末を加え

て用いる。

3. 眼瞼縁炎

> base：十味敗毒湯合排膿散及湯

　本症は眼瞼縁に沿って限局する皮膚炎で、睫毛根部の感染による慢性炎症や脂漏性湿疹等による。麦粒腫と同様十味敗毒湯が有効で、小膿疱を形成したり、眼脂を伴うものは排膿散及湯を合方する。

4. 結膜炎

1) 急性炎症初期……結膜充血、眼瞼腫脹、眼脂の分泌あるとき

> base：葛根湯 or 大青竜湯

◆葛根湯『傷寒論』
＜組成＞ 麻黄、桂枝、葛根、芍薬、生姜、大棗、甘草
＜構造＞
①麻黄、桂枝……発汗解表作用、鎮痛作用。
②葛根、芍薬、甘草……鎮痙鎮痛作用。
③生姜、大棗、甘草……健胃作用。
　発病初期で悪寒、無汗の状態で項背部がこわばるなどの表証のある時期には、麻黄、桂枝などの辛温解表薬から成る辛温解表剤の葛根湯を用い発汗解表して治療する。
◆大青竜湯『傷寒論』
＜組成＞ 麻黄、桂枝、甘草、杏仁、生姜、大棗、石膏
＜構造＞
①麻黄、桂枝……発汗解表作用。
②麻黄、石膏、杏仁……消炎利水作用。滲出性炎症を治す。
③石膏……消炎解熱作用。
④生姜、大棗、甘草……健胃作用。
　もし、悪寒がなく熱感のみの表熱の時期になれば葛根湯に石膏を加えて辛涼解表剤として使用する。エキス剤では多くは葛根湯加桔梗石膏として

使用する。大青竜湯も同様の方意があり、炎症症状が強くなって眼脂分泌のある時期に用いられる。

2）急性炎症中期……結膜充血

ⓐまぶしさ、流涙あるとき（結膜充血）

   base：苓桂朮甘湯加黄連細辛車前子（＝明朗飲）
   エキス剤 ⇒ 苓桂朮甘湯合麻黄附子細辛湯加黄連末

◆苓桂朮甘湯加黄連細辛車前子
＜組成＞ 桂枝、茯苓、白朮、甘草、黄連、細辛、車前子
＜構造＞
①茯苓、白朮、細辛、車前子……利水作用により浮腫、流涙を抑える。
②黄連……眼の充血、疼痛を治す（消炎、鎮痛作用）。
③細辛、桂枝……涙の分泌を抑え、眼痛を和らげる。抗アレルギー作用。
　本方は結膜炎に伴う炎症性の浮腫を治す。

ⓑ眼瞼腫脹が著しいとき（結膜充血）

   base：三黄瀉心湯加細辛車前子甘草（＝排雲湯）
   or 三黄瀉心湯合麻黄附子細辛湯

◆三黄瀉心湯加細辛車前子甘草
＜組成＞ 黄連、黄芩、大黄、細辛、車前子、甘草
＜構造＞
①黄連、黄芩、大黄、細辛……消炎作用。鎮静作用。眼の充血を抑える。
②細辛、車前子……利水作用。浮腫を治す。

　結膜炎による充血性炎症の強いときは、黄連、黄芩、大黄等を用いて強力に消炎する。細辛は眼の充血、疼痛、浮腫を治す作用があり、車前子は利水作用に働く。以上の働きにより本方は炎症性の浮腫（眼瞼腫脹）が著しいときに用いられる。

3）慢性期……眼脂の分泌がある

   base：洗肝明目散　エキス剤 ⇒ 竜胆瀉肝湯＜一貫堂＞ or 温清飲

◆洗肝明目散『万病回春』

<組成>
当帰、川芎、芍薬、地黄、黄連、黄芩、山梔子、石膏、連翹、防風、荊芥、薄荷、羌活、蔓荊子、菊花、蒺藜子、桔梗、決明子、甘草
<構造>
①当帰、川芎、芍薬、地黄、黄連、黄芩、山梔子……消炎止血作用。慢性炎症を治す作用。
②連翹、石膏……化膿性炎症を治す作用。
③荊芥、防風、羌活、蔓荊子、菊花、蒺藜子、薄荷、決明子……祛風作用。眼の炎症に伴う涙の分泌を抑える作用。頭痛、眼痛を治す。
④桔梗、甘草……祛痰排膿作用。

　本方は眼科の代表的消炎剤で、慢性の炎症性眼疾患の base の処方として用いられる。本方は温清飲に石膏、連翹といった清熱薬を配合して化膿性炎症を抑えるようにしてある。更に、羌活、蔓荊子、菊花、蒺藜子、薄荷、決明子などの祛風熱と退翳、洗肝明目の薬物を加えて頭痛、眼痛、羞明、流涙、混濁等を除くようにしてある。

4) 咽頭結膜熱

　高熱、咽頭粘膜発赤、咽頭痛、結膜充血等がみられる。

　　base：銀翹散　エキス剤 ⇒ 葛根湯加桔梗石膏
　　or 大青竜湯　エキス剤 ⇒ 麻杏甘石湯合麻黄湯

◆銀翹散『温病条弁』
<組成>
金銀花、連翹、薄荷、淡豆鼓、荊芥、淡竹葉、芦根、牛蒡子、桔梗、甘草
<構造>
①薄荷、荊芥、淡豆鼓、牛蒡子……消炎解熱作用、発汗解熱作用（辛涼解表）。表熱証には発汗力の弱い消炎作用のある薬物を用いる。
②金銀花、連翹、芦根、淡竹葉……消炎解熱作用、抗化膿性炎症。
③桔梗、甘草……祛痰排膿作用。

　本方は外感病の初期、表熱証治療の目的でつくられた方剤である。発熱、頭痛、咽痛、鼻閉など熱証上気道炎等に応用される。

◆大青竜湯『傷寒論』
<組成>：麻黄、桂枝、杏仁、石膏、甘草、生姜、大棗

＜構造＞
①麻黄、桂枝……発汗解表作用。
②石膏……消炎解熱作用、抗化膿性炎症。
③麻黄、石膏、杏仁……消炎利水作用。
④生姜、大棗、甘草……健胃作用。

　本方は辛温解表薬の麻黄、桂枝に清熱薬の石膏が加わった処方で銀翹散と同様辛涼解表剤として用いられる。方意は葛根湯加桔梗石膏に似ているため、これも同様の目的で用いられる。咽頭結膜熱は一般に表熱証として発症する。このため、表熱証に対する辛涼解表剤である銀翹散や大青竜湯が用いられる。

5）流行性角結膜炎……結膜充血、眼瞼腫脹、流涙等

[base：銀翹散 or 大青竜湯　エキス剤 ⇒ 葛根湯加桔梗石膏]

　本症も咽頭結膜熱と同様、表熱証で発症することが多い。このため、表熱証に対する辛涼解表剤である銀翹散 or 大青竜湯を base の処方として用いる。

【合方・変方】
❶結膜浮腫、濾胞形成、耳前リンパ節腫脹 ⇒ ＋越婢加朮湯
◆越婢加朮湯『金匱要略』
＜組成＞ 麻黄、石膏、白朮、生姜、大棗、甘草

　毛細血管の透過性亢進等により、主として血管から漿液性の滲出性炎症の起こったときに麻黄、石膏によってこの炎症を抑えて浮腫を治す。このために麻黄、石膏の配合された越婢加朮湯を合方する。

❷点状表層角膜炎を起こしたとき
　角膜に小さな点状の混濁が発生してかすむもの。

　ⓐ流涙多いとき
[base：温清飲加荊芥細辛防風菊花薄荷夏枯草（＝収涙飲）]
[エキス剤 ⇒ 竜胆瀉肝湯＜一貫堂＞合麻黄附子細辛湯]

◆温清飲加荊芥細辛防風菊花薄荷夏枯草（＝収涙飲）
＜構造＞
①温清飲（＝黄連解毒湯合四物湯）……慢性炎症を治す。
②荊芥、防風、薄荷、菊花、川芎、細辛……祛風（眼の炎症に伴う流涙、頭

痛、眼痛を治す)。
③黄連、黄芩、黄柏、山梔子、夏枯草……消炎作用。眼の発赤、腫脹、疼痛を治す。

本方は眼に炎症があって、光や寒い風に当たると涙が出るというものに用いる。

❺ 軽度流涙、眼痛
```
base：苓桂朮甘湯加黄連細辛車前子（＝明朗飲）
```
```
エキス剤 ⇒ 苓桂朮甘湯合麻黄附子細辛湯加黄連末
```

◆苓桂朮甘湯加黄連細辛車前子（＝明朗飲）
＜組成＞
茯苓、白朮、桂枝、甘草、黄連、細辛、車前子

本方は眼の炎症性疾患に対して、炎症性の浮腫に伴う流涙、眼痛等に有効である。茯苓、白朮、車前子、細辛の利水作用により浮腫、流涙を治し、桂枝、細辛が眼痛を和らげ、黄連で炎症を抑えて治療する。

❻ 強度眼痛
```
base：謝導人大黄湯加茯苓車前子滑石
```
```
エキス剤 ⇒ 三黄瀉心湯合麻黄附子細辛湯
```

◆謝導人大黄湯加茯苓車前子滑石
＜組成＞
大黄、甘草、細辛、黄芩、芍薬、茯苓、車前子、滑石
＜構造＞
①茯苓、車前子、滑石、細辛……利水作用により浮腫を治す。
②大黄、黄芩……消炎作用により眼の発赤、腫脹、疼痛を治す。
③細辛……涙の分泌を抑え眼痛を和らげる。

本方は眼の炎症性浮腫に伴う眼痛で、炎症が強度で眼痛の激しいときに用いる。

5. アレルギー性結膜炎（春季カタル）

⇒ 耳鼻咽喉科疾患／鼻炎／アレルギー性鼻炎 p.422：参照。
結膜充血、眼の瘙痒感、流涙等あるとき。
```
base：麻黄附子細辛湯 or 小青竜湯加附子
```

◆麻黄附子細辛湯『傷寒論』
＜組成＞ 麻黄、細辛、附子
◆小青竜湯加附子
＜組成＞ 麻黄、細辛、附子、桂枝、芍薬、半夏、乾姜、五味子、甘草

　麻黄、細辛、附子に抗アレルギー作用、利尿作用があり、本症によく奏効する。麻黄附子細辛湯単方では胃薬の配合がないため胃の具合が悪くなる。このため、胃の悪い者や長期に服用させるときには、半夏、乾姜、甘草などの鎮嘔健胃薬の配合された小青竜湯加附子を用いる。

6. フリクテン性結膜炎……細菌のアレルギーによる

　眼に異物感、羞明等あるとき。

　　base：苓桂朮甘湯加黄連細辛車前子（＝明朗飲）
　　エキス剤 ⇒ 苓桂朮甘湯合麻黄附子細辛湯加黄連末

◆苓桂朮甘湯加黄連細辛車前子
＜組成＞ 茯苓、桂枝、白朮、甘草、黄連、細辛、車前子
＜構造＞
①茯苓、白朮、車前子、細辛……利水作用により浮腫、流涙を治す。
②細辛、桂枝……抗アレルギー作用。流涙を抑え、眼痛を和らげる。
③黄連……消炎作用。
　本方はアレルギーによる眼の炎症性浮腫による異物感、羞明などを治す。

【合方・加減方】
病変部の充血著しく眼痛あるとき
　　⇒＋大青竜湯（エキス剤：**麻杏甘石湯合麻黄湯**）
◆大青竜湯『傷寒論』
＜組成＞ 麻黄、桂枝、杏仁、甘草、生姜、大棗、石膏
＜構造＞
①麻黄、桂枝……発汗作用、鎮痛作用。
②麻黄、石膏、（杏仁）……消炎利水作用。滲出性炎症を抑える。
③生姜、大棗、甘草……健胃作用。
　本症は急性結膜炎で滲出性炎症が激しく眼瞼浮腫、充血、眼痛の著しいときに用いる。

7. 結膜浮腫

⇒ 皮膚科疾患／蕁麻疹／一般型(風熱型) p.372：参照。

base：越婢加朮湯

◆越婢加朮湯『金匱要略』
＜組成＞ 麻黄、石膏、白朮、生姜、大棗、甘草

　本症は皮膚でいえば蕁麻疹のようなものでⅠ型アレルギーによると考えられる。血管透過性の亢進に起因する滲出性炎症による浮腫を麻黄、石膏が抑える作用があり、麻黄、石膏、白朮に利水作用があって結膜浮腫を治す。生姜、大棗、甘草は健胃作用として働く。

8. 翼状片

base：越婢加朮湯

◆越婢加朮湯『金匱要略』
＜組成＞ 麻黄、石膏、白朮、生姜、大棗、甘草

　本症は、目がしらの結膜から三角形の膜が角膜の表面に進出してくる原因不明の疾患であるが、埃や紫外線等の刺激で炎症を生じて起きると考えられる。このため、眼の炎症を抑えて治療するのに本方を用いる。

【合方・加減方】
難治性 ⇒ ＋**桂枝茯苓丸 or 通導散**

　難治性の者や線維化を伴う者は瘀血症候群であるから、駆瘀血剤の桂枝茯苓丸や通導散を合方して治療する。

9. 涙嚢炎

1) 初期……涙嚢部に発赤、腫脹、疼痛あるとき

⇒ 結膜炎／急性炎症初期 p.436：参照。

base：葛根湯 or 大青竜湯（エキス剤：麻杏甘石湯合麻黄湯）

◆葛根湯『傷寒論』
＜組成＞ 麻黄、桂枝、葛根、芍薬、生姜、大棗、甘草

◆大青竜湯『傷寒論』
＜組成＞ 麻黄、桂枝、杏仁、石膏、生姜、大棗、甘草
【合方・加減方】
涙嚢部に膿瘍形成 ⇒ ＋桔梗石膏 or 排膿散及湯

　本症は涙嚢および鼻涙管の狭窄または閉塞があり、そこに細菌の感染が加わって起こる炎症である。葛根湯をbaseとして化膿性炎症（涙嚢部に膿瘍形成等）を伴うときは一般に桔梗石膏を加えて葛根湯加桔梗石膏として用いる。

　大青竜湯は葛根湯加桔梗石膏に似ている（麻黄、桂枝、石膏の組み合わせ）。このため、葛根湯加桔梗石膏の代わりに大青竜湯を用いてもよい。最初、葛根湯加桔梗石膏を用いる。それで化膿性炎症が治まってから膿の排出が充分でないときは、葛根湯合排膿散及湯で炎症を抑えながら膿の排出を図る。

2）亜急性〜慢性期

慢性的に流涙し、涙嚢部圧迫により粘液様膿汁が逆流するとき。

　　base：千金内托散＋伯州散
　　エキス剤 ⇒ 十全大補湯合排膿散及湯 or 帰耆建中湯合排膿散及湯
　　＋伯州散

◆千金内托散『万病回春』
＜組成＞
黄耆、人参、当帰、川芎、肉桂、防風、桔梗、白芷、厚朴、甘草、（金銀花）
＜構造＞
①黄耆、人参、当帰、川芎、肉桂……膿を醸成して流れ出すようにする（托法）。排膿後に肉芽を新生、増生し、潰瘍を癒合させる（補法）。
②桔梗……祛痰排膿作用。
③白芷、厚朴、防風……浸潤、浮腫を除き、消腫、鎮痛する（利湿作用）。
④金銀花……抗化膿性炎症。

　本方は膿が成ってから用いることが多い、即ち炎症の病巣が限局し、炎症の勢いが鎮まり、全身性の熱もなく局所の炎症も拡大傾向がなくなってから用いる。慢性涙嚢炎の治療法は蓄膿症に似ている。まず、葛根湯加桔梗石膏で化膿性炎症を収めて、膿の排出が充分でないときは葛根湯合排膿

散及湯を用いて膿の排出を図る。その後、慢性化したものに対して本方を用いて治療する。
◆十全大補湯『和剤局方』
＜組成＞ 人参、黄耆、当帰、川芎、肉桂、白朮、茯苓、地黄、芍薬、甘草
◆帰耆建中湯「華岡青洲方」
＜組成＞ 黄耆、当帰、桂枝、芍薬、生姜、大棗、甘草

　黄耆、人参、当帰、川芎、肉桂(桂枝)に膿を醸成して流れ出るようにする作用(托法)と排膿後に肉芽を新生、増生し、潰瘍を癒合させる作用(補法)がある。
　千金内托散には桔梗が配合されていて、これは排膿作用として働く。十全大補湯や帰耆建中湯に排膿散及湯を合方すれば、方意は千金内托散に似てくる。排膿が始まれば伯州散を併用して排膿を促進し、肉芽を増生して治癒を促進させる。

【合方・加減方】
❶鼻涙管狭窄に対して ⇒＋通導散合桂枝茯苓丸

　本症は鼻涙管の粘膜下の結合組織の増殖や線維化が主な原因と考えられるため、増殖性炎症を抑える生地黄、牡丹皮、玄参など清熱涼血薬と、桃仁、紅花、蘇木などの駆瘀血薬とを配合した処方である通導散合桂枝茯苓丸などで治療する。

❷流涙症に対して……鼻涙管狭窄による涙道の通過障害に⇒＋止涙補肝湯
◆止涙補肝湯『張氏医通』
＜組成＞ 当帰、川芎、芍薬、地黄、防風、木賊、蒺藜子、夏枯草
＜構造＞
①当帰、川芎、芍薬、地黄(＝四物湯)……血行を良くして老化による鼻涙管狭窄を防ぐ。
②防風、木賊、蒺藜子……流涙、眼痛を抑える(祛風)。
③夏枯草……消炎、利水作用。流涙、眼痛を抑える。

　本方は老人で涙が出て止まらないものに用いる。涙の分泌を抑制して治す。

10. 流涙症

1) 結膜炎、角膜炎、虹彩毛様体炎等によるもの

⇒ 結膜炎／流行性角結膜炎 p.439：参照。

base：温清飲加荊芥防風細辛菊花薄荷夏枯草（＝収涙飲）

◆温清飲加荊芥防風細辛菊花薄荷夏枯草

＜組成＞
当帰、川芎、芍薬、地黄、黄連、黄芩、黄柏、山梔子、防風、細辛、菊花、薄荷、夏枯草

＜構造＞
①温清飲（＝四物湯合黄連解毒湯）……慢性炎症を治す。消炎止血作用。
②荊芥、防風、薄荷、細辛、菊花、川芎……眼の炎症に伴う流涙、眼痛を治す。
③黄連、黄芩、黄柏、山梔子、夏枯草……眼の発赤、腫脹、疼痛を治す。消炎利水。

本方は眼の炎症があって光や冷たい風に当たると涙が出るというものに用いる。結膜炎、角膜炎、虹彩毛様体炎等で羞明を伴い、流涙の多いときに用いる。

2) アレルギー性結膜炎によるもの

⇒ アレルギー性結膜炎 p.440：参照。

base：麻黄附子細辛湯 or 小青竜湯加附子

麻黄、細辛、附子に抗アレルギー作用、利水作用があり、アレルギー性結膜炎による流涙を治す。

3) 涙道の通過障害によるもの

ex：鼻涙管狭窄症、慢性涙嚢炎等によるもの ⇒ 涙嚢炎 p.442：参照。

base：四物湯加防風木賊夏枯草蒺藜子（＝止涙補肝湯）

◆四物湯加防風木賊夏枯草蒺藜子

＜組成＞ 当帰、川芎、芍薬、地黄、防風、木賊、夏枯草、蒺藜子
＜構造＞
①当帰、川芎、芍薬、地黄（＝四物湯）……血行を良くし老化による鼻涙管

の狭窄を防ぐ。
②防風、木賊、蒺藜子……流涙、眼痛を防ぐ(祛風)。
③夏枯草……消炎利水作用により流涙、眼痛を治す。
　本方は涙の分泌を抑制して流涙を止めると考えられる。

11. 角膜炎

1) 表層性角膜炎

　　⇒ 結膜炎／流行性角結膜炎 p.439：参照。
❶ 軽度毛様充血、羞明、視力障害
　　base：苓桂朮甘湯加黄連細辛車前子（＝明朗飲）
　　エキス剤 ⇒ 苓桂朮甘湯合麻黄附子細辛湯加黄連末

　本方は苓桂朮甘湯（＝茯苓、桂枝、白朮、甘草）、車前子、細辛で利水して涙の分泌を抑え、黄連で炎症を抑えて治療するようにした処方である。
❷ 毛様充血、羞明、流涙が著しいとき
　　base：温清飲加荊芥細辛防風菊花薄荷夏枯草（＝収涙飲）
　　エキス剤 ⇒ 竜胆瀉肝湯＜一貫堂＞合麻黄附子細辛湯

　本方は温清飲で慢性炎症を治し、荊芥、細辛、防風、菊花、薄荷は祛風といって眼の炎症があるとき、光や冷たい風にあたると涙が出るのを防ぐ作用がある。夏枯草は消炎利水作用があり流涙、眼痛を治す作用がある。
❸ 眼痛、眼瞼痙攣あるとき
　　base：謝道人大黄湯加茯苓車前子滑石
　　エキス剤 ⇒ 三黄瀉心湯合麻黄附子細辛湯

◆謝道人大黄湯加茯苓車前子滑石
＜組成＞ 大黄、甘草、細辛、黄芩、芍薬、茯苓、車前子、滑石
　本方は茯苓、車前子、滑石、細辛で利水して涙の分泌を抑え、大黄、黄芩で炎症を抑えて治療する。炎症が強く眼痛の激しいときに用いる処方である。

2) 深層角膜炎…ぶどう膜炎を併発しているとき

　　base：洗肝明目散　エキス剤 ⇒ 竜胆瀉肝湯＜一貫堂＞ or 温清飲

⇒ ぶどう膜炎 p.447：参照。

3) 角膜ヘルペス……羞明、異物感、流涙、角膜知覚低下

> base：洗肝明目散　エキス剤 ⇒ 竜胆瀉肝湯＜一貫堂＞ or 温清飲

◆洗肝明目散『万病回春』
＜組成＞
当帰、川芎、芍薬、地黄、黄連、黄芩、山梔子、石膏、連翹、防風、荊芥、薄荷、羌活、蔓荊子、菊花、蒺藜子、桔梗、決明子、甘草
＜構造＞
①温清飲去黄柏……消炎止血作用。慢性炎症性疾患を治す。
②連翹、石膏……化膿性炎症を治す。
③荊芥、防風、羌活、蔓荊子、菊花、薄荷、決明子……祛風。眼の炎症に伴う涙の分泌を抑え、頭痛、眼痛を和らげる。
④桔梗、甘草……排膿作用。
　本方は眼科の代表的消炎剤で慢性の炎症性眼疾患に用いられる。

12. 強膜炎、上強膜炎……上強膜血管の充血、疼痛あるもの

> base：洗肝明目散　エキス剤：竜胆瀉肝湯＜一貫堂＞ or 温清飲

【合方・加減方】
再発を繰り返すとき ⇒ ＋桂枝茯苓丸 or **通導散**（便秘症）

13. ぶどう膜炎（虹彩炎、虹彩毛様体炎、脈絡膜炎）

　霧視、毛様体充血、羞明、流涙、眼痛、角膜裏面の沈着物、硝子体混濁などがあるとき。

> base：洗肝明目散※合桂枝茯苓丸
> ※エキス剤：竜胆瀉肝湯＜一貫堂＞ or 温清飲

　強膜炎、上強膜炎、ぶどう膜炎とも難治性で再発を繰り返す者が多く、消炎剤として洗肝明目散を用いる。洗肝明目散は温清飲に石膏、連翹といった清熱薬を配合したものに、荊芥、防風、羌活、蔓荊子、菊花、蒺藜

子、薄荷、決明子などの祛風熱と退翳、洗肝、明目の薬物を加えて、頭痛、眼痛、羞明、流涙、混濁などを除くようにした処方である。また、慢性炎症性疾患はうっ血など瘀血を伴うため、駆瘀血剤の桂枝茯苓丸や通導散などを合方して治療する。

14. 緑内障

眼圧が高い場合 base：越婢加朮湯 or 五苓散
正常眼圧の場合 base：補中益気湯合五苓散

◆越婢加朮湯『金匱要略』
＜組成＞ 麻黄、石膏、白朮、生姜、大棗、甘草
＜構造＞
①麻黄、石膏、白朮……利水作用。
②生姜、大棗、甘草……健胃作用。

　本症は房水の流出障害や産生過剰などで眼圧が上昇することにより、視神経萎縮や視野、視力の障害を起こしてくる疾患である。越婢加朮湯は、麻黄、石膏、白朮に利水作用があり、過剰な房水を利尿してやることで眼圧を下げる作用がある。

◆五苓散『傷寒論』
＜組成＞ 白朮、茯苓、猪苓、沢瀉、桂枝
＜構造＞
①白朮、茯苓、猪苓、沢瀉……利水作用。組織間の水を血中に吸収する。
②桂枝……血行をよくして利水作用を助ける。

　越婢加朮湯の麻黄は不眠、心悸亢進、胃にこたえるなどの副作用があり、多量に使えない者がいる。この場合利尿作用は弱いが五苓散を用い、房水を血中に吸収して利尿することで眼圧を下げてやる。

15. 白内障（老人性白内障）

> base：十全大補湯

◆十全大補湯『和剤局方』
＜組成＞当帰、川芎、芍薬、地黄、人参、白朮、茯苓、甘草、黄耆、肉桂
＜構造＞
①当帰、川芎、芍薬、地黄(＝四物湯)……補血作用（肉体に必要な栄養分を補う）。当帰、川芎が血流をよくする。
②人参、白朮、茯苓、甘草(＝四君子湯)、黄耆……補気作用(消化吸収機能を亢めて元気を補う)。
③肉桂、当帰、川芎……血流改善作用。

　老人性白内障は水晶体が老化などの原因で濁り、光が眼の中に入るのが妨げられ視力が低下してくる疾患であり、十全大補湯がこの老化現象を予防する。老化現象に対しては四物湯が体に必要な栄養分を補い、四君子湯加黄耆が衰えた消化吸収機能を亢めてエネルギー代謝を改善し、更に肉桂、当帰、川芎で血流を改善するといった意味で、十全大補湯がbaseの処方として用いられる。

【合方・加減方】
❶代謝改善作用として ⇒ ＋防風通聖散(少量)
　老人性白内障は、老化現象のほかに高栄養価食品の過食による肥満、高コレステロール血症、動脈硬化等、食毒による代謝障害が関与すると考えられる。これを改善するために防風通聖散を合方して用いる。
❷糖尿病性 ⇒ ＋竜胆瀉肝湯＜一貫堂＞ or 温清飲
　⇒ 内科疾患／代謝、内分泌疾患／糖尿病 p.248：参照。
　本方は、温清飲をbaseとした処方であり、血流改善作用、止血作用、老化予防、細小血管障害を予防する作用などがあり、糖尿病性の白内障の進行を予防する。

16. 中心性漿液性脈絡網膜症

> base：五苓散合苓桂朮甘湯

◆五苓散合苓桂朮甘湯
＜組成＞ 白朮、茯苓、猪苓、沢瀉、桂枝、甘草
＜構造＞
①白朮、茯苓、猪苓、沢瀉……利水作用。浮腫を除く。
②桂枝……血管拡張作用により利水作用を助ける。

　本症の自覚症状は自分が見ようとする場所に丸く影がついて見え（中心暗点）、物が小さく（小視症）歪んで見え（変視症）、軽度視力低下がみられる。これは脈絡膜の方から黄斑の下に液が洩れて丸い小さな網膜剥離が起きるためで、眼底では中心部が腫れているのがみられる。本症に対しては五苓散合苓桂朮甘湯を用い、浮腫を吸収利尿して除いてやることで治療する。

【合方・加減方】
❶黄斑部浮腫高度のとき ⇒＋越婢加朮湯
◆越婢加朮湯『金匱要略』
＜組成＞ 麻黄、石膏、白朮、生姜、大棗、甘草
　五苓散合苓桂朮甘湯で浮腫が引かない場合には、麻黄、石膏、白朮の組み合わさった越婢加朮湯で強力に利尿することによって浮腫を除いてやる。

❷stressに対して ⇒＋四逆散 or 加味逍遙散
◆四逆散『傷寒論』
＜組成＞ 柴胡、芍薬、甘草、枳実
◆加味逍遙散『和剤局方』
＜組成＞ 柴胡、芍薬、甘草、当帰、白朮、茯苓、生姜、薄荷、牡丹皮、山梔子
　本症は多忙な中年の男性に多い病気で、stressや過労が関係すると言われている。精神的stressの強い者に対しては、五苓散、苓桂朮甘湯、越婢加朮湯などの利水剤で浮腫を除くとともに、自律神経の鎮静作用のある柴胡、芍薬、甘草の配合された四逆散や加味逍遙散を合方して治療する。

❸難治性 ⇒＋桂枝茯苓丸 or 通導散
　本症は通常3〜6ヵ月後に自然治癒することが多いが、再発することもよくあり、あまり長く続いたり再発を繰り返した場合には網膜裏面に黄白

色の点状の沈着物がみられ、視力が落ちたままになることもある。
　このような難治性のものは血液の循環が悪く瘀血の病態を伴っていると考えられるため、桂枝茯苓丸や通導散のような駆瘀血剤を合方して用い再発を防ぐ必要がある。

17．網膜剥離

> base：五苓散

◆五苓散『傷寒論』
＜組成＞ 白朮、茯苓、猪苓、沢瀉、桂枝

　網膜の一部に裂けめ（円孔、裂孔）ができて、網膜の裏側に、硝子体のほうから液体がまわり込み、網膜が脈絡膜から剥がれてしまうことを網膜剥離という。本症に対しては利尿作用のある白朮、茯苓、猪苓、沢瀉と血行を良くして利尿作用を助ける働きのある桂枝の配合された五苓散を用い、網膜と脈絡膜の間の液体を吸収して利尿排出することにより治療する。

18．眼底出血

1）急性期

> base：三黄瀉心湯 or 黄連解毒湯

◆三黄瀉心湯『金匱要略』
＜組成＞ 黄連、黄芩、大黄
◆黄連解毒湯『外台秘要』
＜組成＞ 黄連、黄芩、黄柏、山梔子

　黄連、黄芩、大黄は充血、炎症を抑制して出血を止める。適応する出血状態は鮮紅色、大量で勢いよく出るもの、あるいは炎症性の急性に起きる出血で、動脈性の出血と考えられる。

2）亜急性期以後

> base：竜胆瀉肝湯＜一貫堂＞ or 温清飲

◆竜胆瀉肝湯「一貫堂」
＜組成＞
黄連、黄芩、黄柏、山梔子、当帰、川芎、芍薬、地黄、連翹、薄荷、木通、防風、車前子、竜胆、沢瀉、甘草

　竜胆瀉肝湯は温清飲(＝四物湯合黄連解毒湯)がbaseとなった処方であり、四物湯中の生地黄、赤芍が凝固系に働き、黄連解毒湯の中の黄連、黄芩、山梔子が血管収縮に働いて止血すると考えられる。つまり、四物湯が凝固のメカニズムを良くし、黄連解毒湯が充血性炎症を抑えると同時に血管を収縮して止血剤として働くと考えられる。

【合方・加減方】
❶止血作用一般 ⇒ ＋芎帰膠艾湯 or 田三七
◆芎帰膠艾湯『金匱要略』
＜組成＞ 当帰、川芎、芍薬、地黄、阿膠、艾葉、甘草

　竜胆瀉肝湯や温清飲で出血が止まらないときには涼血止血薬の生地黄、牡丹皮、赤芍、紫根、茅根などを加えた方が効果が良いが、エキス剤では適当なものがないので、四物湯や四物湯に更に止血薬の阿膠、艾葉の配合された芎帰膠艾湯、あるいは祛瘀止血作用のある田三七を加えて止血する。

❷慢性化、難治性のもの ⇒ ＋桂枝茯苓丸 or 通導散
◆桂枝茯苓丸『金匱要略』
＜組成＞ 桂枝、茯苓、牡丹皮、芍薬、桃仁

◆通導散『万病回春』
＜組成＞ 当帰、紅花、蘇木、木通、大黄、芒硝、枳実、厚朴、陳皮、甘草

　清熱涼血薬とか一般に清熱薬は、血管を収縮させて血行を抑制し止血するから、逆に出血の吸収とか炎症性の浸出物の吸収を妨げる。吸収を良くするためには、活血作用のある桂枝、当帰、川芎といった薬物と活血散瘀の桃仁、紅花、蘇木、丹参、三稜、莪朮といった薬物とを配合して出血斑の吸収を良くしてやる必要がある。眼は物を見るため、消炎止血だけでなく出血斑や炎症性滲出物の吸収をよくしないと視力が回復しない。このため慢性難治性のものに、エキス剤では桂枝茯苓丸や通導散といった駆瘀血剤を合方して用いる。

19. 糖尿病性網膜症

⇒ 眼底出血 p.451：参照。

base：竜胆瀉肝湯＜一貫堂＞ or 温清飲

【合方・加減方】
難治性 ⇒ ＋芎帰調血飲第一加減（寒証 type）
　　　　⇒ ＋通導散合桂枝茯苓丸（熱証 type）

　本症は糖尿病に起因する網膜血管の病変で、毛細血管瘤、出血、白斑等が認められ、更に進行すると網膜には血管が塞がって血が流れない部分が現れる。一方、逆に網膜から硝子体にかけて新生血管が出現し、その弱い血管が切れて硝子体に出血を繰り返し、やがて視力が低下して網膜剥離や硝子体出血の結果、失明に至る。

　本症に対しても竜胆瀉肝湯で止血し、更に出血、浸潤、滲出物を吸収する作用のある活血散瘀の薬物の配合された芎帰調血飲第一加減（エキス剤：桂枝茯苓丸合当帰芍薬散）や桂枝茯苓丸、通導散を合方し、長期に用いて出血を起こさなくする。

20. ベーチェット病（眼症状）

⇒ ぶどう膜炎 p.447：参照。

base：洗肝明目散　エキス剤 ⇒ 竜胆瀉肝湯＜一貫堂＞ or 温清飲

◆洗肝明目散『万病回春』
＜組成＞
当帰、川芎、芍薬、地黄、黄連、黄芩、山梔子、石膏、連翹、防風、荊芥、薄荷、羌活、蔓荊子、菊花、蒺藜子、桔梗、決明子、甘草
＜構造＞
①温清飲去黄柏……慢性炎症性疾患を治す。消炎、止血作用。
②連翹、石膏……化膿性炎症を治す。
③桔梗、甘草……排膿作用。
④荊芥、防風、羌活、蔓荊子、菊花、蒺藜子、薄荷、決明子……祛風（眼の炎症による涙の分泌を抑え、頭痛、眼痛を治す）。

　本方は眼科の代表的消炎剤で、慢性の炎症性眼疾患の base の処方として

用いられる。本方は虹彩毛様体炎型、網脈絡膜炎型(眼底型)共にbaseの処方として用いられる。

【合方・加減方】
❶網脈絡膜炎型(眼底型)で炎症症状の激しいとき
　⇒＋麻杏甘石湯 or 越婢加朮湯
◆麻杏甘石湯『傷寒論』
＜組成＞ 麻黄、石膏、杏仁、甘草
◆越婢加朮湯『金匱要略』
＜組成＞ 麻黄、石膏、白朮、生姜、大棗、甘草

　眼底型では血管壁にあまり変化がないのに、透過性が亢進して多量に滲出する。乳頭から黄斑部にかけて広範に浮腫ができる。また、発作性の増悪する活動期の後の非活動期にも滲出傾向があって、血管の透過性が亢まっている。それに対して麻黄、石膏を組み合わせ、滲出性炎症を抑えると同時に浮腫を除く。この目的で麻杏甘石湯や越婢加朮湯が用いられる。

❷炎症の吸収後(難治性) ⇒＋通導散合桂枝茯苓丸
◆通導散合桂枝茯苓丸
＜組成＞
当帰、紅花、蘇木、木通、大黄、芒硝、枳実、厚朴、陳皮、甘草、桂枝、茯苓、牡丹皮、桃仁、芍薬

　清熱涼血薬とか一般の清熱薬は、血管を収縮させて血行を抑制し止血するから、逆に出血の吸収とか炎症性浸出物の吸収を妨げる。吸収を良くするためには活血作用のある桂枝、当帰、川芎、丹参といった薬物と、活血散瘀の丹参、三稜、莪朮、桃仁、紅花、蘇木といった薬物とを配合して出血斑の吸収を良くしてやる必要がある。このため慢性難治性のものに対して炎症の吸収後、通導散や桂枝茯苓丸を長期に服用させて再発を予防する。

21. シェーグレン症候群

　　base：芎帰調血飲第一加減　エキス剤 ⇒ 当帰芍薬散合桂枝茯苓丸
◆芎帰調血飲第一加減『万病回春』
＜組成＞
当帰、川芎、地黄、白朮、茯苓、陳皮、烏薬、香附子、牡丹皮、益母草、

大棗、乾姜、甘草、芍薬、桃仁、紅花、牛膝、枳殻、木香、延胡索、肉桂

　本症は涙液分泌低下と口内乾燥を示す症候群であり、RAなどの膠原病や自己免疫疾患が高頻度に合併する。中年以後の女性に多い病気である。

　本症は唾液腺、涙腺組織の慢性増殖性炎症を呈する疾患で、これに対しては清熱涼血薬の生地黄、牡丹皮、玄参などと駆瘀血薬の桃仁、紅花、蘇木、当帰尾などの配合された処方を用いて治療する。

　例えば芎帰調血飲第一加減のような処方を長期に服用して体質の改善を図って治療する。

22. 眼精疲労、弱視

　base：補中益気湯

◆補中益気湯『内外傷弁惑論』
＜組成＞
黄耆、人参、白朮、炙甘草、当帰、陳皮、升麻、柴胡、大棗、生姜
＜構造＞
①黄耆、人参、白朮、炙甘草……消化吸収機能を良くし、エネルギー代謝を改善して元気をつける。
②黄耆、柴胡、升麻……筋肉のトーヌスを正常化させる(升提作用)。アトニー状態を改善する。
③黄耆、当帰……自汗、盗汗を止める。
④陳皮、生姜、大棗……健胃作用。

　体力、筋力の虚弱なものは眼筋も弱く疲労しやすい。近業をすると眼精疲労を起こして調節に時間がかかりピントが合いにくくなる。

　このような者に本方を用いて消化吸収機能を良くし、エネルギー代謝を改善して元気をつけるとともに、黄耆、柴胡、升麻でアトニー状態を改善して治療する。

§ 精神神経科疾患

1. 神経症、心身症

base：荊芥連翹湯＜一貫堂＞ or 四逆散 or 加味逍遙散

◆荊芥連翹湯「一貫堂」
＜組成＞
黄連、黄芩、黄柏、山梔子、当帰、川芎、芍薬、地黄、荊芥、薄荷、防風、白芷、桔梗、柴胡、枳殻、甘草、連翹
＜構造＞
①温清飲（＝黄連解毒湯合四物湯）……消炎解熱作用、鎮静作用。慢性炎症、脳の充血興奮、自律神経興奮等を抑える。
②連翹……抗化膿性炎症。
③桔梗、白芷、枳殻、芍薬、甘草……祛痰排膿作用。
④薄荷、柴胡、荊芥、防風……解表、鎮痛作用。

本方は一貫堂で解毒体質の体質改善剤としてつくられたものである。即ち皮膚の色は浅黒く、皮膚のキメが荒い。小児期から中耳炎、鼻炎、蓄膿症、扁桃炎等身体上部の炎症性疾患に罹患しやすい解毒体質で、神経症を呈する者に用いる。

◆四逆散『傷寒論』
＜組成＞ 柴胡、芍薬、甘草、枳実
＜構造＞
①柴胡、芍薬、甘草……自律神経鎮静作用（向精神作用）。
②枳実、芍薬、甘草……自律神経支配下の消化管、中腔臓器、平滑筋の運動異常（ジスキネジー）を正常化する。

◆加味逍遙散『和剤局方』
＜組成＞
柴胡、芍薬、甘草、当帰、白朮、茯苓、薄荷、生姜、牡丹皮、山梔子

　四逆散や加味逍遙散は柴胡、芍薬、甘草が配合されており、これらが上部の情動中枢とか自律神経中枢に働いてイライラや緊張を取ったり自律神経を調整する。このため精神的stressからくるイライラ、緊張、不安、憂

うつ、めまい、ふらつき、胸脇部の痛み等に用いられる。よって、四逆散や加味逍遙散が神経症や心身症のbaseの処方として用いられる。

　四逆散は芍薬甘草湯と枳実芍薬散に柴胡が加わった処方で、芍薬甘草湯は自律神経支配下の中腔臓器の平滑筋痙攣と逆蠕動を止めて鎮痛する作用がある。枳実は中腔臓器の蠕動亢進作用があり、芍薬、甘草で痙攣を止め、枳実で律動を良くして平滑筋の運動異常（ジスキネジー）を正常化し治療する。このため本方は特に心身症のbaseの処方として用いられる。

【合方・加減方】
❶不安神経症、心臓神経症
　⇒＋苓桂朮甘湯加香附子牡蛎 or 柴胡加竜骨牡蛎湯 or 柴胡桂枝乾姜湯
◆苓桂朮甘湯加香附子牡蛎
＜組成＞ 茯苓、白朮、桂枝、甘草、香附子、牡蛎
＜構造＞
①桂枝、甘草、茯苓……強心利尿作用、心悸亢進抑制作用、抗不安作用。桂枝、甘草で心悸亢進を抑制し、茯苓も鎮静作用がある。
②白朮、茯苓……利尿作用。胃内停水を除く。
③牡蛎、茯苓……鎮静作用。
④香附子……鎮痛作用、抗うつ作用。
　本方は心悸亢進でドキドキしたり、心臓神経症とか不安神経症というものに用いる。

◆柴胡加竜骨牡蛎湯『傷寒論』
＜組成＞
桂枝、茯苓、牛蛎、竜骨、柴胡、黄芩、人参、半夏、生姜、大棗、大黄
＜構造＞
①桂枝、茯苓、竜骨、牡蛎……抗不安作用、鎮静作用、心悸亢進抑制作用。
②柴胡、半夏……鎮静作用。イライラ、緊張を静める作用。
③柴胡、黄芩……消炎解熱作用。
④半夏、生姜……止嘔、制吐作用。
　本症で心悸亢進、耳鳴り、体の動揺感、頭が重く足が軽く浮遊感等あるときは、桂枝、茯苓、甘草、牡蛎、竜骨、磁石、鉄粉、石決明などを配合して用いる。つまり、苓桂朮甘湯加香附子牡蛎を用いて、それが効かなかったら柴胡加竜骨牡蛎湯や柴胡桂枝乾姜湯のような処方を用いて治療する。

❷強迫神経症、恐怖症 ⇒＋柴胡加竜骨牡蛎湯

　本方は不眠、驚きやすい、心悸亢進などの神経症状に対し柴胡が緊張、イライラを鎮め、桂枝、茯苓が心悸亢進を鎮める。更に竜骨、牡蛎にも鎮静作用があり、鎮静薬として使用される。例えば、頭が重く足が軽くて歩いても雲の上を歩くように体が揺れる、ちょっとした物音や不意のことで驚きやすく心悸亢進が起きる、冷や汗がでる、手足が振える、呼吸が早くなる、寝つきが悪く、眠りが浅く夢を見て飛び起きる、地の底に落ちてゆくような感じがする、一人で外出できない、高い所から下を見ることができない、不安感、イライラなどの様々な症候に用いるとよい。

　不安神経症、対人恐怖症、高所恐怖症、強迫神経症、気が小さい人、脳動脈硬化症、高血圧症、心臓神経症などが対象になる。便秘がなければ大黄は除く。

❸イライラ、怒りっぽい者、易怒性、興奮性、顔面紅潮、高血圧症、不眠等に⇒＋黄連解毒湯 or 三黄瀉心湯

◆黄連解毒湯『外台秘要』
＜組成＞ 黄連、黄芩、黄柏、山梔子
◆三黄瀉心湯『金匱要略』
＜組成＞ 黄連、黄芩、大黄

　精神的緊張、怒り、イライラ感等の強いときは、柴胡、欝金、芍薬、黄連、山梔子、竜胆などを配合する。エキス剤では黄連解毒湯や三黄瀉心湯を合方する。

❹ヒステリー反応 ⇒＋甘麦大棗湯 or 甘草瀉心湯

◆甘麦大棗湯『金匱要略』
＜組成＞ 甘草、大棗、小麦
◆甘草瀉心湯『傷寒論』
＜組成＞ 甘草、大棗、半夏、黄連、黄芩、乾姜、人参

　大棗、甘草はヒステリーによく効く。ヒステリーの転換反応として下痢や痙攣性便秘を起こしてくるような場合には、芍薬、甘草、大棗の配合された桂枝加芍薬湯がよく効く。甘麦大棗湯は甘草、大棗に小麦を入れてヒステリーの「臓躁」の薬として用いられた。

　過敏性腸症候群で下痢をするタイプはヒステリー型が多く、これには甘草瀉心湯加茯苓というような処方を使う。半夏瀉心湯に甘草を大量に入れ

ると甘草瀉心湯になる。エキス剤では半夏瀉心湯に甘麦大棗湯を加えて甘草瀉心湯の代用とする。

❺憂うつ感 ⇒ ＋半夏厚朴湯合香蘇散
◆半夏厚朴湯合香蘇散
＜組成＞ 半夏、厚朴、茯苓、生姜、紫蘇葉、香附子、陳皮、甘草

　抑うつ症状のある者には、抗うつ作用のある香附子、紫蘇葉、薄荷、藿香等を配合して用いる。エキス剤では半夏厚朴湯や香蘇散を合方する。

❻心身症 ⇒ ＋分心気飲加減＋柴胡、木香
◆分心気飲加減＋柴胡、木香
＜組成＞ 桂枝、羌活、独活、紫蘇葉、藿香、厚朴、香附子、枳実、陳皮、大腹皮、檳榔子、茯苓、灯心草、木通、半夏、前胡、桑白皮、生姜、芍薬、当帰、大棗、甘草、木香、柴胡

　本方は桂枝加芍薬湯加厚朴（桂枝、芍薬、生姜、大棗、甘草、厚朴）と四逆散（柴胡、枳実、芍薬、甘草）を併せた鎮痙鎮痛剤に香蘇散（紫蘇葉、香附子、陳皮、甘草）、正気天香湯（香附子、烏薬、陳皮、紫蘇葉、乾姜、甘草）といった向精神薬を配合したものとみることができる。また分心気飲は基本に広範な理気薬（陳皮、枳実、大腹皮、香附子、木香など）を配合し、更に病態の変化に対応する加減法を加えて用いれば、気剤の総司と言えるものである。特に心身症のbaseの処方として用いられる。

　例えば、上部消化管機能異常症候群、胃潰瘍、胆道ジスキネジー、過敏性腸症候群、気管支炎の呼吸困難等に応用される。

❼神経性食思不振 ⇒ ＋加味帰脾湯
◆加味帰脾湯『済生方』
＜組成＞
黄耆、人参、白朮、茯苓、甘草、木香、生姜、大棗、当帰、酸棗仁、遠志、竜眼肉、柴胡、山梔子
＜構造＞
①黄耆、人参、白朮、茯苓、甘草……消化吸収機能を亢め、エネルギー代謝を改善して元気にする。
②木香、生姜、大棗……健胃作用。
③当帰、木香……脳の血流を良くしてボケを治す。
④酸棗仁、遠志、竜眼肉……鎮静作用。

⑤柴胡、山梔子……イライラ、緊張を治す。

　本方は何か精神的なショックがあって、そのため食欲不振であるとか不眠であるとかが起きて体が弱ったものに用いる。

　本方の四君子湯（人参、茯苓、白朮、炙甘草）加黄耆は食欲不振を改善する。酸棗仁、竜眼肉は鎮静的に作用して不眠、胸騒ぎ、思慮深く、クヨクヨ悩み、そのために食欲がなくなるといった者に効果がある。木香、当帰は脳の血流をよくして、精神作用が明瞭になり嗜眠や健忘に効果があり、老人ボケや老人の眠れないというものにも効果がある。

❽胃腸神経症……腸鳴下痢、心窩部膨満感、不眠等。
　　⇒＋半夏瀉心湯加甘草茯苓
　⇒ 神経症、心身症／ヒステリー反応 p. 458：参照。

　神経性の下痢の場合や過敏性腸症候群の無通性下痢型には、半夏瀉心湯に甘草を増量して茯苓を加えた甘草瀉心湯加茯苓を用いる。黄連、甘草、茯苓に鎮静作用があり、甘草、大棗はヒステリーを治す。神経性の下痢には甘草を多く加えて用いる。エキス剤では半夏瀉心湯合甘麦大棗湯として用いる。

❾難治性 ⇒＋通導散合桂枝茯苓丸
　　　　　or 芎帰調血飲第一加減（エキス剤：当帰芍薬散合桂枝茯苓丸）

　婦人の心身症、自律神経や内分泌の異常を伴い難治性のものや、神経症状が長く持続するものは瘀血の病態を伴うことが多い。これに上記駆瘀血剤を合方する。

❿不眠症 ⇒＋抑肝散加陳皮半夏
◆抑肝散加陳皮半夏「本朝経験方」
＜組成＞ 釣藤鈎、柴胡、当帰、川芎、白朮、茯苓、甘草、陳皮、半夏
＜構造＞
①釣藤鈎、柴胡、茯苓……鎮静作用。催眠作用。
②当帰、川芎……活血作用、血管を拡張して血行をよくする。
③白朮、茯苓……利水作用。
④陳皮、半夏、茯苓、甘草（＝二陳湯）……胃カタル、気管支カタルを治す。

　不眠症には釣藤鈎、夜交藤、合歓皮、茯神、黄連、酸棗仁などの鎮静薬を用いる。本方にも釣藤鈎、柴胡、茯苓など鎮静作用の薬物が配合され不眠症に用いられる。

2. 躁うつ病、分裂病

> base：通導散合桂枝茯苓丸(熱証) or 芎帰調血飲第一加減＊(寒証)
> ＊エキス剤：当帰芍薬散合桂枝茯苓丸

　躁うつ病も分裂病も瘀血がその病態のbaseにあると考えられる。このため、駆瘀血剤を長期に服用して体質改善しなければならない。このとき、熱証型には通導散合桂枝茯苓丸を、寒証型には芎帰調血飲第一加減を用いる。

【合方・加減方】

❶イライラ、怒りっぽく興奮しやすい者 ⇒＋竜胆瀉肝湯＜一貫堂＞ or 温清飲
　⇒ 神経症、心身症 p.456：参照。

　イライラ怒りっぽい者、興奮しやすい者は一貫堂の解毒体質のものに多い。これには温清飲の加減処方である竜胆瀉肝湯や荊芥連翹湯などを用い、神経の鎮静を図って治療する。

❷食欲不振、体重減少、易疲労感等がある者 ⇒＋補中益気湯

◆補中益気湯『内外傷弁惑論』
＜組成＞ 黄耆、人参、白朮、当帰、陳皮、柴胡、升麻、炙甘草、大棗、生姜

　食欲不振、体重減少を伴い、気力、体力の低下した者には、消化吸収機能を亢めて、気虚の状態を改善する作用のある薬物、黄耆、人参、白朮、炙甘草などの配合された補中益気湯を合方して治療する。

3. 痴呆症

　⇒ 内科疾患／脳神経系疾患／老年痴呆 p.265：参照。

> base：当帰芍薬散

【合方・加減方】

❶脳血管性痴呆
ⓐ一般に ⇒＋通導散合桂枝茯苓丸
ⓑ高血圧症、脳動脈硬化 ⇒＋釣藤散
ⓒ脳出血後のボケ(脳浮腫を伴うとき)
　⇒＋続命湯 （エキス剤：越婢加朮湯合当帰芍薬散）
ⓓ健忘症状、あくび、体力低下、肩こり、手足のしびれ

⇒＋補中益気湯加丁香木香(エキス剤：補中益気湯)
❷アルツハイマー型
ⓐ一般に ⇒＋芎帰調血飲第一加減
ⓑ健忘症状、あくび、体力低下、肩こり、手足のしびれ
　　⇒＋補中益気湯加丁香木香(エキス剤：補中益気湯)

4．てんかん

　　base：甘麦大棗湯

◆甘麦大棗湯『金匱要略』
＜組成＞ 甘草、大棗、小麦

　炙甘草、大棗に抗痙攣作用があり、てんかん発作を抑える作用がある。てんかん発作を起こしやすい者に本方を大量に長期に服用させると、次第に発作が起きなくなってくる。

§ 歯科疾患

1. 歯の硬組織疾患（炎症性疾患）……歯髄炎、歯周炎

1）発病初期

base：葛根湯

【合方・加減方】
❶炎症症状に対して ⇒＋桔梗石膏 or 排膿散及湯

　頭部、顔面の化膿性炎症（ex. 中耳炎、鼻炎、副鼻腔炎、扁桃炎、扁桃周囲炎、眼の炎症、歯齦の化膿性炎症、咽頭炎、上気道炎）に葛根湯を使用するときには、消炎作用のある石膏と排膿祛痰作用のある桔梗とを加えた葛根湯加桔梗石膏として用いる。

　本方の清熱剤としての特徴は主として、上半身特に頭部、顔面の急性、慢性の化膿性あるいは非化膿性炎症に奏効することである。

　炎症が限局して膿瘍を形成してきたときは、排膿作用のある桔梗、芍薬、枳実の配合された排膿散及湯を合方する。

❷化膿性炎症に対して ⇒＋大黄牡丹皮湯

◆大黄牡丹皮湯『金匱要略』
＜組成＞ 桃仁、牡丹皮、冬瓜子、大黄、芒硝
＜構造＞
①大黄、牡丹皮、冬瓜子……消炎作用、抗菌作用。冬瓜子には排膿作用がある。牡丹皮は消炎止血作用がある。
②大黄、芒硝……瀉下作用。瘀血を瀉下により除く。
③桃仁、牡丹皮……血腫、腫瘤、内出血等を分解吸収する。

　化膿性炎症に対しては、大黄牡丹皮湯や排膿散及湯を合方して治療する。

2) 炎症の峻烈な時期

ⓐ歯髄炎

❶**急性漿液性歯髄炎**……自発痛なく寒飲、熱飲により痛むもの
　　　base：立効散

◆立効散『衆方規矩』
＜組成＞ 細辛、甘草、升麻、防風、竜胆
＜構造＞
①細辛……鎮痛作用、局麻作用。
②防風……鎮痛解熱作用。
③竜胆、升麻……消炎作用。
　本方は牙歯に炎症があり、寒飲、熱飲による痛みを治す処方である。

❷**急性化膿性歯髄炎**……自発痛、拍動痛、放散痛、咬合痛等あるもの
　　　base：加味清胃散　エキス剤 ⇒ 排膿散及湯合大黄牡丹皮湯

◆加味清胃散『衆方規矩』
＜組成＞
石膏、生地黄、牡丹皮、当帰、黄連、升麻、防風、荊芥、甘草、(山梔子、玄参)
＜構造＞
①石膏、黄連、升麻、(山梔子)……消炎作用。
②防風、荊芥……解熱鎮痛作用。
③生地黄、牡丹皮、(玄参)……消炎止血作用。
　本方は歯髄炎、歯周炎を問わず、急性で炎症症状の強い場合にbaseの処方として用いられる。

◆排膿散及湯合大黄牡丹皮湯
＜組成＞
桔梗、枳実、芍薬、生姜、大棗、甘草、大黄、牡丹皮、桃仁、冬瓜子、芒硝
＜構造＞
①大黄、牡丹皮、冬瓜子、芒硝……消炎作用。牡丹皮は消炎止血、冬瓜子は排膿、大黄、芒硝は瀉下作用がある。
②桔梗、枳実、芍薬、冬瓜子……排膿作用。

③桃仁、牡丹皮……血腫、腫瘤、内出血を治す(駆瘀血)。
④生姜、大棗、甘草……健胃作用。
　エキス剤では加味清胃散の代わりに排膿散及湯合大黄牡丹皮湯を用いる。

ⓑ歯周炎

ⓐ急性歯周炎 ⇒ 急性化膿性歯髄炎 p. 464：参照。
　　base：加味清胃散　エキス剤 ⇒ 排膿散及湯合大黄牡丹皮湯
ⓑ慢性歯周炎(歯槽膿漏)
　　base：甘露飲

◆甘露飲『和剤局方』
＜組成＞
生地黄、熟地黄、麦門冬、天門冬、枳殻、枇杷葉、石斛、黄芩、茵蔯蒿、炙甘草
＜構造＞
①生地黄、熟地黄、麦門冬、天門冬、石斛……消炎解熱止血作用(滋陰降火)。陰虚の体質者の新陳代謝を落として体温の産生を抑え体を潤す。
②黄芩、枇杷葉……消炎作用。
③茵蔯蒿……解熱、利水、利胆作用。
④枳殻、枇杷葉……嘔気を除き、食欲を進める。

　本方は主として口腔、歯牙および歯周組織、咽喉などに炎症があって充血、腫脹、びらん、出血、排膿等のある場合に用いられる。特に、慢性歯周炎(歯槽膿漏)の first choice の処方として用いられる。解毒体質の者にはこれに竜胆瀉肝湯＜一貫堂＞を合方して用いる。

【合方・加減方】
正気の虚 ⇒ ＋補中益気湯

◆補中益気湯『内外傷弁惑論』
＜組成＞ 黄耆、人参、白朮、炙甘草、当帰、陳皮、柴胡、升麻、大棗、生姜

　食欲不振、体重減少などがあり、気力体力の低下した者（正気の虚）には、消化吸収機能を亢めてエネルギー代謝を改善する作用のある薬物の黄耆、人参、白朮、炙甘草など、補気薬の配合された補中益気湯を合方して治療する。

2. 顎関節症

> base：四逆散 or 大柴胡湯去大黄

◆四逆散『傷寒論』
＜組成＞ 柴胡、芍薬、枳実、甘草
◆大柴胡湯去大黄『傷寒論』
＜組成＞ 柴胡、芍薬、枳実、黄芩、半夏、生姜、大棗

　本症は精神的stressによって起こってくると考えられる。柴胡、芍薬、甘草にこの精神的stressを緩解させる作用があるため、これら薬物の配合された四逆散や大柴胡湯去大黄がbaseの処方として用いられる。

　柴胡はイライラ、緊張、不安、憂うつなどの精神的stressを解消する「疎肝解欝」の作用を持ち、またこれらのstressに伴う自律神経支配領域の運動機能異常や、背部、胸脇部の筋緊張亢進による膨満感、異和感、"こり"などに効果がある。芍薬は平滑筋、骨格筋の痙攣と痙攣性疼痛を緩解する作用(柔肝、平肝)があり、よく甘草と配合し芍薬甘草湯としてこの目的で用いられる。柴胡、芍薬の組み合わせが精神的stressからくる自律神経の緊張を緩解し、芍薬、甘草の組み合わせが緊張から来る筋の痙攣を緩解する。

【合方・加減方】
❶肩こりに対して ⇒＋葛根加朮附湯 or 葛根湯合苓桂朮甘湯加附子末
◆葛根加朮附湯『方機』
＜組成＞ 葛根、麻黄、桂枝、芍薬、生姜、大棗、甘草、蒼朮、附子

　筋緊張が強く肩こりを伴う者に対して葛根加朮附湯を合方する。本方は葛根、芍薬、甘草が筋肉の緊張やこわばりを和らげる。白朮、附子は利水作用があり、筋肉周囲組織の浮腫を除いて筋の痙攣を緩解するのを助ける。麻黄、桂枝、附子にはまた鎮痛作用があり以上の作用を助ける。

❷難治性 ⇒＋通導散合桂枝茯苓丸

　慢性化した難治性のものは、緊張した筋肉周囲組織のうっ血を伴っており、これは瘀血であるから駆瘀血剤の桂枝茯苓丸、桃核承気湯、通導散などを用い、このうっ血を除いてやらなければならない。

附 編

薬物（漢薬）解説 (468)
処方集＆処方索引 (522)
病名・症候索引 (546)

§ 薬物（漢薬）解説

1. 解表薬

1. 辛温解表薬
麻黄（472）
桂枝（472）
紫蘇葉（473）
荊芥（473）
防風（474）
羌活（474）
白芷（475）
細辛（475）
生姜（476）
辛夷（476）

2. 辛涼解表薬
柴胡（476）
葛根（477）
升麻（477）
薄荷（478）
牛蒡子（478）
蝉退（478）
菊花（479）

2. 清熱薬

1. 清熱瀉火薬
石膏（479）
知母（480）
山梔子（480）
芦根（481）
竹葉（481）

2. 清熱涼血薬
生地黄（481）
玄参（482）
牡丹皮（482）
地骨皮（483）
紫根（483）

3. 清熱燥湿薬
黄連（483）
黄芩（484）
黄柏（485）
竜胆（485）
苦参（485）

4. 清熱解毒薬
金銀花（486）
連翹（486）
蒲公英（486）
敗醤（486）

3. 利湿薬

1. 利水滲湿薬
茯苓（487）
猪苓（487）
沢瀉（488）
防已（488）
薏苡仁（488）
木通（489）
車前子（489）
滑石（489）
灯心草（490）

茵蔯蒿（490）

2. 逐水薬
牽牛子（490）
檳榔子（490）
葶藶子（491）

3. 芳香化湿薬
藿香（491）
厚朴（491）
蒼朮（492）
縮砂（492）

4. 祛風湿薬
独活（493）
秦艽（493）
威霊仙（493）
木瓜（494）

4. 温裏　寒薬
乾姜（494）
呉茱萸（495）
蜀椒（495）
丁香（496）
小茴香（496）
高良姜（496）
附子（496）
肉桂（497）

5. 理気薬
陳皮（497）
枳実（498）

大腹皮（498）
厚朴（498）
香附子（499）
木香（499）
烏薬（500）

6. 理血薬

1. 活血薬
川芎（500）
丹参（501）
延胡索（501）
益母草（501）
赤芍（502）
2. 破血（逐瘀）薬
桃仁（502）
紅花（503）
蘇木（504）
牛膝（504）
三稜（505）
莪朮（505）
3. 祛瘀止痛
乳香（505）
没薬（505）
欝金（宇金）（505）
姜黄（506）
4. 止血薬
三七（506）
艾葉（506）
蒲黄（507）
地楡（507）
槐花（507）

7. 瀉下薬

1. 攻下薬（寒下薬）
大黄（507）
芒硝（508）
2. 潤下薬
麻子仁（508）
3. 逐水（瀉下、利尿）薬
檳榔子（508）
牽牛子（508）
葶藶子（508）

8. 化痰止咳薬

1. 清化熱痰薬
貝母（509）
栝呂仁（509）
天花粉（栝呂根）（509）
2. 温化寒痰薬
半夏（510）
桔梗（510）
3. 止咳平喘薬
麻黄（511）
杏仁（511）
蘇子（511）
桑白皮（511）

9. 補養薬

1. 補気薬
人参（512）
黄耆（512）
白朮（513）

山薬（513）
炙甘草（甘草）（514）
大棗（514）
2. 補陽薬
杜仲（515）
続断（515）
3. 補血薬
熟地黄（515）
当帰（516）
芍薬（白芍）（516）
阿膠（517）
4. 補陰薬
麦門冬（517）
天門冬（518）
鼈甲（518）

10. 固渋薬

山茱萸（518）
五味子（519）

11. 熄風鎮痙薬

釣藤鈎（519）
地竜（519）
天麻（520）

12. 安神薬

牡蛎（520）
竜骨（521）
酸棗仁（521）
遠志（521）

【あ】
阿膠（517）

【い】
威霊仙（493）
茵蔯蒿（490）

【う】
欝金（宇金）（505）
烏薬（500）

【え】
延胡索（501）

【お】
黄耆（512）
黄芩（484）
黄柏（485）
黄連（483）
遠志（521）

【か】
槐花（507）
藿香（491）
葛根（477）
滑石（489）
栝呂根（509）
栝呂仁（509）
乾姜（494）
艾葉（506）
莪朮（505）
甘草（514）

【き】
桔梗（510）
枳実（498）
菊花（479）
姜黄（506）
羌活（474）
杏仁（511）
金銀花（486）

【く】
苦参（485）

【け】
荊芥（473）
桂枝（472）
牽牛子（490、508）
玄参（482）

【こ】
紅花（503）
香附子（499）
厚朴（491、498）
高良姜（496）
牛膝（504）
呉茱萸（495）
牛蒡子（478）
五味子（519）

【さ】
柴胡（476）
細辛（475）
山梔子（480）

山茱萸（518）
酸棗仁（521）
山薬（513）
三七（506）
三稜（505）

【し】
紫根（483）
紫蘇葉（473）
炙甘草（甘草）（514）
芍薬（白芍）（516）
車前子（489）
縮砂（492）
小茴香（496）
生姜（476）
生地黄（481）
升麻（477）
蜀椒（495）
辛夷（476）
地骨皮（483）
熟地黄（515）
地竜（519）
秦艽（493）

【せ】
赤芍（502）
石膏（479）
川芎（500）
蝉退（478）

【そ】
蒼朮（492）

桑白皮（511）
蘇子（511）
蘇木（504）
続断（515）

【た】
沢瀉（488）
丹参（501）
大黄（507）
大棗（514）
大腹皮（498）

【ち】
竹葉（481）
知母（480）
地楡（507）
丁香（496）
釣藤鈎（519）
猪苓（487）
陳皮（497）

【て】
葶藶子（491、508）
天花粉（509）
天麻（520）
天門冬（518）

【と】
当帰（516）
灯心草（490）
桃仁（502）
杜仲（515）

独活（493）

【に】
肉桂（497）
乳香（505）
人参（512）

【は】
敗醤（486）
薄荷（478）
半夏（510）
貝母（509）
麦門冬（517）

【ひ】
白芷（475）
白朮（513）
檳榔子（490、508）

【ふ】
茯苓（487）
附子（496）

【へ】
鼈甲（518）

【ほ】
蒲黄（507）
蒲公英（486）
防已（488）
芒硝（508）
防風（474）

牡丹皮（482）
牡蛎（520）

【ま】
麻黄（472、511）
麻子仁（508）

【も】
木通（489）
木瓜（494）
木香（499）
没薬（505）

【や】
益母草（501）

【よ】
薏苡仁（488）

【り】
竜骨（521）
竜胆（485）

【れ】
連翹（486）

【ろ】
芦根（481）

附編／薬物（漢薬）解説

1. 解表薬

1. 辛温解表薬

【麻黄】(まおう)
❶発汗解表作用
桂枝と合わせると発汗作用が強くなる。体を温めて発汗を促す。桂枝、細辛など、皮膚の血行をよくして体を温める薬と合わせて用いると発汗作用が強くなる。主に表寒実証（発熱、悪寒、脈浮緊、頭痛、肩こり、関節痛等ある者）に用いる。
　⇒＋桂枝　ex. 葛根湯、麻黄湯

❷利水作用（利水消腫）
利水作用によって体の過剰な水分を除く作用がある。麻黄－石膏で消炎利水作用があり、滲出性炎症による水腫を治す。そのほか、身体の浮腫や関節の水腫、気道粘膜の浮腫を除く。
　⇒＋石膏　ex. 麻杏甘石湯、越婢加朮湯

❸気管支拡張作用（宣肺平喘）
気管支平滑筋の痙攣（呼吸困難）に対して気管支を拡張するエフェドリン類似作用がある。気管支喘息や痙攣性咳嗽に用いられる。
　⇒＋甘草　ex. 甘草麻黄湯、麻杏甘石湯

副作用：
①発汗作用があるため、汗の出やすい人や暑い時期に用いると発汗過多を起こす。
②エフェドリン等興奮性の物質を含むため、心悸亢進、不眠等を起こす。
③胃を障害して食欲をなくす。

【桂枝】(けいし)
❶発汗解表作用
発汗作用は弱い。体を温め、皮膚血行をよくして発汗する。体を温める作用は強いが発汗作用は弱い。このため、自汗のある者に用いる。
　⇒＋生姜　ex. 桂枝湯

❷血行を良くし、四肢頭部を温め痛みを治す（温経止痛）

　四肢の冷えて痛む者に用い、四肢の血行を良くして筋肉痛、しびれ、関節痛、麻痺をよくする。⇒＋白朮、茯苓、附子　ex. 桂枝加朮附湯

❸血行を良くし、駆瘀血作用を助ける（活血作用、行血通経）

　駆瘀血剤とともに用いて、血行を良くして駆瘀血作用を助ける。
　　⇒＋桃仁、牡丹皮　ex. 桂枝茯苓丸

❹血行を良くして利尿作用を助ける（行水消腫）

　①小便不利、下肢の浮腫等に腎臓の血流を良くして利尿作用を助ける。
　　⇒＋白朮、茯苓　ex. 五苓散
　②強心利尿作用……桂枝－甘草に強心利尿作用があり、動悸、気の上衝を抑える。⇒＋甘草　ex. 苓桂朮甘湯

【紫蘇葉】（しそよう）

❶発汗解熱作用（散寒解表）

　体を温め、発汗作用がある。その作用は麻黄－桂枝のように強くない。単独では効きが悪いので、生姜、防風、荊芥、白芷、川芎など辛温解表薬を配合して、体を温めて発汗を促す。⇒＋生姜、陳皮　ex. 香蘇散

❷健胃作用（健胃止嘔、行気寛中）

　平素から胃が弱くて食欲のない者がカゼを引いたとき、葛根、麻黄などは胃を障害する。紫蘇葉は行気寛中、止嘔の作用といって食欲を増進し、上腹部を楽にしてムカムカを止める。⇒＋半夏、生姜　ex. 半夏厚朴湯

❸鎮咳去痰、利水作用（去痰止咳）

　肺や気道の浮腫を除き、鎮咳去痰の作用がある（紫蘇子の方が効果が強い）。

❹魚介類の中毒を治す

　魚介類の中毒で、吐瀉、腹痛、蕁麻疹に生姜を配合して30ｇ位水煎して与える。

【荊芥】（けいがい）

❶発汗解表作用（散寒解表）

　発熱、頭痛、鼻閉、咽頭痛、結膜炎等に用いる。
　①風熱表証……熱感を伴うとき ⇒ ＋薄荷、柴胡　ex. 銀翹散

②風寒表証……悪寒を伴うとき ⇒ ＋防風、生姜　ex. 荊防敗毒散
❷咽痛を治す作用
　咽喉炎、扁桃腺炎に用いる。⇒＋桔梗、甘草
❸止血作用（去瘀止血）
　荊芥炭を用いる。
❹止痒作用（宣毒透疹）
　湿疹、蕁麻疹の痒みを止める。⇒＋防風、薄荷　ex. 消風散

【防風】（ぼうふう）
❶発汗解熱作用（散寒解表）
　外感病に用いて発汗して表証を除く、辛温解表薬であるから風寒の表証に用いることが建前であるが、風熱、風湿の表証にも用いられる。
　⇒＋荊芥　ex. 荊防敗毒散
❷鎮痛作用（袪湿止痛）
　①風湿による筋肉や関節の痛みを治す。
　　⇒＋蒼朮、薏苡仁　ex. 桂枝芍薬知母湯、疎経活血湯
　②頭痛に用いる。⇒＋川芎、白芷　ex. 川芎茶調散
❸止瀉作用
　下痢、腹痛を止める。⇒＋白朮、芍薬　ex. 痛瀉要方
❹止痒作用
　湿疹、蕁麻疹の瘙痒を治す。⇒＋荊芥、薄荷　ex. 消風散

【羌活】（きょうかつ）
❶発汗解熱作用（散寒解表）
　外感病にも使用するが、主に風湿に用いる。
❷鎮痛作用（袪湿止痛）
　①風湿による関節痛、筋肉痛、しびれ、強ばり等を治す。
　　⇒＋防風、独活、威霊仙　ex. 疎経活血湯
　②頭痛に用いる。⇒＋川芎、白芷　ex. 川芎茶調散
副作用：胃を障害して嘔吐を生じやすい。

【白芷】(びゃくし)

❶ 汗解熱作用(散寒解表)、鎮痛作用(祛風止痛)
　①感冒頭痛に使用する。⇒＋羌活、防風、川芎　ex. 川芎茶調散
　②風湿による関節痛、筋肉痛を治す（祛湿止痛）。
　　⇒＋防風、羌活、威霊仙　ex. 疎経活血湯

❷ 膿を軟化、排膿する(消腫排膿)
　腐肉を排出し、肉芽を増生して治癒させる生肌の作用がある。
　⇒＋黄耆、当帰、川芎、肉桂　ex. 千金内托散

❸ 膿の水分や組織の浮腫を除き燥かす作用（燥湿）
　浸潤、浮腫を除き消腫、鎮痛の効果がある。
　⇒＋厚朴、防風　ex. 千金内托散

【細辛】(さいしん)

❶ 発汗解熱作用（散寒解表）
　①風寒による比較的表在性の寒を温める（抗アレルギー作用）。くしゃみ、鼻水、咽痛等で始まるカゼ（上気道炎：寒証型）やアレルギー性鼻炎に用いる。⇒＋麻黄、附子　ex. 麻黄附子細辛湯
　②陽虚の体質の外感病（少陰病）に用いる（発汗解表作用）。
　　⇒＋麻黄、附子　ex. 麻黄附子細辛湯

❷ 鎮痛作用（祛風止痛）
　風寒による比較的表在性の痛みを治す。　ex. 頭痛、神経痛、歯痛、風湿関節痛等。
　①頭痛　⇒＋川芎、白芷　ex. 川芎茶調散
　②神経痛　⇒＋麻黄、附子　ex. 麻黄附子細辛湯
　③歯痛　⇒＋防風、升麻　ex. 立効散

❸ 鎮咳去痰作用（祛痰止咳）
　肺が冷えて痰が多く（大量の希薄な痰）、咳が出る者を治す。細辛は温める作用と利水作用があり、寒湿痰を治す。
　⇒＋乾姜、五味子　ex. 小青竜湯、苓甘姜味辛夏仁湯

❹ 手足の冷えを温める作用（温経散寒）
　冷え症を治す。⇒＋当帰、桂枝　ex. 当帰四逆湯

附編／薬物（漢薬）解説

【生姜】（しょうきょう）
❶発汗解熱作用（散寒解表）
外感風寒に用いて頭痛、鼻閉等を治す。
⇒＋桂枝、紫蘇葉　ex. 桂枝湯、香蘇散
❷嘔吐を止める作用（温中止嘔）
胃寒による嘔吐に用いる。⇒＋半夏　ex. 小半夏湯、半夏厚朴湯
❸健胃作用
食欲を増進し、消化機能を亢める。⇒＋大棗　ex. 小建中湯
❹鎮咳作用（化飲止咳）
気管支カタルを治す。⇒＋半夏、陳皮　ex. 二陳湯

【辛夷】（しんい）
❶鼻づまりを通し、頭痛を止める（宣肺通鼻）
副鼻腔炎、慢性鼻炎による頭痛、鼻づまり、膿性鼻汁等に効果がある。鼻粘膜の浮腫を軽減する。⇒＋石膏、山梔子、黄芩　ex. 辛夷清肺湯

2．辛涼解表薬

【柴胡】（さいこ）
❶消炎解熱作用（散熱解表）
感冒やInfluenzaの悪寒、発熱、あるいは往来寒熱（悪寒と発熱が交替で現れる）に適している。⇒＋黄芩　ex. 小柴胡湯
❷鎮静、鎮痛作用（疎肝止痛）
胸苦しさ、脇痛（胸脇苦満）を除き、月経調整作用がある。イライラ、不安、緊張等精神的stressを除く（視床下部〜脳下垂体上部に働いて鎮静する）。
①側胸部、胸脇季肋部の筋肉の緊張を緩める。
⇒＋芍薬、香附子、欝金、青皮　ex. 柴胡疎肝湯
②自律神経、内分泌の調整をする……肝気欝結による月経不順、腹痛に
⇒＋当帰、白芍　ex. 逍遙散
❸脱肛、子宮脱を治す（升提作用）
⇒＋升麻、黄耆、人参　ex. 補中益気湯

❹マラリアに用いる（清胆抗瘧）
　往来寒熱の熱型を示すものに用いる。⇒＋常山、草菓

【葛根】(かっこん)
❶消炎解熱作用（散熱解表）
　外感病、表証があって悪寒、発熱、口渇、頚背部に筋肉の強ばりのある者。
　⇒＋麻黄、桂枝　ex. 葛根湯
❷消炎止痒作用（宣毒透疹）
　炎症に伴う瘙痒に用いる。
　ex. 蕁麻疹、麻疹 ⇒＋升麻　ex. 升麻葛根湯
❸体内の脱水を防ぐ（生津止渇）
　解熱作用によって体内の水分の喪失を防ぎ口渇を止める。
　⇒＋知母、石膏
❹頚筋、背筋の攣縮を除く（潤筋解痙）
　⇒＋芍薬、甘草　ex. 葛根湯
❺下痢に用いる（止瀉作用）
　急性腸炎、細菌性下痢等湿熱の下痢に用いる（収斂消炎作用）。
　⇒＋黄芩、黄連　ex. 葛根黄連黄芩湯

【升麻】(しょうま)
❶消炎止痒作用（宣毒透疹）
　解毒、透疹に用いる。麻疹の初期で発疹が遅いときに用いる。
　⇒＋葛根　ex. 升麻葛根湯
❷脱肛、子宮脱など中気下陥の症状に用いる（升陽挙陷）
　⇒＋柴胡、黄耆　ex. 補中益気湯
❸鎮痛作用（清熱解毒）
　頭面部の疼痛で風熱の症状があるときに用いる。
　①歯痛 ⇒＋石膏、黄連　ex. 加味清胃散
　　　　 ⇒＋細辛、防風　ex. 立効散
　②副鼻腔炎 ⇒＋石膏、山梔子、黄芩　ex. 辛夷清肺湯
　③咽喉痛 ⇒＋玄参、桔梗、牛蒡子

附編／薬物（漢薬）解説

【薄荷】(はっか)
❶発汗解熱作用（散熱解表）
　風熱表証（熱感があって発熱、頭痛、目の充血、咽痛などがある者）に用いる。⇒＋荊芥、連翹、金銀花　ex. 銀翹散
❷消炎鎮痛作用（袪風止痛）
　清涼感があって血管を収縮し、充血を除き、腫脹を引かせる。頭痛、目の充血、咽喉腫脹に用いる。⇒＋荊芥、防風、桔梗、甘草　ex. 銀翹散
❸止痒作用（宣毒透疹）
　湿疹、蕁麻疹に用いる。⇒＋蟬退、牛蒡子
❹炎症性の咽喉部の疼痛、腫脹を治す（清利咽喉）
　⇒＋防風、桔梗、甘草　ex. 清涼散
❺うつを治す作用（疎肝解欝）
　⇒＋柴胡、芍薬　ex. 逍遙散

【牛蒡子】(ごぼうし)
❶抗炎症解熱作用（散熱解表）
　風熱感冒で発熱のある者に用いる。
　⇒＋金銀花、連翹、荊芥、薄荷　ex. 銀翹散
❷消炎鎮痛作用、咽喉の腫脹疼痛に用いる（清喉止痛）
　風熱による扁桃腺炎、咽喉炎に用いる。
　⇒＋荊芥、防風、連翹　ex. 駆風解毒湯
　⇒＋薄荷、桔梗、甘草　ex. 柴胡清肝湯
❸麻疹の透発に用いる（宣毒透疹）……止痒作用
　①麻疹の初期で透発が不十分なときに用いる。
　　⇒＋葛根、升麻、蟬退、薄荷
　②湿疹、蕁麻疹の瘙痒に対して用いる。
　　⇒＋防風、蟬退、荊芥　ex. 消風散
❹去痰鎮咳作用（袪痰平喘）
　風熱による咳嗽で痰の出にくいとき ⇒＋荊芥、桔梗

【蟬退】(せんたい)
❶抗炎症解熱作用（散熱解表）

風熱感冒に用いる。⇒＋薄荷
❷止痒作用（宣毒透疹）
　湿疹、蕁麻疹に用いる。⇒＋防風、荊芥、牛蒡子　ex. 消風散
❸鎮痙、鎮痛作用（熄風止痙）
　抗痙攣作用があるが弱い。

【菊花】(きくか)
❶消炎解熱作用（散熱解表）
　外感風熱による頭痛、発熱、目の充血、咽痛等に用いる。
　⇒＋桑葉、薄荷、連翹　ex. 桑菊飲
❷眼の充血、眼痛、目がかすむ等の症状を治す（清肝明目）
　①風熱による眼痛（結膜炎）に用いる。
　　⇒＋蒺藜子、木賊　ex. 止涙補肝湯
　②頭がふらつく、目がかすむなど肝腎不足に用いる。
　　⇒＋枸杞子、地黄、山茱萸　ex. 杞菊地黄丸

2. 清熱薬

1. 清熱瀉火薬

【石膏】(せっこう)
❶消炎解熱作用（清熱瀉火）
　発熱性の感染症で高熱、汗出、口渇、脈洪大等を呈する者に用いる。
　⇒＋知母　ex. 白虎湯
❷肺熱の咳嗽を治す（清肺平喘）
　肺熱による咳嗽、呼吸困難、口渇、高熱に用いる（気道の炎症に用いる）。石膏で肺熱を冷ます。麻黄－石膏は滲出性炎症による浮腫を治す。
　⇒＋麻黄、杏仁　ex. 麻杏甘石湯
❸胃熱の口渇を治す（清胃止渇）
　胃熱による歯周炎、歯根炎、口内炎を治す。
　⇒＋黄連、生地黄、牡丹皮　ex. 加味清胃散

❹化膿性炎症を治す（清熱化斑）

炎症を抑制して膿を希薄にする。中耳炎、蓄膿症等で膿汁の濃いときに用いる。⇒＋桔梗、連翹、金銀花　ex. 桔梗石膏

❺滲出性炎症を治す（清熱利水）

充血、腫脹、浮腫を消退させる。⇒＋麻黄、白朮　ex. 越婢加朮湯

【知母】(ちも)

❶消炎解熱作用（清熱瀉火）

陽明病、気分証等の高熱、煩渇に用いる。⇒＋石膏　ex. 白虎湯

❷解熱鎮静作用（滋陰退熱）

手足のほてり、口乾、盗汗、腰下肢がだるく痛むなど、陰虚火旺の症状を治す。⇒＋黄柏　ex. 知柏地黄丸

❸肺熱の咳嗽、呼吸困難を治す（潤肺止咳）

⇒＋貝母　ex. 二母散

❹口渇を治す、脱水を防ぐ（生津止渇）

熱病による多汗などで脱水して口渇するのを防ぐ作用がある。

❺湿熱の皮疹に用いる（清熱化湿）

抗炎症作用として働く。⇒＋苦参、石膏、地黄　ex. 消風散

【山梔子】(さんしし)

❶鎮静作用（清心除煩）

怒りや興奮、心煩、不安を鎮める（心胸部の煩熱を除く）。

⇒＋淡豆豉　ex. 梔子豉湯

❷止血作用（涼血止血）

血管を収縮して止血する（吐血、衄血、喀血、血尿、性器出血等に山梔子炭を用いる）。⇒＋黄連、黄芩　ex. 黄連解毒湯

❸利胆作用（利湿退黄）

湿熱による黄疸を治す。肝炎、胆のう炎、肝膿瘍等による黄疸を治す。

⇒＋茵蔯蒿、黄柏　ex. 茵蔯蒿湯

❹消炎利尿作用（利尿通淋）

小便不利し、血淋、渋痛する者に用いる。例えば膀胱炎、血尿に用いる。

⇒＋木通、車前子、滑石　ex. 五淋散

❺消炎（解熱）作用

炎症性充血を抑える。肝炎、食道炎、胃炎、腸炎等に用いる。⇒＋黄連

【芦根】(ろこん)
❶消炎祛痰鎮咳作用（清肺止咳）

肺化膿症や気管支拡張症の咳嗽、膿痰、腥臭、血痰等ある者に用いる。⇒＋薏苡仁、冬瓜子　ex. 葦茎湯

❷消炎制吐作用（清胃止嘔）

急性胃炎等の胃熱の嘔吐に用いる。

❸脱水による口渇を治す（生津止渇）

温熱病の高熱、口渇、舌燥に用いる。

【竹葉】(ちくよう)
❶解熱作用（清熱瀉火）

熱性疾患で炎症の強いとき石膏と合わせて用いて解熱する。
ex. 麻疹の肺炎。⇒＋石膏　ex. 竹葉石膏湯

❷消炎止嘔作用（清胃止嘔）

胃熱による嘔吐に用いる。

2．清熱涼血薬

【生地黄】(しょうじおう)
❶消炎解熱作用（滋陰降火）

解熱作用があり、熱性疾患に用いる。熱病で体の水分が欠乏して脱水状態のとき、細胞の物質代謝を抑制して解熱させる。
⇒＋知母、黄柏　ex. 知柏地黄丸

❷消炎止血作用（涼血止血）

血熱による出血に用いる。吐血、衄血、便血、崩漏下血、斑疹紫黒等において、血管透過性を抑制し凝固作用促進することにより止血する。
⇒＋牡丹皮、赤芍　ex. 犀角地黄湯、四物湯

❸脱水による口渇を治す（生津止渇）

熱性疾患で脱水して口渇するものを治す。⇒＋玄参、麦門冬　ex. 増液湯

❹緩下作用（潤腸通便）
　腸内に水分を保ち便を軟らかくする。
❺血糖降下作用
❻強心利尿作用 ⇒＋桂枝、附子　ex. 八味丸

【玄参】(げんじん)
❶消炎解熱作用（滋陰降火）
　温熱病で熱邪が営分、血分に入り傷陰したときに用いる。
　①熱病による煩渇などの脱水に ⇒＋生地黄、麦門冬　ex. 増液湯
　②営分証 ⇒＋犀角、生地黄　ex. 清営湯
❷消炎抗菌作用（清喉止痛）
　咽喉部の腫脹、疼痛（咽喉炎、扁桃腺炎）に使用する。頚部リンパ節腫脹にも用いられる。⇒＋地黄、牛蒡子　ex. 清涼散加玄参牛蒡子
❸血管拡張作用
　血栓性動脈炎に用いる。　ex. 特発性脱疽、Buerger病
　⇒＋当帰、金銀花　ex. 四妙勇安湯

【牡丹皮】(ぼたんぴ)
❶消炎解熱作用（清熱涼血）
　抗炎症作用があるため、発熱や局所の炎症にも用いる。
　①陰虚の発熱に用いる。⇒＋地黄、山茱萸　ex. 六味丸
　②肝経の欝火による月経不順、月経痛、めまい、脇痛や瘀血による手掌、足蹠の灼熱、口唇の乾燥等に用いる。⇒＋柴胡、山梔子　ex. 加味逍遙散
❷閉経、打撲、捻挫に用いる（活血祛瘀）
　瘀血の滞りによる閉経、打撲、捻挫による内出血や痛みを治す(活血通経)。炎症性の腫脹を冷やして腫れ痛みを引かせる。動脈を収縮して充血を抑える。⇒＋桃仁、赤芍、桂枝　ex. 桂枝茯苓丸
❸抗化膿性炎症（祛瘀消瘡）
　虫垂炎（腸癰）や皮膚化膿症（疔瘡）に用いる。
　⇒＋桃仁、薏苡仁、大黄　ex. 大黄牡丹皮湯
❹消炎止血作用（涼血止血）
　炎症性の出血、熱病の出血斑、吐血、衄血等に用いる。

⇒＋地黄、赤芍、犀角　ex. 犀角地黄湯

【地骨皮】(じこっぴ)
❶消炎解熱作用（涼血退蒸）
　陰虚の血熱、骨蒸潮熱、盗汗、自汗に用いる。結核の末期のように自汗、盗汗のある陰虚の熱に用い、発汗を抑えて脱水を防ぐ。
　　⇒＋秦艽、鼈甲　ex. 秦艽扶羸湯
❷呼吸器系の炎症に用いる（清肺止咳）
　気管支炎、肺炎の恢復期、結核で発熱あり、咳嗽あり、痰が少し粘稠膿性で脱水傾向ある者に用いる。
❸体を潤し、脱水を防ぐ（生津止渇）

【紫根】(しこん)
❶消炎解熱作用
❷出血性炎症を治す（活血透疹）
　火傷など血熱によるもの、その他血熱による発疹(麻疹、皮膚炎)に用いる。外用 ⇒＋当帰　ex. 紫雲膏
❸抗化膿性炎症（解毒医瘡）
　癰、癤など化膿性皮膚炎を治す。

3. 清熱燥湿薬

【黄連】(おうれん)
❶解熱鎮静作用（清心瀉火）
　脳の充血による精神不安を鎮静する。怒り興奮を鎮める。
　　⇒＋黄芩、黄柏、山梔子　ex. 黄連解毒湯
❷消炎作用
　細動脈を収縮して炎症性充血を抑える。
　　⇒＋黄芩、黄柏、山梔子　ex. 黄連解毒湯
　①全身性の感染症
　②身体上部の炎症
　　　目、舌、口内、歯牙、歯周あるいは頭部の炎症に用いる。

③皮膚の炎症
　日光皮膚炎、化膿性炎症、火傷など。
④黄疸を伴う炎症　ex. 肝炎、胆のう炎
　⇒＋茵蔯蒿、山梔子　ex. 茵蔯蒿湯
⑤化膿性炎症　⇒＋金銀花、連翹
❸胃炎に用いる（清胃止嘔）……健胃作用
胃粘膜の充血性炎症を治すとともに制酸作用がある。
⇒＋黄芩、半夏、生姜　ex. 半夏瀉心湯
❹消炎止血作用（清熱涼血）
細動脈を収縮して止血する。
⇒＋黄芩、大黄　ex. 黄連解毒湯、三黄瀉心湯
❺降圧作用
自覚症状の乏しい若年型の高血圧症に適合する。
❻抗菌作用
細菌性下痢、腸炎を治す。⇒＋葛根、黄芩　ex. 葛根黄連黄芩湯

【黄芩】(おうごん)
❶消炎解熱作用……一般に黄連解毒湯として用いる。
　急性炎症の発熱に用いる。特に少陽部位の炎症症状に用いる。
　⇒＋柴胡　ex. 小柴胡湯
❷呼吸器の炎症に用いる（清肺止咳）
　上気道炎、気管支炎、肺炎等呼吸器の炎症による咳嗽に用いる。
　⇒＋桑白皮、杏仁、貝母　ex. 清肺湯
❸腸炎に用いる、抗菌作用（清腸止痢）
　湿熱下痢を治す。細菌性下痢、腸炎で腹痛、裏急後重、悪臭ある便等に用いる。⇒＋白芍　ex. 黄芩湯
❹安胎（＝流産を予防する作用）（涼血安胎）
　切迫流産で熱証のものに用いる。⇒＋白朮、当帰、白芍　ex. 当帰散
❺止血作用（清熱涼血、止血）
　血管収縮して充血を抑え止血する。
❻降圧作用

【黄柏】(おうばく)

❶消炎解熱作用（滋陰降火）

　陰虚発熱、骨蒸潮熱を治す。足がほてり熱くて眠られず、腰や下肢がだるく痛む、手がやけたり口渇するものを治す。

　　⇒＋知母　ex. 知柏地黄丸

❷消炎作用……一般に黄連解毒湯として用いる。

　①腸炎、下痢、膿血便を治す（清腸止痢）。抗菌、消炎作用があり、下痢、腹痛、裏急後重に用いる。⇒＋黄連、白頭翁　ex. 白頭翁湯

　②下肢の炎症に用いる（清熱燥湿）……下肢の運動麻痺、腫脹、疼痛を治す。⇒＋蒼朮、牛膝　ex. 三妙散

　③抗化膿性炎症（解毒医瘡）……皮膚の化膿性炎症を治す。湿熱による黄色の帯下に用いる。

❸黄疸を治す（利湿退黄）……湿熱黄疸を治す。

　　⇒＋山梔子、茵蔯蒿　ex. 茵蔯蒿湯

【竜胆】(りゅうたん)

❶消炎解熱作用

❷消炎作用、肝胆実火に用いる（瀉肝降火）

　急性肝炎、膀胱炎、尿道炎、急性結膜炎(肝胆実火)等に用いる。目の充血、腫脹、口が苦い、難聴、脇痛等あり、イライラ怒りっぽい等肝火の症状を治す。⇒＋山梔子、柴胡、黄芩　ex. 竜胆瀉肝湯

❸黄疸を治す（利湿退黄）⇒＋茵蔯蒿、黄柏

❹化膿性炎症に用いる　ex. 淋濁、帯下(黄色)に用いる。

【苦参】(くじん)

❶消炎利尿作用（清熱燥湿）

　湿疹、皮膚炎、陰部瘙痒症等に用いる。血熱、湿熱を治す。

　　⇒＋知母、石膏　ex. 消風散

❷抗真菌、抗トリコモナス作用（祛風殺虫）

　トリコモナス腟炎、アメーバ赤痢、皮膚疾患に外用する。

4. 清熱解毒薬

【金銀花】(きんぎんか)
❶抗化膿性炎症（解毒医瘡）
 皮膚の化膿性炎症(癰、疔)に用いる。
 ⇒＋連翹、牛蒡子、蒲公英　ex. 五味消毒飲
❷解熱作用（散熱解表）
 感冒や感染性疾患の初期で、発熱、熱感、頭痛、咽喉痛など風熱表証のある者に用いる。⇒＋荊芥、連翹　ex. 銀翹散
❸出血性炎症に用いる　ex. 赤痢の血便に黒炒して用いる。

【連翹】(れんぎょう)
❶抗化膿性炎症（解毒医瘡）
 皮膚化膿症など化膿性炎症に用いる。⇒＋金銀花、蒲公英
❷解熱作用（散熱解表）
 発熱、熱感、頭痛、咽喉痛等を伴う感冒などの風熱表証の解表に用いられる。⇒＋荊芥、金銀花　ex. 銀翹散

【蒲公英】(ほこうえい)
❶抗化膿性炎症（解毒医瘡）
 疔、癰、乳腺炎、肺癰、腸癰等化膿性炎症に用いる。
 ⇒＋金銀花、連翹　ex. 五味消毒飲
❷目の炎症に用いる（清肝明目）

【敗醬】(はいしょう)
❶抗化膿性炎症（解毒消癰）
 腸癰(虫垂炎)に用いる。⇒＋薏苡仁、附子　ex. 薏苡附子敗醬散
❷血腫、腫瘤等を除き痛みを止める（袪瘀止痛）

3. 利湿薬

1. 利水滲湿薬

【茯苓】（ぶくりょう）
白朮と組み合わせて用いられることが多い。
❶利水作用（利尿消腫）
　①尿量が少なく、水分が体内や消化管内に滞り、浮腫、胃内停水、嘔吐、下痢等がみられるとき使用する。
　　⇒＋白朮、猪苓、沢瀉　ex. 五苓散
　②頭眩、めまい、身体動揺感等に用いる。
　　⇒＋白朮、桂枝、甘草　ex. 苓桂朮甘湯
　③筋肉内の水を除き、ピクピク動くのを止める。
　　⇒＋防已、黄耆　ex. 防已茯苓湯
❷消化管内の水を除き、胃腸の働きを良くする（健脾止瀉）
　胃内停水や腸の水を血中に引き込んで下痢を止めるとともに、胃腸の働きを良くする。⇒＋人参、白朮、陳皮　ex. 参苓白朮散
❸鎮静、精神安定作用、心悸亢進を治す（養心安神）
　動悸を伴う浮腫のある者に用いる。桂枝－甘草に強心利尿作用があり、茯苓、牡蛎に鎮静作用があり、これらを併せて心悸亢進や不整脈を治す。
　⇒＋桂枝、甘草、牡蛎　ex. 苓桂朮甘湯加牡蛎、柴胡加竜骨牡蛎湯

【猪苓】（ちょれい）
❶利水作用（滲湿止瀉）
　胃腸管の水や組織の水腫を尿として排出することにより、下痢を止め水腫を治す。⇒＋沢瀉、白朮、茯苓　ex. 五苓散
❷消炎利尿作用（利尿通淋）
　腎臓結石、尿路結石、膀胱炎等で利尿を必要とするときに用いる。湿熱によらず燥熱によらず熱や炎症のある場合尿は少なく濃くなる。このとき、尿量を増加させて尿の浸透圧を低下させてやる目的で猪苓を用いる。
　⇒＋茯苓、沢瀉、滑石　ex. 猪苓湯

【沢瀉】(たくしゃ)
❶利水作用（滲湿止瀉）
①消化管の水を尿として排出し下痢を止める。水腫を治す。
　　⇒＋猪苓、白朮、茯苓　ex. 五苓散
②眩暈に用いる。⇒＋白朮　ex. 沢瀉湯
❷消炎利尿作用（利尿通淋）
腎臓結石、尿路結石、膀胱炎等に対して、尿量を増加させて尿の浸透圧を低下させることで治療する。　ex. 猪苓湯

【防已】(ぼうい)
❶利水作用（利尿消腫）
①浮腫や関節水腫に用いる。特に下半身に浮腫の強い者で、膝関節の水腫、しびれ、腓腹筋の握痛および身重あるものに用いる。漢防已か木防已を用いる。⇒＋黄耆、茯苓　ex. 防已茯苓湯
②心不全で肺水腫の者 ⇒＋人参、桂枝、石膏　ex. 木防已湯
❷風湿による関節痛に用いる（祛湿止痛）
風湿で脈浮、悪風のある者、湿の者(水太り)が風邪を引いたとき、あるいは関節炎、リウマチ、筋肉痛のある者に用いる。
　　⇒＋朮、黄耆　ex. 防已黄耆湯
注意：鎮痛、抗炎症作用には清風藤を用いる。エキス剤の防已は清風藤である。

【薏苡仁】(よくいにん)
❶利水作用（利尿消腫）
浮腫や関節水腫に用いる。
❷関節炎による疼痛、浮腫を治す（祛湿止痛）
筋肉リウマチ、リウマチ性関節炎等に用いて浮腫、疼痛を緩解する。
　⇒＋麻黄、甘草、杏仁　ex. 麻杏薏甘湯
❸消炎排膿作用（排膿消癰）
①肺癰（肺化膿症、気管支拡張症）……咳吐、膿痰、腥臭の者。
　　⇒＋芦根、冬瓜子、桃仁　ex. 葦茎湯
②腸癰（虫垂炎、直腸肛門周囲膿瘍）……已成膿者（すでに膿成る者に

用いる)。⇒＋牡丹皮、敗醬　ex. 薏苡附子敗醬散
❹胃腸内の水を除いて下痢を止める（健脾止瀉）
　⇒＋人参、白朮、茯苓　ex. 参苓白朮散

【木通】(もくつう)
❶消炎利尿作用（利尿通淋）
　尿道炎、膀胱炎などで、排尿困難、排尿痛、頻尿等伴うものに用いる。
　　⇒＋茯苓、沢瀉、車前子、滑石　ex. 五淋散
❷浮腫を治す（淡滲利湿）⇒＋猪苓、沢瀉、桑白皮

【車前子】(しゃぜんし)
❶消炎利尿作用（利尿通淋）
　急性尿道炎、膀胱炎などで排尿困難、排尿痛、頻尿等あるものに用いる。膀胱湿熱、小便淋閉および水腫等に用いる。
　　⇒＋茯苓、沢瀉、木通、滑石　ex. 五淋散
❷利尿作用
　①老人、うっ血性心不全で水腫を呈するもの（補腎、利水消腫）。
　　⇒＋牛膝、地黄、山茱萸　ex. 牛車腎気丸
　②尿不利で下痢する者を治す（滲湿止瀉）。
❸角結膜炎による目の充血、眼痛を治す（清肝明目）
　消炎利尿作用により眼疾患を治す。
　　⇒＋黄芩、決明子、菊花　ex. 洗肝明目湯

【滑石】(かっせき)
❶消炎利尿作用（利尿通淋）
　尿道炎、膀胱炎、尿路結石に用いる。消化管の水を血中に吸収して利尿し、尿量を増加させ尿の浸透圧を低下させて膀胱、尿道の刺激を和らげる。
　　⇒＋猪苓、茯苓、沢瀉　ex. 猪苓湯
❷水様性の下痢に用いる（滲湿止瀉）
　腸粘膜保護、抗炎症、利尿作用がある。
　　⇒＋猪苓、茯苓、沢瀉　ex. 猪苓湯
❸熱性疾患で口渇、尿不利の者に用いる　⇒＋甘草　ex. 六一散

【灯心草】(とうしんそう)

❶消炎利尿作用（利尿通淋）

小便不利あるいは短赤、渋痛を治す。

❷鎮痛作用（清心除煩）

熱病心煩、不眠、口渇に用いる。⇒＋淡竹葉

【茵蔯蒿】(いんちんこう)

❶湿熱の黄疸を治す（利湿退黄）

急性肝炎、胆のう炎等で黄疸症状を示す者に対して、茵蔯蒿の消炎作用、炎症性滲出抑制作用、解熱、胆汁分泌作用等で黄疸を治す。

⇒＋山梔子、大黄　ex. 茵蔯蒿湯

❷利尿して湿熱を治す（清熱利湿）

⇒＋白朮、茯苓、猪苓、沢瀉　ex. 茵蔯五苓散

2．逐水薬

【牽牛子】(けんごし)

❶関節水腫を治す（逐水消腫）

関節リウマチ、関節炎などの関節水腫や下肢の浮腫に牽牛子、大黄の散を服用させると、腫れが引いて穿刺の必要がなくなる。

⇒＋大黄　ex. 牛黄散

【檳榔子】(びんろうじ)

❶利尿、瀉下作用（逐水作用）

瀉下と同時に体内、腹水、関節内の水を排出する。浮腫の強い脚気や衝心に用いる。⇒＋大黄　ex. 九味檳榔湯

❷利尿作用（利尿消腫）

❸瀉下作用（下気通便）

大腸の運動機能異常(ジスキネジー)を治す。便秘するとき、便通がないため、腹が張り、腸内容が停滞するのに用いる。また、排便後の後重するものを治す。

❹駆虫作用（駆虫消積）

【葶藶子】(ていれきし)
❶祛痰利水作用（祛痰平喘）

　主に身体上部(肺や胸)の水を除く、胸水、腹水、心不全による肺水腫など、症状が重く急を要するときは利尿作用と瀉下作用のある本薬を用いて、強力に利尿することで浮腫を除いて治療する。ただし本薬は長期に用いると体力が弱るため連用すべきではない。　ex. 気管支拡張症、うっ血性心不全による肺水腫、胸水等に応用する。⇒＋大棗　ex. 葶藶大棗瀉肺湯

❷強心利尿作用（利尿消腫）

　水腫脹満、小便不利に用いる。ex. 肝硬変による腹水、胸水等に用いる。
　⇒＋防已、椒目、大黄　ex. 已椒藶黄丸

3. 芳香化湿薬

【藿香】(かっこう)
❶胃腸症状を伴う感冒に用いる（化湿解表）

　胃腸症状を伴う感冒(頭痛,腹痛,嘔吐,下痢等)に対して、消化管の水分を吸収利尿すると同時に発汗解表作用のある藿香を用いて治療する。
　⇒＋半夏、紫蘇葉、厚朴、白芷　ex. 藿香正気散

❷血行を良くして胃腸を温め嘔吐を止める（温胃止嘔）

　冷たい飲食物により胃が冷えて嘔吐するのを抑える。
　⇒＋陳皮、厚朴、蒼朮　ex. 不換金正気散

❸寒冷による胃腸の痙攣性疼痛を治す（行気止痛）

　脾胃気滞、脘腹脹痛する者。
　⇒＋陳皮、厚朴、木香　ex. 不換金正気散

❹消化管の水分を除いて下痢を止める（化湿脾胃）

　食欲を増進し、嘔吐、下痢、腹痛を止める。

【厚朴】(こうぼく)
❶腹部膨満感を治す（破気散満）

　平滑筋の痙攣を緩める作用（Curare 様作用）がある。
　①食道、噴門、幽門、腸の痙攣を除く……腹痛、しぼり腹にも効く。
　　⇒＋半夏、生姜　ex. 半夏厚朴湯

②腸胃実熱、気滞による腹部膨満、大便が硬い(便秘症)者に用いる。
　　⇒＋枳実、大黄　ex. 厚朴三物湯、大承気湯
❷整腸作用（温中止痛）
　お腹を温めて、腹痛、裏急後重を治す。下痢に伴う腹痛を治す。腸管の痙攣を抑制して腹痛を止める。⇒＋蒼朮、陳皮　ex. 平胃散
❸気管支拡張作用により咳を治す（降逆平喘）
　気管支炎、気管支喘息等の呼吸困難に対して、気管支平滑筋の痙攣を緩め気管支を拡張して咳を止める。⇒＋麻黄、杏仁、陳皮　ex. 神秘湯
❹消化管の水分を除いて下痢を止める（燥湿除満）
　厚朴は利水作用があり、消化管の水を除いて下痢を止める。

【蒼朮】(そうじゅつ)
❶消化管の水分を小便にとり下痢を止める（健脾止瀉）
　脾胃寒湿、食欲不振、嘔悪煩悶、腹脹下痢等ある者に用いる。
　　⇒＋厚朴、陳皮　ex. 平胃散
❷四肢、軀幹の筋肉、関節の水分を除いて痛みを止める（燥湿止痛）
　風湿、寒湿によって引き起こされた関節や身体の疼痛を治す。あるいは清熱薬を併せて湿熱により引き起こされた腰膝腫痛、麻痺痿弱等に用いる。
　　⇒＋黄柏、牛膝　ex. 三妙散
❸外感風寒で悪寒、頭痛、無汗に用いる（散寒解表）

【縮砂】(しゅくしゃ)
❶お腹を温めて下痢を止める（温脾止瀉）
　寒がる、四肢が冷たい、腹が張る、水様性下痢といった脾陽虚の下痢に対してお腹を温めて下痢を止める。⇒＋蒼朮、藿香、厚朴　ex. 香砂平胃散
❷お腹を温めて嘔吐を止める（温胃止嘔）
　藿香、香附子、縮砂はお腹を温めて嘔吐を止める作用がある。縮砂は妊娠悪阻にも用いる。⇒＋香附子、藿香　ex. 香砂平胃散
❸消化管の運動をスムーズにして痛みを止める（行気止痛）
　消化不良に対して木香を配合して腸蠕動を亢め、消化吸収を促進し、ガス停滞による腹痛を止める。白朮、人参も消化吸収を亢める。
　　⇒＋木香、人参、白朮　ex. 香砂六君子湯

4. 祛風湿薬

【独活】（どっかつ）

❶風湿の関節炎に用いる（祛風止痛）

　湿証、水滞の人が風邪に遭うと風湿となり、皮膚はしびれ、筋肉は痙攣して重だるく、関節は腫れ痛む。特に項背部の筋肉や下半身の関節の余分な水分を除き痛みやしびれを止める。

　①肩こり、肩関節周囲炎
　　⇒＋葛根、芍薬、甘草、麻黄、桂枝　ex. 独活葛根湯
　②四肢の骨、関節、筋肉などの老化現象、老化による腰痛
　　⇒＋防風、秦芁、杜仲、地黄　ex. 独活寄生湯

❷発汗解熱作用（散寒解表）

　風寒感冒、頭痛、身痛に用いる。血管を拡張して血行を良くし、発汗解表、鎮痛作用などがある。

　⇒＋荊芥、防風、羌活　ex. 荊防敗毒散、十味敗毒湯

【秦芁】（じんぎょう）

❶風湿の関節痛（痺証）に用いる（祛風止痛）

　秦芁は消炎解熱鎮痛作用があり、関節リウマチ等の関節炎で発赤、腫脹、疼痛あるものを治す。

　⇒＋防風、独活、羌活、威霊仙　ex. 舒筋立安散加秦芁

❷骨蒸潮熱に用いる（清熱退蒸）

　湿熱が内にこもって起こる骨蒸潮熱に用いる。結核のシューブで滲出性病変があり、血沈が亢進し、午後に体温上昇がみられ、盗汗が出るときなどに用いる。⇒＋鼈甲、柴胡、地骨皮、当帰　ex. 秦芁扶羸湯

【威霊仙】（いれいせん）

❶風湿の関節痛に用いる（祛風止痛）

　関節リウマチや変形性関節症に用いる。四肢の関節炎による浮腫、水腫を除き、関節痛、関節の運動障害、手足のしびれ等を治す。また変形性関節症の骨の変形を治す。

　⇒＋秦芁、木瓜、牛膝　ex. 舒筋立安散

⇒＋防風、羌活、牛膝　ex. 疎経活血湯
❷黄疸を治す（利湿退黄）

【木瓜】(もっか)
❶風湿による下肢の筋肉痛を治す（祛湿止痛）
　組織の水分を血中に吸収して風湿による下肢の筋肉痛(こむらがえり)や関節痛を治す。
　①関節リウマチ ⇒＋独活、秦艽、威霊仙　ex. 舒筋立安散
　②こむらがえり(腓腹筋の痙攣)による下肢痛(舒筋止痙)
　　⇒＋檳榔子　ex. 九味檳榔湯加木瓜
❷霍乱の嘔吐、下痢に用いる（和胃化湿）
　腹中を温め、消化管の水分を血中に吸収して下痢、嘔吐を止める。
　⇒＋附子、白朮、茯苓　ex. 実脾飲

4. 温裏祛寒薬

【乾姜】(かんきょう)
❶お腹を温める（温中祛寒）
　お腹が冷えて起きる腹痛、下痢、悪心、嘔吐などに用いる。
　①お腹を温めて下痢を止める(温脾止瀉)。お腹を温めて腸の蠕動を抑制して下痢を止める。お腹が冷えて腹痛、下痢(泥状便)する者に用いる。
　　⇒＋甘草、人参、白朮　ex. 人参湯
　②お腹を温めて嘔吐を止める（温胃止嘔）
　　⇒＋人参、半夏　ex. 乾姜人参半夏丸
　③お腹を温めて腹痛を止める（祛寒止痛）
　　⇒＋蜀椒、人参　ex. 大建中湯
❷胸部（肺）を温めて咳を止める（温肺止咳）
　肺が冷えて水鼻や薄い痰が多く出るときに用いる。
　⇒＋半夏、細辛、五味子　ex. 小青竜湯、苓甘姜味辛夏仁湯
❸四肢、体表部（経絡）を温める
　①四肢体表部の冷え(虚寒)による不正性器出血、子宮出血等を止める

（温経止血）⇒＋当帰、川芎、芍薬、地黄　ex. 芎帰調血飲第一加減
②四肢外表部の冷えによる腰痛を治す。
　　ⓐ水太り（水滞）⇒＋白朮、茯苓　ex. 苓姜朮甘湯
　　ⓑ冷え症 type ⇒＋当帰、川芎、桂枝、麻黄　ex. 五積散
❹急性末梢循環不全、ショック、虚脱に用いる（回陽救逆）
　⇒＋附子、甘草　ex. 四逆湯

【呉茱萸】（ごしゅゆ）

　呉茱萸は制吐の半夏、温中散寒の乾姜、利水の茯苓、降気の枳実を兼ねた作用がある。

❶お腹を温めて嘔吐を止める（降逆止嘔）
①お腹を温めて幽門の痙攣を除き、蠕動を整えて悪心、嘔吐を止める。
　⇒＋人参、生姜、大棗　ex. 呉茱萸湯
②脇痛や、肝欝による悪心、嘔吐、呑酸、口苦等の症状を治す。
　⇒＋黄連、柴胡、芍薬、枳実　ex. 疏肝湯

❷お腹を温めて、頭痛、腹痛、脚痛を治す（祛寒止痛）
①手足が冷えたり、冷たいものを食べたりして胃が冷えて起きる片頭痛を治す。⇒＋人参、生姜、大棗　ex. 呉茱萸湯
②手足が冷えて起きる腰痛、腹痛、月経痛を治す。
　⇒＋当帰、桂枝、川芎、細辛　ex. 当帰四逆加呉茱萸生姜湯

【蜀椒】（しょくしょう）

❶お腹を温め痛みを止める（温中祛寒、祛寒止痛）
　冷えて起きた腸管の痙攣性疼痛に対して、平滑筋の痙攣を緩めて鎮痛する。お腹を温めて腸蠕動の亢進を抑制し腹痛を止める。
　⇒＋乾姜、人参、膠飴　ex. 大建中湯
注意：蜀椒は胃粘膜に対する刺激性が強く、胃液の分泌を亢進させるため膠飴を入れてこれを緩和する。

❷駆虫作用（駆虫消積）
　蜀椒は腸管の蠕動亢進や痙攣を止めるとともに、回虫を麻痺させて駆虫する作用がある。回虫保有者は、寒冷や過労で胃痙攣（心窩部の発作性激痛）の発作をよく起こすが、これに大建中湯が用いられた。

附編／薬物（漢薬）解説

【丁香】（ちょうこう）

❶お腹を温めて、嘔吐、吃逆を治す（温胃止嘔）

　胃の冷えによる嘔吐、吃逆（しゃっくり）、吐乳等を治す。
　　⇒＋柿蒂、人参、生姜　ex. 丁香柿蒂湯

❷お腹を温めて腹痛を治す（温中止痛）

　消化不良症、急性胃腸炎等で冷えて腹痛するものを治す。

❸血管を拡張して血行を良くする

　脳血流を良くしてボケを治す。

【小茴香】（しょううぃきょう）

❶お腹を温めて腹痛を治す（祛寒止痛）

　寒冷の飲食物で胃を冷やしたり、寒疝により起こる腹痛を治す(空腹時痛が多い、冷えによる腹痛、生理痛にも有効である)。
　　⇒＋桂枝、良姜、延胡索、縮砂　ex. 安中散

❷消化不良を治す（理気消腫）

　胃腸の蠕動低下による腹部膨満に用いる。⇒＋生姜、厚朴

❸白帯下に用いる（温経止帯）

　四肢外表の冷えによる寒湿白帯下に用いる。⇒＋乾姜

【高良姜】（こうりょうきょう）

❶お腹を温めて腹痛を治す（温中止痛）

　　⇒＋桂枝、小茴香、延胡索　ex. 安中散

❷お腹を温めて嘔吐を止める（温胃止嘔）

【附子】（ぶし）

❶ショック状態に用いる（回陽救逆）

　附子は強心作用があり、大汗、大出血、大吐瀉などの後の顔面蒼白、呼吸微弱、脈微細、血圧低下、冷汗があり、チアノーゼ、四肢厥冷等を呈する急性循環不全に用いる。⇒＋乾姜、甘草　ex. 四逆湯

❷手足の末梢を温め、痛みを止める（祛寒止痛）

　新陳代謝を盛んにして熱を産生し、更に血管を拡張し血行を良くして四肢の冷えを温め痛みを止める。⇒＋桂枝、甘草、白朮　ex. 桂枝加朮附湯

❸強心利尿作用（温腎行水）

身体機能が衰弱して水分代謝が低下している者に用いる。
①うっ血性心不全による浮腫を治す。⇒＋茯苓、沢瀉、肉桂 ex. 八味丸
②冷えて、下痢、腹痛して尿量少ない者や皮下に水が溜まって浮腫のある者を治す。⇒＋白朮、茯苓　ex. 真武湯

【肉桂】(にっけい)
❶血行を良くし、お腹や四肢頭部を温めて陽虚を治す（温中補陽）

腎陽虚に対して循環促進作用の強い肉桂を用い、お腹や四肢頭部を温めてこれを治す。⇒＋地黄、山茱萸、附子　ex. 八味丸
❷お腹を温めて疼痛を治す（祛寒止痛）……心窩部痛、腹痛、月経痛を治す。
①心窩部痛……お腹を冷やして痛む者に用いる。
　⇒＋良姜、延胡索、小茴香　ex. 安中散
②月経痛……お腹が冷えて起こる者に用いる。
　⇒＋当帰、川芎、延胡索、桃仁　ex. 芎帰調血飲第一加減
❸利尿作用を助ける（行水消腫）

小便不利、下肢の浮腫に腎臓の血流を良くして利尿作用を強める。
⇒＋茯苓、白朮、沢瀉　ex. 五苓散、苓桂朮甘湯、八味丸

5. 理気薬

【陳皮】(ちんぴ)
❶食欲増進作用（健脾理気）

胸の痞え、悪心、嘔吐、消化不良などに対し、胃腸の緊張を除き運動をスムーズにする。食欲も出て痞えがとれる。
①下痢、腹痛を伴う消化不良に用いる。⇒＋蒼朮、厚朴　ex. 平胃散
②胃カタルを治す。⇒＋半夏、茯苓　ex. 二陳湯、六君子湯
❷鎮咳去痰作用（燥湿化痰）

湿痰咳嗽に用いる。痰は粘液であり、粘液性炎症、即ちカタルを治すのに陳皮が用いられる。胃カタル、気管支カタルに用いられる。半夏が粘液を溶解し、茯苓がこの溶解した粘液を吸収する。半夏の鎮咳去痰作用を茯

苓、陳皮、生姜が補う。⇒＋半夏、茯苓、生姜　ex. 二陳湯、参蘇飲

【枳実】(きじつ)
❶胃腸の蠕動をスムーズにして不消化物を除く（破気消積）
　①消化管の蠕動を亢進して不消化物を下方へ送り排出させて、腹満、腹痛、便秘等を治す。裏急後重(テネスムス)にも用いられる。
　　⇒＋厚朴、大黄、芒硝　ex. 大承気湯
　②平滑筋の痙攣を緩め運動をスムーズにしてジスキネジーを治す。
　　ex. 胆道ジスキネジー、尿管ジスキネジー、過敏性腸症候群等
　　⇒＋芍薬、甘草、柴胡　ex. 四逆散
❷幽門痙攣を除き蠕動をスムーズにし溜飲を緩解させる（瀉痰除痞）
　胃内に食物が詰まり下方へ通過しないため、心下部が痞え胸苦しいのを治す。
　　⇒＋橘皮、生姜　ex. 橘皮枳実生姜湯
　　⇒＋陳皮、生姜、白朮、茯苓　ex. 茯苓飲
❸祛痰排膿作用
　枳実は気管支の痙攣を緩め、胸背部の緊張を緩める。桔梗、芍薬と組んで祛痰排膿に用いられる。⇒＋桔梗、芍薬　ex. 排膿散及湯

【大腹皮】(だいふくひ)
❶消化管の痙攣を止め蠕動を正常化する（下気寛中）。利尿作用で下痢を止める。
　消化管の蠕動を正常化して停滞した内容物を排出する作用と、消化管の余分な水を利尿して下痢を止める作用とによりお腹を寛げる。
　　⇒＋藿香、厚朴、陳皮、白朮、茯苓　ex. 藿香正気散
❷利尿作用（利水消腫）
　腹大水腫、小便不利や脚気腫満等に用いる。⇒ ex. 肝硬変で腹水の貯留する者に用いる。肝硬変のような静脈系のうっ血を伴う腹水には利水の薬の他に活血化瘀の薬物（当帰、紅花、牡丹皮等）を配合する。
　　⇒＋蒼朮、猪苓、沢瀉、紅花、牡丹皮、当帰　ex. 分消湯血鼓加減

【厚朴】(こうぼく) ⇒ 芳香化湿薬／厚朴 p. 491: 参照。

【香附子】(こうぶし)

❶気分の憂うつな者に用いる（疎肝解欝）

　①精神的な原因で起きる胃炎、胃潰瘍、月経痛、生理不順、乳房の腫痛等に用いる。⇒＋柴胡、芍薬、枳殻、川芎　ex. 柴胡疎肝湯

　②感情の抑うつ、精神的緊張を緩め、精神的stressを抑える。
　　⇒＋紫蘇葉　ex. 香蘇散

❷気滞のために起きる疼痛を止める（行気止痛）

　精神的stressによって起きる胸腹の痛み、ことに側胸部の胸痛、腹痛、生理痛を治す。特に胃寒気痛を治す。

　月経不順、月経痛を治す……冷え症typeのもので、子宮痙攣、月経痛を治す。⇒＋当帰、川芎、芍薬、地黄、烏薬、延胡索　ex. 芎帰調血飲第一加減

❸胃の働きを良くする（健胃消食）

　消化不良、食欲不振に用いる。⇒＋縮砂、木香　ex. 香砂六君子湯

❹血管を拡張して血行を良くする

　冠状動脈硬化症による狭心症や脳血管障害後遺症に用いる。
　⇒＋赤芍、川芎、紅花、丹参　ex. 冠心Ⅱ号方加香附子木香

【木香】(もっこう)

❶胃腸の気滞によって起きる疼痛を止める（行気止痛）

　平滑筋の痙攣を緩め腹満、腹痛を止める。胃腸が寒冷の刺激を受けて、蠕動亢進、分泌促進のある場合、これを温めて痙攣性の痛みを止める。胃腸の弱いものがお腹をこわして嘔吐、下痢、腹痛する場合、木香は腹痛、下痢を止める。⇒＋人参、白朮、茯苓、甘草、藿香　ex. 銭氏白朮散

❷細菌性下痢の腹痛、裏急後重を治す（利腸止痢）

　大腸性下痢（大腸カタル）に用いる。消炎作用のある黄連、黄芩、黄柏と、腹痛を治す作用のある木香、芍薬、甘草、厚朴、檳榔子、枳殻などの薬物とを組み合わせて用いる。
　⇒＋黄連、黄芩、大黄、檳榔子、芍薬、甘草　ex. 行和芍薬散

❸胃の働きを良くする（健胃消食）

　消化不良、食欲不振に用いる。
　⇒＋人参、白朮、茯苓、半夏、陳皮、縮砂　ex. 香砂六君子湯

❹血管を拡張して血行を良くする

冠状動脈硬化症による狭心症や脳血管障害の後遺症等に用いる。
⇒＋赤芍、川芎、紅花、丹参　ex. 冠心Ⅱ号方加香附子木香

【烏薬】(うやく)
❶寒冷によって生じる腹痛、寒疝に用いる（行気止痛）
　鎮痙作用があり、お腹が張って痛む、ことに寒疝というような寒冷の作用で起きる胃腸、胆道、尿管、膀胱など中腔臓器の平滑筋の痙攣性疼痛を治す。
　① ex. 過敏性腸症候群、過敏膀胱、月経痛等
　　⇒＋檳榔子、香附子、木香、芍薬、甘草、延胡索　ex. 烏苓通気湯
　② ex. 月経痛、不妊症等
　　⇒＋延胡索、当帰、肉桂、木香、香附子　ex. 芎帰調血飲第一加減
❷食欲増進作用（健胃消食）
　胃腸の蠕動を調え、腸のガスを排出する。痙攣性便秘にも用いられる。
❸血行を良くし血管を拡張して温める作用がある
　脳血流を改善する作用があり、中風（脳血管障害の後遺症）に用いる。
　⇒＋僵蚕、白芷、麻黄　ex. 烏薬順気散

6. 理血薬

1. 活血薬

【川芎】(せんきゅう)
❶血管を拡張して血行を良くし痛みを止める（祛風止痛）
　①脳や頭部の血流を良くし、頭痛を止める。
　⇒＋細辛、羌活、防風、白芷　ex. 川芎茶調散
　②四肢の血行を良くし、血行障害による四肢のしびれ、麻痺、疼痛に用いる。
　⇒＋防風、防已、威霊仙、羌活、蒼朮　ex. 疎経活血湯
　③狭心症の胸痛　⇒＋丹参、赤芍　ex. 冠心Ⅱ号方
❷瘀血による月経障害を治す（活血調経）
　①無月経、稀発月経に用いる(月経過多や出血の多いものには注意する)。

⇒＋当帰、芍薬、地黄　ex. 四物湯
　②難産、後産、産後の出血等に用いる（産後の子宮の収縮をよくする）。
　　⇒＋当帰、赤芍、桃仁、紅花、牡丹皮　ex. 芎帰調血飲
❸精神的 stress による胸脇部の痛みに用いる（行気解欝）
　　⇒＋柴胡、白芍、枳殻、紅花、桃仁　ex. 疎肝湯
❹化膿症、潰瘍の治療を促進する
　　⇒＋当帰、桂枝、黄耆、白芷　ex. 千金内托散

【丹参】(たんじん)

❶血行を良くし、痛みを止める（祛瘀止痛）…瘀血による痛みを止める。
　①狭心症に使用する。丹参は抗凝血作用、冠動脈の拡張作用、冠血流量を増加させる働きがある。⇒＋川芎、紅花、赤芍　ex. 冠心Ⅱ号方
　②慢性肝炎、肝硬変、下肢静脈瘤症候群などに使用する。肝欝による脇痛に用いる。
❷瘀血による月経障害、月経痛、産後の障害を除く（活血調経）
　　⇒＋桃仁、当帰尾、紅花
❸神経症の不眠、頭痛等に用いて鎮静作用がある（養心安神）
　　⇒＋柏子仁、酸棗仁、遠志、茯神　ex. 天王補心丹
❹丹参一味で四物湯と同じ作用がある

【延胡索】(えんごさく)

❶各種のうっ血や瘀血による痛みを治す（行気止痛）
　血痛（固定性の痛み）を治す。⇒＋当帰、白芍、川芎、桃仁、莪朮
❷婦人の月経障害、月経痛を治す（活血調経）
　　⇒＋当帰、芍薬、川芎、桃仁、紅花、牛膝、益母草
　　⇒ ex. 芎帰調血飲第一加減

【益母草】(やくもそう)

❶子宮収縮と止血作用（活血調経）
　血滞による月経不順、月経前に少腹脹痛し月経量の少ない者に用いる（妊婦には禁忌）。⇒＋当帰、赤芍、川芎　ex. 芎帰調血飲
❷産後血滞腹痛、外傷後瘀血をなして痛む者を治す（祛瘀止痛）

⇒＋当帰、白芍、香附子

❸**利水作用、血圧降下作用（利尿消腫）**
腎炎の浮腫、血尿、高血圧に使用する。

【赤芍】(せきしゃく)

❶**婦人の閉経を通じる作用（活血調経）**
　⇒＋桃仁、牡丹皮　ex. 桂枝茯苓丸
　⇒＋当帰、牡丹皮、地黄　ex. 芎帰調血飲第一加減

❷**打撲による瘀血（しこり）の痛みを止める（祛瘀止痛）**
　①瘀血やうっ血、血行障害のため知覚麻痺（しびれ）疼痛等のあるものを治す。内出血を吸収する。
　⇒＋当帰、川芎、地黄、桃仁、紅花　ex. 調栄活絡湯、桃紅四物湯
　②冠不全の狭心痛　⇒＋川芎、紅花、降香　ex. 冠心Ⅱ号方

❸**血熱による衄血、吐血、子宮出血等を止める（涼血止血）**
　⇒＋犀角、生地黄、牡丹皮　ex. 犀角地黄湯

❹**目の充血を治す（清肝明目）**
　⇒＋菊花、夏枯草

❺**血熱、血瘀による癰毒腫痛に用いる（涼血消癰）**

2. 破血（逐瘀）薬

【桃仁】(とうにん)

❶**閉経、血の道症に用いる（活血通経）**
　何かの原因によって月経が閉止し、また過少月経となり、そのため生理痛（腹痛、腰痛）、自律神経異常のような症状、頭痛、顔面がのぼせて赤紫色となり、足腰は冷え、冷えのぼせになったり、不眠やイライラなど更年期障害の症状、血の道症といわれるような症状を呈するときに用い、下血させると症状が消失する。
　⇒＋当帰、川芎、赤芍、地黄、紅花　ex. 桃紅四物湯

❷**熱病の精神異常に用いる（破血逐瘀）**
　少腹が脹満し、大便が黒く、小便がよどんでいるときは、熱邪と蓄血が結合して膀胱に溜まったと考えて下すと治る。

⇒＋桂枝、大黄、芒硝　ex. 桃核承気湯
❸打撲、挫傷、捻挫、内出血に用いる（祛瘀止痛）
　桃仁は新旧を問わず、外傷時、ことに挫傷、打撲による腫脹に用いる。即ち内出血と組織の挫滅に対して使用する。
　　⇒＋当帰、赤芍、紅花、大黄　ex. 調栄活絡湯
❹化膿性疾患を治す（排膿消瘍）
　①気管支拡張症、慢性気管支炎、肺気腫等に急性の感染症が起き、膿痰が出る。そして血痰が混ざるとき肺癰と呼んだ。これに用いる。
　　⇒＋芦根、薏苡仁、冬瓜子　ex. 葦茎湯
　②直腸周囲膿瘍、前立腺炎、骨盤腹膜炎などは腸癰と呼んだ。桃仁は消炎、祛瘀、排膿作用があると考えられ、これに用いる。
　　⇒＋冬瓜子、牡丹皮、薏苡仁、大黄、芒硝　ex. 大黄牡丹皮湯
❺便秘症（燥屎）に用いる（潤腸通便）
　老人の便秘のように水分が少なく、大便が乾燥して便秘するとき。
　　⇒＋当帰、地黄、麻子仁、大黄　ex. 潤腸湯

【紅花】（こうか）
❶月経異常に用いる（活血通経）
　①月経痛、無月経、月経不順に用いる……瘀血による月経痛、無月経、月経不順に用いる。月経、出血があって生理が正常化して諸症状が去る。
　　⇒＋当帰、川芎、赤芍、地黄、桃仁　ex. 桃紅四物湯
　③産後の瘀血に用いる……古人は、悪露がつきず、そのため出血が止まらない、腹痛、その他の異常に対して用いた。出血して諸症状が良くなる。
　　⇒＋桃仁、当帰、益母草　ex. 芎帰調血飲第一加減
❷血行を良くして痛みを除く（散瘀止痛）
　①狭心症に対して冠血流をよくして胸痛を除く。
　　⇒＋川芎、丹参、赤芍　ex. 冠心Ⅱ号方
　②打撲、挫傷、捻挫等瘀血による痛みを除く。
　　⇒＋当帰、赤芍、桃仁、大黄　ex. 調栄活絡湯
❸打撲、捻挫の内出血に用いる（祛瘀療傷）
　内出血、組織の挫滅、疼痛、腫脹に用いる。止痛の作用がある。
　　⇒＋当帰、蘇木、大黄　ex. 通導散

❹血行を良くし、うっ血を除き、腫脹を除く（活血散瘀）
　褥瘡の予防、凍傷の予防、潰瘍の難治性のもの等に用いる。
　副作用：月経過多、出血傾向の者、妊婦には注意して用いる。

【蘇木】(そぼく)
❶月経異常に用いる（活血通経）
　桃仁、牡丹皮を用いる場合より、瘀血の症状が強いときに、蘇木、紅花の配合された処方を用いる。
　　⇒＋大黄、紅花、桃仁、牡丹皮　ex. 通導散加桃仁牡丹皮
❷打撲、捻挫による内出血の腫脹、疼痛に用いる（祛瘀療傷）
　打撲、捻挫の極めて重症のときに用いる。打撲による内出血を除き、痛みを止め、治療を速やかならしめる。⇒＋当帰、紅花、大黄　ex. 通導散
❸止血作用（祛瘀止血）
　瘀血による出血に用いる。断続的、持続的で止血薬が効かないことが多い。ex. 痔出血、食道静脈瘤からの出血など静脈の出血、産後の出血等。

【牛膝】(ごしつ)
❶月経異常（月経痛、無月経、月経不順）に用いる（行瘀通経）
　牛膝の子宮収縮、鎮痛作用を用いる。四物湯と活血化瘀薬の桃仁、紅花、益母草、牡丹皮等を加えた処方を用いる。
　　⇒＋四物湯加桃仁紅花益母草牡丹皮　ex. 芎帰調血飲第一加減
❷腰や手足の疼痛に用いる（強筋起痿）
　①老化現象(腎虚)による腰痛。
　　⇒＋杜仲、続断、桑寄生、地黄　ex. 独活寄生湯
　②風湿による手足の疼痛。⇒＋蒼朮、黄柏　ex. 三妙散
　③打撲、捻挫(瘀血)による腰、手足の疼痛。
　　⇒＋当帰、川芎、赤芍、地黄、桃仁、紅花　ex. 調栄活絡湯
❸膀胱炎、尿道炎、尿路結石等に用いる（利尿通淋）
　血尿や腰痛を伴う尿路結石や、排尿痛、排尿困難を伴う尿道炎等に用いる。
　　⇒＋金銭草、車前子、滑石、瞿麦　ex. 二金排石湯
❹消炎作用、抗化膿性炎症（瀉火解毒）
　歯齦の腫脹、疼痛に用いる。歯周炎、口内炎等にも用いられる。

⇒＋黄連、生地黄、牡丹皮、当帰　ex. 加味清胃散

【三稜、莪朮】(さんりょう、がじゅつ)
……作用が類似しており、両者はよく併用される。
❶月経異常(月経痛、無月経、月経不順)、腹部腫瘤に使用する(破瘀通経)
　①月経異常（月経痛、無月経、月経不順）に用いる。月経痛があり、無月経で下腹部に腫瘤を触れるようなものに用いる。
　②腹部腫瘤(肝硬変による肝脾腫大、ガン等)に用いる。抗腫瘍作用がある。
❷月経痛、胸腹部痛、脇下腹部痛等に使用する（行気止痛）
　気滞血瘀によるものに用いる。
❸健胃作用（消食化積）
　不消化物の胃腸内残留に用いる。

3. 祛瘀止痛薬

【乳香、没薬】(にゅうこう、もつやく)
……作用が類似しており、両者はよく併用される。
❶瘀血による疼痛に用いて鎮痛作用がある（祛瘀止痛）
　①打撲、捻挫(瘀血)による胸腹部疼痛に用いる
　　⇒＋川芎、白芷、赤芍、牡丹皮
　②循環障害による四肢疼痛に用いる。　ex. 血栓性静脈炎
　　⇒＋玄参、当帰、金銀花、甘草　ex. 四妙勇安湯加乳香没薬
　③狭心症の疼痛に用いる。
　　⇒＋赤芍、川芎、紅花、丹参　ex. 冠心二号方加乳香没薬
❷筋肉の痙攣による疼痛に用いる（舒筋解痙）
❸化膿症に使用する（排膿消腫）

【欝金】(うこん)
❶瘀血を除いて血行を良くし痛みを止める（祛瘀止痛）
　血瘀、気滞により起こる胸痛、腹痛、慢性肝炎による肝臓部痛を除く。
　①腹痛 ⇒＋延胡索、木香、縮砂
　②肝炎による胸痛 ⇒＋柴胡、芍薬、当帰　ex. 逍遙散加欝金

❷精神的 stress による胸脇部の痛みに用いる（疎肝解欝）
　肝胆の気欝により胸脇部が脹痛し、生理不順があり、生理痛や乳房が脹って痛む者を治す。⇒＋柴胡、芍薬、川芎、香附子 ex. 柴胡疎肝散加欝金
❸鎮痛作用（清心安神）
　熱病による意識障害や、癲狂に用いる。
❹利胆、利尿、鎮痛作用
　腎結石による腎臓部痛、胆石による胸脇部痛ともに用いられる。
　⇒＋金銭草、枳殻、木香、大黄　ex. 胆道排石湯

【姜黄】（きょうおう）
❶瘀血を除き血行を良くして痛みを止める（祛瘀止痛）
　気滞血瘀による心、胃、脇、腹諸痛、風湿による肩臂痛を治す。
　ex. 月経痛に対して ⇒＋当帰、川芎、延胡索
❷瘀血による月経障害を治す（破瘀通経）
　瘀血による閉経、腫瘤、心腹脹痛を治す。
　⇒＋莪朮、紅花、延胡索、牡丹皮、当帰

4．止血薬

【三七（田三七）】（さんしち／でんさんしち）
❶止血作用（化瘀止血）
　あらゆる部位の出血に用いる。打撲、捻挫による内出血や外傷による出血で瘀血による腫脹、疼痛に用いる。また、あらゆる部位の出血に用いる。ex. 眼底出血、脳出血、性器出血等。
❷消炎鎮痛作用（化瘀止痛）
　瘀血による腫脹、疼痛に対して消炎鎮痛作用により消腫止痛する。
　ex. 関節炎、癌、潰瘍等に用いる。

【艾葉】（がいよう）
❶止血作用（温経止血）
　寒証の出血に用いる。冷え症の者の出血。 ex. 不正性器出血、月経過多等に用いる。下腹部痛、性器出血などの切迫流産の兆候があるときなに

用いる。⇒＋四物湯加阿膠　ex. 芎帰膠艾湯
❷寒証の腹痛に用いる（祛寒止痛）
　冷え症の月経痛に用いる。⇒＋四物湯加香附子乾姜肉桂

【蒲黄】（ほおう）
❶止血作用（涼血止血）
　熱証の出血で瘀血を伴うときに用いる（消炎止血作用）。活血祛瘀には生で用い、涼血止血には炒って用いる。
❷瘀血による疼痛に用いて鎮痛作用がある（祛瘀止痛）
　産後に悪露が下らずに、下腹部痛など瘀血によると思われる症状があるときに用いる。⇒＋五霊脂　ex. 失笑散

【地楡、槐花】（じゆ、かいか）
❶止血作用（涼血止血）
　熱証の出血、特に血便に用いる。　ex. 痔出血に用いる（消炎止血作用）。⇒＋当帰、防風、黄芩　ex. 槐角丸

7. 瀉下薬

1. 攻下薬（寒下薬）

【大黄】（だいおう）
❶瀉下作用（清腸通便）
　大黄の瀉下作用は、大腸を刺激して蠕動を亢めて排便させる。したがって、小腸性下痢と違って栄養の消化吸収を障害しない。
　①慢性便秘⇒＋甘草、芒硝　ex. 桃核承気湯
　②老人の腸燥便秘
　　⇒＋当帰、地黄、桃仁、麻子仁、枳殻　ex. 潤腸湯、麻子仁丸
　③熱性疾患の便秘……麻痺する腸管を刺激して蠕動を亢め、小腸の通過時　間を短縮する。⇒＋枳実、厚朴　ex. 大承気湯
❷消炎作用、抗化膿性炎症（瀉火解毒）

附編／薬物（漢薬）解説

充血を抑制し、毛細血管の透過性を抑える作用がある。頭部顔面など体上部が充血、または出血する場合に用いる。ex. 脳充血、眩暈、発狂、脳溢血、衄血、歯痛、歯齦出血、眼の充血等。
①吐血、衄血、結膜充血、牙根腫痛……冷服させる
　⇒＋黄連、黄芩　ex. 三黄瀉心湯
②腸癰（肛門周囲炎、虫垂炎等）で腹痛、大便秘結の者
　⇒＋桃仁、牡丹皮、冬瓜子　ex. 大黄牡丹皮湯
❸瘀血を去り月経を通じる（逐瘀通経）
瘀血による無月経、打撲損傷に用いて、腹中の血行を良くし骨盤内に充血を起こす。⇒＋桃仁、紅花、蘇木　ex. 桃核承気湯、通導散

【芒硝】（ぼうしょう）
❶瀉下作用（清腸通便）
　大腸の粘膜を刺激して粘液の分泌を亢進させる。胃腸実熱、大便燥結に用いる。⇒＋大黄、甘草　ex. 調胃承気湯

2．潤下薬

【麻子仁】（ましにん）
❶瀉下作用（潤腸通便）
　腸の蠕動運動が低下して腸管の水分が減少したために起きる老人の腸燥便秘に用いる。
　⇒＋杏仁、枳実、大黄　ex. 麻子仁丸
　⇒＋当帰、地黄、桃仁、枳殻、大黄　ex. 潤腸湯

3．逐水（瀉下、利尿）薬

【檳榔子】（びんろうじ）⇒ 利湿薬／逐水薬／檳榔子 p. 490：参照。
【牽牛子】（けんごし）⇒ 利湿薬／逐水薬／牽牛子 p. 490：参照。
【葶藶子】（ていれきし）⇒ 利湿薬／逐水薬／葶藶子 p. 491：参照。

8. 化痰止咳薬

1. 清化熱痰薬

【貝母】(ばいも)
❶肺気道の炎症による痰を除く（化痰散結）
　痰の量が少なく粘い、乾咳で痰が切れにくいものに用いる。熱のため体の水分が減少して痰が粘くなったものに用いる。燥熱痰に用いる。痰の分量を増やし切れやすくする。
　ex. 肺結核、慢性気管支炎、気管支拡張症。
　⇒＋枇杷葉、桑葉、麦門冬　ex. 清燥救肺湯
　⇒＋桔梗、甘草、紫苑　ex. 四順湯
❷粘痰があり喀出困難で咳に苦しむ者に用いる（潤肺止咳）
　貝母の薬の性は寒であり、熱を下し、体の水分を保ち、喪失を防ぎ気道を潤して痰を出やすくして咳を止める。
　気道に炎症のある陰虚体質の者（急性気管支炎）
　⇒＋連翹、山梔子、知母　ex. 二母散

【栝呂仁】(かろにん)
❶肺気道の炎症による痰を除く、胸痛を治す（化痰散結）
　肺気道の炎症に伴う熱痰で喀出されにくい粘稠痰に用いる。咳をすると胸にひびいて痛む(胸痛ある)者を治す。ex. 急性気管支炎、肺炎、肋膜炎の痰、咳、胸痛に用いる。⇒＋半夏、黄連　ex. 小陥胸湯
❷狭心症の胸痛に用いる　⇒＋薤白、半夏　ex. 栝呂薤白半夏湯
❸腸燥便秘を治す（潤腸通便）
　栝呂仁は油脂成分が多く、大便の水分を貯え、大便を排出させる。
❹消炎排膿作用
　肺膿瘍、気管支拡張症、急性乳腺炎、急性虫垂炎等に用いる。

【天花粉(栝呂根)】(てんかふん/かろこん)
❶消炎解熱、鎮咳作用（潤肺止咳）
　気道の炎症による咳嗽に用いる。痰を潤して喀出しやすくする作用もあ

附編／薬物（漢薬）解説

薬物（漢薬）解説

る。乾咳で痰は粘稠少量で咳をして痰が切れにくいものに用いる。
 　⇒＋柴胡、黄芩　ex. 柴胡桂枝乾姜湯
❷脱水を治して口渇を止める（生津止渇）
 　発汗等により脱水して口渇があり尿量減少するものなどに用いる。

2. 温化寒痰薬

【半夏】(はんげ)
❶鎮咳去痰作用（祛痰止咳）
 　半夏は中枢性の鎮咳作用（リン酸コデイン類似作用）と、粘液を溶解する作用があり、気道の喀痰を溶解して痰の喀出を容易にする。
 　①鎮咳作用……麻黄は痙攣性の咳嗽を止める作用があり併用される。
 　　⇒＋麻黄、五味子　ex. 小青竜湯
 　②去痰作用……湿痰の多い咳嗽に用いる（気管支カタルを治す）。
 　　⇒＋陳皮、茯苓　ex. 二陳湯、半夏厚朴湯
❷鎮嘔制吐作用（降逆止嘔）
 　半夏には中枢性の鎮嘔作用、末梢性の鎮嘔作用、吃逆を止める作用がある。
 　①胃寒、痰飲嘔吐に　⇒＋生姜、茯苓　ex. 小半夏加茯苓湯
 　②慢性胃炎……胃カタルを治す
 　　⇒＋陳皮、茯苓、人参、白朮　ex. 六君子湯

【桔梗】(ききょう)
❶去痰作用（祛痰止咳）
 　痰の分泌を多くして喀出しやすくする。半夏と併せて鎮咳去痰薬として用いる。⇒＋半夏　ex. 参蘇飲
❷咽喉の炎症（咽痛）に用いて痛みを止める（宣肺利喉）
 　⇒＋甘草　ex. 桔梗湯
❸排膿作用（排膿消癰）
 　①癤、癰、皮下膿瘍などに用いて排膿させる。
 　　一般に　⇒＋枳実、芍薬　ex. 排膿散及湯
 　　炎症強いとき　⇒＋石膏　ex. 桔梗石膏
 　②気管支拡張症、肺化膿症

⇒＋葦茎、薏苡仁、冬瓜子、貝母、紫苑　ex. 葦茎湯合四順湯

3. 止咳平喘薬

【麻黄】(まおう) ⇒ 辛温解表薬／麻黄 p.472：参照

【杏仁】(きょうにん)
❶利水作用、鎮咳作用（宣咳平喘）
　肺、気道粘膜の浮腫を除き、痰の量を減少させ、喘鳴、多痰を除き鎮咳させる。杏仁の利水作用が鎮咳に働く。
　気道炎症を伴う咳嗽に ⇒＋麻黄、石膏、甘草　ex. 麻杏甘石湯
❷腸燥便秘を治す（潤腸通便）
　杏仁の脂肪油が腸を潤す。⇒＋麻子仁、枳実、大黄　ex. 麻子仁丸

【蘇子】(そし)
❶利水作用、鎮咳作用（下気定喘）
　蘇子の利水作用により、気道粘膜の浮腫を除き、痰の量を減少させて、呼吸困難や気管支平滑筋の痙攣による咳嗽を鎮静させる。この作用を下気(降気)という。⇒＋半夏、前胡、厚朴、陳皮　ex. 蘇子降気湯

【桑白皮】(そうはくひ)
❶消炎、利水、鎮咳作用（瀉肺平喘）
　気道の炎症性の咳嗽、呼吸困難に用いて、消炎、利尿作用により、気道の炎症と浮腫を除き、鎮咳する。
　①気管支炎の炎症に伴う膿痰が多量に出るとき
　　⇒＋黄芩、山梔子、貝母、　桔梗、杏仁　ex. 清肺湯
　②大葉性肺炎 ⇒＋麻黄、杏仁、石膏、甘草　ex. 五虎湯
❷利尿作用（利尿消腫）
　腎炎、ネフローゼ、心不全の浮腫、アレルギー性の局所性の浮腫などに用いられる。⇒＋茯苓皮、大腹皮　ex. 五皮飲

9. 補養薬

1. 補気薬

【人参】(にんじん)
❶元気を補う(大補元気)、大出血後の shock 状態に用いる(益気救脱)
　大出血、大発汗、吐瀉後の shock 状態に用いる（脈沈微細、四肢厥冷、自汗等を呈する）。⇒＋附子　ex. 独参湯、参附湯
❷消化吸収機能を良くして元気をつける（健脾益気）
　胃腸の働きを良くして消化吸収機能を亢め元気をつける。
　⇒＋白朮、茯苓、甘草　ex. 四君子湯、補中益気湯
❸肺気を補い息切れ自汗を治す（補肺平喘）
　少し動くと息切れがして苦しく動けなくなり、よく自汗が出るという者に用いる。⇒＋白朮、茯苓、甘草、蘇子、桑白皮　ex. 喘四君子湯
❹体内の水分を保ち、口渇を防ぐ（生津止渇）
　体内に水分が少なくなり、口が渇くときに用いる（脈が細く触れにくいとき）…熱性疾患で脱水したとき等。⇒＋麦門冬、五味子　ex. 生脈散
❺精神の安定を図る（養心安神）
　体が衰弱して不安、不眠、心悸亢進して脱力感等あるときに用いる。
　⇒＋酸棗仁、遠志　ex. 加味帰脾湯
❻貧血症に用いる

【黄耆】(おうぎ)
❶元気を良くし筋肉を強くする（補気升提）
　筋肉の緊張が弛緩し内臓下垂、アトニー、脱肛、子宮脱を起こした者に用いる。⇒＋柴胡、升麻　ex. 補中益気湯
❷皮膚の水を利して自汗を止める（固表止汗）
　疲れやすい人で、疲れたり、食後や少し動いたときに発汗の多い者に用いる。⇒＋防風、白朮　ex. 玉屏風散
❸浮腫を除く（利尿消腫）
　利水作用があり、四肢顔面の浮腫に用いる（弛緩した締まりの悪い皮膚

の者に多い）⇒＋白朮、防已　ex. 防已黄耆湯
❹知覚麻痺、運動麻痺を治す（利血通痺）
　　皮膚のしびれ感、知覚鈍麻や脳出血の運動麻痺に用いる。
　　⇒＋桃仁、紅花、当帰、川芎、地竜　ex. 補陽還五湯
❺皮膚の化膿症に用いる（托毒排膿）
　　炎症症状少なく、化膿しても潰れず治りにくいとき用いる。
　　⇒＋人参、桂枝、当帰、川芎　ex. 千金内托散

【白朮】(びゃくじゅつ)
❶胃腸の働きを良くする（健胃消食）
　　食欲を増進し、消化を良くし、健胃薬となる。
　　⇒＋人参、茯苓、甘草　ex. 四君子湯
❷急性吐瀉、胃カタルを治す（健胃止瀉）
　　嘔吐、下痢、腹痛、胃の粘液性炎症（カタル）を治す。
　　⇒＋人参、乾姜、甘草　ex. 人参湯
❸利尿作用（利尿消腫）
　　浮腫や胃内停水、胃腸内の過剰水分を除く。
　　⇒＋茯苓、猪苓、沢瀉　ex. 五苓散
❹表虚の自汗を止める（固表止汗）
　　⇒＋黄耆、防已　ex. 防已黄耆湯
　　⇒＋黄耆、防風　ex. 玉屛風散
❺安胎の効がある
　　妊娠中の水腫、流産の予防に用いる。
　　⇒＋当帰、川芎　ex. 当帰芍薬散

【山薬】(さんやく)
❶消化器の働きを良くし、下痢を止め、体を元気にする（健脾止瀉）
　　胃腸が弱く、食欲がなく、食べ過ぎるとすぐ下痢する者に用いる。
　　⇒＋人参、茯苓、白扁豆、薏苡仁　ex. 参苓白朮散
❷咳嗽や呼吸困難に用いる（潤肺止咳）
　　少し動くと息が切れて苦しく、よく汗が出る者に用いる。
❸口渇を治す（生津止渇）……発汗や虚熱により脱水して口渇するものを

治す。⇒＋葛根、天花粉、五味子
❹遺精、小便頻数に用いる（益腎固精）
　⇒＋熟地黄、山茱萸　ex. 六味地黄丸

【甘草（炙甘草）】(かんぞう／しゃかんぞう)

❶胃腸の働きを良くして、体の元気を益す（益気補脾）
　食欲が少なく、下痢しやすく、元気のない者に用いる。
　⇒＋人参、白朮、茯苓　ex. 四君子湯
❷心悸亢進を鎮める（益気復脈）
　発汗過多などで体内の水分が欠乏し、心悸亢進、脈結代する者に用いる。
　⇒＋人参、阿膠、麦門冬、地黄、桂枝　ex. 炙甘草湯
❸筋肉の痙攣や痛みを止める（緩急止痛）
　⇒＋芍薬　ex. 芍薬甘草湯
❹鎮静作用
　精神神経の症状を緩和する。⇒＋大棗、小麦　ex. 甘麦大棗湯
❺消炎作用、抗化膿作用（解毒医瘡）……生甘草を用いる。
　咽喉の腫痛、瘡瘍の腫脹などに用いる。
　①咽喉の腫痛。⇒＋桔梗　ex. 桔梗湯
　②風熱表証に用いて熱を下し、化膿を抑える。
　　⇒＋金銀花、連翹、芦根、牛蒡子　ex. 銀翹散
❻咳嗽、喘息に用いる（潤肺祛痰）……生甘草を用いる。
　肺熱の咳嗽に用いる。ex. 上気道炎、気管支炎　⇒＋杏仁、貝母、桑葉
❼緩和、解毒に用いる

【大棗】(だいそう)

❶胃腸の働きを良くする（健脾止瀉）
　胃腸虚弱で下痢しやすい者に用いる。⇒＋人参、白朮
❷鎮静作用がありヒステリーに用いる（養心安神）
　⇒＋小麦、甘草　ex. 甘麦大棗湯
❸緩和、矯味に用いる
　大戟、芫花、甘遂、葶藶子などの峻下作用を緩める。
　⇒＋葶藶子　ex. 葶藶大棗瀉肺湯

❹止血作用（補血止血）

2. 補陽薬

【杜仲】（とちゅう）
❶老化に伴う腰痛に用いる（温腎壮陽、堅骨強腰）
　腎陽虚による腰痛（下肢が軟弱で力がない、めまい、インポテンツ、頻尿等ある者）に用いる。腰や筋肉を強くする作用がある。
　⇒＋牛膝、桑寄生、続断、独活、羌活　ex. 独活寄生湯
❷安胎（流産防止）作用（固経安胎）
　妊娠中の出血や切迫流産に用いる。
❸降圧作用

【続断】（ぞくだん）
❶老化に伴う腰や下肢の疼痛に用いる（補肝腎）
　肝腎が不足して腰膝が痛み脚に力のない者に用いる。
　⇒＋杜仲、牛膝、桑寄生、独活、羌活　ex. 独活寄生湯
❷骨折や筋肉の損傷に用いる（接骨療傷）
　打撲、捻挫の方剤に続断を加えると鎮痛作用が強まる。
　⇒＋杜仲、牛膝、独活　ex. 三痺湯
❸婦人の性器出血を止める（固経止崩）
　婦人性器出血、帯下、妊娠中の出血等に用いる。
　⇒＋阿膠、艾葉、当帰、杜仲

3. 補血薬

【熟地黄】（じゅくじおう）
❶栄養を補い老化を防ぐ（滋腎育陰）
　老化現象で痩せた筋肉を太らせ、骨を丈夫にし、老化萎縮した皮膚を回復させる。また神経の反射機能を良くし、膀胱の機能を良くする。
　⇒＋山茱萸、山薬　ex. 六味丸
❷自律神経、内分泌の調整に働く（補血調経）

下垂体－卵巣系のホルモンの失調による月経不順や不正性器出血を治す。
⇒＋当帰、川芎、白芍　ex. 四物湯
❸脱水を防ぎ、体内を潤して、口渇を除くのに用いる（生津止渇）
体内の水分を保ち、麦門冬や天門冬のように脱水を防ぐ。⇒＋山薬、五味子
❹強心作用
地黄には弱いが強心作用があり、肺水腫、うっ血性心不全に用いる。
⇒＋沢瀉、茯苓、桂枝、附子　ex. 八味丸
❺腸燥便秘に用いる（潤腸通便）⇒＋当帰、桃仁、杏仁、麻子仁　ex. 潤腸湯

【当帰】(とうき)

❶月経異常に用いる（補血調経）
子宮筋の痙攣や収縮を弛緩させる。また血流を良くして子宮の発育を促す。ex. 生理不順、月経痛、閉経等を治す。
⇒＋川芎、白芍、地黄　ex. 四物湯
❷血行を良くし、四肢頭部を温める（温経散寒）……活血作用。
⇒＋桂枝、細辛　ex. 当帰四逆湯
❸打撲や産後の瘀血による疼痛を治す（散瘀止痛）
打撲等により内出血、腫脹、疼痛あるとき、他の活血化瘀の薬物を配合して瘀血を除く。⇒＋紅花、蘇木、大黄　ex. 通導散
❹大便を軟らかくする（潤腸通便）
当帰は油を多く含むため、腸管内に水分を溜めて大便を軟らかくする。
⇒＋桃仁、杏仁、麻子仁、大黄　ex. 潤腸湯
❺化膿性炎症、潰瘍の治療に用いる（排膿消癰）
炎症による血流の鬱滞を除き、腫脹を除き、排膿を助ける。
⇒＋黄耆、人参、肉桂　ex. 千金内托散

【芍薬(白芍)】(しゃくやく/びゃくしゃく)

❶月経不順、不正性器出血を治す（養血調経）
白芍は補血、鎮痛の作用があり、血虚による月経不順、不正性器出血に月経痛、下腹部痛等を伴うものを治す。⇒＋当帰、地黄、川芎　ex. 四物湯
❷筋肉の痙攣を止める（舒筋止痛）
主として平滑筋だが、骨格筋の痙攣にも有効である。

①消化管、胆道、尿路等の痙攣性疼痛（腹痛）に用いる。
　⇒＋甘草　ex. 芍薬甘草湯
②月経時、妊娠時の腹痛に用いる。⇒＋当帰、白朮　ex. 当帰芍薬散
❸**止血作用（斂陰止血）**
血管を収縮して止血する。⇒＋地黄、阿膠、艾葉　ex. 芎帰膠艾湯
❹**向精神作用（柔肝止痛）**
気分がイライラしてよく腹を立て、気を使って起きる脇痛、腹痛を治す。自律神経の興奮に対して用いる。⇒＋柴胡、枳実　ex. 四逆散
❺**止汗作用**
発熱性疾患の発汗過多を抑える目的で配合する。⇒＋桂枝　ex. 桂枝湯

【阿膠】（あきょう）
❶**止血作用（凝血止血）**
各種虚性出血（ex. 吐血、咳血、便血、尿血、妊娠期下血、崩漏等）に用いる。⇒＋当帰、白芍、地黄　ex. 芎帰膠艾湯
❷**鎮静作用（補血安神）**
熱と脱水による心煩不眠に用いる。⇒＋黄連、黄芩　ex. 黄連阿膠湯
❸**脱水を防ぐ（滋陰熄風）**
熱のための発汗や、下痢、嘔吐による脱水に用いる。ex. 猪苓湯は猪苓、沢瀉、伏苓、滑石といった利尿作用の薬物が含まれている。この利尿作用の効き過ぎにより脱水が起きるのを防ぐ目的で阿膠が入っている。

4. 補陰薬

【麦門冬】（ばくもんどう）
❶**乾性咳嗽に用いる（潤肺止咳）**
肺陰が傷ついて乾咳と稠痰が出、咽や舌が乾燥するときに用いる。半夏の鎮咳作用を用いるときは、半夏の燥性を予防する意味で麦門冬、人参、粳米など体を潤す薬物を加える。⇒＋半夏、人参、粳米　ex. 麦門冬湯
❷**脱水を防いで体を潤す（生津止渇）**
熱病で体内の水分（津液）が消耗して脱水し、口渇があり、舌や口が乾燥するときに、生地黄、玄参などの清熱涼血薬を配合して用いる。

⇒＋生地黄、玄参　ex. 増液湯

❸強心作用

　熱性疾患等で発汗過多により頻脈、血圧低下等のショック症状あるときに用いる。⇒＋人参、五味子　ex. 生脈散

❹腸燥便秘に用いる（潤腸通便）⇒＋生地黄、玄参、大黄

【天門冬】(てんもんどう)

　麦門冬と同じように用いる。主に陰虚火旺、特に虚熱の咳嗽に用いる。

【鼈甲】(べっこう)

❶陰虚の虚熱（陰虚火旺）を治す（滋陰退蒸）

　結核のシューブで滲出性病変があり、血沈が亢進し、午後には、体温上昇がみられ、盗汗が出るといったものに用いる。

　　⇒＋秦艽、柴胡、地骨皮　ex. 秦艽扶羸湯

❷腹部腫瘤（肝脾腫大）に用いる（軟堅散結）

　　⇒＋四逆散加芍薬茯苓　ex. 解労散

　　⇒＋柴胡桂枝乾姜湯加芍薬　ex. 緩痃湯

10. 固渋薬

【山茱萸】(さんしゅゆ)

❶腎虚（腎陰虚と腎陽虚）を治す（益腎固精）

　遺尿、多尿、夜尿等の腎気不固に対して、山茱萸のような腎虚を治すとともに固渋する作用のある薬物を用いる。

　①腎陰虚……頻尿、夜尿、頭のふらつき、耳鳴り、遺精等に

　　⇒＋熟地黄、山薬　ex. 左帰飲、六味丸

　②腎陽虚……四肢の冷え、寒がり等の症状が腎陰虚に加わったもの

　　⇒＋熟地黄、山薬、附子、肉桂　ex. 右帰飲、八味丸

❷気血両虚による不正性器出血、月経過多に用いる（固経止血）

　　⇒＋熟地黄、当帰、白芍

❸止汗作用（固表斂汗）

病後や慢性疾患のため、虚脱状態になり多汗となったものに用いる。
　⇒＋人参、竜骨、牡蛎、芍薬

【五味子】(ごみし)
❶呼吸困難、咳嗽を治す（斂肺止咳）
　①寒湿痰を伴う咳嗽に用いる。⇒＋半夏、乾姜、細辛　ex. 小青竜湯
　②肺虚の咳嗽に用いる。⇒＋人参、麦門冬
❷止汗作用（固表止汗）
　体が虚して多汗（自汗、盗汗）のものに用いる。⇒＋人参、麻黄根
❸脱水を防いで口渇を止める（生津止渇）
　発汗過多等で脱水して口渇のあるときに用いる（脱水のショック状態）
　⇒＋人参、麦門冬　ex. 生脈散
❹腎虚による遺尿、多尿を治す（益腎固精）
　⇒＋竜骨、牡蛎、附子
❺滲出性中耳炎……滲出液の分泌を抑制する。
　⇒＋茯苓、桂枝、甘草　ex. 苓桂味甘湯

11. 熄風鎮痙薬

【釣藤鉤】(ちょうとうこう)
❶鎮静、鎮痙（抗痙攣）作用（熄風止痙）……不眠症を治す。
　高熱時の痙攣（熱性痙攣）、憤怒痙攣、てんかん、チック症等に使用する。鎮静作用により不眠症（イライラして寝付きが悪い者）にも使用される。
　⇒＋柴胡、茯苓、半夏、陳皮　ex. 抑肝散加陳皮半夏
❷降圧作用、鎮静作用（平肝潜陽）
　高血圧に伴う、頭痛、めまい、ふらつき等を治す。
　⇒＋菊花、防風、石膏、半夏、陳皮、茯苓　ex. 釣藤散

【地竜】(じりゅう)
❶鎮静、鎮痙（抗痙攣）作用（熄風止痙）……解熱作用もある。
　高熱時の痙攣（熱性痙攣）に用いて、解熱させて痙攣を抑える作用があ

る。そのほか四肢の痙攣、脳血管障害による痙攣性麻痺等に用いられる。羚羊角、鈎藤鈎、全蠍、蜈蚣などと類似の作用がある。
❷気管支拡張作用があり呼吸困難を治す（定喘）
　痙攣性咳嗽や気管支喘息に用いる。
❸降圧作用
❹関節リウマチに用いる
　地竜は溶血作用があり、関節や血管内外の凝血塊や血腫を溶解して除く作用がある。

【天麻】（てんま）……作用は鈎藤鈎に類似する。
❶鎮静、鎮痙作用……頭痛、眩暈を治す。

12. 安神薬

【牡蛎】（ぼれい）
❶止汗作用（固表斂汗）
　自汗、盗汗を止める。⇒＋黄耆、麻黄根
❷鎮静作用、抗不安作用（安神定驚）
　牡蛎は鎮静作用があり、動悸、不安感、不眠等の症状を鎮め、落ち着かせる用がある。このため不安神経症、心臓神経症等に用いられる。⇒＋桂枝、甘草、茯苓　ex. 苓桂朮甘湯加牡蛎 or 柴胡加竜骨牡蛎湯 or 柴胡桂枝乾姜湯
❸鎮静、鎮痙作用（平肝潜陽）
　熱病のため体が衰弱して、めまい、ふらつき、筋の痙攣などを呈する者を治す。また、高血圧症で頭痛、めまい、ふらつき、耳鳴り、不眠等ある者に用いる。⇒＋竜骨、石決明、牛膝、鈎藤鈎
❹腫瘤を軟化させる（軟堅散結）
　頚部腫瘤（頚部リンパ腺炎、甲状腺腫）、腹部腫瘤（肝脾腫大）等に用いられる。⇒＋鱉甲、芍薬　ex. 緩痃湯（＝柴胡桂枝乾姜湯加鱉甲芍薬）
❺夢精、不正性器出血、帯下等に用いる（固腎渋精）
　⇒＋竜骨、桂枝　ex. 桂枝加竜骨牡蛎湯
❻制酸作用 ⇒＋良姜、延胡索、小茴香、縮砂　ex. 安中散

【竜骨】(りゅうこつ)……牡蛎と同じように用いる。

【酸棗仁】(さんそうにん)
❶**不眠に用いる(養心安神)**
　①熱証の不眠に用いる ⇒＋茯苓、川芎　ex. 酸棗仁湯
　②健忘、不安、不眠に用いる ⇒＋四君子湯加当帰竜眼肉遠志　ex. 帰脾湯
❷**止汗作用(益陰止汗)**
　虚弱者の多汗に用いる ⇒＋五味子、芍薬、人参

【遠志】(おんじ)
❶**精神安定に用いる(養心安神)**……不眠に用いる。 ex. 帰脾湯
❷**去痰作用(祛痰止咳)**……悪心性去痰薬で気道の分泌を高めて去痰する。

●処方集 & 処方索引

【あ】

【安中散】あんちゅうさん『和剤局方』桂枝 4、延胡索 3、牡蛎 3、茴香 2、縮砂 2、良姜 2、炙甘草 1…胃炎 205、漢薬 496、497、520

【い】

【葦茎湯】いけいとう『金匱要略』葦茎(芦根)3、薏苡仁 10、桃仁 4、冬瓜子 7…漢薬 481、488、503
　―合四順湯…肺化膿症 170、漢薬 511

【已椒藶黄丸】いしょうれきおうがん『金匱要略』防已、椒目、葶藶子、大黄各等分以上細末とし、蜜にて丸とし 1回1g を用いる…うっ血性心疾患 182、漢薬 491

【胃苓湯】いれいとう『万病回春』蒼朮 4、厚朴 3、陳皮 3、大棗 2、生姜 1、甘草 1、白朮 3、茯苓 3、猪苓 3、沢瀉 3、桂枝 2…薬能 73、カゼ症候群 153、急性腸炎 211

【茵蔯蒿湯】いんちんこうとう『傷寒論』茵蔯蒿 4、山梔子 3、大黄 1…薬能 78、肝炎 230、232、胆石症 237、漢薬 480、484、485
　―合小柴胡湯…蕁麻疹 374
　―合大柴胡湯…肝膿瘍 234、蕁麻疹 374

【茵蔯五苓散】いんちんごれいさん『金匱要略』沢瀉 6、猪苓 5、茯苓 5、白朮 5、桂枝 3、茵蔯蒿 4…肝炎 230、232、漢薬 490

【う】

【右帰飲】うきいん『景岳全書』附子 3、肉桂 3、地黄 10、山茱萸 3、山薬 8、枸杞子 4、杜仲 5、甘草 1、茯苓 3…漢薬 518

【烏薬順気散】うやくじゅんきさん『和剤局方』烏薬 3、陳皮 3、白僵蚕 3、麻黄 3、川芎 3、桔梗 3、枳実 2、白芷 2、炙甘草 2、乾生姜 2…五十肩 322、漢薬 500

【烏苓通気湯】うりょうつうきとう『万病回春』当帰 4、茯苓 4、白朮 4、烏薬 3、山楂子 3、香附子 3、延胡索 3、芍薬 2、陳皮 2、檳榔子 2、沢瀉 2、乾生姜 1、木香 1、甘草 1…漢薬 500

【温経湯】うんけいとう『金匱要略』半夏 4、麦門冬 4、当帰 3、川芎 2、芍薬 2、人参 2、桂枝 2、阿膠 2、牡丹皮 2、甘草 2、乾生姜 1、呉茱萸 1…薬能 114、月経異常 332

【温清飲】うんせいいん『万病回春』黄連 2、黄芩 3、黄柏 2、山梔子 2、当帰 4、川芎 3、芍薬 3、地黄 4…薬能 61、67、73、78、112、113、120、127、129、135、カゼ症候群 159、胃潰瘍 209、腎炎 242、紫斑病 260、強皮症 285、SLE285、ベーチェット病 287、453、リウマチ熱 296、尋常性湿疹 361、363、アトピー性皮膚炎 367、皮脂欠乏性湿疹 371、炎症性角化症 378、帯状ヘルペス 390、膀胱炎 396、結膜炎 437、角膜炎 446、強膜炎 447、白内障 449、眼底出血 451、網膜症 453、躁うつ病 461
　―加荊芥細辛防風菊花薄荷夏枯草(収涙飲)…角結膜炎 439、流涙症 445、角膜炎 446
　―合茵蔯蒿湯…胆のう炎 237
　―合桂枝茯苓丸…尋常性湿疹 365、鼻出血 427、429、ぶどう膜炎 447
　―合桂枝茯苓丸加大黄…酒皶 384
　―合猪苓湯…膀胱炎 396
　―合猪苓湯加金銀花山帰来茯苓陳皮…膀胱炎 398
　―合防風通聖散…肛門周囲炎 318
　―合補中益気湯…肝炎 231
　―合竜胆瀉肝湯(醒)…うっ血性心疾患 180、腎炎 242、子宮付属器炎 342、子宮頚管炎

344、腟カンジダ症345、帯下346、皮膚瘙痒症378、膀胱炎396、生殖器疾患411
―合竜胆瀉肝湯(薛)合猪苓湯…膀胱炎396、尿路結石404
―合竜胆瀉肝湯(薛)合防風通聖散…肛門周囲炎318

【え】

【越婢加朮湯】えっぴかじゅつとう『金匱要略』麻黄6、石膏10、乾生姜1、大棗3、甘草2、白朮4 …薬能51、61、72、73、78、79、111、胸膜炎170、心膜炎188、腎炎242、特発性浮腫254、関節リウマチ280、SLE285、変形性膝関節症328、尋常性湿疹361、362、アトピー性皮膚炎367、蕁麻疹372、374、角結膜炎439、結膜浮腫442、翼状片442、緑内障448、脈絡網膜症450、ベーチェット病454、漢薬472、480
―合桂枝芍薬知母湯…エキス134
―合当帰芍薬散…脳血管障害262、痴呆症461
―合当帰芍薬散加紅参末…無緊張膀胱407
―合当帰芍薬散合芍薬甘草湯…関節リウマチ281

【お】

【黄耆建中湯】おうぎけんちゅうとう『金匱要略』小建中湯に黄耆4を加えたもの…多汗症393

【黄芩湯】おうごんとう『傷寒論』黄芩4、大棗4、甘草3、芍薬3…漢薬484

【黄連阿膠湯】おうれんあきょうとう『傷寒論』黄連3、芍薬3、黄芩2、阿膠3…漢薬517

【黄連解毒湯】おうれんげどくとう『外台秘要』黄連2、黄芩3、黄柏2、山梔子2…薬能61、64、66、73、77、113、126、カゼ症候群141、高血圧症190、口内炎199、胃炎204、胃潰瘍209、肝炎231、232、胆石症237、胆道ジスキネジー239、腎炎243、高脂血症248、甲状腺機能亢進症253、頭痛272、不眠症276、ベーチェット病288、リウマチ熱295、月経異常332、尋常性湿疹360、362、アトピー性皮膚炎367、皮脂欠乏性湿疹370、蕁麻疹373、炎症性角化症378、膿皮症386、388、帯状ヘルペス390、結節性紅斑様発疹394、膀胱炎398、鼻出血427、眼底出血451、神経症458、漢薬480、483、485
―加大黄…薬能77、胃炎204

【黄連湯】おうれんとう『傷寒論』黄連3、甘草3、乾生姜3、人参3、桂枝3、大棗3、半夏6…胃炎205

【乙字湯】おつじとう『方函口訣』当帰6、柴胡5、升麻1、黄芩3、大黄1、炙甘草3…薬能61、76、脱肛313、皮膚瘙痒症378
―合桂枝茯苓丸…痔核311
―合消風散…肛門瘙痒症319、陰部瘙痒症346

【か】

【槐角丸】かいかくがん『和剤局方』槐角4、地楡5、防風3、黄芩3、枳実2、当帰3…痔核312、漢薬507
―合温清飲…痔核312
―合芎帰膠艾湯合黄連解毒湯…痔核312

【解労散】かいろうさん「楊氏家蔵方」芍薬6、柴胡5、鼈甲4、枳殻4、甘草2、茯苓2、大棗2、乾生姜1…肺結核168、胃炎207、胃潰瘍209、漢薬518

【香川解毒剤】かがわげどくざい「香川修庵方」山帰来4、木通4、茯苓5、川芎3、忍冬3、甘草1、大黄1…膀胱炎398

【豁胸湯】かっきょうとう「和田東郭家方」桑白皮3、犀角2、呉茱萸2、茯苓5…うっ血性心疾患182

【加減復脈湯】かげんふくみゃくとう『温病条弁』炙甘草3、芍薬3、阿膠3、麦門冬6、地黄4、麻子仁3
－加鼈甲牡蛎…甲状腺機能亢進症 253

【加味帰脾湯】かみきひとう『済生方』帰脾湯に柴胡、山梔子を加えたもの。黄耆3、人参3、白朮3、当帰3、茯苓3、酸棗仁3、竜眼肉3、柴胡3、遠志2、山梔子2、大棗2、炙甘草2、木香1、乾生姜1
…神経症 459、漢薬 512

【加味犀角地黄湯】かみさいかくじおうとう 犀角3、牡丹皮3、当帰3、地黄4、赤芍4、黄連2、黄芩2…鼻出血 427、漢薬 481

【加味柴苓湯】かみさいれいとう「重慶市第一中医医院」柴胡5、黄芩4、半夏3、茯苓4、沢瀉2、滑石6、甘草2、忍冬10、金銭草10…腎盂腎炎 395

【加味四君子湯】かみしくんしとう 四君子湯に黄耆4、白扁豆3を加えたもの…痔核 313

【加味消渇湯】かみしょうかつとう『矢数格処方』地黄4、芍薬3、陳皮3、沢瀉4、茯苓4、蒼朮4、白朮4、甘草2…糖尿病 249

【加味逍遙散】かみしょうようさん『和剤局方』当帰3、芍薬3、白朮3、茯苓3、柴胡3、炙甘草2、牡丹皮2、山梔子2、乾生姜1、薄荷1…薬能 64、102、口内炎 200、過敏性腸症候群 219、便秘症 225、肝炎 232、頭痛 272、脱肛 314、月経異常 333、月経前期症候群 334、更年期障害 336、乳腺症 359、アトピー性皮膚炎 367、手湿疹 371、蕁麻疹 374、痤瘡 382、膀胱機能障害 409、鼻出血 429、脈絡網膜症 450、神経症 456、漢薬 482
－合四物湯…尋常性湿疹 365

【加味清胃散】かみせいいさん『衆方規矩』荊芥4、升麻2、防風3、黄連2、地黄4、牡丹皮3、石膏30、当帰4、甘草2…歯科疾患 464、漢薬 477、479、505

【藿香正気散】かっこうしょうきさん『和剤局方』半夏4、陳皮4、桔梗3、白朮2、茯苓3、厚朴2、紫蘇葉2、白芷1、大棗1、藿香1、大腹皮1、甘草1、乾生姜1…カゼ症候群 151、157、急性腸炎 211、下痢(小児) 304、更年期障害 338、漢薬 491、498

【葛根黄芩黄連湯】かっこんおうごんおうれんとう『傷寒論』葛根6、黄連3、黄芩3、甘草2…漢薬 477、484

【葛根湯】かっこんとう『傷寒論』葛根8、麻黄4、大棗4、桂枝3、芍薬3、炙甘草2、乾生姜1…構造51、53、薬能 61、69、90、カゼ症候群 142、143、147、149、肺炎 164、急性大腸炎 213、夜尿症 298、乳汁分泌不全 358、膀胱炎 397、麦粒腫 435、結膜炎 436、涙嚢炎 442、歯科疾患 463、漢薬 472、477
－加桔梗石膏…142、145、流行性耳下腺炎 294、膿皮症 386、扁桃炎 413、耳下腺炎 415、中耳炎 416、結膜炎 437、咽頭結膜熱 438、角結膜炎 439、涙嚢炎 443、歯科疾患 463
－加辛夷川芎…急性鼻炎 421
－加辛夷川芎桔梗石膏…頭痛 272、急性鼻炎 421、慢性副鼻腔炎 424
－加辛夷川芎薏苡仁…急性鼻炎 421
－加辛夷川芎合桂枝茯苓丸…慢性副鼻腔炎 425
－加石膏…麻疹 292、流行性耳下腺炎 294
－加半夏桔梗枳実…カゼ症候群 137
－加薏苡仁…中耳炎 416
－合小柴胡湯…カゼ症候群 142
－合苓桂朮甘湯加附子…肩こり 320、顎関節症 466

【葛根加朮附湯】かっこんかじゅつぶとう『方機』葛根湯に蒼朮4、附子1を加える…三叉神経痛 267、肩こり 320、322、顎関節症 466

【葛根加半夏湯】かっこんかはんげとう 葛根湯に半夏5を加えたもの…カゼ症候

群142、扁桃炎414

【葛根紅花湯】かっこんこうかとう『方輿輗』葛根4、紅花2、芍薬4、黄連1、山梔子2、地黄3、大黄1、甘草1…酒皶384

【栝呂薤白半夏湯】かろがいはくはんげとう『金匱要略』栝呂仁3、薤白4、半夏6…漢薬509

【栝呂枳実湯】かろきじつとう『万病回春』当帰3、桔梗2、甘草1、茯苓3、陳皮2、山梔子1、貝母3、黄芩2、枳実1、栝呂仁2、縮砂1、竹瀝1、木香1、生姜2…気管支炎161

【乾姜人参半夏丸料】かんきょうにんじんはんげがんりょう『金匱要略』乾生姜3、人参3、半夏6…漢薬494

【緩痃湯】かんげんとう「高階家方」柴胡桂枝乾姜湯に鼈甲3、芍薬3を加えたもの…薬能76、肺結核168、漢薬518、520

【冠心Ⅱ号方】かんしんにごうほう『中国医学科学院』丹参5、赤芍3、紅花4、川芎3、降香2　時に、香附子3、木香3を加えて用いる…虚血性心疾患186、高血圧症192、動脈硬化症195、閉塞性動脈硬化症196、漢薬499、500、502、503
　－加乳香没薬…漢薬505

【甘草乾姜湯】かんぞうかんきょうとう『傷寒論』甘草4、乾姜2…構造50、気管支炎163

【甘草麻黄湯】かんぞうまおうとう『金匱要略』甘草2、麻黄3…構造50、薬能111、漢薬472

【甘草瀉心湯】かんぞうしゃしんとう『傷寒論』半夏瀉心湯に甘草2を加えたもの…薬能65、98、105、神経症458
　－加茯苓…過敏性腸症候群220、神経症458

　－加陳皮…薬能99

【甘麦大棗湯】かんばくだいそうとう『金匱要略』炙甘草5、大棗6、小麦20 …構造51、薬能65、105、過敏性腸症候群221、パーキンソン症候群265、腹痛(小児)306、更年期障害339、膀胱機能障害409、神経症458、てんかん462、漢薬514

【甘露飲】かんろいん『和剤局方』地黄6、枇杷葉5、石斛5、黄芩4、枳実3、天門冬3、麦門冬3、茵蔯蒿2、炙甘草2
…歯科疾患465

【き】

【帰耆建中湯】きぎけんちゅうとう「華岡青洲方」桂枝加芍薬湯に当帰4、黄耆4を加えたもの…膿皮症387、褥瘡392
　－合排膿散及湯…涙囊炎443

【桔梗石膏】ききょうせっこう「本朝経験方」桔梗3、石膏10…薬能65、73、78、110、扁桃炎415、耳下腺炎415、外耳炎416、漢薬480、510

【桔梗湯】ききょうとう『傷寒論』桔梗2、甘草3…構造50、薬能65、109、漢薬510、515

【枳実薤白桂枝湯】きじつがいはくけいしとう『金匱要略』枳実2、薤白6、厚朴3、桂枝2、栝呂仁2…虚血性心疾患187

【枳実芍薬散】きじつしゃくやくさん『金匱要略』枳実3、芍薬3…神経症457

【橘皮枳実生姜湯】きっぴきじつしょうきょうとう『金匱要略』橘皮3、枳実2、生姜2…薬能102、うっ血性心疾患180、食道アカラシア202、漢薬498

【橘皮竹筎湯】きっぴちくじょとう『金匱要略』橘皮4、竹筎2、大棗6、乾生姜2、甘

草3、人参2…吃逆 210

【帰脾湯】きひとう『済生方』黄耆4、人参3、白朮3、当帰3、茯苓3、酸棗仁5、竜眼肉3、柴胡3、遠志2、山梔子2、大棗3、炙甘草2、木香1、乾生姜1…漢薬 521

【芎黄散】きゅうおうさん「経験方」大黄1、川芎2…急性鼻炎 421

【芎帰膠艾湯】きゅうききょうがいとう『金匱要略』地黄6、当帰4、芍薬4、阿膠3、艾葉3、川芎3、炙甘草3／阿膠は、他の生薬を煎じて滓を去った後の液に加えて加熱して溶かす…構造 51、薬能 65、67、78、113、120、**126**、肺化膿症 171、潰瘍性大腸炎 228、紫斑病 260、ベーチェット病 288、腎炎(小児) 296、痔核 312、月経異常 332、切迫流産 **350**、結節性紅斑様発疹 394、膀胱炎 397、尿路結石 403、鼻出血 428、眼底出血 452、漢薬 507、517
　一合黄連解毒湯…薬能 126
　一合補中益気湯…痔核 312

【芎帰調血飲】きゅうきちょうけついん『万病回春』当帰2、川芎2、地黄2、白朮2、茯苓2、陳皮2、烏薬2、香附子2、牡丹皮2、益母草2、大棗2、乾生姜1、炙甘草1
…エキス 135、産後疾患 **355**、漢薬 501

【芎帰調血飲第一加減】きゅうきちょうけついんだいいちかげん『一貫堂』当帰2、川芎2、地黄2、白朮2、茯苓2、陳皮2、烏薬2、香附子2、牡丹皮2、益母草2、大棗2、乾生姜1、炙甘草1、芍薬3、桃仁3、紅花2、牛膝2、枳殻2、木香2、延胡索2、肉桂1　…薬能 67、112、120、**125**、エキス 135、低血圧症 193、脈管疾患 **195**、冷え症 198、潰瘍性大腸炎 227、胆のう炎 238、膵炎 241、腎炎 243、糖尿 250、甲状腺機能低下症 254、紫斑病 259、パーキンソン症候群、264、片頭痛 274、疲労 279、関節リウマチ 280 強皮症 284、SLE285、シェーグレン症候群 286、454、ベーチェット

病 286、肩こり 321、腰痛症 **326**、月経異常 **331**、月経困難症 333、更年期障害 **336**、子宮内膜症 **340**、子宮筋腫 341、不妊症 **347**、産後疾患 **355**、乳腺症 358、静脈瘤症候群 393、網膜症 453、神経症 460、躁うつ病 461、漢薬 495、497、499、500、501、503、504
　一加延胡索乳香没薬五霊脂蒲黄…子宮内膜症 340
　一加黄芩牡丹皮芒硝大黄連翹竜胆…子宮内膜症 341
　一加田三七…紫斑病 260
　一加田三七蘇木艾葉阿膠茴香荊芥穂…子宮内膜症 341
　一加肉桂乾姜当帰川芎…子宮内膜症 341
　一加鼈甲…子宮筋腫 341
　一加鼈甲穿山甲亀板…子宮内膜症 341
　一加薏苡仁…強皮症 284

【芎帰湯】きゅうきとう『千金方』川芎5、当帰6…産後疾患 356

【玉屏風散】ぎょくへいふうさん『世医特効方』黄耆6、白朮4、防風3…カゼ症候群 **158**、漢薬 512、513

【銀翹散】ぎんぎょうさん『温病条弁』芦根7、金銀花5、連翹5、牛蒡子4、淡竹葉3、淡豆豉3、荊芥2、薄荷3、桔梗3、甘草2…カゼ症候群 142、**144**、麻疹 292、流行性耳下腺炎 294、咽頭結膜熱 438、角結膜炎 439、漢薬 473、478、486、514

【く】

【駆風解毒湯】くふうげどくとう『万病回春』連翹5、防風3、牛蒡子3、荊芥2、羌活2、甘草2…流行性耳下腺炎 **293**、耳下腺炎 415、漢薬 478
　一加桔梗石膏…流行性耳下腺炎 294、扁桃炎 413、耳下腺炎 415

【九味檳榔湯加呉茱萸茯苓】くみびんろうとうかごしゅゆぶくりょう『勿誤薬室

方函』檳榔子4、厚朴4、陳皮3、桂枝3、紫蘇葉2、木香1、乾生姜1、炙甘草1、大黄1、呉茱萸2、茯苓5…薬能62、**86**、うっ血性心疾患182、**184**、肥満症**247**、特発性浮腫255、疲労**278**、漢薬490
ー加木瓜…漢薬494
九味檳榔湯合香蘇散…腰痛症327

【け】

【荊芥連翹湯】けいがいれんぎょうとう『一貫堂』当帰2、川芎2、芍薬2、地黄2、黄連2、黄芩2、黄柏2、山梔子2、連翹2、防風2、薄荷2、荊芥2、炙甘草2、枳実2、柴胡2、白芷2、桔梗2…薬能67、114、126、痤瘡**381**、多汗症393、扁桃炎415、中耳炎418、慢性鼻炎422、慢性副鼻腔炎425、神経症**456**、躁うつ病461
ー加桔梗石膏 or 薏苡仁…中耳炎419
ー合越婢加朮湯…ベーチェット病288、結節性紅斑様発疹394
ー合桂枝茯苓丸…麦粒腫435
ー合防風通聖散合桂枝茯苓丸…酒皶385
ー合防風通聖散合補中益気湯…膿皮症389
ー合防風通聖散合導散…酒皶384

【荊防敗毒散】けいぼうはいどくさん『万病回春』荊芥3、防風3、柴胡3、茯苓3、羌活2、独活2、前胡2、薄荷2、連翹2、桔梗2、枳実2、川芎2、金銀花2、乾生姜1、炙甘草1…肛門周囲炎316、乳腺炎358、膿皮症**385**、**388**、麦粒腫**434**、漢薬474、493
ー合補中益気湯…膿皮症389

【桂枝甘草湯】けいしかんぞうとう『傷寒論』桂枝4、甘草4…構造50、うっ血性心疾患186

【桂枝甘草竜骨牡蛎湯】けいしかんぞうりゅうこつぼれいとう『傷寒論』桂枝4、甘草2、竜骨2、牡蛎2…薬能64、104

【桂枝湯】けいしとう『傷寒論』桂枝4、芍薬4、大棗4、炙甘草2、乾生姜1…構造51、薬能61、**69**、81、カゼ症候群142、149、158、胃炎206、坐骨神経痛269、流行性耳下腺炎294、漢薬472、476
ー加麻黄白芷…薬能89

【桂枝加黄耆湯】けいしかおうぎとう『金匱要略』桂枝湯に黄耆3を加えたもの…カゼ症候群158、多汗症393

【桂枝加芍薬湯】けいしかしゃくやくとう『傷寒論』桂枝4、芍薬6、大棗4、炙甘草2、乾生姜1…構造51、薬能63、**97**、胃炎206、急性腸炎213、過敏性腸症候群**218**、腹部痛222、便秘症225、虫垂炎229、坐骨神経痛269、夜尿症297、更年期障害338、安胎**350**、分娩異常疾患**354**、膀胱機能障害408、神経症458
ー加当帰…脱肛314
ー加当帰黄耆…膿皮症387、褥瘡392
ー加当帰黄耆合排膿散及湯…膿皮症386
ー合当帰芍薬散…脱肛314

【桂枝加芍薬大黄湯】けいしかしゃくやくだいおうとう『傷寒論』桂枝加芍薬湯に大黄1~2を加えたもの…薬能**97**、便秘症225

【桂枝加朮附湯】けいしかじゅつぶとう『吉益東洞方』桂枝湯に蒼朮4、附子1を加えたもの…糖尿病251、関節リウマチ**282**、漢薬473、496

【桂枝加竜骨牡蛎湯】けいしかりゅうこつぼれいとう『金匱要略』桂枝湯に竜骨3、牡蛎3を加えたもの…漢薬520

【桂枝芍薬知母湯(桂芍知母湯)】けいしゃくやくちもとう『金匱要略』桂枝3、知母3、防風3、芍薬3、麻黄3、白朮4、炙甘草2、附子1、乾生姜1…薬能72、エキス134、関節リウマチ280、漢薬474

【桂枝茯苓丸】けいしぶくりょうがん『金

けいぶり――ごしゃく

匱要略』桂枝 4、茯苓 4、牡丹皮 4、桃仁 4、芍薬 4…構造 51、薬能 63、66、73、79、**93**、エキス 135、肺繊維症 179、潰瘍性大腸炎 229、肝炎 232、胆のう炎 238、百日咳 295、肩こり 320、腰痛症 325、月経異常 332、子宮筋腫 341、前立腺肥大症 402、中耳炎 419、420、慢性鼻炎 422、慢性副鼻腔炎 425、翼状片 442、強膜炎 447、脈絡網膜症 450、眼底出血 452、網膜症 453、漢薬 473、482、502
―加大黄（薏苡仁）…角化症 380、痤瘡 382
―加附子…変形性膝関節症 **329**
―合温清飲…尋常性湿疹 365
―合越婢加朮湯…エキス 135
―合桂枝芍薬知母湯…エキス 135
―合四物湯…慢性鼻炎 422
―合当帰芍薬散…薬能 125、エキス 135、虚血性心疾患 186、動脈硬化症 195、腎炎 243、甲状腺機能低下症 254、紫斑病 259、パーキンソン症候群 264、片頭痛 274、疲労 279、関節リウマチ 280、強皮症 284、SLE285、シェーグレン症候群 286、454、ベーチェット病 286、肩こり 321、腰痛症 326、月経困難症 **333**、子宮内膜症 340、不妊症 347、産後疾患 355、乳腺症 358、静脈瘤症候群 393、網膜症 453、神経症 460、躁うつ病 461
―合麻杏甘石湯…脱肛 315

【桂附理中湯】けいぶりちゅうとう 人参湯に桂枝 3、附子 2 を加えたもの…薬能 67、130

【桂麻各半湯】けいまかくはんとう『傷寒論』桂枝 4、麻黄 3、芍薬 2、杏仁 3、甘草 2、生姜 2、大棗 2…薬能 73、蕁麻疹 374

【啓脾湯】けいひとう『万病回春』人参 3、蓮肉 3、山薬 3、白朮 3、茯苓 3、山楂子 2、陳皮 2、沢瀉 2、炙甘草 1、乾生姜 1、大棗 1…正気の虚の下痢 217、下痢（小児）305

【こ】

【行気香蘇散】こうきこうそさん『万病回春』紫蘇葉 3、陳皮 3、香附子 3、烏薬 3、羌活 3、川芎 3、麻黄 2、枳殻 2、乾生姜 1、甘草 1…薬能 105

【行和芍薬散】こうわしゃくやくさん『保命集』芍薬 6、当帰 3、黄連 3、黄芩 3、大黄 2、檳榔子 2、木香 2、桂皮 2、甘草 2…漢薬 499

【甲字湯】こうじとう『原南陽方』桂枝茯苓丸に甘草 2、乾生姜 1 を加えたもの…子宮筋腫 341

【香砂平胃散】こうしゃへいいさん 平胃散に香附子 4、藿香 1、縮砂 2 を加えたもの…漢薬 492

【香砂六君子湯】こうしゃりっくんしとう 六君子湯に香附子 4、藿香 1、縮砂 2 を加えたもの…正気の虚の下痢 217、漢薬 492、499

【香蘇散】こうそさん『和剤局方』香附子 4、紫蘇葉 2、陳皮 2、炙甘草 1、乾生姜 1…薬能 65、**105**、カゼ症候群 155、過敏性腸症候群 217、胆道ジスキネジー 239、片頭痛 274、蕁麻疹 374、膀胱機能障害 409、漢薬 473、499
―合葛根湯…薬能 105
―合半夏厚朴湯…心臓神経症 **189**、更年期障害 339、神経症 459

【厚朴三物湯】こうぼくさんもつとう『金匱要略』厚朴 5、枳実 3、大黄 3…漢薬 492

【杞菊地黄丸】こぎくじおうがん『医級』六味地黄丸に菊花 3、枸杞子 5 を加えたもの…漢薬 479

【五虎湯】ごことう『万病回春』麻杏甘石湯に桑白皮 1 を加えたもの…漢薬 511

【五積散】ごしゃくさん『和剤局方』蒼朮 3、陳皮 3、茯苓 3、白朮 3、半夏 3、当帰 3、厚朴 2、芍薬 2、川芎 2、白芷 2、枳実 2、桔梗 2、乾生姜 2、桂枝 2、麻黄 2、炙甘草 2、大棗 2…薬能 62、

66、89、冷え症198、胃炎206、腹部痛223、坐骨神経痛269、五十肩322、腰痛症324、更年期障害338、産後疾患356、漢薬495
—加黄連山梔子…胃炎205、206、胃潰瘍209
—加薏苡仁…痤瘡383
—合黄連解毒湯…薬能90、胃炎205、206、胃潰瘍208
—合香蘇散…月経困難症334、分娩異常疾患353
—合当帰芍薬散…関節リウマチ284

【五皮飲】ごひいん『中蔵経』茯苓皮3、陳皮2、桑白皮3、大腹皮3、生姜皮1…漢薬511

【五味消毒飲】ごみしょうどくいん『医宗金鑑』金銀花3、野菊花3、蒲公英3、紫花地丁3、紫背天葵子3…尋常性湿疹364、漢薬486

【五淋散】ごりんさん『和剤局方』茯苓6、沢瀉3、車前子3、滑石3、木通3、山梔子3、黄芩、当帰3、芍薬3、甘草3、地黄3…虫垂炎229、膀胱炎396、生殖器疾患412、漢薬480、489
—加金銀花山帰来茯苓陳皮…膀胱炎398
—合猪苓湯…腎盂腎炎395、膀胱機能障害408
—合猪苓湯合桂枝茯苓丸…尿道狭窄401
—合温清飲合竜胆瀉肝湯(薛)…膀胱炎398
—合竜胆瀉肝湯…膀胱炎398

【五苓散】ごれいさん『傷寒論』茯苓5、猪苓5、沢瀉6、白朮5、桂枝3…構造51、薬能62、83、85、103、カゼ症候群146、153、155、うっ血性心疾患181、食道アカラシア203、肝炎230、糖尿病250、腎炎244、片頭痛274、疲労279、日射病299、発熱(小児)300、嘔吐(小児)302、303、下痢(小児)304、安胎349、中耳炎420、眩暈433、緑内障448、網膜剥離451、漢薬473、487、488、497、514
—合半夏厚朴湯…陰嚢水腫412
—合苓桂朮甘湯…脈絡網膜症450

【牛黄散】ごおうさん 牽牛子末1～3、大黄末1～3…漢薬490

【牛車腎気丸】ごしゃじんきがん『済生方』八味地黄丸に牛膝3、車前子2を加えたもの…糖尿病250、漢薬489
—合桂枝加朮附湯(or補中益気湯)…糖尿病250

【呉茱萸湯】ごしゅゆとう『傷寒論』呉茱萸3、人参2、大棗4、乾生姜1…構造51、薬能62、92、99、吃逆211、片頭痛273、漢薬495

【さ】

【犀角地黄湯】さいかくじおうとう『千金方』犀角1、地黄8、芍薬3、牡丹皮2…漢薬502

【柴陥湯】さいかんとう『本朝経験方』小柴胡湯に栝呂仁3、黄連2を加えたもの…薬能74、カゼ症候群141、気管支炎160、胸膜炎170
—合排膿散及湯…肺炎165、嗄声431
—合桔梗石膏…肺炎165、嗄声431

【柴胡去半夏加栝呂湯】さいこきょはんげかかろとう 小柴胡湯から半夏を去り栝呂根5を加えたもの…カゼ症候群147、肺結核169

【柴蘇飲】さいそいん
小柴胡湯合香蘇散…薬能105、中耳炎419

【柴白湯】さいびゃくとう
小柴胡湯に知母5、石膏15を加えたもの…呼吸器炎症(小児)291

【柴朴湯】さいぼくとう「本朝経験方」小柴胡湯合半夏厚朴湯…カゼ症候群159、気管支炎163、気管支喘息174、咽喉頭異常感症201、百日咳294、嘔吐(小児)302、下痢(小児)304、嗄声430

【柴苓湯】さいれいとう『世医特効方』小柴胡湯合五苓散…カゼ症候群146、脂肪

肝234、発熱(小児)300

【柴胡加竜骨牡蛎湯】さいこかりゅうこつぼれいとう『傷寒論』柴胡5、黄芩3、半夏5、人参3、大棗3、桂枝3、茯苓3、竜骨3、牡蛎3、乾生姜1、大黄1…薬能64、82、104、心臓神経症189、高血圧症191、不眠症276、更年期障害339、神経症457、漢薬487、520

【柴胡枳桔湯】さいこききつとう 柴胡5、半夏5、黄芩3、乾生姜1、栝呂実3、桔梗3、枳実2、炙甘草1…肺炎165、胸膜炎170

【柴胡桂枝湯】さいこけいしとう『傷寒論』柴胡5、黄芩3、半夏5、人参2、大棗2、炙甘草2、乾生姜1、桂枝3、芍薬3…構造52、薬能61、64、75、102、カゼ症候群142、147、159、胃潰瘍210、過敏性腸症候群221、嘔吐(小児)302、月経異常333、月経前期症候群335、更年期障害339、子宮付属器炎342、膀胱尿管逆流現象405
 ―加桃仁牡丹皮茯苓…月経前期症候群335
 ―合四物湯…月経前期症候群334
 ―合二陳湯…過敏性腸症候群221
 ―合平胃散…過敏性腸症候群221

【柴胡桂枝乾姜湯】さいこけいしかんきょうとう『傷寒論』柴胡6、桂枝3、栝呂根3、黄芩3、牡蛎3、乾生姜2、甘草2…構造51、薬能61、64、76、104、肺結核169、漢薬510、520

【柴胡四物湯】さいこしもつとう 小柴胡湯合四物湯…胃潰瘍209、産褥熱354、痤瘡382、鼻出血429

【柴胡清肝湯】さいこせいかんとう『一貫堂』当帰2、川芎1、芍薬2、地黄2、連翹2、桔梗2、牛蒡子2、栝呂根3、薄荷2、甘草1、黄連1、黄芩2、黄柏1、山梔子1、柴胡3…薬能67、114、126、カゼ症候群159、ベーチェット病287、リウマチ熱295、腎炎(小児)296、扁桃炎415、中耳炎418、漢薬478
 ―加桔梗石膏 or 薏苡仁…中耳炎419

―合桂枝茯苓丸…鼻出血429
―合小柴胡湯…中耳炎420
―合補中益気湯…体質改善307

【柴胡疎肝湯】さいこそかんとう『医学統旨』柴胡6、芍薬3、香附子3、川芎3、枳実2、甘草2、青皮2…脾鬱曲症候群224、胆道ジスキネジー239、漢薬476、499
―加柴胡枳殻青皮烏薬欝金…胆道ジスキネジー239
―加欝金…漢薬506

【左帰飲】さきいん『景岳全書』地黄5、山薬4、山茱萸3、枸杞子3、茯苓3、甘草1…漢薬518

【左金丸】さきんがん『丹渓心法』黄連6、呉茱萸1…胆道ジスキネジー239

【三黄瀉心湯】さんおうしゃしんとう『金匱要略』黄連2、黄芩3、大黄3…構造51、薬能61、64、66、77、113、126、高血圧症190、胃炎204、胃潰瘍209、急性大腸炎213、頭痛272、不眠症276、ベーチェット病288、結節性紅斑様発疹394、鼻出血427、眼底出血451、神経症458、漢薬484、508
―加細辛車前子甘草…結膜炎437
―合麻黄附子細辛湯…結膜炎437、角結膜炎440、角膜炎446

【三子養親湯】さんしようしんとう『韓氏医通』蘇子3、白芥子3、莱菔子3…気管支炎177

【三痺湯】さんぴとう『婦人良方』独活寄生湯から桑寄生を除き、黄耆6、続断3を加えたもの…漢薬515

【三妙散】さんみょうさん『医学正伝』黄柏3、蒼朮3、牛膝3…漢薬485、492、504

【三和散】さんわさん『和剤局方』沈香2、紫蘇葉2、大腹皮2、木香2、陳皮2、檳榔子2、木瓜2、羌活2、白朮3、川芎3、炙甘草1、乾

生姜1…便秘症226、肝硬変233、腰痛症327、更年期障害338

【酸棗仁湯】さんそうにんとう『金匱要略』酸棗仁5、知母3、川芎3、茯苓5、甘草1…漢薬521

【し】

【四逆散】しぎゃくさん『傷寒論』柴胡5、芍薬5、枳実2、甘草2…構造51、薬能63、64、96、99、102、胃炎206、過敏性腸症候群218、胆道ジスキネジー238、膵炎240、脱肛314、裂肛315、月経異常333、更年期障害338、膀胱尿管逆流現象405、膀胱機能障害408、脈絡網膜症450、神経症456、顎関節症466、漢薬498、517
　—加柴胡枳殻青皮烏薬欝金…胆道ジスキネジー239
　—合香蘇散…脾彎曲症候群224

【四逆湯】しぎゃくとう『傷寒論』乾生姜3、附子3、炙甘草3…構造51、薬能63、90、下痢(小児)305、漢薬495、496

【四君子湯】しくんしとう『和剤局方』人参4、炙甘草2、白朮4、茯苓4…薬能116、130、肺気腫178、胃炎207、正気の虚の下痢216、肝炎231、貧血症258、嘔吐(小児)303、痔瘻319、漢薬512、513、514
　—加黄耆…カゼ症候群158

【四順湯】しじゅんとう『聖済総録』貝母3、桔梗3、紫苑3、炙甘草2…漢薬509
　葦茎湯合—…肺化膿症170

【四物湯】しもつとう『和剤局方』当帰4、川芎2、芍薬4、地黄4…薬能65、67、78、112、120、高血圧症191、口内炎200、潰瘍性大腸炎227、肝炎231、腎炎243、甲状腺機能亢進症253、貧血症258、脳血管障害262、坐骨神経痛271、片頭痛274、ベーチェット病288、リウマチ熱295、外傷・捻挫309、

痔瘻319、五十肩321、腱鞘炎330、月経異常331、切迫流産351、尋常性湿疹361、362、365、老人性乾皮症370、手湿疹371、尿路結石403、涙嚢炎444、漢薬481、501、516
　—加香附子乾姜肉桂…漢薬507
　—加防風木賊夏枯草蒺藜子(止涙補肝湯)…流涙症444、445
　—合加味逍遙散…更年期障害336
　—合桂枝茯苓丸…月経異常331、出血性メトロパシー346
　—合通導散…出血性メトロパシー346

【四妙勇安湯】しみょうゆうあんとう 当帰8、玄参6、生甘草5、金銀花10…閉塞性動脈硬化症197、漢薬482
　—加乳香没薬…漢薬505

【四苓散】しれいさん 茯苓5、猪苓5、沢瀉6、白朮5…カゼ症候群153

【梔子豉湯】ししとう『傷寒論』山梔子3、香豉4…漢薬480

【梔子大黄湯】ししだいおうとう『傷寒論』山梔子7、枳実10、大黄3…肝膿瘍234

【紫蘇和気飲】しそわきいん『済世全書』紫蘇葉2、当帰3、川芎3、芍薬4、陳皮3、大腹皮1、香附子4、炙甘草1、乾生姜1、忽白5、大棗3…安胎348

【七味降気湯(加縮砂)】しちみこうきとう 紫蘇葉2、香附子4、白檀3、茯苓5、木通3、桑白皮3、半夏5、乾生姜1、甘草2…うっ血性心疾患181、184、特発性浮腫254

【七物降下湯】しちもつこうかとう『大塚敬節処方』釣藤鈎4、黄耆3、当帰3、川芎3、芍薬3、地黄3、黄柏2…高血圧症191、頭痛272

【失笑散】しっしょうさん『和剤局方』蒲黄(末)6、五霊脂(末)6…漢薬507

【炙甘草湯】しゃかんぞうとう『傷寒論』
炙甘草3、乾生姜1、桂枝3、麻子仁3、大棗3、人参3、地黄6、麦門冬6、阿膠2…虚血性心疾患188、甲状腺機能亢進症253、漢薬514

【芍薬甘草湯】しゃくやくかんぞうとう『傷寒論』芍薬6、炙甘草6…構造50、薬能63、96、小腸炎212、胆石症237、胆のう炎238、夜尿症297、膀胱炎397、400、尿路結石403、神経症457、漢薬514、517

【芍薬甘草附子湯】しゃくやくかんぞうぶしとう 芍薬甘草湯に附子1を加えたもの…薬能63、96、坐骨神経痛269、腰痛症325

【謝導人大黄湯】しゃどうじんだいおうとう『外台秘要』黄芩3、芍薬4、細辛2、甘草2、大黄3
ー加茯苓車前子滑石…角結膜炎440、角膜炎446

【収涙飲】しゅうるいいん『橘窓書影』荊芥3、防風3、独活3、黄連3、黄芩3、山梔子3、川芎3、木賊3、菊花3、薄荷3、夏枯草3、地黄3…角結膜炎439、流涙症445、角膜炎446

【正気天香湯】しょうきてんこうとう『医学正伝』烏薬3、香附子5、陳皮2、紫蘇葉2、乾生姜2、甘草1…薬能105、過敏性腸症候群218、更年期障害338、神経症459

【小陥胸湯】しょうかんきょうとう『傷寒論』黄連2、栝呂仁3、半夏6…カゼ症候群141、気管支炎161、虚血性心疾患187、嗄声431、漢薬509

【小建中湯】しょうけんちゅうとう『傷寒論』桂枝4、芍薬6、乾生姜1、大棗4、炙甘草2、膠飴20…薬能97、疲労279、夜尿症297、便秘症(小児)305、分娩異常354、漢薬476
ー合補中益気湯…体質改善(小児)306
ー合苓姜朮甘湯…膀胱機能障害408

【小柴胡湯】しょうさいことう『傷寒論』柴胡7、黄芩3、半夏6、人参2、大棗4、炙甘草2、乾生姜1…構造51、薬能61、64、65、74、97、108、カゼ症候群141、154、159、肺結核168、肝炎230、小児呼吸器炎症290、麻疹292、発熱(小児)300、腹痛(小児)306、月経異常333、妊娠中の風邪351、腎盂腎炎395、膀胱炎397、扁桃炎414、耳下腺炎415、中耳炎416、419、嗄声430、漢薬476、484
ー加黄連山梔子…薬能74
ー加桔梗石膏…薬能74、カゼ症候群145、気管支炎160、中耳炎417
ー加薏苡仁…中耳炎417
ー合黄連解毒湯…薬能74、肝炎230、生殖器疾患411、扁桃炎414
ー合黄連解毒湯合大黄牡丹皮湯…骨盤腹膜炎343
ー合葛根湯…乳腺炎358
ー合葛根湯加桔梗石膏…カゼ症候群144、流行性耳下腺炎294、乳腺炎358
ー合葛根加朮附湯…カゼ症候群147
ー合桂枝加芍薬湯…胃潰瘍210
ー合桂枝茯苓丸…月経異常333、月経前期症候群335、子宮付属器炎342
ー合桂枝茯苓丸加大黄薏苡仁…痤瘡382
ー合香蘇散…薬能105、中耳炎419
ー合五苓散…カゼ症候群146、脂肪肝234、発熱(小児)300
ー合四物湯…胃潰瘍209、産褥熱354、痤瘡382、鼻出血429
ー合小陥胸湯…肺炎166
ー合十全大補湯…肝炎231
ー合大承気湯…カゼ症候群145、147
ー合当帰芍薬散…肝炎232
ー合半夏厚朴湯…カゼ症候群159、気管支炎163、気管支喘息174、咽喉頭異常感症201、百日咳294、嘔吐(小児)302、下痢(小児)304
ー合白虎加人参湯…カゼ症候群140、風疹・水痘293、リウマチ熱295、発熱(小児)300
ー合白虎加人参湯合葛根湯…麻疹292、ヘルプアンギナ294

【小青竜湯】しょうせいりゅうとう『傷寒論』麻黄 3、芍薬 3、乾生姜 3、炙甘草 3、桂枝 3、細辛 3、五味子 3、半夏 6…構造 51、薬能 61、62、65、70、90、111、咳嗽 301、中耳炎 420、アレルギー性鼻炎 422、漢薬 475、494、510、519
ー加杏仁石膏…カゼ症候群 140、腎炎 244
ー加杏仁石膏蘇子桑白皮…薬能 71、111、気管支炎 160、気管支喘息 171
ー加附子…薬能 62、70、87、カゼ症候群 138、139、気管支炎 162、気管支喘息 173、腎炎 243、小児呼吸器急性炎症 290、ネフローゼ症候群 297、アレルギー性鼻炎 422、アレルギー性結膜炎 440、流涙症 445
ー合麻黄附子細辛湯…中耳炎 420、鼻炎 422
ー合麻黄杏甘石湯…薬能 71、87、111、カゼ症候群 139、140、気管支炎 160、胸膜炎 170、気管支喘息 171、心膜炎 188、腎炎 242、特発性浮腫 254、SLE285、小児呼吸器炎症 290、ネフローゼ症候群 297、咳嗽 301、アレルギー性鼻炎 423

【小青竜加石膏湯】しょうせいりゅうかせっこうとう『金匱要略』小青竜湯に石膏 10 を加えたもの…薬能 111

【小半夏湯】しょうはんげとう『金匱要略』半夏 6、乾生姜 2…構造 50、薬能 63、漢薬 476

【小半夏加茯苓湯】しょうはんげかぶくりょうとう『金匱要略』半夏 6、茯苓 5、乾生姜 2…構造 51、薬能 63、98、101、食道アカラシア 202、胃炎 208、妊娠悪阻 348、漢薬 511

【消風散】しょうふうさん『外科正宗』当帰 3、地黄 3、蒼朮 3、防風 3、牛蒡子 2、木通 2、蝉退 2、苦参 2、荊芥 2、知母 2、胡麻 1、石膏 10、甘草 2…薬能 61、72、110、尋常性湿疹 360、アトピー性皮膚炎 366、皮脂欠乏性湿疹 371、蕁麻疹 372、痒疹群 376、皮膚瘙痒症 378、膀胱炎 399、漢薬 474、478、479、480、485
ー合温清飲合加味逍遙散…蕁麻疹 375
ー合越婢加朮湯…痒疹群 376、377
ー合越婢加朮湯合黄連解毒湯…蕁麻疹 375

ー合十味敗毒湯…アトピー性皮膚炎 366
ー合麻黄附子細辛湯…痒疹群 376

【升麻葛根湯】しょうまかっこんとう『和剤局方』升麻 2、葛根 5、芍薬 3、乾生姜 1、甘草 2…麻疹 291、漢薬 477

【生脈散】しょうみゃくさん『内外傷弁惑論』人参 3、麦門冬 3、五味子 2…虚血性心疾患 188、漢薬 513、518、519

【逍遙散】しょうようさん『和剤局方』当帰 3、芍薬 3、柴胡 3、生姜 2、薄荷 1、茯苓 3、白朮 3、甘草 2…漢薬 476、478
ー加欝金…漢薬 505

【止涙補肝湯】しるいほかんとう『張氏医通』四物湯に蒺藜子 2、夏枯草 2、防風 2、木賊 2 を加えたもの…涙嚢炎 444、漢薬 479

【辛夷清肺湯】しんいせいはいとう『外科正宗』辛夷 2、枇杷葉 2、知母 3、百合 3、黄芩 3、山梔子 2、麦門冬 5、石膏 10、升麻 1、甘草 2…慢性副鼻腔炎 424、漢薬 476、477

【神秘湯】しんぴとう『外台秘要』麻黄 5、杏仁 4、厚朴 3、陳皮 3、甘草 2、柴胡 2、紫蘇葉 2…漢薬 492

【真武湯】しんぶとう『傷寒論』茯苓 5、芍薬 3、白朮 3、乾生姜 1、附子 1…構造 51、62、67、84、130、急性腸炎 212、冷えによる下痢 216、腹部痛 223、特発性浮腫 256、膀胱機能障害 408

【滋陰降火湯】じいんこうかとう『万病回春』当帰 3、芍薬 3、天門冬 3、麦門冬 3、白朮 3、地黄 4、陳皮 3、黄柏 2、知母 2、甘草 2…薬能 127、129

【実脾飲】じっぴいん『済生方』附子 3、白朮 4、茯苓 3、厚朴 3、大腹皮 2、木瓜 2、草豆蔻 1、木香 1、乾生姜 1、炙甘草 1、大棗 1…う

っ血性心疾患 182、漢薬 494

【十全大補湯】じゅうぜんだいほとう『和剤局方』人参 3、白朮 3、茯苓 3、炙甘草 2、地黄 3、当帰 3、川芎 3、芍薬 3、黄耆 3、桂枝 3、乾生姜 1…薬能 67、112、**121**、肝炎 231、貧血症 **258**、紫斑病 **259**、坐骨神経痛 271、褥瘡 **391**、膀胱炎 **399**、中耳炎 **418**、419、白内障 **449**
　一合牛車腎気丸…骨粗鬆症 329
　一合疎経活血湯…頚肩腕症候群 323、骨粗鬆症 329
　一合大防風湯…変形性膝関節症 327、骨粗鬆症 329
　一合排膿散及湯…裂肛 315、肛門周囲炎 318、痔瘻 319、膿皮症 386、中耳炎 417、涙嚢炎 443
　一合八味地黄丸…腰痛症 326

【十味敗毒湯】じゅうみはいどくとう『勿誤薬室方函』柴胡 3、桔梗 3、防風 3、川芎 3、桜皮 or 樸樕 3、茯苓 3、独活 2、荊芥 2、甘草 2、乾生姜 1…薬能 65、73、78、**110**、肛門周囲炎 316、尋常性湿疹 360、アトピー性皮膚炎 **366**、脂漏性皮膚炎 **369**、膿皮症 385、**388**、麦粒腫 **434**、漢薬 493
　一合黄連解毒湯…尋常性湿疹 364、脂漏性皮膚炎 369、痤瘡 382、膿皮症 386
　一合排膿散及湯…尋常性湿疹 365、眼瞼縁炎 436
　一合補中益気湯…膿皮症 389

【潤腸湯】じゅんちょうとう『万病回春』当帰 3、地黄 4、麻子仁 2、桃仁 2、杏仁 2、枳実 2、厚朴 2、黄芩 2、大黄 2、甘草 2…便秘症 **226**、漢薬 503、507、508、516

【舒筋立安散】じょきんりつあんさん『万病回春』防風 2、独活 2、茯苓 2、羗活 2、川芎 2、白芷 2、地黄 2、蒼朮 2、紅花 2、天南星 2、陳皮 2、半夏 2、白朮 2、威霊仙 2、牛膝 2、木瓜 2、防已 2、黄芩 2、連翹 2、木通 2、竜胆 2、竹瀝 (or 竹筎)2、桃仁 2、附子 1、甘草 1、乾生姜 1…関節リウマチ 283、漢薬 493、494
　一加秦艽…漢薬 493

【参耆湯】じんぎとう『雑病源流犀燭』人参 4、陳皮 3、黄耆 3、茯苓 4、当帰 4、地黄 3、白朮 3、益智仁 3、升麻 3、桂皮 3、甘草 2、乾生姜 2、大棗 2…膀胱アトニー 409

【参蘇飲】じんそいん『和剤局方』半夏 4、茯苓 3、陳皮 2、前胡 3、桔梗 2、紫蘇葉 2、枳実 2、葛根 2、大棗 2、人参 1、木香 1、炙甘草 1、乾生姜 1…薬能 65、**109**、カゼ症候群 137、151、155、157、妊娠中の風邪 351、漢薬 498、510

【参附湯】じんぶとう『 』人参 6～10、附子 3～5…漢薬 512

【参苓白朮散】じんれいびゃくじゅつさん『和剤局方』人参 3、白朮 3、茯苓 3、山薬 3、白扁豆 3、蓮肉 3、桔梗 2、薏苡仁 3、縮砂 1、甘草 1…正気の虚の下痢 **216**、漢薬 487、489、513

【秦艽扶羸湯】じんぎょうふるいとう『証治準縄』秦艽 2、柴胡 5、鼈甲 3、紫苑 3、地骨皮 2、人参 2、当帰 4、半夏 3、甘草 2、烏梅 2、大棗 5、乾生姜 2…肺結核 168、漢薬 483、493、518

【秦艽防風湯】じんぎょうぼうふうとう『蘭室秘蔵』秦艽 2、防風 2、柴胡 3、升麻 2、陳皮 2、黄柏 2、大黄 1、沢瀉 3、白朮 3、紅花 2、桃仁 4、当帰 3、炙甘草 2…痔核 310

【沈香降気湯】じんこうこうきとう『和剤局方』蘇子 3、茯苓 3、香附子 3、沈香 1、縮砂 1、甘草 1
　一合豁胸湯…うっ血性心疾患 184

【す】

【推気散】すいきさん『済生方』姜黄 6、枳実 4、桂枝 3、炙甘草 2、乾生姜 1、大棗 3…肋

間神経痛 268

【せ】

【清営湯】せいえいとう『温病条弁』犀角1、地黄5、玄参3、麦門冬3、金銀花4、連翹3、丹参3、黄連1、竹葉1…漢薬482

【清心蓮子飲】せいしんれんしいん『和剤局方』蓮肉4、麦門冬4、茯苓4、人参3、車前子3、黄芩3、黄耆2、地骨皮2、甘草2…前立腺肥大症402、膀胱機能障害409

【清上蠲痛湯】せいじょうけんつうとう『寿世保元』当帰3、川芎3、白芷3、羌活3、独活3、防風3、蒼朮3、麦門冬5、黄芩3、菊花2、蔓荊子2、細辛1、乾生姜1、炙甘草1…三叉神経痛267、頭痛271

【清燥救肺湯】せいそうきゅうはいとう『医門法律』桑葉3、石膏5、紅参1、胡麻仁3、阿膠2、麦門冬3、杏仁2、枇杷葉3、炙甘草1…漢薬509

【清熱補気湯】せいねつほきとう『証治準縄』人参3、当帰3、芍薬3、麦門冬3、白朮4、茯苓4、玄参2、五味子2、炙甘草2、升麻1…口内炎201

【清熱補血湯】せいねつほけつとう『証治準縄』当帰3、川芎3、芍薬3、地黄3、麦門冬3、柴胡3、玄参2、知母2、五味子2、黄柏2、牡丹皮2…口内炎200

【清肺湯】せいはいとう『万病回春』黄芩3、桔梗3、桑白皮3、貝母3、五味子3、天門冬3、麦門冬3、当帰3、茯苓3、杏仁2、山梔子2、陳皮2、大棗2、炙甘草1、乾生姜1…漢薬484、511
－加芎薬地黄阿膠…気管支炎161
－合芎帰膠艾湯…気管支炎161

【清涼散】せいりょうさん『万病回春』山梔子2、連翹2、防風2、枳実2、黄芩2、当帰2、地黄2、桔梗2、黄連1、甘草1、薄荷1、乾生姜1、時に玄参2、牛蒡子2、麦門冬5、人参2、栝呂根3などを加える…咽頭炎414、漢薬478、482

【折衝飲】せっしょういん『医論』桃仁5、当帰5、牡丹皮3、川芎3、芍薬3、桂枝3、延胡索2、牛膝2、紅花1…膀胱炎400

【洗肝明目散】せんかんめいもくさん『万病回春』当帰2、川芎2、芍薬2、地黄2、黄芩2、山梔子2、荊芥2、連翹2、防風2、決明子2、蔓荊子2、菊花2、桔梗2、蒺藜子2、黄連1、羌活1、薄荷1、甘草1、石膏5…ベーチェット病287、453、結膜炎437、角膜炎・強膜炎447、漢薬489
－合桂枝茯苓丸…ぶどう膜炎447
－合麻杏甘石湯…ベーチェット病287

【川芎茶調散】せんきゅうちゃちょうさん『和剤局方』川芎3、荊芥3、香附子3、薄荷3、羌活2、白芷2、防風2、細辛1、炙甘草1、緑茶2…カゼ症候群140、頭痛272、漢薬474、475、500

【千金内托散】せんきんないたくさん『万病回春』黄耆3、人参3、当帰3、川芎2、防風2、桔梗2、厚朴2、桂枝2、白芷2、炙甘草1、時に金銀花2、乾生姜1を加える…裂肛315、肛門周囲炎318、膿皮症387、中耳炎417、涙嚢炎443、漢薬475、501、513、516
－合十全大補湯…痔瘻319
－合排膿散及湯…乳腺炎358

【喘四君子湯】ぜんしくんしとう『万病回春』当帰3、人参3、白朮4、茯苓4、炙甘草2、大棗2、陳皮2、縮砂2、厚朴2、蘇子2、桑白皮2、沈香2、木香1、乾生姜1…肺気腫177、肺繊維症179、漢薬512

【銭氏白朮散】せんしびゃくじゅつさん『小児直訣』人参3、白朮4、茯苓4、葛根4、

藿香1、木香1、甘草1…漢薬499

【そ】

【桑菊飲】そうぎくいん『温病条弁』桑葉4、菊花3、杏仁3、連翹3、桔梗3、薄荷2、芦根5、甘草1…漢薬479

【疎肝湯】そかんとう『万病回春』柴胡5、当帰5、枳実3、青皮3、桃仁3、川芎3、芍薬3、黄連2、呉茱萸1、紅花2…膵炎239、肋間神経痛268、漢薬495、501

【疎経活血湯】そけいかっけつとう『万病回春』当帰3、芍薬3、地黄3、蒼朮3、茯苓3、桃仁3、川芎2、牛膝2、威霊仙2、防已2、羌活2、防風2、竜胆2、陳皮2、乾生姜1、白芷1、炙甘草1…薬能67、112、124、脳血管障害262、パーキンソン症候群264、坐骨神経痛269、外傷309、五十肩321、神経因性膀胱406、無緊張膀胱407、漢薬474、475、494、500
　－合半夏厚朴湯…パーキンソン症候群264

【蘇子降気湯】そしこうきとう『和剤局方』蘇子3、半夏4、陳皮3、厚朴3、前胡3、桂枝3、当帰3、大棗1、甘草1、乾生姜1…薬能64、100、漢薬511

【増液湯】ぞうえきとう『温病条弁』玄参10、麦門冬8、生地黄8…漢薬481、518

【増損木防已湯】ぞうそんもくぼういとう『内科秘録』木防已湯に蘇子5、桑白皮3、乾生姜1を加えたもの…うっ血性心疾患184

【続命湯】ぞくめいとう『金匱要略』麻黄4、杏仁4、桂枝3、人参3、当帰3、川芎2、乾生姜2、炙甘草2、石膏10…薬能123、胃炎206、脳血管障害262、無緊張膀胱407
　－合芍薬甘草湯…関節リウマチ281

【た】

【沢瀉湯】たくしゃとう『金匱要略』沢瀉5、白朮2…眩暈433、漢薬488

【托裏消毒飲】たくりしょうどくいん『万病回春』防ん2、当帰2、川芎2、白芷2、桔梗2、厚朴2、皂角刺2、穿山甲2、栝呂根2、陳皮2、黄耆2、金銀花3…裂肛316

【胆道排石湯Ⅰ号方】たんどうはいせきとういちごうほう「青島市立医院」金銭草10、柴胡4、欝金4、木香6、枳殻4、大黄5～10…胆石症236、漢薬506

【大黄甘草湯】だいおうかんぞうとう『金匱要略』大黄4、甘草2…構造50

【大黄牡丹皮湯】だいおうぼたんぴとう『金匱要略』桃仁4、牡丹皮4、芒硝4、冬瓜子4、大黄2…構造51、薬能63、66、92、95、エキス135、虫垂炎228、肛門周囲炎318、変形性膝関節症329、膀胱炎399、生殖器疾患411、歯科疾患463、漢薬483、503、508
　－加金銀花山帰来茯苓牡丹皮…膀胱炎399、400
　－加金銀花敗醬根連翹…肛門周囲炎317、子宮付属器炎炎343、骨盤腹膜炎344、生殖器疾患411
　－加蒼朮薏苡仁甘草(騰竜湯)…前立腺肥大症402
　－加蒼朮薏苡仁甘草(騰竜湯)合桂枝茯苓丸…生殖器疾患412
　－合腸癰湯…前立腺肥大症402
　－合腸癰湯合桂枝茯苓丸…生殖器疾患412
　－合桃核承気湯…薬能73
　－合排膿散及湯…肛門周囲炎317、子宮付属器炎炎343、骨盤腹膜炎344
　－合麻杏甘石湯…痛風252

【大建中湯】だいけんちゅうとう『金匱要略』乾生姜4、蜀椒2、人参3、膠飴20…構造51、薬能62、91、冷えによる下痢216、過

敏性腸症候群219、腹部痛222、便秘症225、潰瘍性大腸炎228、胆石症237、胆のう炎238、尿路結石403、漢薬494、495
　―合真武湯…過敏性腸症候群221
　―合人参湯…過敏性腸症候群221

【大柴胡湯】だいさいことう『傷寒論』柴胡6、半夏4、黄芩3、芍薬3、大棗3、枳実2、乾生姜1、大黄1〜2…構造51、薬能61、63、64、75、95、97、99、102、動脈硬化症193、急性大腸炎213、脂肪肝234、胆石症236、肥満症246、扁桃炎414、中耳炎416、419
　―加桔梗石膏…中耳炎417
　―加薏苡仁…中耳炎417
　―合黄連解毒湯…蕁麻疹374
　―合黄連解毒湯茵蔯蒿湯…胆のう炎237
　―合五苓散…脂肪肝234
　―合四逆散合黄連解毒湯…膵炎240
　―合半夏厚朴湯…気管支喘息175
　―合防風通聖散…高血圧症191、動脈硬化症193

【大柴胡湯去大黄】だいさいことうきょだいおう『傷寒論』…胃炎206、顎関節症466
　―合茵蔯蒿湯…胆石症236
　―合加味逍遙散…尋常性白斑393
　―合桂枝茯苓丸…慢性膵炎240、尋常性白斑394
　―合半夏厚朴湯…気管支喘息176

【大承気湯】だいじょうきとう『傷寒論』大黄2、枳実3、芒硝2、厚朴5…構造51、薬能63、95、カゼ症候群145、動脈硬化症195、漢薬492、498、507

【大青竜湯】だいせいりゅうとう『傷寒論』麻黄5、桂枝3、杏仁4、石膏10、乾生姜1、大棗3、甘草2…肺炎165、腎炎244、蕁麻疹373、結膜炎436、咽頭結膜熱438、角結膜炎439、フクテリン性結膜炎441、涙嚢炎443
　―加桔梗石膏…涙嚢炎443

【大防風湯】だいぼうふうとう『和剤局方』当帰3、芍薬3、地黄3、黄耆3、防風3、杜仲3、白朮3、川芎2、人参2、羌活2、牛膝2、甘草2、大棗2、乾生姜1、附子1…薬能67、112、123、関節リウマチ281

【ち】

【竹葉石膏湯】ちくようせっこうとう『金匱要略』竹葉2、甘草2、石膏10、粳米6、麦門冬6、半夏4、人参3…肺炎166、小児呼吸器急性炎症291、嗄声431、漢薬481

【知柏地黄丸】ちばくじおうがん『医級』六味地黄丸に知母3、黄柏3を加えたもの…腎盂腎炎395、漢薬480、481、485

【中正湯】ちゅうせいとう『原南陽方』半夏4、白朮3、藿香2、橘皮2、乾生姜2、厚朴2、大黄2、黄連2、木香1、甘草1…胃炎204

【調胃承気湯】ちょういじょうきとう『傷寒論』大黄2、芒硝1、甘草1…構造51、薬能63、95、過敏性腸症候群219、漢薬508

【調栄活絡湯】ちょうえいかつらくとう『万病回春』当帰4、桃仁4、牛膝4、赤芍4、地黄3、羌活3、紅花2、桂枝2、川芎2、大黄1〜3…坐骨神経痛269、270、捻挫310、腰痛症325、腱鞘炎330、漢薬502、503、504

【丁香柿蒂湯】ちょうこうしていとう『証因脈治』丁香3、柿蒂3、人参3、生姜2…吃逆211、漢薬496

【釣藤散】ちょうとうさん『本事方』釣藤鈎5、麦門冬4、茯苓4、半夏6、菊花3、防風3、人参3、陳皮2、炙甘草2、乾生姜1、石膏10…薬能65、66、106、116、高血圧症190、頭痛272、肩こり321、眩暈432、痴呆症461、漢薬519

【腸癰湯】ちょうようとう『千金方』薏苡仁9、冬瓜子6、牡丹皮4、桃仁5…虫垂炎229、肛門周囲炎318、生殖器疾患412

ー加金銀花敗醤根連翹…肛門周囲炎 317
ー合排膿散及湯…肛門周囲炎 317

【猪苓湯】ちょれいとう『傷寒論』猪苓 5、茯苓 5、滑石 5、沢瀉 5、阿膠 5…構造 51、薬能 62、**85**、カゼ症候群 146、腎炎 244、糖尿病 250、麻疹 293、前立腺肥大症 402、尿路結石 **403**、漢薬 487、**488、489**、518
ー合五淋散…薬能 85
ー合四物湯…薬能 85、膀胱炎 398
ー合芍薬甘草湯合芎帰調血飲第一加減…膀胱炎 400
ー合芍薬甘草湯合四物湯合桂枝茯苓丸…膀胱炎 400
ー合大建中湯…薬能 85
ー合八味丸…薬能 85、前立腺肥大症 402
ー合竜胆瀉肝湯…薬能 85、尿路結石 404

【治肩背拘急方】ぢけんぱいこうきゅうほう 茯苓 6、青皮 4、香附子 4、烏薬 4、莪朮 3、甘草 1…肩こり **322**

【治打撲一方】ぢだぼくいっぽう『香川家』川骨 5、川芎 3、樸樕 3、桂枝 2、丁香 1、甘草 2、大黄 1〜3…打撲 308、外傷(尿閉)401、神経因性膀胱 406

【つ】

【痛瀉要方(白朮芍薬散)】つうしゃようほう『景岳全書』白朮 6、白芍 6、陳皮 4、防風 4…過敏性腸症候群 220、漢薬 474

【通導散】つうどうさん『万病回春』当帰 3、芒硝 3、大黄 3、枳実 2、厚朴 2、陳皮 2、木通 2、紅花 2、蘇木 2、甘草 2…薬能 63、**66、94、95、125**、気管支喘息 175、高血圧症 191、動脈硬化症 **194**、肝炎 232、膵炎 241、腎不全 **244**、アトピー性皮膚炎 368、膀胱炎 400、外傷(尿閉)401、神経因性膀胱 406、翼状片 442、強膜炎 447、ぶどう膜炎 448、脈絡網膜症 450、眼底出血 452、漢薬 503、508、517
ー加黄連桃仁牡丹皮…外傷 309

ー加桃仁牡丹皮…関節リウマチ 280、酒皶 385、漢薬 504
ー合桂枝茯苓丸…薬能 79、肺繊維症 **179**、うっ血性心疾患 180、心臓弁膜症 189、レイノー病 197、肝炎 232、膵炎 241、腎炎 243、糖尿病 250、脳血管障害 261、パーキンソン症候群 264、関節リウマチ 280、強皮症 284、SLE 285、ベーチェット病 286、打撲 **308**、更年期障害 337、子宮付属器炎炎 343、産後疾患 357、尋常性湿疹 363、痒疹群 377、炎症性角化症 378、遺伝性角化症 379、膠原病 380、腎盂腎炎 396、前立腺肥大症 402、無緊張膀胱 407、涙嚢炎 444、網膜症 453、ベーチェット病 454、神経症 460、躁うつ病 461、痴呆症 461、顎関節症 466
ー合桂枝茯苓丸加鼈甲…子宮筋腫 341
ー合桂枝茯苓丸加薏苡仁…強皮症 284、炎症性角化症 378、遺伝性角化症 379、膠原病 380、痤瘡 383
ー合桂枝茯苓丸合温清飲…甲状腺機能亢進症 252
ー合桂枝茯苓丸合黄連解毒湯…外傷 309
ー合桂枝茯苓丸合竜胆瀉肝湯(加側柏葉)…甲状腺機能亢進症 252
ー合防風通聖散…悪性腫瘍 289

【て】

【提肛散】ていこうさん『外科正宗』川芎 4、当帰 4、白朮 4、人参 4、黄耆 4、陳皮 4、甘草 4、柴胡 2、黄芩 2、升麻 1、黄連 1、白朮 1、赤石脂 10、以上細末とし、混和し、1回 2.0 を服す…脱肛 313

【葶藶大棗瀉肺湯】ていれきたいそうしゃはいとう『金匱要略』葶藶子 6、大棗 6(大棗の煎出液に葶藶子を加えて頓服する。1回量)…うっ血性心疾患 182、漢薬 491、514

【天王補心丹】てんのうほしんたん『世医特効方』酸棗仁 2、地黄 4、柏子仁 2、麦門冬 2、天門冬 2、五味子 2、当帰 1、遠志 1、茯苓 1、丹参 1、玄参 1、人参 1、桔梗 1…漢薬 501、515

【と】

【桃核承気湯】とうかくじょうきとう『傷寒論』桃仁5、桂枝4、芒硝2、大黄3、甘草2 …構造51、薬能63、66、92、95、高血圧症191、過敏性腸症候群219、便秘症225、パーキンソン症候群265、三叉神経痛267、片頭痛274、打撲308、肩こり320、腰痛症325、腱鞘炎330、月経異常332、産後疾患357、外傷(尿閉)401、無緊張膀胱406、鼻出血428、顎関節症466、漢薬503、507
－合越婢加朮湯…帯状ヘルペス389
－合四物湯…坐骨神経痛270、腰痛症325
－合大黄牡丹皮湯…肺繊維症179、関節リウマチ280、中耳炎419、420、慢性鼻炎422、慢性副鼻腔炎425

【桃紅四物湯】とうこうしもつとう『医宗金鑑』桃仁3、紅花2、当帰3、地黄3、赤芍2、川芎2…エキス135、肺繊維症179、関節リウマチ280、慢性鼻炎422、漢薬502、503

【当帰飲子】とうきいんし『済生方』当帰5、地黄5、芍薬3、川芎3、防風3、荊芥3、何首烏3、黄耆3、蒺藜子3、炙甘草1…薬能67、110、112、120、尋常性湿疹361、皮脂欠乏性湿疹370、皮膚瘙痒症377
－加薏苡仁…尋常性湿疹364

【当帰建中湯】とうきけんちゅうとう『金匱要略』芍薬5、当帰4、桂枝4、生姜4、大棗4、甘草2…脱肛314、膀胱機能障害408

【当帰散料】とうきさんりょう『金匱要略』当帰3、芍薬3、川芎3、黄芩3、白朮2…漢薬484

【当帰四逆湯(加附子)】とうきしぎゃくとう『衛生宝鑑』当帰5、桂枝5、柴胡3、茴香5、芍薬4、茯苓3、延胡索4、川楝子3、沢瀉2、時に附子3を加える…薬能88、坐骨神経痛268、漢薬475、516

【当帰四逆加呉茱萸生姜湯】とうきしぎゃくかごしゅゆしょうきょうとう『傷寒論』当帰3、桂枝3、芍薬3、木通3、細辛2、炙甘草2、大棗5、呉茱萸2、乾生姜1…構造52、薬能62、88、閉塞性血栓性血管炎196、冷え症198、腹部痛223、片頭痛273、強皮症285、SLE286、腰痛症324、漢薬495
－合桂枝茯苓丸…凍瘡392

【当帰芍薬散】とうきしゃくやくさん『金匱要略』当帰3、川芎3、芍薬4、茯苓4、白朮4、沢瀉4…構造51、薬能62、84、88、126、胃炎206、老年痴呆265、461坐骨神経痛269、痔核311、月経異常332、妊娠中の風邪352、分娩異常353、膀胱機能障害408、眩暈433、漢薬513、517
－加薏苡仁…痤瘡383
－合桂枝茯苓丸…薬能125、エキス135、虚血性心疾患186、動脈硬化症195、腎炎243、甲状腺機能低下症254、紫斑病259、パーキンソン症候群264、片頭痛274、疲労279、関節リウマチ280、強皮症284、SLE285、シェーグレン症候群286、454、ベーチェット病286、肩こり321、腰痛症326、月経困難症333、子宮内膜症340、不妊症347、産後疾患355、乳腺症358、静脈瘤症候群393、網膜症453、神経症460、躁うつ病461
－合桂枝茯苓丸加薏苡仁…強皮症284
－合大黄牡丹皮湯…子宮内膜症340
－合香蘇散…更年期障害337、安胎349
－合補中益気湯…鼻炎424
－合桃核承気湯…虚血性心疾患186
－合人参湯…帯下345
－合苓姜朮甘湯…帯下345
五積散合－…関節リウマチ284

【騰竜湯】とうりゅうとう「本朝経験方」桃仁4、牡丹皮4、芒硝4、冬瓜子6、大黄2、蒼朮4、薏苡仁10、甘草2…膀胱炎400、402、生殖器疾患412
－合桂枝茯苓丸…生殖器疾患412

【導水茯苓湯】どうすいぶくりょうとう『奇効良方』茯苓3、沢瀉3、白朮3、麦門冬5、桑白皮1、紫蘇葉1、大腹皮1、縮砂1、木香1、灯心草1、檳榔子2、木瓜2、陳皮2…うっ血性心疾患 182

【独活葛根湯】どっかつかっこんとう『外台秘要』葛根湯に独活4、地黄4を加えたもの…肩こり 320、漢薬 493

【独活寄生湯】どっかつきせいとう『千金方』独活3、桑寄生or続断3、杜仲3、牛膝3、桂枝3、川芎3、芍薬3、茯苓3、当帰3、地黄3、防風3、人参2、秦艽2、細辛2、炙甘草2、乾生姜1…薬能 67、112、122、脳血管障害 263、坐骨神経痛 269、270、関節リウマチ 282、腰痛症 326、変形性膝関節症 327、骨粗鬆症 329、漢薬 493、504、515
 ―加威霊仙…頚肩腕症候群 323

【独参湯】どくじんとう『傷寒大全』人参6～10…漢薬 512

【に】

【二金排石湯】にきんはいせきとう 金銭草10、鶏内金2、甘草2、牛膝2、瞿麦2、車前子3、滑石6、琥珀1…尿路結石 404、漢薬 504

【二朮湯】にじゅつとう『万病回春』蒼朮2、白朮2、天南星2、陳皮2、茯苓2、香附子2、黄芩2、威霊仙2、羌活2、甘草2、半夏3、乾生姜1…五十肩 322

【二陳湯】にちんとう『和剤局方』半夏5、茯苓5、陳皮4、炙甘草1、乾生姜1…薬能 64、65、97、108、気管支炎 176、高血圧症 190、胃炎 204、206、207、過敏性腸症候群 222、パーキンソン症候群 264、坐骨神経痛 269、不眠症 275、肩こり 321、月経異常 332、神経症 460、漢薬 476、497、510
 ―加厚朴紫蘇葉…気管支喘息 174、咳嗽 302

【二母散】にもさん『医方考』知母3、貝母3、乾生姜1…漢薬 480、510

【人参湯】にんじんとう『傷寒論』人参3、白朮3、炙甘草3、乾生姜3…構造 51、薬能 62、91、カゼ症候群 156、胃炎 208、小腸炎 212、正気の虚の下痢 215、過敏性腸症候群 220、潰瘍性大腸炎 228、下痢(小児) 304、漢薬 494、513
 ―加反鼻…貧血症 259
 ―加附子…カゼ症候群 154
 ―合苓姜朮甘湯…流涎 306
大建中湯合―…過敏性腸症候群 221

【は】

【排雲湯】はいうんとう『山脇方函』三黄瀉心湯に細辛3、車前子3、甘草2を加えたもの…結膜炎 437

【排膿散】はいのうさん『金匱要略』枳実5、芍薬5、桔梗2…構造 51

【排膿湯】はいのうとう『金匱要略』甘草3、桔梗4、大棗6、生姜3…構造 51

【排膿散及湯】はいのうさんきゅうとう『金匱要略』桔梗5、枳実5、芍薬5、大棗6、甘草2、乾生姜1…薬能 64、65、73、99、109、痤瘡 382、膿皮症 386、387、外耳炎 416、中耳炎 417、418、麦粒腫 435、涙嚢炎 443、歯科疾患 463、漢薬 498、510
 ―加薏苡仁…痒疹群 377
 ―合桂枝茯苓丸…霰粒腫 435
 ―合大黄牡丹皮湯…歯科疾患 464

【伯州散】はくしゅうさん 津蟹、反鼻、鹿角(各別々に黒焼きにしたものを粉末として混和したもの)…裂肛 316、肛門周囲炎 318、痔瘻 319、膿皮症 387、褥瘡 392、中耳炎 417、涙嚢炎 443

【白頭翁湯】はくとうおうとう『傷寒論』

白頭翁2、黄連3、黄柏3、秦皮3…急性大腸炎 213、漢薬 485

【八味地黄丸】はちみじおうがん『金匱要略』地黄5、山茱萸3、山薬3、沢瀉3、茯苓3、牡丹皮3、桂枝1、附子1…構造52、薬能67、121、122、129、特発性浮腫256、坐骨神経痛271、疲労278、尋常性湿疹361、362、老人性乾皮症370、前立腺肥大症402、無緊張膀胱406、膀胱機能障害410、漢薬482、497、516、518
－合五苓散…糖尿病 249
猪苓湯合一－前立腺肥大症 402

【八味帯下方】はちみたいげほう『名家方選』当帰5、川芎3、茯苓3、木通3、陳皮2、山帰来4、金銀花1、大黄1
…膀胱炎 398、399、400

【半夏厚朴湯】はんげこうぼくとう『金匱要略』半夏6、茯苓5、厚朴3、紫蘇葉2、乾生姜1…構造51、薬能63、64、65、97、100、105、108、カゼ症候群154、気管支炎176、食道アカラシア202、胃炎204、208、咳嗽301、更年期障害338、妊娠悪阻348、嗄声430、咽喉頭異常感症432、漢薬473、476、491、510
－加縮砂…妊娠悪阻 348
－合香蘇散…心臓神経症 189、更年期障害 339、神経症 459
－合小柴胡湯…咽喉頭異常感症 201
補中益気湯合－－鼾・無呼吸発作 433

【半夏瀉心湯】はんげしゃしんとう『傷寒論』半夏5、黄芩3、乾生姜3、人参3、炙甘草3、大棗3、黄連1…構造51、薬能61、63、77、98、口内炎199、胃炎203、206、胃潰瘍208、小腸炎212、漢薬484
－加甘草陳皮…吃逆 210
－加茯苓甘草…不眠症 277、神経症 460
－合甘麦大棗湯…薬能98、吃逆210、過敏性腸症候群220、不眠症277、神経症460

【半夏白朮天麻湯】はんげびゃくじゅつてんまとう『脾胃論』半夏3、白朮3、茯苓3、陳皮3、蒼朮3、麦芽2、天棗2、神麴2、黄耆2、人参2、沢瀉2、黄柏1、乾姜1…めまい274、眩暈432、433

【貝母栝呂散】ばいもかろさん『医学心悟』貝母4、栝呂仁4、天花粉3、茯苓2、桔梗2、陳皮2…気管支炎 177

【麦門冬湯】ばくもんどうとう『金匱要略』麦門冬10、半夏5、粳米5、大棗3、人参2、炙甘草2…構造51、薬能65、108、妊娠中の風邪 352、漢薬 517
－加桔梗玄参紫苑…嗄声 431
－加桔梗石膏…薬能108、嗄声431
－合白虎加人参湯…薬能108、肺炎166、小児呼吸器急性炎症291、嗄声431

【ひ】

【白虎湯】びゃっことう『傷寒論』知母5、粳米8、石膏15、甘草2…構造51、カゼ症候群 141、漢薬 479、480

【白虎加桂枝湯】びゃっこかけいしとう『金匱要略』白虎湯に桂枝4を加えたもの…関節リウマチ 281

【白虎加人参湯】びゃっこかにんじんとう『傷寒論』白虎湯に人参3を加えたもの…構造51、薬能61、72、カゼ症候群145、147、小児呼吸器急性炎症291、日射病298、発熱(小児)300、尋常性湿疹360
－合葛根湯…麻疹 292

【ふ】

【不換金正気散】ふかんきんしょうきさん『和剤局方』蒼朮4、厚朴3、陳皮3、半夏6、大棗1、乾生姜1、藿香1、甘草2…カゼ症候群153、小腸炎211、更年期障害338、漢薬491

【茯苓飲】ぶくりょういん『金匱要略』茯

苓5、白朮4、陳皮3、枳実2、人参2、乾生姜1…薬能64、101、食道アカラシア202、胃炎207、漢薬498
 － 合半夏厚朴湯…薬能102、反芻症202

【茯苓杏仁甘草湯】ぶくりょうきょうにんかんぞうとう『金匱要略』茯苓6、杏仁4、甘草2…うっ血性心疾患180

【附子理中湯】ぶしりちゅうとう『傷寒論』人参湯に附子1を加えたもの…薬能91

【分消湯】ぶんしょうとう『万病回春』茯苓3、白朮3、蒼朮3、沢瀉2、猪苓2、陳皮2、厚朴2、香附子2、縮砂2、枳実1、大腹皮1、木香1、灯心草1、乾生姜1
 － 血鼓加減(血分消湯)ぶんしょうとうけっこかげん『万病回春』分消湯から白朮、茯苓を去り、当帰3、芍薬2、紅花2、牡丹皮2を加えたもの…肝硬変233、漢薬498

【分心気飲(加減)】ぶんしんきいん『和剤局方』桂枝2、芍薬2、木通2、炙甘草2、大棗2、灯心草2、桑白皮2、陳皮2、大腹皮2、羌活2、茯苓2、紫蘇葉2、半夏4、乾生姜1、時に、独活2、藿香2、厚朴2、香附子2、枳実1、檳榔子2、前胡2、当帰3を加える…気管支炎164、更年期障害338、膀胱機能障害409
 － 加木香柴胡…過敏性腸症候群217、神経症459

【へ】

【平胃散】へいいさん『和剤局方』蒼朮4、厚朴3、陳皮3、大棗3、炙甘草2、乾生姜1…薬能66、114、カゼ症候群152、胃炎204、小腸炎211、過敏性腸症候群222、坐骨神経痛269、更年期障害338、分娩異常353、漢薬492、497
 － 加香附子縮砂藿香…嘔吐(小児)303
 － 合香蘇散…カゼ症候群155
 － 合五苓散…薬能73、115、カゼ症候群153、小腸炎211
 － 合芍薬甘草湯…薬能89
 － 合小柴胡湯…カゼ症候群154
 － 合参蘇飲…カゼ症候群155
 － 合人参湯…薬能115、カゼ症候群153
 － 合人参湯加附子…カゼ症候群154
 － 合半夏厚朴湯…カゼ症候群154、嘔吐303
 － 合六君子湯…カゼ症候群153

【平肝流気飲】へいかんりゅうきいん『万病回春』当帰3、芍薬2、川芎2、柴胡2、青皮1、香附子2、橘皮3、厚朴2、半夏3、茯苓3、山梔子2、黄連1、呉茱萸1、乾生姜1、甘草1…肝炎232

【鼈甲煎丸】べっこうせんがん『金匱要略』鼈甲12、芒硝12、射干3、黄芩3、鼠婦3、乾姜3、大黄3、桂枝3、石葦3、厚朴3、紫葳3、阿膠3、柴胡6、蜣蜋6、芍薬5、牡丹皮5、䗪虫3、葶藶子1、半夏1、人参1、瞿麦1、桃仁2、蜂巣4…肺結核169

【ほ】

【補陰湯】ほいんとう『万病回春』人参2、芍薬2、熟地黄2、陳皮2、牛膝2、破故紙2、杜仲2、当帰3、茯苓3、茴香2、知母1、黄柏1、甘草1、生地黄2…坐骨神経痛269

【蒲公英湯】ほこうえいとう『方輿輗』蒲公英8、当帰6、山薬5、香附子4、牡丹皮2…乳汁分泌不全358

【補中益気湯】ほちゅうえっきとう『脾胃論』黄耆4、人参4、白朮4、当帰3、陳皮2、大棗2、炙甘草2、柴胡1、升麻1、乾生姜1…薬能66、94、118、121、カゼ症候群158、肺炎167、肺繊維症179、低血圧症192、口内炎200、胃炎208、吃逆211、便秘症225、慢性肝炎231、腎炎244、糖尿病251、貧血症259、紫斑病260、老年痴呆266、462、疲労277、SLE 286、リウマチ熱・腎炎(小児)296 夜尿症297、脱肛313、子宮脱346、安胎349、分娩異常353、産後疾患356、アト

ピー性皮膚炎 368、疣贅 380、帯状ヘルペス 390、腎盂腎炎 396、膀胱炎 399、前立腺肥大症 402、無緊張膀胱 406、膀胱機能障害 409、扁桃炎 415、中耳炎 418、419、副鼻腔炎 426、眼精疲労 455、躁うつ病 461、歯科疾患 465、漢薬 476、477、512
　一加丁香木香…老年痴呆 266、462
　一合芎帰調血飲第一加減…褥瘡 391
　一合五苓散…特発性浮腫 257、緑内障 448
　一合四物湯合桂枝茯苓丸…褥瘡 391
　一合半夏厚朴湯…鬱・無呼吸発作 433
　六味地黄丸一…膀胱尿管逆流現象 405

【補陽還五湯】ほようかんごとう『医林改錯』黄耆 10、当帰、赤芍 2、川芎 2、桃仁 3、紅花 1、地竜 2…漢薬 513

【防已黄耆湯】ぼういおうぎとう『金匱要略』防已 5、黄耆 3、白朮 3、大棗 3、炙甘草 2、乾生姜 1…構造 51、薬能 61、80、カゼ症候群 158、肥満症 247、特発性浮腫 255、疲労 278、変形性膝関節症 328、多汗症 393、漢薬 488、513
　一加附子…関節リウマチ 282
　一合五苓散…特発性浮腫 256

【防已茯苓湯】ぼういぶくりょうとう『金匱要略』防已 3、黄耆 3、茯苓 5、桂枝 2、炙甘草 2…薬能 61、80、特発性浮腫 255、漢薬 487、488

【防風通聖散】ぼうふうつうしょうさん『宣明論』当帰 2、芍薬 2、川芎 2、山梔子 2、連翹 2、薄荷 2、荊芥 2、防風 2、麻黄 2、大黄 2、芒硝 2、桔梗 2、黄芩 2、甘草 2、乾生姜 1、滑石 5、石膏 5…動脈硬化症 193、脂肪肝 234、肥満症 246、糖尿病 250、炎症性角化症 379、遺伝性角化症 379、白内障 449
　一去麻黄芒硝加菊花縮砂…メニエール病 275、眩暈 432
　一合黄連解毒湯合大柴胡湯…高脂血症 248
　一合大柴胡湯…肥満症 246
　一合通導散合桂枝茯苓丸…腎不全 245
　一合補中益気湯…麻疹 292

　一合竜胆瀉肝湯…関節リウマチ 283

【ま】

【麻黄湯】まおうとう『傷寒論』麻黄 5、杏仁 5、桂枝 4、炙甘草 2…構造 51、薬能 61、65、68、90、111、カゼ症候群 142、143、149、肺炎 164、流行性耳下腺炎 294、夜尿症 298、膀胱炎 397、乳児鼻閉塞 430、漢薬 472
　一合白虎湯…肺炎 165

【麻黄赤芍湯】まおうせきしゃくとう『医学入門』＝霊仙除痛湯『万病回春』麻黄 5、赤芍 5、羌活 3、荊芥 3、白芷 3、防風 3、葛根 3、黄芩 3、桔梗 3、蒼朮 3、威霊仙 3、独活 3、当帰 3、川芎 3、升麻 2、枳実 2、甘草 2…痛風 251

【麻黄附子細辛湯】まおうぶしさいしんとう『傷寒論』麻黄 4、細辛 3、附子 1…構造 51、薬能 62、87、カゼ症候群 139、151、157、肺炎 166、咳嗽 301、蕁麻疹 373、帯状ヘルペス 390、中耳炎 420、アレルギー性鼻炎 422、アレルギー性結膜炎 440、流涙症 445、漢薬 475

【麻杏甘石湯】まきょうかんせきとう『傷寒論』麻黄 4、杏仁 4、甘草 2、石膏 10…構造 51、薬能 61、65、79、87、111、肺炎 165、気管支喘息 172、血栓性静脈炎 197、百日咳 295、咳嗽 301、痔核 312、脱肛 314、静脈瘤症候群 393、中耳炎 420、アレルギー性鼻炎 423、ベーチェット病 454、漢薬 472、479、511
　一加石膏…165
　一加石膏合柴陥湯…165
　一合麻黄湯(≒大青竜湯)…蕁麻疹 373、咽頭結膜熱 438、フクテリン性結膜炎 441

【麻杏薏甘湯】まきょうよくかんとう『金匱要略』麻黄 4、杏仁 3、薏苡仁 10、甘草 2…尋常性湿疹 364、疣贅 380、漢薬 488

【麻子仁丸】ましにんがん『傷寒論』麻子仁 4、芍薬 4、枳実 2、厚朴 2、杏仁 2、大黄 2…

便秘症 226、漢薬 507、508、511

【め】

【明朗飲】めいろういん 苓桂朮甘湯に細辛2、車前子2を加えたもの…結膜炎 437、フクテリン性結膜炎 441

【も】

【木防已湯】もくぼういとう『金匱要略』木防已4、石膏10、桂枝3、人参3…うっ血性心疾患 184、漢薬 488

【よ】

【薏苡附子敗醬散】よくいぶしはいしょうさん『金匱要略』薏苡仁10、敗醬根3、附子1…虫垂炎 229、生殖器疾患 412、漢薬 486、489

【抑肝散加陳皮半夏】よくかんさんかちんぴはんげ『本朝経験』釣藤鉤3、当帰3、柴胡3、川芎3、白朮4、茯苓4、炙甘草2、陳皮3、半夏5…薬能 65、107、胆道ジスキネジー 239、パーキンソン症候群 264、不眠症 275、体質改善(小児)307、神経症 460、漢薬 519
　―合半夏厚朴湯…パーキンソン症候群 264

【り】

【六君子湯】りっくんしとう『世医特効方』人参4、白朮4、茯苓4、半夏5、陳皮3、大棗3、炙甘草2、乾生姜1…薬能 64、66、97、117、気管支喘息 173、食道アカラシア 203、胃炎 207、正気の虚の下痢 217、貧血症 259、疲労 277、膀胱炎 399、膀胱機能障害 410、漢薬 497、510
　―加香附子縮砂藿香…嘔吐(小児)303
　―合半夏厚朴湯…嘔吐(小児)303
　―合呉茱姜味辛夏仁湯…肺気腫 177

【立効散】りっこうさん『衆方規矩』細辛3、防風3、升麻2、竜胆2、炙甘草2…歯科疾患 464、漢薬 475、477

【竜胆瀉肝湯】りゅうたんしゃかんとう『一貫堂』当帰2、芍薬2、川芎2、地黄2、黄連2、黄芩2、黄柏2、山梔子2、連翹2、薄荷2、木通2、防風2、車前子2、竜胆2、炙甘草2、沢瀉2…薬能 113、114、120、126、エキス 135、肝炎 231、胆のう炎 238、腎炎 243、腎不全 245、糖尿病 249、強皮症 285、SLE285、ベーチェット病 287、453、子宮付属器炎 342、帯下 346、尋常性湿疹 363、皮膚瘙痒症 378、多汗症 393、膀胱炎 399、膀胱機能障害 409、生殖器疾患 411、結膜炎 437、角膜炎 446、強膜炎 447、白内障 449、眼底出血 451、網膜症 453、躁うつ病 461、歯科疾患 465、漢薬 485
　―加金銀花山帰来茯苓陳皮大黄…腟カンジダ症 345
　―加田三七…眼底出血 452
　―合茵蔯蒿湯…胆のう炎 237
　―合黄連解毒湯…子宮頚管炎 344
　―合桂枝茯苓丸…子宮頚管炎 344、腎盂腎炎 395、ぶどう膜炎 447
　―合十味敗毒湯加大黄…腟カンジダ症 345
　―合大黄牡丹皮湯…子宮頚管炎 344
　―合猪苓湯…膀胱炎 397、尿路結石 404
　―合猪苓湯加金銀花山帰来茯苓陳皮…膀胱炎 398
　―合通導散…肝硬変 233、帯状ヘルペス 390
　―合通導散合桂枝茯苓丸…子宮付属器炎 342
　―合防風通聖散…肛門周囲炎 318
　―合補中益気湯…肝炎 231
　―合麻黄附子細辛湯…角結膜炎 439、角膜炎 446

【涼膈散】りょうかくさん『和剤局方』連翹5、大黄1、芒硝3、桔梗3、黄芩3、山梔子2、薄荷1、甘草2…カゼ症候群 141

【苓甘姜味辛夏仁湯】りょうかんきょうみしんげにんとう『金匱要略』茯苓4、半夏4、杏仁4、五味子3、細辛2、炙甘草2、乾生姜2…薬能 62、90、カゼ症候群 151、中耳

炎 420、漢薬 475、494
－加附子…カゼ症候群 140、気管支炎 162、
気管支喘息 173

【苓姜朮甘湯】りょうきょうじゅつかんとう『傷寒論』茯苓 6、乾生姜 3、白朮 3、炙甘草 2…構造 51、薬能 62、63、82、90、胃炎 206、肥満症 248、坐骨神経痛 270、腰痛症 324、月経異常 332、膀胱機能障害 410、漢薬 495
－加附子…薬能 67、130、特発性浮腫 255
－合当帰芍薬散…膀胱機能障害 408
－合人参湯…夜尿症 297

【苓桂甘棗湯】りょうけいかんそうとう『傷寒論』茯苓 6、桂枝 4、大棗 4、甘草 2…薬能 64、65、104、105

【苓桂五味甘草湯】りょうけいごみかんぞうとう『金匱要略』茯苓 6、桂枝 4、五味子 3、甘草 2…中耳炎 420、漢薬 519

【苓桂朮甘湯】りょうけいじゅつかんとう『傷寒論』茯苓 6、桂枝 4、白朮 3、炙甘草 2…構造 51、62、81、低血圧症 192、胃炎 206、特発性浮腫 256、貧血症 258、パーキンソン症候群 265、坐骨神経痛 269、めまい 274、疲労 279、起立性調節障害 298、安胎 350、中耳炎 419、眩暈 432、漢薬 473、487、497
－加黄連細辛車前子(明朗飲)…結膜炎 437、角結膜炎 440、フクテリン性結膜炎 441、角膜炎 446
－加香附子牡蛎…うっ血性心疾患 185、不整脈 186、心臓神経症 188、神経症 457
－加牡蛎…薬能 64、82、104、うっ血性心疾患 185、不整脈 186、漢薬 487、520
－合八味地黄丸…うっ血性心疾患 182
－合麻黄附子細辛湯加黄連末…結膜炎 437、角結膜炎 440、フクテリン性結膜炎 441、角膜炎 446

【良枳湯】りょうきとう『方函口訣』茯苓 6、半夏 6、桂枝 4、大棗 4、枳実 2、炙甘草 2、良姜 2…胆石症 235

【ろ】

【六一散】ろくいちさん『傷寒標本』滑石 6、甘草 1…漢薬 489

【六欝湯】ろくうつとう『医学入門』香附子 3、蒼朮 3、川芎 3、山梔子 3、半夏 3、橘紅 3、茯苓 3、縮砂 3、甘草 3…更年期障害 338

【六味地黄丸】ろくみじおうがん『小児薬証直訣』地黄 8、山茱萸 4、山薬 4、牡丹皮 3、茯苓 3、沢瀉 3…構造 51、薬能 67、121、122、128、坐骨神経痛 271、尋常性湿疹 361、363、膀胱機能障害 410、漢薬 482、514、515、518
－合補中益気湯…膀胱尿管逆流現象 405

【軟膏】

【紫雲膏】しうんこう『華岡青洲方』ゴマ油 1000ml、当帰 100g、紫根 100g、ミツロウ 300g、豚脂 25g／まずゴマ油を煮て、ミツロウ、豚脂を入れて溶かし、次に当帰を入れ、最後に 140℃位で紫根を入れて 5～10 分後、鮮明な紫赤色になったら布でこして冷やしながら混ぜる…裂肛 315、肛門周囲炎 318、痔瘻 319、アトピー性皮膚炎 367、帯状ヘルペス 391、褥瘡 392、漢薬 483

【中黄膏】ちゅうおうこう『華岡青洲方』ゴマ油 1000ml、ミツロウ 300g、欝金 40g、黄柏 20g まずゴマ油を煮て、ミツロウを入れて溶かし布でこし、やや冷えてから、欝金、黄柏の末を徐々に入れながら冷えて固まるまでかき混ぜる…肛門周囲炎 317、膿皮症 386

●病名・症候索引

【あ】

アイゼンメンジャー症候群…189
アセトン血性嘔吐症…302、306
あせものより…389
アトピー性皮膚炎…103、110、306、366
アルコール性肝炎…234
アルブミン血症…242
アレルギー性結膜炎…163、440
アレルギー性鼻炎…71、87、139、163、422
安胎…348
RA…80、125、134、280、355、455

【い】

胃炎…75、203、急性－76、98、203、210、慢性－98、108、204、205、神経性98、204、過酸性胃炎78、90、98、204、気虚の－118、表層性－203
胃潰瘍・十二指腸潰瘍…75、76、90、98、100、204、208、224、459、－出血127、209、－疼痛207、209
胃下垂…208
胃カタル…108、118、222
胃酸過多症（過酸症）…76、98、204、206、210
胃・腸アトニー…118、208、226
胃腸炎…感染性－152、急性－152、ロタウイルスによる急性－155
胃腸神経症…460
胃内停水…83、192、207、299
息切れ…188、191、253
遺伝性角化症…379
鼾（いびき）…433
イライラ…218、225、232、239、261、276、334、458、脱水して－85、熱病時の－104

陰虚…57、59、127、206、253、胃陰虚128、－血熱363、369
陰嚢水腫…81、101、412
陰陽…59
咽喉頭異常感（咽喉異物感、咽中炙臠）…101、201、432
咽頭炎…74、159、306、413
咽頭結膜熱…438
咽頭痛…70、138、139、413、438
インフルエンザ…69、75、76、141、151、272、－初期144

【う】

うっ血肝…180、183
うつ病（抑うつ）…101、105、189、239、459
運動麻痺…栄養失調による－123、脳出血後遺症－123、262、瘀血による－123、肩の－322
温病…294

【え】

ASO…195
SLE…285、380
MRSA…167
円形脱毛症…393
炎症性角化症…365、378

【お】

OA…80、81
黄疸…肝炎・肝硬変の－78、230、232、233、胆石発作時の－236
嘔吐…224、小児の－302、水逆の－83、146、155、203、303、304、胃の冷えに

よる－92、魚介類の中毒による－105、酸水の－205
悪心嘔吐 98、101、108、118、204、207、208、寒冷刺激で起きる－89、212、273、胆石発作時の－236、stressによる－239、膵炎の－239
往来寒熱(弛張熱)…74
瘀血…93、寒証 type－125、274、熱証 type－125、気管支喘息 176、肺繊維症 179、うっ血性心疾患 180、高血圧症 191、低血圧症 193、動脈硬化症 194、冷え症 198、潰瘍性大腸炎 228、腎不全 245、甲状腺機能亢進 253、甲状腺機能低下 254、貧血症 259、紫斑病 260、脳血管障害 261、パーキンソン症候群 264、片頭痛 274、癌 289、百日咳 295、打撲 309、肛門周囲炎 318、肩こり 320、腰痛症 325、更年期 279、子宮付属器炎炎 343、骨盤腹膜炎・子宮頸管炎 344、産後異常疾患 355、出血性メトロパシー 346、尋常性湿疹 363、遺伝性角化症 379、帯状ヘルペス 389、腎盂腎炎 396、膀胱炎 400、尿道狭窄 401、前立腺肥大症 402、無緊張膀胱 406、生殖器疾患 412、中耳炎 419、420、鼻出血 429、霰粒腫 435、翼状片 442、ぶどう膜炎、脈絡網膜症 451、神経症 460、躁うつ病 461、顎関節症 466

【か】

回虫症…92
潰瘍性大腸炎…125、227
疥…369
角膜炎…446
角膜ヘルペス…447
肩こり…69、75、96、320、334、脳動脈硬化による－116
肩手症候群…123

片麻痺、片手症候群、半身感覚障害…107、262、263、264、309
脚気…86、－衝心 181、255、湿－(浮腫型)86、185、乾－(まひ型)185
過敏性結腸…100、210
過敏性腸症候群…97、98、101、217、224、338、458
過敏膀胱…408
下部気道炎症－－寒証型 139、162、－熱証型 71、140
貨幣状湿疹…361、362
肝炎…76、78、210、230、急性－230、慢性－127、231
肝気欝結…224
肝硬変…76、227、233
肝膿瘍…78、234
間質性肺炎…179、231
間質性膀胱炎…400
寒証…56
癇症…75
関節水腫…80、278、滲出性炎症による－285
関節リウマチ(RA)…72、80、86、125、134、159、280、455、産後の－355
汗腺膿瘍…389
乾癬…363、365、378
寒熱…56
感冒(カゼ症候群)…75、76、136、272、419、普通－…87、109、137、軽症の－89、105、冬季の－90、春先の 105、重症－141、胃腸型－…90、151、211、虚弱者－…157、老人や冷え症の－90、少陰病(老人)－87、151、治りそこないの－159、妊娠中の－351、発汗療法 147、体質改善 158
外陰部瘙痒症…77、345、346
外傷…308、401
外傷性頚部症候群…309
外耳炎…416
咳嗽…109、164、177、295、痙攣性－101、

112、295、妊婦の－108、352、乾咳108、神経性－163、小児の－301
顎関節症…466
カリエス…122、316
眼瞼縁炎…436
眼精疲労…118、455
眼底出血…113、126、191、451
癌…58、93、289、癌性・末期の疼痛94、289、肺癌170、直腸癌194、乳癌289、子宮癌、直腸癌407

【き】

気管支炎…71、74、75、76、79、112、145、159、459、急性－139、160、喘息様－162、小児の－166、慢性－176、老人の慢性－177
気管支拡張症…170
気管支カタル…108、176
気管支喘息…71、101、159、171、412、熱喘79、111、172、寒喘112、172、体質改善(幼児)118、173、(少年期)174、(成人)175、産後の－125、355、小児喘息162、173
気虚…56、59、60、116、119、130、207、244、313、349、396、461
気血両虚…232
気滞、気逆…224
吃逆…210、胃の冷えによる－92、210、熱証型－99、術後の－211
急性大腸炎…213
急性腸炎…211
狭心症(心筋梗塞)…192、195、246
胸水…170、285
胸痛…170、187
胸膜炎…乾性－74、170、滲出性－80
脅迫神経症…104、276、458
強皮症…284、380
強膜炎、上強膜炎…447
虚血性心疾患…186、195

虚実…58
虚弱体質、虚弱児…279、306
虚熱…128、314
起立性調節障害…192、298
筋肉痛…84、325
ぎっくり腰…309、325
魚鱗癬…379

【く】

クインケの浮腫…372
クラッシュ症候群…245
クローン病…125、227
空気嚥下症…338

【け】

頚肩腕症候群…123、323
頚部リンパ腺炎…74、159、307、316
経絡の寒証(冷え症)…88、223
結核…－体質114、399、－発熱129、小児の－168
結節性紅斑(様発疹)…288、394
結節性痒疹…377
結膜炎…145、436
結膜浮腫…442
血虚…57、59、112、119、127、206、362、370－生風370
血燥…363、369
血栓性静脈炎…79、197、286、315
血尿…78、85、126、腎炎の－242、244、296、腎不全の－245、膀胱炎の－397、尿路結石－403
血便…113、126
厥陰病…58、314
腱鞘炎…330
健忘…266
下血…78、209
下痢…小児－304、水様性の－83、115、146、153、155、212、216、300、冷えに

げっけいい──しきゅうふ

よる・冷えを伴う(虚寒・中寒の)─
84、91、115、212、214、220、228、熱証タ
イプの─ 85、熱(湿熱)痢 213、215、正
気の虚の─ 216、過敏腸症候群の─
220、白色便─ 303、304 妊娠時の 349
月経異常…331
月経困難症…333
月経前期症候群、月経前緊張症…76、103、
272、334
月経(生理)痛… 84、105、333、寒冷刺激で
起きる─ 89、206
月経不順…105、224、331
解毒体質… 114、127、159、306、381、399、
404、418、420、422、435、456、461、
465

【こ】

口渇…高熱脱水の─ 72、145、浮腫・尿不
利の─ 146、279、腎炎の─ 244、糖尿
病 250、二日酔いの─ 274、日射病の
─ 299
口内炎…129、199、アフター性─ 99、199、
287、カンジダ性─ 199、潰瘍性─
200、萎縮性─ 200
高緊張胃…338
高血圧症… 104、242、246、266、272、458、
若年型─ 78、190、195、高年齢型─
116、190、195、262、321、432、最低血
圧─ 191
高コレステロール血症… 194、234、318、
379、449
高脂血症… 191、193、242、246、248、261、
379
高所恐怖症…104、276
高尿酸血症…246
膠原病…125、280、380、455
虹彩炎、虹彩毛様体炎…129、287、447
甲状腺機能亢進症…252
甲状腺機能低下症…226、254

更年期障害…103、125、326、336
肛門潰瘍…315
肛門周囲炎・周囲膿瘍…316
肛門瘙痒症…77、319
呼吸困難…164、179、459、発作時─ 171、
労作時─ 177、心因性─ 163、うっ血
性心疾患の─ 180、183、重症の─ 182、
軽症の─ 182
骨折…308
骨粗鬆症…123、323、328、329
骨盤結合織炎、骨盤腹膜炎…343
こむら返り…96、248、256、327
昆虫刺咬症…376
五十肩…96、320

【さ】

痄腮腫痛…293、413
嗄声、失声…101、412、430
産後異常疾患…354
三叉神経痛…266、272
三焦実熱…292
産褥熱…354、395
霰粒腫…435
坐骨神経痛… 96、268、寒冷刺激で起きる
─ 89、324
座瘡…380、381
残尿感…396、402

【し】

シェーグレン症候群…125、286、454
色素沈着…260
子宮筋腫…93、341
子宮頚管炎…344、346
子宮脱…118、346
子宮内膜炎…342
子宮内膜症…125、340
子宮付属器炎…342
子宮復古不全…356

549

子宮ヘルニア…346
歯周炎、歯髄炎…463
歯槽膿漏…129、465
湿脚気…86、185
紫斑病(血小板減少症)…259
しびれ(感)…263、指の－190、糖尿病性神経障害の－250、肩の－322
脂肪肝…234、246
酒皶…384
習慣性流産…84、126、348
手湿疹…371
出血性メトロパチー…93、346
主婦湿疹…365、371
少陰病…58、87、139、314
消化不良…211
小腸炎(泄瀉)…211
小児ストロフルス…73、376
少陽病…58、147、164、314
食中毒…211
食道アカラシア…202
食道炎…203、逆流性－100、101、202、203、338
食道低緊張…338
食道～噴門ジスキネジー…101、102、338
食欲不振…118、192、207、277、461
脂漏性皮膚炎…110、367、369
心窩部疼痛…206、209
心悸亢進…82、186、189、192、253、276、298、妊娠時の－350
心下痞硬(心下部の痞え)…76、105、182、185、204、212
心身症…76、103、456
心臓神経症…82、104、188、276、457
心臓性喘息…181
心臓弁膜症…189
心不全…150、うっ血性－86、129、180、右－183
心膜炎(心タンポナーデ)…188
真菌症…399
神経障害…糖尿病性－250

神経症、心身症…76、103、456
神経性食思不振…459
神経痛…84
進行性指(手)掌角皮症…365、371
進行性全身性硬化症…284
振戦麻痺(パーキンソン症候群)…264
自家感作性皮膚炎…361、362
自己免疫疾患…228、253、254、259、455
痔核…77、79、114、310
痔出血…113、126、127
痔出血…312
痔瘻…318
耳下腺炎…74、415
耳管狭窄…カゼの後の－105
耳前リンパ節腫脹…439
衄血…113、126
弱視…455
循環無力症…150
上気道炎…急性－寒証型 70、87、138、急性－熱証型 139
上腹部痛…左－268
上腕神経痛…267
静脈瘤症候群…197、393
褥瘡…122、391
腎盂腎炎…129、395
腎炎…81、159、181、242、285、急性－71、慢性－127、296
腎虚…405
腎症…糖尿病性－250
腎不全…244、246
陣痛…微弱－353、過強－354
尋常性湿疹…360
尋常性白斑…393
尋常性毛瘡…388
尋常性疣贅…380
尋常性痒疹…377
塵肺…178
蕁麻疹様苔癬…73
蕁麻疹…73、80、110、372、魚介類の中毒による－105、374、産後の－357、寒

冷－373、白色－373、赤色－374、温熱型－374、食餌性－374、心因性－374、薬剤性－375、コリン型－375、固定－377

【す】

膵炎…239、268
水滞(痰飲)…138
頭重…105
頭痛…89、109、116、140、190、271、334

【せ】

性器出血…113、126、127
性欲減退…278
精神異常…熱病初期、産後 96
精巣炎、精巣上体炎、精管精嚢炎…411
精嚢腺炎…398
脊椎管狭窄症…329
癤腫症(フルンクロージス)…111、388
接触性皮膚炎…360
切迫流産…113、126、350
疝痛…214、222、寒疝 222、熱疝 223、stress 性 224
舌潰瘍…129
全身性エリテマトーデス…285、380
喘促…183
喘鳴…139、小児の－ 301
前立腺炎、前立腺周囲炎…398、411
前立腺肥大症…85、129、398、402

【そ】

躁うつ病…93、461
臓躁…458
臓毒体質…194、385
臓腑の中寒(お腹の冷え)…90、223

【た】

太陰病…58
太陽病…58、71、95、143、145、164
帯下…345、白色－ 82、345、黄色－ 346、悪臭を伴う－ 345、膿性－ 354
帯状ヘルペス…88、389
体質改善…瘀血証体質 94、274、幼児期気管支喘息(小児喘息)118、173、少年期気管支喘息 174、成人気管支喘息 175、カゼを引きやすい者 158、肥満症・高脂血症・高血圧症 188、低血圧症 193、痛風(高尿酸血症)252、冷え症 273、メニエール 275、関節リウマチ 283、284、自家中毒 302、306、小児 306、肛門周囲炎 318、更年期障害 337、子宮付属器炎 343、アトピー性皮膚炎 368、腎盂腎炎 395、膀胱炎 399、尿路結石 404、扁桃炎 415、中耳炎 418、アレルギー性鼻炎 424、慢性副鼻腔炎 425、鼻出血 429、シェーグレン症候群 455
対人恐怖症…104、276
たいわん坊主…393
多汗症…81、253、278、393
立ちくらみ…256、貧血症の－ 258
胆管炎…237
胆石症…75、76、100、235、痙攣性疼痛 92、96、210、224
胆道ジスキネジー…100、101、224、238、338、459
胆のう炎…75、100、237、395
短気…183
蛋白尿…腎炎－ 242、243、腎不全－ 245
大腸カタル…97、213、222
脱肛…313
脱水症…298、熱病の－ 83
打撲症…94、245、261、308
弾撥指…330
ダンピング症候群…208、259

【ち】

チアノーゼ…183、305
チック症…107、307
蓄膿症…307、381
腟炎…344、346
腟カンジダ症…345、346
腟トリコモナス症…345、346
血の道症…125、272、321、336
痴呆症…84、265、461
中気下陥…298
中心性漿液性脈絡網膜症…450
中耳炎…69、74、76、144、159、307、316、381、399、416
虫垂炎…228
腸炎・急性−98、211、慢性−98
腸重積…92
腸癰…228、400
癧瘰…341

【つ】

痛風…246、251、398

【て】

低血圧症…82、150、192、265、279、298
低酸症…97、207
低蛋白血症…242
停痰縮水…202
てんかん…76、105、107、307、462
点状表層角膜炎…439
伝染性軟属腫…364、380
伝染性膿痂疹…389

【と】

溏（鴨溏、鶩溏）…214
盗汗…168
凍瘡（しもやけ）…89、316、392

糖尿病…58、246、248、398
特発性浮腫…86、254
吐血…78、209
床ずれ…391
トリコモナス尿道炎…399
動悸…185、188、256、258
動脈機能障害…196
動脈硬化症…104、191、193、246、261、318、407

【な】

難産・弛緩出血予防…353
難治性…気管支喘息175、慢性気管支炎177、胃・十二指腸潰瘍209、虫垂炎229、慢性肝炎232、胆のう炎238、慢性膵炎241、腎炎243、めまい・耳鳴り・難聴275、ベーチェット病286、454、百日咳295、腰痛症325、変形性膝関節症329、腱鞘炎330、更年期障害337、子宮付属器炎343、産後疾患357、尋常性毛瘡389、帯状ヘルペス390、間質性膀胱炎400、前立腺肥大症402、無緊張膀胱407、中耳炎419、420、翼状片442、ぶどう膜炎447、脈絡網膜症450、眼底出血452、糖尿病性網膜症453、神経症460、顎関節症466
難聴…275、417、433

【に】

にきび…381
日光過敏症…285
日光皮膚炎…78、362、367
日射病…298
乳汁分泌不全…357
乳腺炎…316、358、385
乳腺症…103、358
尿路結石…85、403、−痙攣性疼痛92、96

尿管ジスキネジー…338
尿(便)失禁…術後の－ 211
尿腺無力、排尿力減退…402
尿道炎…85、396
尿道狭窄、尿閉(外傷)…401
妊娠悪阻…98、348
妊娠腎、妊娠中毒症…349

【ね】

熱証…57
熱性痙攣…107、307
熱中症、熱射病…72、298
熱入血室…354
ネフローゼ症候群…71、80、81、181、242、285、296、297
捻挫…308

【の】

脳血管障害(脳梗塞、頭蓋内出血)…261、407、出血後のボケ…266
脳血栓…407
脳動脈硬化症…246、266、321、432
脳貧血…82、192、258、265、273、275、350
膿皮症…385
膿疱…381

【は】

肺炎…75、79、164
肺化膿症…170
肺気腫…177
肺結核…76、168
肺水腫…184
肺繊維症…179
肺中冷…163
肺癰…171
背筋痛…322
排尿困難、排尿異常、排尿痛…85、129、395、396、408
歯ぎしり…107
白内障…449
橋本病…254
発育不良(小児)…128
発熱…感冒－ 136、140、陰虚－ 126、小児発熱性疾患 147、300、胆石発作－ 236、神経性－ 307
鼻づまり…71、139、乳児－…69、430
鼻水…70、138
半身不随、片麻痺(痙性麻痺)…107、262、263、264、309
反芻症…100、101、202
反復性臍疝痛…97、222、305、306
麦粒腫…434、436
バセドウ病…252
パーキンソン症候群(パーキンソン病)…106、107、264
Buerger 病…195

【ひ】

冷え症… 82、84、88、198、247、324、下肢－ 222、四肢－ 223、－体質改善 273
皮脂欠乏性皮膚炎…121、361
皮脂欠乏性湿疹…370
皮水…255
皮膚化膿症…385
皮膚瘙痒症…377、老人性－ 121、361、370、377、肛門－ 77、319、378、(外)陰部－ 77、345、346、378
ヒステリー…106、458
ヒルシュスプルング氏病…92
臂痛…89
肥満(水肥り)81、247、255、(脂肪肥り)193、234、246、261、318、449
百日咳…294
表虚寒証…142
表実寒証…143
表裏…55

日和見感染…167
疲労,体力低下,免疫力低下…118、**277**、肺炎－167、口内炎199、腎炎244、296、特発性浮腫257、紫斑病260、SLE 286、リウマチ熱296、疣贅380、帯状ヘルペス390、腎盂腎炎396、膀胱炎399
脾彎曲症候群…224
貧血症…91、**258**、腎炎の－244、296 腎不全の－245、長期出血による－313
頻尿…224、278、396、402、夜尿症297、夜間－256、402、410
頻便…224
鼻炎…272、381、**421**
鼻出血…78、**427**
鼻閉…71、139、乳児の－**430**
鼻涙管狭窄症…445
ビダール苔癬…103、363、365
ピロリ菌除菌…78
PSS…**284**

【ふ】

ファロー四徴…189
不安神経症…82、104、189、276、457
風寒表証…142
風疹・水痘…**293**
風水…255
風熱表証…144
腹水…227、233
腹痛(疝痛)…**222**、224、228、stress性－76、210、妊娠中の－84、冷えを伴う－84、冷えによる－89、92、206、212、216、219、痙攣性－96、97、212、魚介類の中毒による－105、胆石発作時の－236、小児の－**305**、妊娠時の－350
腹部(胃部)膨満…118、185、208、216、219、225、胆のう炎の－236
腹膜炎…癌性－227
フクテリン性結膜炎…**441**

副鼻腔炎…慢性－145、159、**424**
浮腫…83、84、**254**、279、311、腎炎の－71、80、81、101、**181**、242、247、255、心臓性の－82、183、184、247、255、下半身(下肢)の－81、82、86、198、247、248、**255**、278、上半身の－**256**、四肢の－**256**、関節炎の－285、月経前期－103、334、妊娠－349、産後の－355、蕁麻疹・クインケの－372
不整脈…104、**185**、**186**
不妊症…125、**347**
不眠…75、76、104、107、116、190、239、**275**、458、460、脱水して－85
二日酔い…205、274
フルンクロージス…111、**388**
憤怒痙攣…107、307
ぶどう膜炎…**447**
分娩異常疾患…**353**
分裂病…93、**461**

【へ】

閉塞性動脈硬化症(ASO)、閉塞性血栓血管炎(Buerger病)…195、286
変形性膝関節症…323、**327**
変形性脊椎症…271
片頭痛…273、胃の冷えによる－…92
扁桃炎、扁桃周囲炎…74、144、145、159、243、306、381、399、**413**
扁平苔癬…**378**
扁平疣贅…364、380
ベーチェット病…199、**286**、眼症状453
便秘症…75、**225**、265、274、311、常習性－96、痙攣性－97、100、219、306、458、高熱が持続して－145、肥満症(浮腫)の－247、255、直腸型－**225**、弛緩性－225、腸内乾燥型－226、気滞の－226、小児の－305

【ほ】

放射線・コバルト照射障害予防…118、289
胞状奇胎…93
膀胱アトニー…409
膀胱炎…85、129、396
膀胱周囲炎…400
膀胱収縮力低下…118
膀胱神経症…100、408
膀胱尿管逆流現象…405
膀胱まひ　術後－211

【ま】

麻疹…291
末梢循環障害…304
マラリアの脾腫…76
慢性前立腺炎症候群…402

【み】

右季肋部痛…235、237
耳鳴り…275、脳動脈硬化による－116、病後の－147、貧血症の－258、神経症の－457
脈絡膜炎…447

【む】

無緊張膀胱…406
無月経…224、331
無呼吸発作…433
むち打ち損傷…309
むねやけ…118、205

【め】

メニエール病…275、432
めまい(眩暈)…82、116、190、274、432、妊娠時の－350

面疱…380、381

【も】

毛孔性紅色粃糠疹…378
毛孔苔癬…379
毛嚢炎…381
毛嚢周囲炎…110、369
網膜症…糖尿病性－250、453
網膜剥離…451
網膜脈絡膜炎…287

【や】

薬物副作用防止…118、147、289
火傷…78
夜尿症…83、297

【ゆ】

疣贅…364、380
幽門痙攣…100

【よ】

癰…111、385、400
陽虚…56、59、60、130
痒疹群…376
腰椎椎間板ヘルニア…309、325
腰痛症…82、269、324、冷えによる－89、老化による－122、129、326、肥満・冷え症の－247、産後・更年期障害による－326
陽明病…58、71、85、95、145、164、314
翼状片…442
夜泣き…107、307

【ら】

卵管炎、卵管周囲炎、卵巣炎…342

【り】

リウマチ熱…295
流涎…306
流行性耳下腺炎…293
流産…93、習慣性流産の予防 84、126、348、切迫流産 113、126、350
流涙症…445
良性発作性頭位眩暈症…274、433
緑内障…80、83、448
緑膿菌感染症…167、399

【る】

涙嚢炎…442

【れ】

レイノー病(症)…89、197、285、286
裂肛…315

【ろ】

老化現象…122、129、278
老人性乾皮症…362、370
老人性皮膚瘙痒症…121、361、370
老人性疣贅…380
老年性痴呆…84、265、461
肋膜炎…75、76
肋間神経痛…267
ロタウイルス感染症…83、155

参考文献

三木成夫著:ヒトのからだ、うぶすな書院、1997年
北沢方邦著:構造主義/講談社現代新書、講談社、1968年
池田清彦著:さよならダーニズム、講談社、1997年
山本　巌著:東医雑録、燎原書店、1983〜1985年
伊藤良・山本巌監修、神戸中医学研究会編著:中医処方解説、医歯薬出版、1984年
中山医学院編、神戸中医学研究会訳・編:漢薬の臨床応用、医歯薬出版、1983年
鶴田光敏:山本巌の漢方療法、東洋医学叢書、1994年
山本巌監修、桑野重昭編著:漢方処方の基礎と臨床応用、廣川書店、1997年
矢数格著:漢方一貫堂医学:医道の日本社、1964年

あとがき

　山本巌先生が逝かれてもう半年が過ぎようとしている。胸の中にポッカリと空いた穴を秋の風が吹き抜けてゆく。この穴は時間の流れと、山本先生を偲んで酌み交わす酒の杯の回数で埋められてゆくのかもしれない。

　先生は生前、私に"ここでの診療経験を書物にして出版を考えてみてはどうか"と仰せられたことがある。ただ、病名漢方式の書物には最後まで反対されていたように記憶する。それは実際の臨床は活字にできるものではないし、また、この疾患にはこの処方を用いればよいという方式の漢方では、その処方の薬物の内容も解からずに、また考えようともしないで処方してしまう恐れがある。それでは何故こうした病態にそれを処方するのかという理解が進まない。そういう態度で処方し続けると、副作用や新しい病気が出現したときに、どのように対処するかという応用ができないのではないか、というのが主な反対の理由であったような気がする。

　本書の執筆にあたっては、それらの点に十分留意したつもりではあるが、今回出版するについて、そのテーマ故に天国の先生からお叱りの言葉を頂戴するのではないかと内心危惧するところもある。しかし、執筆を終え、何度も読み返した今、きっとあの人なつっこい笑顔でニッコリ笑って許して下されそうな気もしている。

　本書の出版に際して先ずは、私と同期に山本巌先生の門下生となり、それ以来懇意にさせていただいている福冨稔明先生(福岡医師漢方研究会)に、深く幅広い学識と経験をお借りして補充訂正していただけたことに謝意を呈したい。

　次いで、元・山本内科の薬剤師の松原圭沙彦氏、西尾由子氏、鍼灸師の東出勇氏、加えて成子信喜氏にもお世話になった。

　最後に、メディカルユーコン社長の垣本克則氏の暖かい声援がなければ、本書の出版は不可能だった。ここに心より厚く御礼申し上げる。

2001年10月
著　者

【著者紹介】

坂東正造　ばんどう・しょうぞう
1947 年　徳島市に生まれる。
1970 年　富山大学薬学部卒業。
　　　　家業の薬局を経営。
　　　　薬局漢方を河野正雲先生に学ぶ。
　　　　薬剤師として神戸漢方会に参加。
1984 年　徳島大学医学部卒業。
1988 年　大阪市京橋の山本巌漢方内科医院に勤務。
1992 年　奈良市にて坂東医院開設。

連絡先：坂東医院
奈良市富雄北 2 － 1 － 4　中里ビル 2 階　〒631-0076

病名漢方治療の実際　山本巌の漢方医学と構造主義

2002 年 2 月 25 日　第 1 刷発行
2018 年 10 月 5 日　第 7 刷発行

著　　者　坂東 正造
発 行 人　垣本 克則
発 行 所　株式会社 メディカルユーコン
　　　　　〒 606-8225 京都市左京区田中門前町 87 番地
　　　　　電話 (075) 706-7336　Fax (075) 706-7344
　　　　　Web サイト http://www.yukon.co.jp　e-mail info@yukon.co.jp

Ⓒ Syouzou Bandou, 2002. Printed and Bound in Japan ［検印廃止］
無断転載・複写を禁止します。
印刷・製本／亜細亜印刷株式会社
落丁本・乱丁本はお取替えいたします。ISBN 978-4-901767-00-2

メディカルユーコン出版案内 (Webサイト) www.yukon.co.jp/
たった1冊の本でもいい……それが読者の心に灯火をともすことができるなら

山本巌の臨床漢方(上下巻) 坂東正造/福冨稔明 編著
▶"漢方がこれほどまでに効くとは思わなかった"と言わしめる山本巌流漢方.本書は「臨床実践の知」に立脚した山本巌流漢方の基礎と臨床を集大成したもの.関連各所すべてに山本巌語録を織り交ぜて編集.
A5判上製函入／上巻836頁／下巻904頁,セット本体価格20,000円+税

漢方123処方臨床解説 —師・山本巌の訓え 福冨稔明 著／山方勇次 編
▶師の訓えに自らの臨床経験を重ね,漢方方剤の適応症状よりも適応病態に主軸を置いた臨床的処方解説.構成生薬の意味と正確な適応病態の理解に役立つ好評書. A5判・408頁,本体価格3,600円+税

漢方治療44の鉄則 —山本巌先生に学ぶ病態と薬物の対応 坂東正造 編著
▶漢方治療では病態と漢方薬物・薬能の対応に精通することが的確な処方運用を可能にする.鋭い効果を得る上で重要な用薬の鉄則を44にまとめた好評書. A5判・392頁,本体価格3,000円+税

山本巌の漢方療法 《増補改訂版》 鶴田光敏 著
▶山本巌氏とその門弟との質疑応答形式の対談が核心部分.臨床的視点からみた日本の漢方の歴史にはじまり,今後の漢方の在り方,そして山本巌流漢方の本質を探る. A5判・328頁,本体価格3,000円+税

きちんと治せる漢方を最短コースで学ぶための
山本巌流漢方入門 新井吉秀 著 A5判・カラー・184頁,本体価格3,500円+税
▶漢方の素晴らしい臨床力が身に着く山本巌流漢方,その「扇の要」を学ぶための格好の入門書.

漢方内科学 —各分野の専門医が示す漢方治療の適応と役割
▶水野修一,並木隆雄,巽浩一郎,伊藤 隆,三谷和男,室賀一宏,筑田孝司,今641屋 章,丸山哲弘,杵渕 彰,小林裕美,村田高明,以上の各氏12名による分担執筆. A5判・2色刷・944頁,本体価格10,000円+税

皮膚科ジェネラリスト漢方 橋本喜夫 著 A5判・カラー・360頁,本体価格3,800円+税
▶最先端の皮膚科学における漢方療法の併用,皮膚科専門医・漢方専門医である著者の臨床マニュアル.

漢方眼科診療35年 —眼疾患に漢方は効く— 山本昇吾 著
▶漢方眼科の第一人者による本邦初の漢方眼科専門書.漢方治療による全身状態の改善は眼疾患の改善・予防・進行遅延に確実に有効である. A5判・520頁,本体価格4,600円+税

古典に生きるエキス漢方方剤学 小山誠次 著
▶膨大な数の古典・近代文献を縦横に引用し,漢方エキス方剤各々の成り立ちから歴代各家の臨床経験知に至るまでを網羅しつつその本質に迫る労作. A5判上製函入・1304頁,本体価格10,000円+税

藤本蓮風 経穴解説 《増補改訂新装版》 藤本蓮風 著
▶50年に及ぶ臨床実践.常用経穴の位置・主治・流注応用・刺鍼技術など,多くの穴位図・手技図を収載して解説,実臨床に大変役立つ好評書. B5変型判・532頁,本体価格3,800円+税

鍼灸治療 上下・左右・前後の法則 藤本蓮風 著
▶人体における「上下・左右・前後」の気の歪みの把握の仕方や,それを基にした鍼灸臨床における奥義ともいえる法則,臨床に有益なその理論と解説. A5判・2色刷・328頁,本体価格3,800円+税

日本鍼灸の診断学 —伝統流派から中医学まで 有馬義貴／森 洋平 編著
▶東洋医学の学校教育や一般臨床で現在行われている望診・聞診・問診・切診の診察法すべてを収録・整理し,一冊にまとめた解説書. A5判・412頁,本体価格3,200円+税

舌診アトラス手帳 松本克彦／寇華勝 共著
▶東洋医学における舌診の臨床的意義がよく分かるロングセラー.寒熱,気・血・水の変化に伴う舌所見の変化を鮮明なカラー写真で図解. A5判・56頁,本体価格3,619円+税

東方栄養新書 —体質別の食生活実践マニュアル 梁晨千鶴 著
▶日常の食材200品目をとりあげ,寒,熱,潤,燥,昇,降など食材のもつ東洋医学的性質を定義し,体質と食材との相性を根幹に,食材の効能を多角的に紹介する. B5変型判・2色刷・440頁,2,000円+税

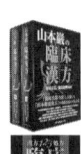

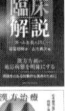

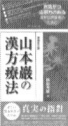

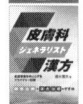

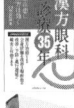

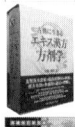

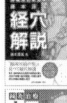

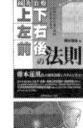